KB044505

임상 **상한론**

상한론의 정신질환 및 난치성질환 적용과 실제

傷寒論
SHANG HAN LUN

임상 상한론

상한론의 정신질환 및 난치성질환 적용과 실제

노영범 지음
김경일 고석

바다출판사

.

"있는 그대로"

(스리 라마나 마하리쉬*, Sri Ramana Maharishi, 1879-1950)

'참자아는 그것을 가리고 있던 우리 안에 있는 그릇된 관념을
던져 버릴 때, 저절로 드러나는 것이다'

"《상한론》을 가리고 있던 허구와 억측을 걷어내면, 《상한론》
의 참 모습이 드러날 것이다. 그래서 《상한론》의 본래 그 모
습을 추적하였고, 《상한론》 시대에 행하였던 그대로 진단하
고 치유를 하였다. 그리고 실제 임상에서 나타나는 '있는 그
대로' 《상한론》의 진실만을 말하고자 한다."

* 인도의 철학자이며, 침묵으로 사람들을 가르친 영혼의 스승

나는 왜 《상한론》이
한의학의 始源이라 확신하는가?

2015년 12월, 4년 전 김경일 교수가 고석考釋과 번역을 하고 내가 기획 감수한 《상한론 – 고문자적 번역과 해석》이 출간되었다. 그 책에서 나는 향후 고문자적 해석을 바탕으로 《상한론》의 임상 실제를 반드시 출간하리라 약속을 하였고, 그 약속을 지키기 위하여 지난 3년간 《상한론》을 임상에서 제강과 조문을 토대로 하나씩 하나씩 검증해오며 내용을 정리해왔다.

지난 3년간의 임상 경험상 고문자적 고석을 통한 언어학적 해석과 실제 임상을 바탕으로 한 해석과는 약간의 괴리감이 존재하는 것은 분명한 사실이었다. 그러나 《상한론》에 기록된 문자들의 고문자적 고석이 없었다면 한 글자 한 글자의 근거도 불분명할뿐더러, 완전한 해석도 불가능했을 것이다. 더구나 실제 임상에서도 완벽한 결과를 도출하기 힘들었을 것이다. 《상한론》의 고문자적 해석을 바탕으로 행해진 임상이 실제로는 예전의 일반적인 임상과 사뭇 현격한 차이가 난 것도 부인할 수 없는 엄연한 사실이었다.

이전부터 행해진 《상한론》의 기존의 해석을 바탕으로 한 임상과는 비교가 되지 않을 정도로 임상의 양상이 달라졌다. 더구나 《상한론》 전체를 분석하는 과정에서 고문자적 해석의 방법론에 의해 코드가 달라진 것을 새삼 실감을 하였다. 다시 말해 《상한론》에 영혼을 불러 넣어서 생명력이 살아나, 이 시대에 새롭게 재현되고 부활됨을 느낄 수가 있었다. 《상한론》에 쓰인 한 글자 한 글자가 예사로운 글자가 아니고 환자의 상태를 압축해서 기록한 처절한 임상진료 기록서임을 깊이 공감할 수가 있었다. 또한《상한론》은 환자를 중심으로 추상적인 내용은 배제하고, 철저하게 사실적이고 구체적인 상태를 표현한 문헌임도 확인 할 수 있었다. 예를 들면 陰과 陽도 밤과 낮으로 사실에 입각하여 표시하였다. 아무튼 한정된 한자漢字로 순수한 영혼의 소유자인 의사들이 환자의 병태나 증세를 정확하게 표현하기 위해 처절하게 노력한 지난한 과정의 산물이《상한론》이란 것을 뼈저리게 느꼈다. 나는 이런 숭고한 뜻을 이어받아《상한론》의 완성은 직접 환자들을 만나고 치료하면서 몸소 관찰하고 체험하는 한의사의 역할이라 여겨,《상한론》의 고문자를 근거로 한 임상서적을 출간하기로 결심을 하였다. 분명한 사실은 김경일 교수의《상한론》에 대한 고문자적 고석이 없었다면 정교한 임상도 불가능할뿐더러, 이 책은 출간되기가 힘들었을 것이다. 다시금 김경일 교수에게 깊은 감사를 드린다.

　나는 지난 수년 간《상한론》의 '古文字'적 해석이라는 화두를 한의계에 제기해왔다. 그 결과 지난 3년간《상한론》에 대한 고문자적 해석이 다양하게 진행되어 왔다. 그러나 그동안의 과정을 지켜보자면 일면 안타까운 면이 있다. 고문자란 특정 한자의 발생시기와 족보를 구분하는 작업은 매우 어렵고 고문자 학자의 전문적인 분석이 있어야만 한다. 언어학자의 전문적인 분석과정을 이해하지 못하는 일반인(한의사 포함)들은 발생학적 근거 없이 해석하고 있다. 발생시기의 구분과 고문자적 해석은 고문자 학자가 아닌 일반인들이 접하는 한문 문헌 가지고는 해낼 수가 없다. 또한 일반인들이 보는 모든 문헌들은 심하게 왜곡되어 있다. 특히 한국 사회에서 접하는 수많은 한문 고대 문헌의 번역서들이 현대 고문자 학자들의 고증결과를 거의 반영하고 있지 않다. 고문자라 해서 한자의 글꼴을 보고서 억측과 상상을 덧씌우는 것은 또 다른 왜곡이 조장될 뿐이다.

《상한론》에 이러한 해석이 난무한다면 다시금 진실이 가려지는 안타까움을 금할 수가 없다. 내가 《상한론》에 '고문자적 해석'을 도입하였던 것은 《상한론》을 제대로 해석하기 위한 하나의 '수단과 방법'이었지, 그것이 《상한론》의 '목적과 목표'가 될 수는 없다. 소위 말해서 나는 달을 가르켰는데 손가락만 보고 있는 형국이라 할 수 밖에 없다. 나무만 보고 숲을 보지 못하는 형국처럼 다시금 진실에서 멀어지는 우를 범해서는 안 될 것이다. 다시 말해 《상한론》의 고문자적 해석을 바탕으로 임상에서 실제로 체득한 것을 다시금 이 시대에 재현하는 것이 《상한론》의 완성이라 할 수 있을 것이다.

그래서 나는 '있는 그대로' 전달하고자 하였다. 《상한론》에 드리워진 모든 허상을 제거하는 것에 초점을 맞추었다. 《상한론》이 본래 가지고 있는 뜻을 그대로 드러내고 싶었다. 궁극적 진리는 모든 '허구와 억측'만 걷어내면 되는 것이다. 곧 '깨달음이란 모든 허상을 제거한 상태'라 하지 않았던가. 그래서 내가 아는 것은 아는 대로 모르는 것은 모르는 대로 전달하고자 하였다. 내가 임상에서 체험한 것은 그대로 전달될 것이고, 모르는 부분은 그 나름대로 의미가 존재할 것이고, 향후에 추적도 가능할 것이며, 다른 사람들이 채워주면 될 것이다. 체험하지 않고 모르는 부분까지 언급해버리면 또 다른 허구와 억측이 생기고 다시 진실은 가려지게 될 것이기 때문이다. 우리들 한의학의 역사가 상상과 억측으로 왜곡되어진 역사가 아니었던가. 마찬가지로 《상한론》의 가치를 발견하지 못한 것도 이런 연유로 진실이 가려진 것 아닌가. 이제는 깊이 반성하고 이런 행태를 지양해야 하겠다고 나는 진작 다짐을 하였다.

그래서 이 책에서는 《상한론》 최초 저술 시기에 기록한 것으로 여겨지는 15 字行만 임상적 해설을 진행하였다. 후세 의가들의 찬입이라 여겨지는 14字行과 13字行은 과감하게 배제를 시켰다. 또한 15字行도 임상에서 체득하지 못한 것은 임상적 해설도 유보를 하였고, 임상적 해설을 하고 임상사례가 없는 경우 또는, 심증은 가나 구체적인 사례가 확실치 않은 케이스는 임상치험례를 기록하지 않았다. 그야말로 '있는 그대로'를 보여주고 싶었다. 나도 한의학의 '상상과 억측'의 피해자이고, 선인들의 악습을 되풀이한 위배자로 전철을 밟은 소유자였기에 이제는 이런 악순환의 고리를 끊고 싶었다. 그래서 군이 나의 개인적 의견을 피력할 필요가 없는 내용들은 가감 없이 그대로 인용을 하였다. 논문 내용, 책의 일부분, 발표 자료 등에서 이 책 내용과 일맥상통하고 인정이 되는 부분은 출처를 정확하게 밝히고 '있는 그대로' 수록을 하였다. 이 책은 《상한론》의 진실을 밝혀내어 《상한론》이 임상에서 가치를 인정받고 《상한론》의 완성을 이루고자 하는 것이 궁극적 목표이다. 나의 개인적 업적을 알리는 책은 아니라는 점을 분명하게 해두고 싶다. 이러한 책의 성격을 이해해 주면 하는 마음 간절하다.

필자가 한의학에 몸을 담은 지는 약 40년이 흘렀고, 임상에 몰두한 것은 약 30여년이 지났다. 너무나 긴 세월이었지만 오직 하나의 일념으로 달려왔다. '한의학을 통한 질병 치료의 완성'을 위해 '치료의학'으로서 한의학이 되기를 갈망하였다. 오직 이 일념으로 수많은 한의학 이론을 섭렵하였지만 구체적이고 사실적인 의학을 접하지 못하였다. 많은 좌절이 주어졌던 과정에서 《상한론》을 발견하게 되었다. 한의학의 뿌리를 찾고 싶고, 한의학의 起源을 갈구하던 나에게는 《상한론》이 이런 나의 꿈을 실현시켜줄 책이란 걸 단번에 알아차렸다. 그러나 《상한론》을 제대로 해석하여 임상에서 적용하기에는 무척이나 힘이 들었다. 여기에도 어김없이 허구와 억측이 난무하고 있었던 것이다. 그 하나의 단적인 예가 일본의가인 요시마스 토도吉益東洞의 藥徵과 腹診이라 할 수가 있을 것이다. 《상한론》이 원래 가지고 있던 패러다임과는 전혀 다른 접근법이었다. 《상한론》은 진단을 藥物로 접근하는 방식이 아닌 것이었다. 나도 한 때는 진단을 藥物로 접근하는 방식으로 《상한론》을 임상에 적용한 적이 있었다. 결과는 참담하였고 내가 원했던 임상 결과가 아니었다. 그러나 이러한 엄연한 현실을 외면하고 아직도《상한론》의 본질을 보지 못하고 왜곡되게 인식하여 민중을 현혹하는 학문적 성향에 심한 우려를 표하고 싶다.

필자는 한의학의 기원을 찾기 위해 처음부터 다시 시작했다. 모든 것을 내려놓고 제로베이스에서 출발했다. 그동안의 모든 학문적 행로를 문제의 인식부터 다시 시작하였다. 의학의 본질부터 찾아가기 시작했다. 그 동안 나를 포함한 우리들은 환자인 '사람'을 보지 않았다. 환자가 앓고 있는 질병을 보지못했다. 그 질병의 원인을 찾는데 소홀하였다. 무엇보다 의학은 질병의 결과만 보는 것이 아니고 질병의 '원인'을 추적해야 하는데 우리는 '결과'인 藥物에만 의존하였다. 즉 'what보다는 why에 집중해야 하는 게 의학의 본질이다'라는 것을 뒤늦게 깨우치게 되었다. 인간의 뿌리인 삶을 알게 되고 삶 속에서질병의 원인이 발생한다는 평범한 진리를 우리들은 놓치고 있었다. 사람을 알게 되고, 질병의 근원적인 원인을 알아내어 근본적인 치유를 실행하는 모든방법이《상한론》에 고스란히 담겨져 있다는 것을 확인하게 되었다.《상한론》의 허구를 걷어내고 보니 기존과는 전혀 다른 패러다임의 의학이었다. 곧《상한론》이란 '환자의 몸과 마음, 그리고 삶의 변화를 관찰하여 기록한 임상진료기록서'였다. 질병의 원인이 되는 몸과 마음의 변화를 처절하게 기록한 임상노트였던 것이다. 질병발생 당시의 원인을 인체가 반응하는 패턴에 따라서 7가지 변병으로 진단하는 제강으로 구성된 구조였으며, 질병 발생과 主訴症을 야기한 몸과 마음에서 일어나는 현상들을 나열한 것이 조문으로 구성된 의학서인 것이다. 이런 정신을 잘 표현 한 것이《상한론》서문에 잘 쓰여 있다. '雖未能盡愈諸病 庶可以見病知源(비록 모든 병을 다 고칠 수는 없으나, 최소한 질병이 발생한 원인은 근원적으로 밝혀낼 수가 있다). 실로 대단한 의학서임을 간과할 수가 있다. 굳이 현대적인 언어로 구사한다면 '원인치유의학'(Origin Therapy Medicine : OTM)이라 표현할 수가 있겠다. 질병의 원인을 밝혀낸 의학서가 의학사에 있었던가. 감히 말하건대 나의 한의학 탐사 40년 동안 전혀 못 만났다. 간혹 접했다고 생각하는 혹자들은 어쩌면 한의학에, 그리고《상한론》의 진실을 가리고 있는 허구에 현혹된 지도 모르겠다. 우리 모두 깊은 뉘우침과 성찰이 필요하겠다.

이러한《상한론》의 진실을 밝혀내는 작업은 결코 나의 개인적 작품은 아니다. 오히려 내가 이루어 놓은 것은 없다고 해도 과언이 아니다. 필자는 문제의 인식만 했을 뿐이고, 막연하게《상한론》이 의학의 본질을 담고 있을 것이라는 본능적인 감으로 끈을 놓지 않았을 뿐이다. 그리고 다만 밝혀진 내용들을 충실하게 임상에서 적용하여 뼈저리게 체험한 것을 전달하는 임무를 담당했을 뿐이다. 그리고 어쩌면 한의학도 질병치료를 잘하고 있다는 것을 보여주고 싶은 순진한 생각을 가지고 있다. 우리도 양의학에서 해결하지 못하는 난치성 질환을 치유하고 있다는 것을 자랑하고 싶은 마음에 이 책을 출간하게 되었다.

앞서 밝혔지만 이 책 작업을 나의 개인적인 업적이나 치적으로 내세우고 싶지 않다. 오히려 뜻을 같이하는 사람들과의 공동 작업이 더욱 더 아름답지 않은가. 필자는 그렇게 생각한다. 필자는 절대적으로 뼛속까지 임상가이다. 오직 한의학은 임상에서 진리가 발견된다고 굳게 믿고 있는 한의학자이다. 이런 과정까지 오기까지에는 〈대한상한금궤의학회〉의 집단적인 역할이 지대하였다. 이 모든 과업은 이 학회가 만든 업적이라고 필자는 평가한다. 그 중에서도 이성준 학술교육부장의 칠병분류진단의 발견은 《상한론》이 가진 패러다임을 발견한 위대한 업적이라 평가한다. 임재은 기획본부장은 《상한론》의 학문적 가치를 제시하여 한의학의 미래 비전을 제시한 공로가 지대하다. 이숭인 교수는 학회 출신의 유일한 《상한론》 교수로써, 《상한론》의 서지학적 고찰로 이론적 근거를 마련해서 초석을 다져주어 감사하게 생각한다. 김진아 원장은 《상한론》의 서사의학적 모델을 제시하여 진단 방식을 제공한 측면에서 매우 고무적이다. 그리고 이 모든 것은 학회의 학술교육연구원 연구원들의 피나는 탐구와 토론이 만들어낸 공동작품이다. 그 외 학회 회원 여러분들의 격려와 관심들이 오늘 날 《상한론》의 진실을 밝히게 되었다. 나로서는 엄청난 동력이었다. 가슴 깊이 고마울 따름이다.

이들이 없었다면 이 책은 출간할 수가 없었다. 거듭 말하지만 나는 많은 사람들의 도움을 받았다. 이런 뛰어난 사람들이 만들어낸 토대 위에서 임상적 검증을 거친 것뿐이다. 내 소임은 임상체험기만 전해주어도 다한 것 일지 모른다. 더욱이 현대의학에서 해결하지 못하는 정신질환과 난치성 질환에 대한 도전기를 기록하는 것은 매우 의미가 있다고 본다. 특히 《상한론》은 인체의 내면적 불균형으로 인한 모든 기능적 질환 치료에 강점을 지니고 있다고 판단하였다. 우리 한의학은 선택과 집중을 할 필요가 있다.

사실 고대의학인 한의학은 약 3000여 년 전부터 인체에 대한 질병 치료에 전적으로 기여하고 있었다. 그러나 양의학은 불과 200여년 정도의 역사를 가지고 있다. 두 의학을 비교하자면, 양의학은 부분과학이며, 국소치료에 장점이 있을 수밖에 없다. 그래서 전염병, 응급치료, 급성질환, 수술치료 등 기질적인 치료에 강점이 많다고 할 수가 있다. 그에 비해 한의학은 전체과학이며, 전인적 치료에 장점이 있다. 그래서 만성질환, 면역질환, 기능적 질환 특히 신경정신과 질환 치유에 강점이 많다. 양의학의 장점, 한의학의 장점들을 극대화하여 서로가 인정한 대등한 상태에서 통합 의료를 실현하는 게 가장 이상적인 의학의 모델이라 본다.

그런 측면에서 《상한론》은 내향적 원인으로 인한 모든 질환에 장점이 매우 많다. 질병을 야기한 몸과 마음의 현상들만 제거한다면 그 어떤 질환도 접근이 가능하고 치유에 도달할 수가 있는 것이 《傷寒醫學》이 가진 큰 강점이다. 특히나 정신질환에 대한 《상한론》의 장점은 상상을 초월할 정도이다. 현대의학에서는 감히 예상조차 하지 못할 것이다. 《상한론》의 제강과 조문에는 몸뿐만 아니라 마음에 대한 치유기록이 상세히 서술되어져 있다. 어쩌면 《상한론》은 정신의학서라고 표현하고 싶을 정도이다. 현대의학에서 어렵게 느끼는 정신의학을 《상한론》으로 한의학에서 해결해 나간다면 한의학의 우월성은 입증될 것이고, 양의학과 대등한 의학이 될 것이며, 한의학의 미래가 될 것이라 확신한다. '정신병 환자를 구제'하고 '정신의학 혁명'을 완성하는 것이 나의 최종 목표이다.

필자는 약 10여 년 전부터 《상한론》을 바탕으로 한 정신질환 치료에 매진하여 왔다. 《상한론》에 깔려있는 내용들을 고문자적 해석뿐만 아니라 정신분석학, 심리학적 측면에서 접근을 시도하였다. 인간의 행위 이면에는 동기와 욕구가 존재한다는 것을 인식하기 시작하였다. 즉 인간의 행위에는 그 이면에 동기와 욕구가 내재되어 있다. 곧 행동은 그 동기와 목적을 이해하지 못하면 의미가 없고, 의사는 환자의 행동을 보고 그 이면의 동기와 욕구를 파악할 수 있어야 하는 것이다. 우리 몸이 나타내는 증상은 내면의 욕구가 표면적으로 표현된 것으로 인식해야 하며, 증상 그 자체보다 그것의 궁극적 의미를 분석해야 한다. 《상한론》은 인간의 질병 발생 원인을 추적한 의학서이다. 그렇다면 질병을 야기한 행위를 분석해야 되고 그 행위 이면에 깔린 동기를 추적

해야 근원적인 원인 추적과 치유가 가능해지는 것이다. 즉 그 욕구를 알면 질병의 원인을 알 수가 있다. 또한 질병 발생 당시에 외부 자극이나 역동이 주어졌을 때 개체에 따라서 반응하는 패턴이 구분되어지는 것이다. 이것이《상한론》의 辨病診斷體系와 매슬로우Abraham Maslow의 동기 이론과의 접목을 시도한 이유다. 이를 토대로 그동안 숱한 정신질환, 즉 공황장애, 우울증, 조울증, 조현병, 불안장애, 틱장애, 수면장애, 강박증, 간질 등을 진단하고 치유하였다.

한의사가 정신질환을 치료한다는 것은 어렵고 힘든 길이었다. 아무도 가지 않았고 도전하지 않은 길이었다. 외롭기도 하고 처절하기도 하였고 좌절도 많았다. 그러나 나는 오직 하나의 꿈이 있었다. 한의학이 치료의학이란 것을 보여주고 싶었다. 그리고 한의학의 시원인《상한론》을 바탕으로 정신질환을 완전하게 정복하고 싶었다.《상한론》의 진실을 만천하에 알리고 싶었다. 그리고 현대의학에서 해결하지 못하는 영역을 구축하여 양의학과 대등한 의학으로 자리매김 하고 싶었다. "《상한론》을 통한 정신의학." 나는《상한론》으로 내가 꿈꾸어 왔던 의학의 세계가 펼쳐지리라 확신하였다. 그동안의 임상경험담을 담대하게 기록하여 전달하고 싶었다. 그래서 이 책《임상 상한론 – 상한론의 정신질환 및 난치성질환 적용과 실제》이 탄생하게 되었다. 아직도 미비하고 미완성된 부분들이 많이 보인다. 그래도 감히 출간을 결심한 것은 시작부터 하고 차차 보완하는 과정을 거치자고 작정을 하였다.

　이 책의 구성을 보자면, 먼저 《상한론》을 통한 정신병 치료의 실제가 되는
이론적 근거를 총론의 형식을 빌어서 수록을 하였다. 앞에서도 언급을 하였
지만 나의 개인적 이론은 가능한 배제를 하고, 최대한 객관적인 사실만을 기
록하고자 하였다. 그래서 근거가 확실한 자료들을 인용하여 가감 없이 그대로
수록하였다. 다만 사실적 근거를 바탕으로 나의 개인적 의견은 주를 달 듯이
언급은 하였다. 그리고 《상한론》의 심리적 분석을 위한 시도로 매슬로우의 동
기 이론과 접목을 시도하였다. 특히 변병진단과 동기이론을 연계시켜 실제적
으로 임상에서 적용하는데 도움을 주기 위하여 이론을 전개하였다. 많은 참고
가 되리라 예상한다.

　실제로 정신질환 환자들을 치료하는 현장에서 행위의 이면에 존재하는 내
면의 욕구와 동기를 추적해야만 질병의 원인과 치유가 가능하다. 그리고 《상
한론》을 바탕으로 정신질환을 치유하는 나의 치료과정을 상세하게 설명을 하
였다. 치료과정의 프로토콜 ─ 즉 진단, 치유, 적응, 훈습의 4단계 치유과정을
소개하였다. 이를 필자는 소위 '소울루션(soulution)'이라는 고유의 브랜드로 창
안하여 실제 임상에서 적용하고 있다. 《상한론》의 정신병 치료를 위한 이론적
근거에는 《상한론》의 정체성에 대한 언급과, 《상한론》에 오류가 발생한 이유
를 논문이나 책을 인용하여 근거를 제시하였다. 즉 《상한론》 판본의 변천사,

최초 원본에 가까운 康平本《상한론》의 발견,《상한론》의 해석이 왜곡된 이유, 脈에 대한 새로운 이해,《상한론》 해석에 대한 고문자의 역할, 한자의 형성에 따른 해석방법 등 다양한 원인을 추적하여《상한론》에 대한 허구와 억측을 걷어내고 진실을 밝히고자 하였다. 그리고《상한론》을 정신병 치료에 적용하기 위한 진단방법으로 이성준의 辨病診斷體系의 발견에 대한 논문을 발췌 인용하였고, 이숭인 교수의《상한론》에 대한 서지학적 고찰도 중요하게 인용하였고, 김진아 선생의 서사의학적 내용이《상한론》에 어떻게 적용이 되는지도 기록을 하였다. 다시 말하지만 이론적 근거는 최대한 객관적인 사실만을 인용, 발췌하여《상한론》의 정체성 확립에 초점을 맞추었다.

본편에서는《상한론》의 최초 원형에 가까운 15字行, 특히 임상에서 활용이 가능하고 처방이 있는 조문만 임상적 해설과 임상치험례를 기록하였다. 먼저 김경일 교수의 고문자적 번역을 내세워서 학문적 근거를 제시하였다. 그 바탕으로 내가 임상에서 체득한 사실을 임상적 해설로 기록하였다. 그리고 그 임상적 해설을 뒷받침해줄 임상치험례를 덧붙여 임상 한의사들에게 이해를 도왔다. 임상 한의사들을 위하여 임상사례를 중심으로 제강진단과 조문진단을 실제로 적용하는 실제를 보여주었다. 특히 정신질환 임상 사례들은 각 조문에 두 가지 이상 케이스를 기록하였다. 그래도 임상사례들은 부족하고 미흡하여 앞으로 부록의 성격을 띤 임상사례집을 별도로 출간을 기획하고 있다. 2018

년도 1년간 초진 환자의 임상기록들을 상세하게 기록한 임상사례집을 출간할 계획이다. 임상사례의 부족한 부분은 이 별책을 참고로 하면 될 것이다. 그리고 각 조문에 한자의 고문자적 분석은 이전 책처럼 그대로 인용하여 수록을 하였다. 철저하게 근거를 바탕으로 임상에 임하였다는 것을 입증하고 싶은 나의 간절함을 담았다.

수많은 사연들을 가지고 이 책이 드디어 출간이 되었다. 《상한론》의 고문자적 번역과 해석을 시도한 2012년부터 계산하면 도합 약 7년에 걸쳐 출간이 되는 셈이다. 이 책이 내가 꿈꾸었던 꿈들을 일정 부분 채워주리라 생각한다. 내가 꿈꾸었던 꿈들은 《상한론》의 진실을 밝혀내어 한의학도 치료의학임을 천명하고 싶었다. 그리하여 아직도 《상한론》에 드리워진 허상을 보고서 혹세무민하는 부류들에게 경종을 울리고 싶었다. 수많은 동료 한의사들에게 한의학의 뿌리는 《상한론》이며, 《상한론》은 몸과 마음의 질병의 원인을 치유하는 의학서임을 알려주고 싶었다. 이러한 의학의 근거를 가지고 학문적 완성을 이루어, 임상적 데이터를 구축하여, 우월감에 젖어있는 양의학에 한의학의 정수를 보여주고 싶었다. 그리하여 질병으로 고통받는 환자를 구제하여 인류의 행복에 기여하고 싶었다. 특히 정신적으로 힘들어하는 환자들에게는 유일한 해결책이 되는 의학이 되기를 갈망한다.

'한의사는 한약을 파는 사람이 아니고, 한약으로 질병을 온전하게 치유하는 의사이다.'

2019년 10월
시냇물이 흐르는 한의원, 그리고
정발산 기운이 감도는 일산 자택에서 글을 마무리 하다.

감사의 글

사실 이 책이 나오기까지 숨어 있는 이야기가 있다. 2018년도 2월 초에 느닷없이 한 청년이 나를 찾아왔다. 이름은 강도훈, 모 한의대를 방금 졸업한 새내기 한의사였다. 뜬금없이 1년간 나에게 전수를 받고 싶다며 나의 지도 아래 도제식 수업을 받겠다는 야심찬 계획을 밝혔다. 일면식도 없이 사전에 의견도 물어보지도 않고 무모하게 접근하는 방식에 내심 당황했지만, 요즘 보기 드문 순수한 청년이라 여겨졌다. 그 새내기 한의사가 말하기를 6년간 한의대를 졸업했지만 막상 임상에 임하려고 하니 막막하였다고 하였다. 평생을 한의사로 환자의 고통을 해결해주는 의사가 되어야 하는데, 돌아보니 아무것도 갖추어진 게 없었던 자신이 참담하게 느껴졌다고 하였다. 내 젊은 날에 느꼈던 감상들을 이 청년도 고스란히 느끼고 있었다. 감회가 새로웠다. 그리하여 질병을 완전하게 치유하는 의학을 배우자는 각오를 하게 되었다고 했다. 여러 방면으로 수소문하고 정보를 입수하여 내향적 원인의 난치성 질환을 치유하는 한의사가 노영범이라는 이름 석 자만 기억하고 부산에서 무작정 찾아왔다. 한의학에 대한 열정과 순수한 영혼이 기특하였지만, 한편으로는 당황하기도 하였다. 이것은 무슨 상황이고, 무슨 메시지인가. 며칠을 산책하면서 고민을 하게 되었다. 결론은 쉽게 나왔다. 배우고자 하는 열망이 있다면 나는 내가 배우고 아는 의학을 아낌없이 전수할 것이다. 나는 《상한론》이 醫學의 始源이란 것을 알리고 싶고, 《상한론》의 진실도 알려주고 싶고, 《상한론》을 통한 정신병 치료의 실제를 보여주고 싶고, 그리하여 한의학도 치료의학이며 양의학과 대등한 의학임을 보여주고 싶은 게 내 꿈이 아니던가. 한 사람의 완벽한 전수자가 존재해도 역사의 흐름은 바뀔 수가 있다. 그래 이 강도훈 선생이 나를 찾아온 것은 나의 간절함이 통한 결과인지도 모른다. 그 날부터 스승과 제자의 연을 맺었다. 1년 동안의 모든 내용과 임상 실제를 기록하여 책으로 내기로 작정을 하였다. 그리고서는 《상한론》에 대한 나의 모든 것을 쏟아 부었다. 내가 피력하는 모든 내용들을 녹취하였다. 그리고 환자 한 사람 한 사람을 치유하는 과정을 가장 가까이서 체득하게 하였다. 실제 임상에서 이루어지는 사례들을 남김없이 기록하게 하였다. 아마도 강도훈 선생은 《상한론》을 통한 정신병을 치료하는 장면을 가장 가까이서 지켜본 나의 '증인'인지도 모른다. 그 당시에 구술하고 임상체험을 기록한 내용들이 이 책을 나오게 한 과정의 결과물이다. 강도훈 한의사가 없었다면 이 책이 나오기까지는 더 오래 걸렸는지 모른다. 청년 강도훈 한의사는 나의 꿈을 현실화 시켜준 전령사 역할을 하게 되었다. 한의학에 대한 나의 울분같은 애절함에 화답하여 보내준 인물이라 여겨진다.

　이 책이 출간 되까지는 그야말로 산고(産苦)의 진통을 거쳤다. 원고 초고를 끝내고 마무리 교정은 필자의 한의원에서 부원장으로 재직하였고, 학회에서 연구원으로 활동하면서 《상한론》을 서사의학적 관점에서 논문을 발표한 김진아 선생에게 부탁을 하였다. 그런데 원고를 보낸 직후에 임신을 하였다는 기쁜 소식을 접하게 되었다. 태아의 잉태와 원고가 동시에 출발하게 되었다. 김진아 선생은 임신 10개월 내내 힘든 몸을 안고서 원고를 교정해주었다. 만 1년여를 교정 작업에만 몰두하였고, 출산 며칠을 앞두고야 마무리 되었다. 산고의 진통이 아닐 수가 없다. 만삭의 몸으로 원고를 마무리해준 김진아 선생에게 무어라고 감사의 말을 전할지……. 미안한 마음에 가슴만 먹먹하다. 태어나는 새 생명에 반드시 축복이 있으리라 믿는다.

이 책이 나오기까지 마음으로 감사를 드릴 사람들이 많다. 이 책의 씨앗이 되어준 김경일 교수, 辨病分類診斷과 수많은 연구로 토대를 만들어준 이성준 학술교육부장, 어렵게 의과대학을 입학하고서 향후 미국 의사로 진출하여, 미국에서《상한론》의 가치를 실제 임상에 적용할 계획을 준비하는, 사실상《상한론》의 미래적 가치를 세계적으로 알릴 수 있는 임재은 기획본부장, 《상한론》의 이론적 근거를 마련해준 이승인 교수,《상한론》에 서사의학을 접목시켜 이 시대에 맞는 진단법을 도입해준 김진아 연구원, 학술 연구에 영감과 격려를 통하여 늘 독려해준 이승하 위원장, 진화된 학술연구와 토론의 장을 만들어준 大韓傷寒金匱醫學會 산하 학술교육연구원 여러분들, 학회 초창기부터 연구에 함께 했다가 사정상 학회를 떠났던 수많은 동료 선생들에게도 고마움을 전해드린다. 그리고《상한론》연구의 열악한 환경에도 항상 버팀목이 되어준 大韓傷寒金匱醫學會 한의사 및 학생 회원 여러분들에게 모두 감사를 드린다.

또한 한의학에 나의 정신적 지주가 되어주신 부산대 이장천 교수님, 항상 응원과 격려를 서슴지 않으며 지지해주시는 경희대 김남일 교수님, 나의 학문적 행보에 깊은 공감으로 함께 해주시는 원광대 손인철 교수님, 학회에 가장 큰 어른으로 버팀목이 되어주신 원광대 맹웅재 교수님, 그리고 필자의《상한론》을 통한 정신과적 치료에 큰 기대를 걸고 있는 부산대 권영규 교수님,《상한론》의 약물 기전을 연구하는 부산대 이부균 교수님, 의학의 해박한 지식으로《상한론》과 접목시켜 이론을 펼쳐주시는 가천대 이태희 교수님, 학회 구성에 물심양면으로 지지해준 경희대 장규태 교수, 미주 한의사 대상 강의 시에 필자의 학문에 깊이 공감해주신 동국대 미주 한의대 총장 이승덕 교수님, 뉴질랜드에서《상한론》을 통한 임상을 적용하면서 그 가치를 확산하고 있는 이기주 선생, 인간의 정신분석과 심리 세계를 깊은 교감으로 함께해준 심리상담가 김경민 교수, 그리고 일반인으로써 항상 객관적인 자세로 나의 한의학에 깊은 공감과 소통을 함께해준 아주대 건축과 문성훈 교수, 마지막으로 한의학에 대한 문제점을 통찰하게 해주고, 혁신적인 사고를 갖도록 해주신 필자의 평생 은사이신 고 강순수 교수님. 모두 이 지면을 빌어서 감사의 말씀을 전해드린다.

그리고 좌절하고 힘들 때마다 원칙과 정도를 걷기를 주문하고, 늘 기도해주는 내 인생의 동반자인 아내, 자기 꿈을 쫓아서 열심히 살아가는 큰아들, 세상을 바꾸어 인류에 공헌하는 가치 확산에 주력하는 둘째아들, 이 모두들 덕분에 이런 작품을 남기는 축복을 받았다. 여기까지 이끌어 주신 나의 신에게 감사드린다.

노영범 드림

《상한론》은 더 이상 고문헌이 아니다

고대문헌이 감추고 있는 이야기 모두를 밝혀내는 것이 고문자 고석의 직접적인 임무는 아닙니다. 왜냐하면 고문자 고석자는 문자의 발생이나 변천 또는 변형의 과정을 가능한 한 상세히 추적해 분석하는 작업에 몰두하기 때문입니다. 현재 나타난 로그기록을 포렌식으로 역추적해 최초의 단서를 찾아내는 일과 흡사합니다. 하지만 그 설계자가 사용한 알고리즘, 그리고 구체적 신분과 내면의 동기까지를 알아낼 수는 없습니다. 그것은 또 다른 전문가에게 맡겨져야 합니다. 고문헌 해석에 고문자 분석이 필요한 이유입니다. 이 과정이 전제되지 않으면 저렴한 한자풀이를 근거로 한 무한상상의 함정에 빠지게 됩니다.

이러한 과정 전체를 이해하고, 그 과정 하나하나를 단계적으로 거쳐《상한론》이라는 고문헌 속 숨겨진 이야기를 밝혀내고자 결심한 노 원장의 방문을 약 7년 전 받았었습니다. 거절과 대화의 우여곡절 끝에 고석은 몇 해 만에 끝이 났고 또 다시 시간이 흘렀습니다. 평생을 환자의 아픔과 함께 했던 한의사는 마침내《상한론》의 고석본을 토대로 자신의 평생에 걸친 임상과정을 정리했고 이제 출판을 앞두게 되었습니다. 임상과정에 소개된 내용들은 고문자 학자의 상상을 넘어서고 있었습니다. 고석을 하면서 환자들의 발병, 치료, 치유의 과정에 대한 표현들이 예사롭지 않음을 느끼기는 했으나 실제 상황을 접하면서 다시 한 번《상한론》이 담고 있는 깊이를 절감할 수 있었습니다.

《상한론》속 이야기를 고문자 고석자가 다 알아낼 방법은 없습니다. 고석자는 매우 드라이한 분석 기법을 활용하는 기술자일 뿐입니다. 개인의 주관적 의견을 달기 어렵습니다. 고석과 해석 두 작업은 연속되는 듯 보이지만 또한 분절된 영역에서 일어납니다. 각 분야의 명백한 깊이가 존재해야 함과 동시에 서로에 대한 나름의 인정이 없이는 효과를 거두기 힘든 작업입니다. 일면식 없던 사람들이었지만 짧지 않은 시간 동안 서로의 영역에 충실했었기에 얻을 수 있는 결과라고 생각합니다. 고석 과정에서 임상 결과를 전혀 반영하지 않으려 한 고석자의 입장을 이해하고 받아들여 주었던 마음을 고석본을 의서로서의《상한론》으로 환원해내신 노 원장님께 돌려 드리려 합니다. 고석자들의 작업을 기초로 재구성된 고대문헌들이 해당 분야 학자들에 의해 풍부하게 확장되는 과정을 보는 것은 고석자들에게 낯선 상황은 아닙니다. 하지만 사람들의 아픔과 슬픔을 치유해내는 의서로서의 재탄생은 예사롭지 않습니다.

고문자 고석은 일찍부터 小學(소학)이라 불렸습니다. 세세하고 건조한 마음가짐으로 문헌의 옛 모습을 복원하고 나면 사명은 멈추는 것입니다. 그 문헌에서 새로운 깊이와 풍요로움을 드러낼 수 있는 가는 그 문헌에 담긴 이야기가 절실하게 궁금했던 해석가의 삶이 결정할 것입니다. 고의서《상한론》에 담긴 오래 전 환자들의 아픔과 치유의 과정을 현대인들의 몸과 마음에서 데자

뷰로 살려내려 한 노영범 원장의 고뇌를 읽습니다.

《상한론》은 이제 더 이상 고문헌이 아닐 것입니다.

2019년 10월

고석자 김경일

번역과 이론을 넘어,
실체적 임상에 적용한《임상 상한론》에 박수를

한의학계에서 자칭 타칭《상한론》의 고수를 자처하거나,《상한론》에 정통하다는 분들이 많다. 번역 또는 해설서를 펴내거나 스터디 그룹, 소학회 등을 만들어 삼삼오오 연구하기도 한다. 부담스런 수강료를 요구하고 자료를 판매하기도 한다. 그러나 이론과 임상이 일치해 큰 성과를 냈다거나, 보편적 임상지침이나 임상결과가 정리되어 있는 경우는 드물다. 이는 후학들의 교육과 연구 즉 논거와 근거를 뒷받침해야 하는 대학에서도 마찬가지다. 한의사 국가고시에서는 진작부터 상당한 비중을 차지하는데도 전문교수도 없으며 담당교실도 없다.《상한론》이 임상기록서 즉 병상일지 성격이 분명해 보이는데도 부속 한방병원에서 상한이론에 입각한 임상진료가 이뤄지는 예도 없다.

노영범 원장은 한의학에 입문한 지난 40여 년간 한의학이 주류의학으로 다시 도약할 수 있도록 정통성, 정체성 정립을 위해 심혈을 기울여왔다. 노영범 원장은 한의학 정신을 올곧게 가져야 한다고 역설하시던 은사님(고 강순수 교수)을 모시고 동문수학한 많은 제자들 중에서도 우뚝 선 거인이다. 학회나 대학이 해야 할 일을 노영범 한 사람만이 홀로 고군분투 해왔다. 지난한 과정이 있었을 것임을 미루어 짐작할 수 있다. 한의학계에 몸담고 있는 사람으로서 참으로 감사드린다. 노영범 원장의 왕성한 독서편력에서 비롯된 밝은 지혜, 어떠한 고통도 감내하는 희생과 인내심, 과와 실은 본인이 공과 상은 주변으로 돌리는 겸손함, 한의학에 대한 무한신념과 집념은 어느 누구도 쉽게 흉내

낼 수 없는 덕목이다.

이전의 《상한론 – 고문자적 번역과 해석》이 이론이라면 이번 발간되는 《임상 상한론 – 상한론의 정신질환 및 난치성질환 적용과 실제》은 실체적 임상편이라 할 수 있다. 그 임상적 결과물은 일부분이지만 직접 진료한 실제적 예이다. 《상한론 – 고문자적 번역과 해석》과 《임상 상한론 – 상한론의 정신질환 및 난치성질환 적용과 실제》을 정독해 보면 그 진가를 쉽게 알 수 있을 것이다.

더 많은 임상보고가 쌓여 후학들의 공부에 훌륭한 지침서가 되길 염원한다. 《상한론 – 고문자적 번역과 해석》 끝부분의 글을 다시 올리며 추천사에 가름한다.

이 책은 결코 끝이 아닌 시작을 알리고 있다. 독자 여러분들에게 크나큰 선물이기도 하지만 한편으론 오히려 큰 과제이기도 하다. 본서를 礎石으로 《상한론》에 대한 연구가 더욱 활발하게 진행되어야 하며, 《상한론》이 한의학의 근간인만큼 한의학 전반에 대한 연구도 무궁무진하게 진행되어야 한다. 또한 본서는 문자학적으로 기존의 여느 《상한론》 관련 서적보다 완벽한 해석을 담고 있기 때문에, 이제 여기에 임상적 해석을 덧붙여나가는 작업은 한의학을 연구하는 모든 이들의 몫이 되어야 할 것이다. 그 몫은 이 책의 기획자인 노영범 회장뿐만 아니라 한의사인 우리 모두에게 달려 있다.

3년여에 걸친 기나긴 연구·집필과정 끝에 무사히 본서를 완성시킨 고문자학의 대가이자 독보적 존재인 김경일 교수, 그리고 한의학 발전을 위해 자기희생과 고통을 묵묵히 감내하는 한의학계의 큰 일꾼 노영범 박사의 학문적 열정과 노고에 큰 박수를 보낸다. 두 분의 연구 성과를 바탕으로 한의학이 무궁한 발전을 이룰 것이라 믿어 의심치 않는다.

부산대학교 전 한의학전문대학원장
이장천

추천사 3

《임상 상한론》의 출간을 축하드리면서

내가 노영범 박사를 처음 만난 것은 아마도 한 20년여 년 전 어떤 학회에서였던 것으로 기억한다. 그는 이 무렵부터 경희대 한의대에서《상한론》을 바탕으로 하는 임상방제학이라는 과목을 학부 선택과목으로 강의를 시작하였다. 그를 처음 대면할 때 상한의학에 대해 가지고 있는 열정을 기운으로 느낄 수 있었다. 그와 민족의학신문이라는 한의계 대표 신문을 통해 논쟁을 하였을 때도 나는 그의 당당함과 너그러움을 대면하면서 그의 인격에 깊이 빠져들고 말았다. 상한론, 동의보감, 사상의학 등 현대 한의학계가 논의하는 각종 학문적 다발들에 대한 그의 확고한 견해를 접하면서 적지 않게 당황하기는 하였지만, 필자는 그와의 토론을 통해서 논쟁이 이끌어주는 학문적 시너지를 경험하고는 이내 그의 팬이 되고 말았다.

한의학의 인물에 대한 자료 수집과 정리가 본인의 학술적 임무라고 생각하기에 수년전 노영범 박사와 했던 인터뷰를 바탕으로 아래에 그에 대해서 적어보고자 한다.

노영범 박사가 한의대에 진학하게 된 것은 자신의 질병 때문이었다. 고등학교 2학년 시절 수학여행을 가던 10월경 기차 안에서 갑자기 시커먼 피를 토하면서 쓰러졌는데, 폐결핵 말기였던 것이었다. 당시 사망선고나 마찬가지였던 폐결핵을 치료하기 위해 몸에 좋다는 것은 다 먹어가면서 병마로부터 벗어나 생명의 끈을 이어가게 되었지만 학업을 중단하게 되고 말았다. 그가 한의대에 진학하게 된 것은 순전히 자신처럼 힘들게 병마와 싸우고 있는 환자들을 위해 살고자 하는 마음으로부터였다.

노영범 박사는 원광대 한의대에 진학하고 나서 학창시절동안 "우리 한의학의 뿌리에서 근본 해결책을 찾아야 한다."는 주제로 끝없이 고민하게 되었고, 그 답을 《상한론》이라는 고대 자연의학서에서 찾아내게 되었다. 그는 《상한론》에 대해서 다음과 같이 말한다. "상한론은 간단히 설명하면 장중경 선생의 피와 땀으로 범벅이 된 오늘날로 치면 '진료기록서'라고 할 수 있습니다. 희귀병, 난치병 환자들을 곁에서 지켜보면서 이들의 치료 진행과정을 자세하게 기록한 자료죠. 상한론을 보면 후한 시대 당시 수많은 환자들의 임상결과 외에도, 환자들의 인생궤적이 고스란히 담겨져 있습니다. 그런 면에서 상한론은 동아시아 의학의 보물이자, 인류의 중요한 문화유산입니다."

노영범 박사는 한의대를 졸업한 후에 한의학 석사와 한의학 박사를 받았으며, 본격적인 개원의로서 활동을 시작한 것은 1986년이었다. 현재는 경기도 부천시에서 노영범한의원 원장으로 활동하고 있다.

한의사로서의 삶을 살면서 한의학이란 학문을 만나게 해준 우리 선배님들의 훌륭한 족적을 만나면서 놀라게 된다. 선배제현께서 우리에게 물려주신 학문 분야 가운데 《상한론》이란 책과 그 책으로부터 이어져 내려온 수많은 학술 연구업적들은 현재 동아시아 전통의학을 구성하는데 지대한 공헌을 하였다.

노영범 박사에게 있어서 《상한론》은 필생의 業과 같은 존재이다. 그에게 있어서 《상한론》은 '전설 속 처방전'이 아닌 현대인의 몸과 마음, 특히 내부 질환을 치료하는데 유용하게 쓰는 의학이론서이다.

노영범 박사는 다음과 같은 소회를 밝혔다.

"고대(古代)에 쓰여졌기 때문에 상한론은 시간이 흘러가면서 장중경이 쓴 그대로 전달되지 않고 훼손됐습니다. 다행히 1936년 상한론 강평본(康平本)이 발견됐는데, 저는 이 판본이 상한론 진본이라고 봅니다. 또 음양오행(陰陽五行)적 시각, 다시 말해 황제내경(黃帝內經)의 시각으로 들여다본 것도 상한론 연구의 한계였다고 생각합니다."

그의 말을 들어보면, 현대적 의미로 《상한론》의 조문을 보지 않고 장중경이 쓴 당시의 관점으로 되돌려 당시의 언어로 《상한론》을 다시 들여다보자는 것이었다. 이를 위해 고대 갑골문의 전문가로 《갑골문 이야기》를 지은 김경일 상명대 교수와 함께 작업을 시작하였다. 갑골문으로 기록된 《상한론》을 김 교수와 함께 재해석하면서 베일에 싸인 《상한론》 속의 사람의 몸과 마음 치료의 의론들을 속속들이 발견하게 된 것이었다.

《상한론》은 인간의 병을 여섯 가지로 분류한다. 음양의 성질을 세 개씩, 여섯 개로 구분하여 태양병(太陽病), 양명병(陽明病), 소양병(少陽病), 태음병(太陰病), 소음병(少陰病), 궐음병(厥陰病) 등 육경(六經)으로 나눈다. 노영범 박사는 여기에서 신경정신과적 접근법으로 태양병, 태양병 결흉(結胸), 양명병, 태음병, 소음병, 궐음병의 여섯 가지로 유형화시켰다. 학리적 균형보다는 임상적으로 적용가능한 방법론을 강구하여 설정한 것이다. 검은 고양이든 흰 고양이든 쥐를 잘 잡는 것이 중요하다는 흑묘백묘론이 떠오르는 대목이다.

이 체계를 신경정신과 분야로 접근하면 태양병은 외부의 스트레스가 주어지면 과민하게 반응하고 과잉적으로 표현하는 사람들이다. 성급함과 조급함으로 감정변화가 심한 사람들이 대체로 태양병 환자다. 때문에 태양병 환자에게는 여유와 진중함, 그리고 평상심을 잃지 않는 훈련이 필요하다. 태양병 결흉은 평소에는 역동적으로 활동하다가 스트레스가 생기면 한꺼번에 직설적으로 표현하는 유형이다. 이런 부류의 환자는 직설적으로 정면승부하지 않고, 이성적으로 대화하는 훈련이 뒤따라야 한다.

항상 자신이 부족하다는 생각과 함께, 습관적으로 남을 의심하는 경향이 있다면 양명병 환자임을 의심해야 한다. 또 감당하지 못할 과욕이 지나치게 강한 자기중심적 인물은 태음병 환자일 가능성이 높다. 노영범 박사는 사소한 것에 예민하게 반응하고 남에게 지나치게 의존하는 성격이 있다면 소음병 환자며, 매사에 완벽을 추구하면서 결과보다는 과정, 자신의 감정보다는 의미 부여를 중시하는 경향이 있다면 이는 궐음병 환자라고 본다. 그에게 있어서 육경은 여섯 가지 병의 패턴일 뿐, 사상의학과 같은 체질과는 다르다. 모든 사람들이 여섯 가지 질병에 노출돼 있는데, 시간이 지나면서 양명병에서 태양병으로 바뀌는 등 병의 패턴도 바뀔 수 있다고 말한다. 그리고 예방차원에서 육경을 강조한다.

이와 같은 그의 학리가 기존 《상한론》을 바라보는 관점과 차이가 있어서 약간의 저항이 있을지 모르겠지만, 그는 다음과 같은 말로 단호하게 일축한다.

"제가 상한론을 연구하면서 얻은 결론은 모든 정신질환 치료의 기본은 인체 항상성의 회복이라는 겁니다. 항상성이란 외부 자극에 대해 내적 평형상태를 유지하려는 인간의 본성이죠. 부족한 부분을 정상으로 되돌리려는 인체 시스템이 바로 항상성인데, 몸과 마음을 동시에 치료해 항상성을 높이는 것이 가장 효과적인 치료법이라고 자부합니다."

그의 말을 들으면서 필자는 의심없이 반복적으로 책을 들여다보면서 시간을 보내온 나 자신에 대한 질책의 마음이 깊게 일어났다. 어떤 개념에 대해서 끝없이 의문을 가지고 탐구해나가고 실증해나가는 노영범 박사의 학문 추구 방향은 신선한 충격을 주었다. 앞으로 그가 얻은 새로운 지식과 발견이 한의학계의 많은 분들에게 분발하는 기회를 제공할 수 있게 되기를 바라는 바이다.

이 책이 나오면서 축하의 글을 쓰게 된 본인의 입장에서, 이 책의 앞에 축하의 글을 올리는 것이 노영범 박사가 수십 년간 기울인 노력에 하나의 흠을 남기는 행위를 하게 되는 것일지도 모른다는 걱정이 앞섰다. 그럼에도 이 책에서 담아내고 있는《상한론》의 임상적 적용과 해설들은 한의학적 치료율을 높이려는 수많은 한의사들에게 하나의 희망의 등불이 되어줄 수 있을 것이라는 기대가 크기에 선뜻 축하의 글을 쓰게 되었다.

　모쪼록 이 책이 한의학을 연구하는 학자들, 학생, 한의사 등 한의학 전문가 집단들뿐 아니라 한의학을 애호하는 문화인들 모두에게《상한론》을 이해하는 길잡이가 되기를 바라마지 않는다.

2019년 11월 6일
경희대 한의대 의사학교실 김남일 삼가 씀

《상한론》 이론으로 정신질환 및
난치성질환 치유 사례를 정리한 은혜로운 책

저자인 노영범 박사님은 이 시대 깨어있는 임상한의학 연구자요 진료한의사이다. 그 명성이 한의학계에 이미 자자하신 분으로, 지금까지 주위의 기대를 저버리지 않고 연구 노력하시는 모습에 연구자의 한 사람으로 감사드린다.

오래 전 기차에서 한자리에 앉아 서울까지 온 적이 있다. 그날 나에게 사상의학의 특성을 살린 방제학을 설명하며 사상방제를 얘기 해 준적이 있다. 기존의 사고를 넘어선 해박한 설명에 공감을 가지고 있었다.

어느 날 저자는 고방을 연구해오던 한의사들과 함께 복치의학회를 창립하여 한의학계에 큰 바람을 일으켰다. 학생들의 호응이 높아 관심은 더했고, 난해하게만 생각해왔던 고방 임상의 진수를 보여주는 것 같아 고맙게 생각해왔다. 다시 심화과정을 지나면서 고방의 원류인 대한상한금궤학회를 창립하였다. 나 자신 한의대 재학 중 어렵게 접한 원문 중심의 《상한론》이 임상가의 호응을 얻으며 선풍을 일으키는 모습을 놀랍게 본 적이 있다. 마침 본인이 한국한의학교육평가원장으로 있을 때 학회에 초대를 받아 축사를 한 적이 있다. 그 자리에서 저자인 노 회장님의 한의학 연구와 임상 분야에 대해 관심을 보이면서 앞으로 어떻게 변할지 지켜보고 있노라고 말을 한 적이 있다. 노영범 박사님은 《상한론》이 한의학의 끝이라는 말을 강력하게 피력하셨던 기억이 있다.

세상은 변화 발전하면서 진화를 한다. 언어도 그렇고 학문도 그럴 것이다.

그것이 깨어 사는 사람이 중심일 때는 발전적인 진화를 한다. 한의학은 살아 있는 인간의 생명을 대상으로 하기 때문에 더욱 그렇다.

학문연구에서 참고해야할 가치는 스스로 중요하다고 보는 어느 한 점이다. '가까이서 보면 큰 산도 멀리서 보면 한 점'이라는 말이 있다. 그러나 그 한 점이 생명의 중심적 가치가 있음을 알아가는 것이 학문이다, 단, 소(小)에 집착하다가 대(大)를 놓치게 되면 본의를 잃을 수가 있고, 대(大)를 강조한 나머지 소(小)를 소홀히 하면 본질을 놓칠 수 있음을 간과해서는 안 된다.

그간 오랜 연구와 임상을 통해 검증을 거쳐 온 저자 노영범 회장이 이 책 《임상 상한론 – 상한론의 정신질환 및 난치성질환 적용과 실제》이라는 새로운 책을 펴낸다. 난해한《상한론》이론의 임상적 해설과 정신질환 및 난치성질환 치유 사례를 이렇게 정리해주시니 참으로 감사할 따름이다. 저자는 이 책이 출간되기까지 그야말로 '산고(産苦)의 진통을 거쳤다'고 소회한다. 그만큼 한의학계의 옥동자 역할을 하길 바란다.

《상한론》조문 한 구절 한 구절을 이 시대 질병과 의학의 눈높이에 맞게 풀어낸 것이 경이롭다. 특히 이 시대의 중요 분야인 정신의학 질환을《상한론》조문에서 그 원류를 찾아 치료해 가는 것은 양·한방을 넘어 치료의학의 진수를 보여주는 것으로 저자의 각고의 노력이 그대로 담겨있어 존경스럽다.

위기는 기회라 한다. 지금 한의학계에는 우수한 인재들이 모여 연구하고 교육하며 새로운 임상경험을 쌓아가고 있다. 이는 새 시대 인류건강 의학을 위해 열린 마음으로 새로운 방향을 찾아가고 실현해내라는 시대적 요청이요 부름이라고 할 수 있을 것이다. 저자의 주위에 한의학계의 젊은 교육자와 우수한 연구자들이 다수 포진해 있는 것도 향후의 발전에 기대감을 갖게 한다.

이번 귀한 저서를 받아 추천사를 쓰고 있음도 조심스럽다. 《상한론》의 오늘을 일궈낸 노영범 회장님의 노고에 깊은 감사와 격려의 마음을 전하면서, 더욱 발전과 영광이 함께하길 빈다.

원광대학교 한의과대학 명예교수, 전 한국한의학교육평가원장
손인철

차례

상한론 傷寒論

《상한론》과 정신의학

《상한론》의 정신질환 치료를 위한 이론적 근거

1. 《상한론》은 어떤 의학서인가?

《상한론》의 '傷'은 부수로 사용되는 사람 人(인)과 또 하나의 사람 人(인)의 짧은 변형 꼴 그리고 양지를 의미하는 양(陽)으로 구성되어져 있다. 이러한 구성은 이 글자가 온도와 관련이 있음을 말한다. 즉 傷(상)은 다른 외상 등이 아닌 체온과 관련해 발생한 신체적 불균형을 의미한다. 다시 말해 인체 내부의 체온 체계 변화로 일어나는 증상의 이미지를 통합적으로 표현하고 있다. '寒'의 글꼴은 벽에 얼음이 얼어 있는 집안에 마른 볏짚 등을 쌓아놓은 뒤 사람이 그 속에서 웅크리고 있는 모습이다. 곧, 사람이 인체 밖의 추운 환경, 추운 날씨를 느끼면서 상대적으로 방어적인 상태에 놓인 상황을 의미한다. 위 세 글자가 형성하고 있는 문장구조에서, 傷(상)은 원인을 나타내는 동사 용법의 글자이며, 寒(한)은 결과적인 용법으로 사용되고 있는 동사이다. 따라서 傷寒(상한)이란 인체 내부의 체온을 유지시키는 따뜻한 기운의 불균형으로 인해 외부 환경 중 차가운 기운에 민감하게 반응하게 되는 증세나 상황을 총괄 설명한다. 論(론)의 글꼴은 인간의 언어 言(언)과 합할 합(合)의 생략형으로 기록이 담긴 갑골조각이나 죽간을 묶어놓은 형태의 冊(책)으로 구성되어 있다. 전체의 의미는 인간의 언어나 사고의 기록들을 모아 책으로 묶어놓은 상태이다. 종합해보면,《상한론》은 인체 내부의 체온을 유지시키는 따뜻한 기운의 불균형으로 인해 외부의 차가운 기운에 대해 민감하게 반응하는 환자들의 여러 증세, 상황 등과 관련한 모든 관찰 기록들을 모아놓은 책이다. (《상한론 - 고문자적 번역

과 해석》김경일 고석, 노영범 기획. 바다출판사)

【단견】

여기서 체온이라는 것은 생명현상의 마지막 지표로 인식해도 될 것이다. 사람이 정상적으로 건강하게 살아가고 있다는 것은 최소한의 체온을 유지하고 있다는 반증이 될 것이다.《상한론》에서 체온을 언급한 것은 인체의 정상적인 생명활동을 상징적인 의미로 표현을 하고 있다. 그래서 인체 내부의 체온을 유지시키는 체계가 불균형으로 무너졌다는 것은 인체에 정상적인 상태가 아닌 비정상적인 질병의 상태가 되었다고 본 것이다. 그 상태에서 외부의 환경에 직면하게 되면 심각한 질병의 상태가 초래되는 것을 말한다. 조금 더 확대해석을 하면 대사기능, 면역력, 저항력 등의 항상성 유지의 균형이 깨어져 있는 상태에서 외부의 자극을 받았을 때 생기는 인체의 모든 내부적인 질환을 기록해 놓은 것이《상한론》이라는 것으로 이해할 수 있다.

《상한론》을 정신과적 측면에서 본다면, 傷寒이라는 것은 '傷'은 내부의 불균형으로 내면의 정서적, 심리적으로 불안정한 상태를 포함한 것으로 볼 수 있다. 정신적으로 건강한 사람은 외부의 자극에도 건강하게 지켜낼 수 있지만, 정신적으로 균형이 깨어진 상태에서는 외부의 자극을 지켜내지 못한다. 즉 심리적으로 불안정한 상태가 되며 트라우마가 늘 내재하고 있는 상태인 것이다. 그 상황에서 '寒' 즉 외부의 자극, 심리적인 역동이 주어지면 정신병의 여러 증세와 상황이 발생한다. 이러한 상황의 모든 정신적인 질환을 기록해 놓은 것이《상한론》이라고 이해할 수 있다. 그래서《상한론》은 정신질환을 치유할 수 있는 이론적 근거를 충분히 가지고 있다.

《상한론》은 인류의학사에서 최고의 의학서라고 단언할 수 있다. 약 2000여 년 전에 환자의 몸과 마음, 그리고 삶의 변화를 관찰하여 기록한 임상진료

48

기록서이다. 환자의 고통을 해결해주려는 순수한 영혼의 소유자가 처절하게 기록한 임상진료기록서이다. 한 의사가 환자를 집중 탐구하였고, 치유한 결과 물을 기록한 의학서이다. 그 당시를 추정컨대 환자와 의사가 함께 숙식을 하면서 집단 수용을 통해 환자의 상태를 세밀하게 관찰한 것으로 추측이 된다. 음식 섭취 상태, 잠자는 상태, 소변 횟수, 대변 상태, 심지어 심리적인 변화 상 태 등 일거수일투족을 관찰하며 처절하게 기록한 것이다. 의식적으로 계속 환 자를 확인하고 왜 어디서 어떻게 병이 왔는가를 확인한 것이다. 그리하여《상한론》은 병의 원인이 어디서 왔는지 계속 찾는 과정이라고 볼 수 있다. 단순히 질병만 치료하는 목적이 아니라 병이 어떻게 왔는지 원인을 밝혀내고, 근원적인 원인을 제거하여 완전한 치유를 목표로 하였다. 의학에서 질병의 원 인을 집중하여 찾는 의학은 유례를 찾기가 쉽지 않다. 그래서《상한론》은 환 자의 몸과 마음의 변화를 관찰하여 질병이 생기는 근원을 추적한 임상의학서 이다. 결국《상한론》은 몸과 마음을 치유하고 삶을 개선시키는 의학을 지향하 고 있다. 또한 질병발생 당시의 원인을 철저하게 7병으로 분류, 진단하는 변 병진단으로 추적을 하였다. 질병발생 당시의 병에 대응하는 몸과 마음의 상태 를 관찰하여 7병의 인과관계를 찾아내었다. 그리고 질병이 유발되는 원인과 몸과 마음의 병리적 현상을 추적하여, 내면의 불균형으로 초래되는 몸과 마음 의 어떠한 질환에도 완전한 치유를 목표로 하고 있다. 결국《상한론》이 표방 하는 의학 이론은 인체의 시스템을 정상화 시키는 개념이라 할 수가 있다. 인 체에서 질병의 병리적 결과물을 판단하여 약물의 단서를 찾아서 치료하는 것 은 애초에《상한론》의 최초 저술 의도와는 거리가 멀다. 다시 말해, 질병의 결 과물인 'what'보다는 질병이 발생한 원인인 'why'에 집중한 의학서이다. 환자 의 몸과 마음을 관찰하여 인체의 비정상적인 시스템, 기전을 정상화 시켜주는 개념이다. 다시 말해, 치료의 대상은 사람이 되어야 하고, 환자의 삶속에서 질 병의 원인을 추적하여 근원적인 치유에 도전하는 것이《상한론》이 가진 정신 이다.

이런 정신을 잘 나타낸 것이《상한론》서문에 표현이 되어 있다. '수미능진유제병(雖未能盡愈諸病), 서가이견병지원(庶可以見病之源)' ('비록 모든 병을 다 고칠 수는 없겠으나 적어도 병을 볼 때 근원이 무엇인지를 알 수 있을 것이다') 이는《상한론》의 가장 큰 명제인데, 처절하게 환자의 병의 원인을 찾기 위해 노력했음을 볼 수가 있다. 병의 원인을 찾고 이를 근원적으로 치유하는 것이《상한론》의 목적이자 목표인 것을 알 수가 있다.

2. 《상한론》은 왜 오류가 발생했는가?

1) 《상한론》 판본의 변천사

《상한론》의 최초 기록은 張仲景이 살던 시대, 즉 그가 태어난 서기 152년에서 그가 죽은 서기 219년 어간에 쓰였다. 張仲景의 죽음과 함께《상한론》의 원본 기록이 첫 번째로 복원된 때는 서기 260년경 西秦의 王叔和가 완벽하지는 않으나 원형을 거의 회복하게 되었다. 그리고 이 복원된《상한론》은 약 1060년 唐代에까지 수초본으로 전해지게 되었다. 그러나 宋代에 이르면서 상황은 변하게 되었다. 인쇄술이 발달한 宋代에서 이 수초본《상한론》를 인쇄본으로 만들었다. 이 과정에서《상한론》 원형 판본이 훼손되기 시작하였다. 張仲景의 《상한론》이 원래 어떤 모습이었는지가 모호해지면서 본래의 원형은 크게 훼손되어갔다. 물론 그 이전의 唐代 수초본 역시 행방이 묘연해진다. 그 후 이를 둘러싼 수많은 판본, 해석의 혼란이 시작되었고 이런 상황은 明代와 淸代를 지나 현재에까지 이르고 있다. 이는 한의학 판본학계에서의 일반적인 흐름이었다.(《상한론 – 고문자적 번역과 해석》 김경일 고석, 노영범 기획. 바다출판사)

2) 강평본 《상한론》의 발견

宋代 교정의서국을 거친《상한론》를 현재에까지 이르러 원형으로 인식하고 있던 차에, 우연히 사건 하나가 일본에서 발생한다. 1937년, 일본의 오오츠카 요시노리(大塚敬節)는 고서점에서《상한론》초록본 한권을 발견한다. 이 고서는 황실의 시의였던 단바노 마사타다(丹波雅忠)가 베껴 쓴 것이었다. 베껴 쓴 시기는 1060년이었는데 이때가 일본 황실의 강평 3년 2월 17일이었다. 당시의《상한론》판본들과 다른 점을 발견하였고, 宋代 교정의서국(校定醫書局)을 거치지 않은 판본이었다. 일본 강평 시대에 베껴 쓴 판본을 근본으로 했기 때문에 흔히《康平 傷寒論》이라 불린다.

세월이 흐른 후에 중국 의학자 叶橘泉은 1946년 어느 날 지인이 건네준 오오츠카 요시노리가 출판한《康平 傷寒論》을 보게 된다.《상한론》판본 연구로 일생을 보낸 그는 이 책을 보자마자 그것이 이미 세상에서 사라졌다고 믿어왔던, 그가 그토록 찾고자 했던 가장 고대의《상한론》판본을 확인하는 순간이었다. 그는 이 책을 1947년 상하이 치엔칭탕 출판사에서《古本康平 傷寒論》이라는 이름으로 출판하였다. 그 후 1986년 호남과기출판사에서 재판을 발행하게 되면서 이 책은 세상에 본격적으로 알려지게 되었다. (《상한론 - 고문자적 번역과 해석》김경일 고석, 노영범 기획. 바다출판사)

【단견】

이런《康平 傷寒論》은 宋代 판본과는 현격한 차이가 있었다. 우선 후세의가들의 찬입으로 여겨지던 14자주와 13자주가 최초 원형인 15자주와 구분이 되어 있었다. 또한 감주, 방주도 구별이 되어 있었다. 그리고 제강에 대한 부분도 엄격하게 분류가 되어 있었다.《상한론》최초 기록에서 후세의가들의 찬입된 부분을 宋代 교정의서국(校定醫書局)에서 혼용하는 바람에《상한론》의 본래 의미가 훼손되고 왜곡되어졌다.

3) 《상한론》의 해석이 왜곡된 이유

《康平 傷寒論》의 고증을 통하여《상한론》과《皇帝內經》을 비교연구해보면, 첫째《康平 傷寒論》의 15字行과 기타 형식의 조문 사이에는 이론 체계의 차이가 있었다. 즉 15字行에는 臟腑, 經絡, 營衛, 津液등의 개념이 병증의 해석에 사용되고 있지 않으며 오행적인 인체 구조나 병증의 해석도 들어가 있지 않았다. 또한 진단개념에 있어서도 15字行보다 14.3자주 행에서 陰陽, 表裏, 內外, 虛實, 氣血 등의 추상성이 두드러져 두 형식간의 단절적인 특성을 찾을 수가 있었다.

둘째, 14.3자주행의 진단개념이 15字行에 비하여 더 추상적이며 병증을 다양하게 해석하고 있다. 이러한 점은《黃帝內經》의 영향으로 보인다. 셋째, 15字行과 14.3자주와 각 형식들의 성립연대도 다른 것으로 보인다. 그 연대와 성립순서를 고증한 결과 15字行은 전국시대나 서한시대에 저작된 것으로 추측되며, 그 후 서기 3세기경 전후까지 14字行, 15.4字行의 감주, 13字行, 15.4字行의 방주 순서로 저작된 것으로 보인다. 넷째로《康平 傷寒論》과《黃帝內經》을 비교한 결과 15字行은 臟腑學說, 經絡學說 등과 같은 生理學說이 보이지 않으며 진단개념인 三陰三陽, 表裏, 內外, 陰陽등의 내포에도 차이가 있었고, 脈診에서도 그 차이점이 있었다. 14.3字行은《黃帝內經》의 이론체계를 이용하고 있었다. 마지막으로 역대《상한론》연구가들은《상한론》의 이론 체계를《상한론》자체의 이론으로 해석하지 않고《黃帝內經》의 이론 체계를 통해서 해석하는 경우가 있었으며,《상한론》과《黃帝內經》의 차이점에 대해서 지적하고 있지 않다. (《강평 상한론의 고증을 통한 상한론과 황제내경의 비교연구》박경모, 최승훈. 대한원전의사학회보, 95. Vol. 9-10)

【단견】

《상한론》은 환자를 진단하고 치유한 사실적이고 구체적인 임상진료기록 의학서이다. 반면에《黃帝內經》은 陰陽五行등 추상적인 이론을 전개한 의학서이다. 이 두 책은 추구하는 패러다임이 서로 다르다.《黃帝內經》의 추상적 이론을 가지고《상한론》를 해석하려는 과정에서 심각한 오류와 왜곡이 발생하였다.

4)《상한론》의 역대 연구 방식 비교

일본에서는 의학연구에 있어 道敎, 元氣, 陰陽, 五行, 五臟, 相生相剋 등에 관련된 이론을 배제한 연구를 진행하고 있으며, 결국 三陰三陽의 실체나 六經의 체계를 부정하고《상한론》처방내의 약물의 효능을 중심으로 임상연구를 진행한『藥徵』이 저술된 바 있으며,《상한론》의 조문을 腹部에서 나타나는 症候로 해석하여 腹診을 중심으로 처방을 응용하는 임상체계를 완성시킨 바 있다. 이러한 연구는 유모토 큐신(湯本求眞), 오오츠카 게이세츠(大塚敬節), 야카즈 도우메이(矢數道明) 등의 의사들을 거쳐 현재는 일본 고유의 한의학 학문체계를 이끌어 내고 있다. 중국에서는 후시수(胡希恕), 펑스룬(馮世綸) 등이《黃帝內經》의 이론체계를 통한《상한론》해석을 배제하고,《本經》과《상한론》을 표석으로하는 경방의 연구체계의 핵심이론으로 팔강을 제시하고 팔강이론을 중심으로《상한론》을 연구하고 있다.

그동안 한국은《鄕藥集成方》이나《東醫寶鑑》에 기록된 傷寒의 개념을 분석했을 때《상한론》에 대한 연구를 본격으로 진행한 바가 없었다고 볼 수 있다. 그러나 최근 김용옥은 한국의《상한론》에 대한 문헌비평 측면에서의 오류에 대해 지적하였고, 박경모 등은《상한론》과《黃帝內經》에 대한 원문서지학적 고찰을 통해 두 서적은 다른 이론체계에서 시작하였다는 점을 역설한 바 있으며, 이러한 논의의 연장선에서 이성준 등은 다른 의학서적과 주석가들의 이론체계에 대한 해석을 배제하고《상한론》의 임상연구를 통한 진단체계를 설정하여 임상연구 결과를 보고함으로써, 검증방식에 대한 논의를 진행하였다.《상한론》은 임상 증후들을 기록하여 구체적인 치료법을 제시하고 있는 임상서적이며, 六經과 條文이라는 임상이론체계를 통해 치료법을 규정하는 방식을 제시하는 임상지침서이다. 따라서《상한론》자체에서 비롯된 임상연구모델의 설정과 그 임상연구모델의 유효성과 안정성, 안정성을 검증하는 작업을 진행하고, 그리고 이러한 검증 과정을 통해《상한론》에 대한 가치평가를 진행하는 것이 우선되어야 한다. 하지만 기존의 연구들은 다른 서적들에 제시된 이론체계를 통해서《상한론》의 주요 임상연구방식을 해석하거나,《상한론》의 서술구조를 무시한 논의를 진행한 경우가 대부분이며, 아직도《상한론》자체가 제시하는 임상연구방법론에 대한 검증과 임상연구범의 규정은 숙제로 남아 있다.

(1) 六經提綱의 임상 의미

《康平 傷寒論 · 辨病篇》에는 "大陽之爲病, 脈浮, 頭項强痛, 而惡寒.", "陽明之爲病, 胃家實是也.", "少陽之爲病, 口苦咽乾目眩也.", "太陰之爲病, 腹滿而吐, 食不下, 自利益甚, 時腹自痛, 若下之, 必胸下結鞕.", "少陰之爲病, 脈微細, 但欲寐也.", "厥陰之爲病, 氣上撞心, 心中疼熱, 飢而不欲食, 食則吐, 下之利不止."의 여섯 개 조문이 각 편별로 가장 앞부분에 기록되어 있으며, 六經提綱이라고 부른다. 즉 여러 조문들의 상위개념에 六經提綱을 배속시켜 두었으며, 그에 대한 하위 개념으로 여러 조문들이 제시되어 있는 구조를 나타내고 있는 것이다. 그래서 六經提綱은 각 편의 특징을 규정하는 '主題', 또는 '前提'로서의 의미를 갖는 것으로 해석할 수 있다. 六經提綱은 그동안 각 제강이 규정하는 병의 재의 모습을 설명하는 것으로 해석되어 왔기 때문에 임상으로 조문에서 나타나는 증상들과 함께 각 提綱의 증상이 나타나는 것으로 인식되거나, 혹은 六經提綱이 실제 임상에서는 큰 의미를 갖지 못하는 증상으로 인식되어 왔다. 그리고 三陰三陽의 실체에 대한 논의에 있어서는 六經提綱의 본래 취지보다는 그 실체에 대한 다른 서적이나 권위자의 규정에 의존하여 임의로 해석되는 경우도 있다.

따라서《상한론》에 제시된 임상모델의 첫 번째 단계에서는 六經提綱을 선정해야 하는데, 질병이 시작하기 전에 환자에게 어떠한 증후들이 자주 나타났는지 확인해야 한다.

이렇게 六經提綱에 나타난 질병에 대한 관점은《상한론》만의 매우 독특한 관점이다. 특히 현대의학이나 다른 한의학의 임상에서는 환자의 현재 상태에 집중하여 진단과 처방이 진행되는 것에 비하여,《상한론》의 임상모델은 환자의 병력을 청취하는 과정을 통해서 환자의 현재 병의 원인, 또는 선행조건이 되는 환자의 증상을 확인하여 구분하는 진단과정을 두고 있는 것이다. 즉, 인간에게서 나타나는 증후가 질병으로 발전하게 된다고 보았던 것이며, 그러한 유형들을 六經提綱을 통해서 규정하고 있는 것이다. 즉《상한론》이 바라본 질병의 원인은 六經提綱에 언급된 증후들이 자꾸 나타나게 되는 인간의 '삶'에 존재한다고 보았던 것이다.

(2) 조문의 임상적 의미

인간은 질병을 앓게 되면 외부로 드러나는 이미지, 생활모습, 감정, 식사, 수면, 변, 소변, 호흡, 땀의 양상, 온도에 대한 저항성, 근육의 긴장 상태, 통증에 대한 민감도, 수분섭취욕구, 가슴이나 복부의 팽만감 등의 변화가 생기게 된다.《상한론》의 조문은 인간의 이러한 변화들을 관찰하여 그것을 목표로 치료법을 제시하고 있다. 따라서《상한론》의 조문은 특정한 질병명과 응하는 것으로 이해하기 보다는, 특정한 유형의 변화를 앓고 있는 사람을 서술한 것으로 이해하는 것이 자연스럽다

(3) 六經提綱과 條文의 관계

《상한론》의 서술구조를 분석하면 六經提綱과 조문들에는 층차구조가 존

재하는데, 모든 조문들은 특정한 六經提綱에 수직으로 배속되어 있다. 병이 시작되기 이전의 증후에 대한 진단을 통해 환자의 六經提綱을 규정하게 되면 그것이 상위분류체계가 되는 것이며, 규정된 병에 배속되는 조문들이 환자의 질병과 관련이 되어 있는 조문으로 고려된다.

《상한론》의 해석에 있어서 가장 큰 난관은 약 2000년으로 추정되는 현대와 《상한론》 저술시기의 차이이다. 《상한론》을 잘 이해하기 해서는 이런 난관을 뚫고 저자의 의도를 파악하는 것이 중요하며, 올바른 해석을 위한 연구 과정에서 잊지 말아야 할 점은 현대의 글자의 의미와 고대의 글자의 의미는 아주 다를 수 있으며, 특정한 용어에 대하여 후에 형성된 관념의 누적은 고대의 글자의 진의를 파악하는데 장애요소로 작용할 수 있다는 점을 염두에 두어야 한다. 즉, 한의학적인 관념도 또한 마찬가지이며, 《상한론》에 관한 해석과 서적에 대한 이해 역시 다양한 개념을 누적적으로 적용하는 것만이 《상한론》을 해석하는 탁월한 방식이라고 말할 수는 없다.

《상한론》 자체의 서술구조에 대하여 임상지침서로서의 해석을 진행하였다. 그 결과 六經提綱과 조문은 현재 질병이 성립되기까지의 과정과 질병을 앓게 되는 인간 개체의 특이성을 서술 하여 치료법을 제시하고 있으며, 이것은 다른 서적의 의학연구방식 또는 현대의학의 연구방식들 과는 다른 측면에 초점을 두고 있으며, 인간의 삶과 인간의 특이성에 그 연구의 목표를 두고 있음을 알 수 있었다.

결론은
1) 《상한론》의 서술구조를 분석하였을 때, 六經提綱은 질병이 성립하기 전에 성립요건으로서 작용한 증후들을 유형화하여 분류한 것이며, 「辨病篇」의 조문은 질병을 앓고 있는 인간 개체의 특이성을 기술하여 치료법을 경험론적으로 정리해 둔 것이다.

2)《상한론》의 연구범위는 六經提綱이 규정하는 증후가 질병의 선행 또는 전제 증후로서 작용하여 질병이 성립하여 진행되는 인간이며,《상한론》의 명칭과《金匱要略》과의 관계에 대한 고찰을 통해서 보았을 때 특정한 질병의 실체에 대한 연구 성과로 규정할 필요는 없다.

3)《상한론》의 주요 의학연구방식을 규정하고 있는《康平 傷寒論》의 15 字行에 대한 연구는《黃帝內經》과《難經》의 이론체계와는 독립으로 진행하여야 한다. (《상한론의 의학연구방식에 대한 문헌학적 고찰》이숭인. 대한한의학 방제학회지, 2014년)

【단견】

이상을 요약 정리하자면,《상한론》은 임상적 증후들을 기록하여 구체적인 치료법을 제시하고 있는 임상서적이며, 六經(추후 학회에서 七病이라 하여 陰陽易差後勞復病이 추가되었다)과 조문이라는 임상이론체계를 통해 치료법을 규정하는 방식을 제시하는 임상지침서이다. 질병이 발생하는 시점에 몸과 마음이 대응하는 방식에 따라 패턴을 七病으로 분류 진단하는 체계가 七病提綱이며, 여러 조문들의 상위 개념에 우선 제시하였다. 다음으로 질병을 유발하고 심화시키는 인체의 현상들을 나열한 것이 조문이며, 하위 개념으로 배속되어 있는 진단 구조가《상한론》의 이론이라고 이해해도 될 것이다.

3. 脈에 대한 새로운 이해

馬王堆의 백서에 보이는 脈(맥)에서 자소로 사용되고 있는 永(영)이 상대 갑골문의 永(영)과 문화적으로 하나의 맥락 속에서 연결되고 있음을 피력하고자 한다. 갑골문에서 사용되던 永(영)이 서주와 춘추시대를 이어오면서 전국시대에서 脈(맥)의 자소로 전용되었으며 후대의《설문해자》의 脈(맥) 자형과도 문자학적으로 연결되고 있음을 다루게 될 것이다.

이러한 현상은 갑골문, 금문에 생략된 형태로 존재하던 물 水(수)의 자소와 馬王堆 백서의 脈(맥)관련 자형에 등장한 물 水(수)가 사실은 피를 가리킨다고 볼 수 있겠다. 그러니까 갑골문이나 금문에 존재하는 行(행), 水(수), 人(인)의 자소는 사람의 몸에 있는 액체의 움직임을 의미하는 것이고, 그 액체가 사실은 피였음이 일련의 관련 자형 분석을 통해 확인 된다.

사실 고대 문화의 일반적인 발전 특성을 고려해볼 때 피의 흐름, 즉 혈류를 생명의 흐름, 생명의 연속성으로 파악하는 이러한 문화심리는 구체적 사물을 들어 추상적 의미를 구현해내는 신화소(mythologem)표현과 동일한 흐름 속에 있다. 피의 흐름, 즉 혈류를 생명의 흐름, 생명의 연속성으로 파악하는 이러한 문화심리는 신화소로서의 원형이 문화의 영역 속에서 새로운 신화 영역으로 다시 탄생되어가는 '일종의 투사과정(a sort of projection)'이 상대의 永(영) 자형에서도 재현되고 있음을 설명했다. 즉 '피의 지속적인 흐름'을 생명 또는 생명의 연속성으로 이해한 뒤 行(행), 水(수), 人(인)의 자소 조합을 통해 '생명의 지속적인 움직임'이라는 이미지가 탄생한 것이었다. (《상한론－고문자적 번역과 해석》"馬王堆(마왕퇴) 帛書(백서)와 《說文解字(설문해자)》의 '脈(맥)' 자형을 통해 본 갑골문 '永(영)'의 문화적 내면" 김경일, 바다출판사, 2015년)

脈은 韓醫學 전체에서 가장 자주 접할 수 있으며, 또한 가장 중요한 주제라고 할 수 있다. 그리고 韓醫學의 근본인 《상한론》에서도 脈은 상당한 중요성을 가지고 있다. 《상한론》에 기록된 398개의 條文 중 脈이 등장하는 條文은 38%에 이른다. 만약 '傷寒*'이란 단어에 脈陰陽俱緊이 이미 포함 되어 있는 것을 고려할 경우 전체 條文 중 脈이 등장하는 條文은 무려 44%에 달하며, 특히 處方이 있는 217개의 條文만 놓고 본 다면 이 중 脈이 언급된 條文은 과반수를 넘은 53%를 차지한다.

《상한론》에 나오는 脈에 대해서 이해를 하기 위해서는 저술 시대에 대해서 이해를 해볼 필요가 있다.

먼저 康平本 《상한론》에는 條文들이 15字行, 14字行, 13字行으로 구분되어 있으며, 15字行과 14 · 13字行 간에는 이론체계의 차이가 있다. 이는 저작시기의 차이를 보여주는 단서로 15字行은 戰國時代나 西漢時代에 저작된 것으로 추측되며, 14 · 13字行 및 그 외 조문들은 A. D. 3세기 경 전후까지 순차적으로 저작된 것으로 현재 추측되고 있다. 예를 들어 15字行 條文에는 臟腑, 經絡, 營衛, 津液 등의 개념이 병증의 解釋에 사용되고 있지 않으며 五行的인 인체 구조나 병증의 解釋 또한 들어가 있지 않다. 또한, 진단 개념에 있어서도 15字行보다 14 · 13字行에서 陰陽, 表裏, 內外, 虛實, 氣血, 燥 등의 추상성이 두드러져 두 형식 간의 단절적인 특성을 찾을 수가 있다. 즉, 15字行에는 《黃帝內經》의 이론체계가 이용되지 않고 있는 반면 14 · 13字行에는 그 설명 방식에 있어 《黃帝內經》의 이론체계가 이용되고 있다. 脈에 관한 내용에 있어서도 15字行과 14 · 13字行 條文들은 큰 차이를 보인다. 먼저 14 · 13字行 條文에서는 15字行과는 달리 寸關尺의 脈診 부위가 구체적으로 여러 차례 언급되고 있다. 반면 15字行 條文에서 寸關尺은 단 한 차례도 언급되지 않는다. 또한 15字行 條文에서 3차례 언급되고 있는 '脈陰 陽○○'의 개념이 14·13 字行에서는 단 한 차례도 언급되지 않으며, 14·13字行에는 15字行에서 거의 언급되지 않는 寸關尺, 經絡 등의 개념이 자주 등장한다. 따라서 脈에 관한 내용들을 통해서도 15字行은《黃帝內經》의 이론체계가 반영되어 있지 않으며, 후대에 저작된 14·13字行은《黃帝內經》의 이론체계가 상당수 반영되어 있음을 다시 한 번 확인할 수 있다. 이러한 점들은《상한론》脈의 본원적 의미가 寸關尺脈診과는 관계가 없으며, 寸關尺脈診의 개념은 후대 醫家들이 추가한 것임을 시사하고 있다. 또한 위에서 언급한 六病提綱 '之爲病'의 해석학적 의미를 통해 볼 때, 大陽病 提綱의 '脈浮'와 少陰病 提綱의 '脈微細'는 질병을 일으키는 원인으로 보는 것이 타당하다. 만약《상한론》脈을 寸關尺脈診으로 생각할 경우 요골동맥상 혈관이 뛰는 양상의 미세한 변화가 인체의 병을 일으키는 원인이어야 한다. 그러나 혈관이 뛰는 양상의 변화를 병을 일으키는 원인으로 보기에는 다소 무리가 있다. 따라서《상한론》脈의 본원적 의미는 아직 밝혀 지지 않았으며, 그를 파악하기 위해 본 논문에서는《상한론》저술 당시 '脈'이라는 글자가 어떠한 古文字的 의미를 가졌는지 알아볼 것이다. 또한《상한론》은 最古의 임상 서적으로 대표되므로 결국 脈의 본원적 의미는 임상을 통해서 검증되어야 한다. 따라서 본 논문에서는 저술 당시 脈의 의미를 임상에 적용하여 유효한 결과를 얻은 기존의 연구들도 검토할 것이다.

　脈의 자소인 永은 行, 人, 水 세 字素의 조합으로서, '생명의 지속적인 움직임'을 의미 한다. 脈의 이전 형태인 脉의 자형은 '인체'를 의미하는 月과 永의 조합이다. 따라서 脈(脉)은 '인체의 지속적인 움직임'을 의미한다고 볼 수 있다. 脈은 혈관 하나에 대한 관찰이 아닌 혈액 순환 전체를 통합하여 인체를 통합적으로 관찰한다는 古文字的 의미를 가지고 있다.《상한론》15字行과 14·13 字行은 그 이론체계와 저작시기에 있어서 큰 차이를 가지며,《상한론》본연의 모습인 15字行에서는 寸關尺이 단 한 차례도 언급이 되지 않음을 알 수 있다. 따라서 《상한론》脈을 寸關尺脈診으로 해석하는 것은 옳지 않으며 《상한론》에서의 脈의 의미는 재정립될 필요가 있다. 또한 현재 여러 임상 연구들을 통해 《상한론》에서의 脈이 인체의 움직임 혹은 행동으로 이해하는 것이 합리적인 가설임이 지속적으로 검증되고 있다. 《상한론》 조문에서는 감정과 행동의 패턴과 같은 주관성의 영역을 매우 중요한 병리변화로 다루고 있으며, 이러한 주관적인 요소들이 인간의 병을 유발하는 요인이 됨을 보여주고 있다. 이는 《상한론》은 六病과 條文이라는 틀 안에서 보편적으로 적용이 가능한 개별적인 몸과 마음에 대한 기록이라 할 수 있다는 연구의 내용과도 그 의미가 일맥상통한다 할 수 있다. 또한 《상한론》 저술 당시의 문자에 대한 이해를 통해 《상한론》이 몸의 치료뿐만 아니라 감정, 마음의 치유까지 고려한 책임을 강조한 저자의 저술 의도를 파악할 수 있음에 본 연구의 가치가 크다고 하겠다. 《傷寒論 -脈 및 기타 條文의 古文字學的 解釋을 통한 本源的 意味 考察》 노영범, 이지환, 하현이. 대한상한금궤의학회지, 2015년)

【단견】

상한론에서 脈에 대한 정확한 재해석은 매우 중요하다. 왜냐하면 상한론에서 脈이 등장하는 조문이 대다수를 차지하기 때문에 脈을 제대로 해석하지 못하면 상한론 전체를 제대로 해석할 수가 없다. 또한 기존의 한의학에서 말하는 寸, 關, 尺에 대한 맥진인지를 반드시 구별해야 한다. 내가 상한론에 脈을 주제로 연구한 동기는 상한론에 기록된 398개의 조문 중에 脈이 등장하는 조문은 무려 176조이며, 약 44%를 차지하게 되며, 특히 처방이 있는 217개의 조문 중 脈이 언급된 조문은 115조이며, 이는 과반수를 넘는 약 53%를 차지한다. 이렇듯 脈에 대한 정확한 이해 없이 상한론을 완전히 파악한다는 것은 불가능하다. 결론부터 말하자면 최소한 상한론의 脈은 요골동맥상의 寸, 關, 尺은 아니다.

그 근거를 정리해보자면 먼저 상한론 해석의 의사학적 오류 때문이다. 《黃帝內經》의 이론 체계를 통해서 상한론을 해석하려고 하였고, 여기에서 상한론의 脉에 대한 결정적 오류가 발생하게 되었다. 두 책은 패러다임이 다른 책이다. 구체적으로 살펴보면 후세의가들의 찬입으로 여겨지는 13자행에만 陰陽五行등 《黃帝內經》의 맥락을 같이 하는 내용이 등장한다. 상한론 최초 원문인 15자행에서는 寸, 關, 尺에 대한 언급이 하나도 없다. 다만 244조문에서는 寸, 關, 尺脉에 대한 언급이 그것도 傍主로 나온다. 또한 맥진의 변천사를 통해서도 알 수가 있다. B. C. 196년경 馬王堆醫書 맥법은 전신을 살피는 진단방법으로, 현존하는 경맥진단, 치료 및 예후에 관한 최초의 전문서적이다. B. C. 100-A. D.100년경 《黃帝內經》에서는 三部九候診法, 人迎氣口脉診法, 寸口脉法, 尺部診法등의 다양한 맥진법이 기록되어져 있다. 이때까지만 해도 맥진법은 전체를 관찰하는 진단법이었다. 상한론이 A. D.150-219경 이전부터 저술된 것으로 추정하면 이 시기에 맞는 전체를 관찰하는 진단법에 가깝다고 여겨진다. A. D. 100-220년경 추정하는 難經에서 寸口脉診法이 비로소 등장하기 시작한다. 전신을 관찰하던 진맥법에서 요골동맥상의 맥상을 관찰하는 방법으로 변화하였다. 그 후 A. D. 256-300년 위진남북조시대에 난경의 촌구맥진에서 더 나아가 寸, 關, 尺에 장부를 배속하였다. 이후 모든 맥진법을 요골동맥상 寸, 關, 尺으로 국한 시켰다.

더구나 실제 임상에 임해보면 한계가 분명함을 실감한다. 상한론에 기록된 脉의 종류는 31종으로 지나치게 많다. 더구나 맥상이 합쳐진 조합까지 고려한다면 손끝의 느낌만으로 구별해야하는 맥은 무려 100개가 넘는다. 상식적으로 사람의 촉지만으로 감별하기에는 불가능하다고 판단된다.

더구나 상한론은 질병의 결과가 아니라 원인을 추적한 의학서이다. 寸口診脉은 결과에 대한 진단법이다. 그러나 상한론에서 질병의 원인이 되는 '행위'에 대한 언급이 없다. 어쩌면 질병의 원인을 추적하는 가장 중요한 단서를 제공하는 '행위'에 대한 언급이 없을 리가 없다. 그 행위가 곧 '脉'일 가능성이 다분하다. 실제로 김경일 교수가 이에 대하여 고문자적으로 논문을 제공하여 입증시켰다. 마왕퇴의서에서 설문해자까지 일관되게 '脉'글자에는 行, 人, 水의 字素가 전해지고 있다. 즉, '피의 지속적인 흐름'을 생명 또는 생명의 연속성으로 이해한 뒤 行, 人, 水의 자소 조합을 통해 '생명의 지속적인 움직임'이라는 이미지가 탄생하게 된 것이다. 실제 필자는 이 이론을 바탕으로 임상에서 적용한 바, '脉'은 '질병의 원인이 되는 사람의 행위 및 움직임'을 임상적으로 검증하고 확신하고 있다. 기존의 한의학에 위배되는 이론으로 논란의 여지가 많은 부분이지만 상한론을 통한 임상을 약 30년 동안 실제 적용한 필자의 소견으로는 최소한 상한론의 脉은 요골동맥상의 寸, 關, 尺, 脉은 아니다. 임상 한의사들의 임상에서 많은 검증을 기대하는 바이다. 곧, 상한론 脉은 '질병의 원인이 되는 사람의 행위 및 움직임'이며 치유자는 반드시 환자의 '움직임'에 대한 세심한 추적과 관찰이 요망된다. 왜냐하면 '질병의 원인'이 되는 가장 중요한 단서를 찾아야 하기 때문이다.

4. 《상한론》의 해석에 대한 고문자의 역할

고석이란 번역과는 전혀 다른 영역의 일이다. 고석은 한자 안에 담긴 의미와 소리부호들을 언어학적, 문자학적 원칙에 입각해서 논리적으로 해체하는 과정이다. 얼핏 보기에는 비슷해 보이지만 전혀 다른 영역인 것이다. 고석은《상한론》에 담긴 내용들이 정말 張仲景 시대의 것들인지를 글자마다 확인할 수 있는 과학적 과정이다. 이 과정은 일반적으로 한문 이해를 토대로《상한론》의 문맥을 번역할 때 놓칠 수 있는 번역자의 주관적 생각에 의문을 던질 수 있다는 점에서 객관적이다. (《상한론 – 고문자적 번역과 해석》 김경일 고석, 노영범 기획. 바다출판사)

고문자학(古文字學, Chinese paleography) 은 古文字의 기원· 구조· 변천 및 풀이 방법을 연구하고 그것을 토대로 각종 문헌을 해독하여 역사와 문화적으로 難題들을 풀어가는 학문이다. 古文字學에서는 商代에서 戰國時代에 이르는 갑골문(甲骨文), 금문(金文), 간독(簡牘)과 백서(帛書) 등으로 기록된 문자를 연구대상으로 삼는다. 商代 갑골문은 B. C. 1300~1046년 사이에 존재하던 실록으로, 이 시기의 관련자료 분석은 당시의 질병과 연관된 내용을 담고 있으므로 의학서의 문자학적 분석은 그 내용을 깊이 있게 이해하는 데 필수적이다. 따라서 본 연구에서 진행하는《상한론》판본의 古文字 분석은 시대를 이해하고 저술 의도를 이해하는 데 있어 중요한 의미를 가진다 하겠다.

《상한론》의 古文字學 古釋을 통해 기대할 수 있는 점은 첫째, 저술 당시 저자가 언급하고자 하는 바가 무엇인지에 대한 저술 의도파악이 어느 정도 가능하다는 것이다. 둘째, 《黃帝內經》의 오행이론 체계 질병관은 전국 시대에 이르기까지는 그 내용을 찾아보기 힘들다는 것이 확인 되었다는 것에 의미가 있다. 비록 古文字를 통한 《상한론》의 해석이 진단과 치료로 직접적으로 연결되는 것에 한계는 존재하겠으나, 글자의 구체적인 의미 분석으로 저술당시의 문화 속에서 질병을 이해하고 저자의 의도를 바르게 이해하기 위한 기본적이고 필수적인 과정임을 일러두는 바이다.

《상한론》해석서의 추상적인 해석 방식이 아닌 개별의 글자에 대한 세세한 분석은 조문과 처방에 대한 더욱 구체적인 이해를 가능하게 한다. 특히 조문의 증상들이 신체적으로 드러나는 현상만을 기록한 것이 아니라 환자에게 작용한 심리적인 부분까지도 그 의미가 글자 속에 담겨 있음에 주목 할 필요가 있다. 이는 《상한론》이 단순한 방증의 의미를 넘어 병리 변화를 확인하기 위하여 환자의 삶을 추적해 가야하는 의학임을 증명하는 주요한 내용이기도 하다.

《상한론》조문에서는 감정과 행동의 패턴과 같은 주관성의 영역을 매우 중요한 병리변화로 다루고 있으며, 이러한 주관적인 요소들이 인간의 병을 유발하는 요인이 됨을 보여주고 있다. 이는 《상한론》은 六病과 條文이라는 틀 안에서 보편적으로 적용이 가능한 개별적인 몸과 마음에 대한 기록이라 할 수 있다는 연구의 내용과도 그 의미가 일맥상통한다 할 수 있다. 또한 《상한론》 저술 당시의 문자에 대한 이해를 통해 《상한론》이 몸의 치료뿐만 아니라 감정, 마음의 치유까지 고려한 책임을 강조한 저자의 저술 의도를 파악할 수 있음에 본 연구의 가치가 크다고 하겠다. 古文字 분석은 조문의 단순한 해석과 이해하는 수준을 넘어 한 글자 한 글자에 함축된 정교한 의미를 파악함으로서 《상한론》에 대한 구체적인 이해를 도울 수 있다. 따라서 《상한론》이 기존의 자의적인 해석서의 형태가 아닌 철저한 문자학적 근거를 바탕으로 재해석 되어야 할 필요가 있음을 강조하고자 한다. 다만, 古文字的 해석으로 세부적인 문자의 의미를 파악하는 것이 《상한론》 전체의 의미를 대변하거나 임상과 직접적으로 연결된다고 할 수는 없다는 한계점 또한 존재한다. 때문에 분석 내용을 바탕으로 향후 임상에서 관찰되는 것과의 비교 연구가 진행되어도 좋을 것이다. 개별적인 자형이나 문장에 대한 古文字學의 분석으로 거대한 하나의 학문에 대한 기원에 대하여 논할 수 있는지의 의문이 있을 수 있지만, 古文字學의 대가 饒宗頤는 두서없어 보이는 고대의 부호들이 연결되어 시대의 전과 후를 증명할 수 있는 길을 열었다고 하여 문자분석의 중요성을 피력한 바 있다. 본 연구를 통해 《상한론》의 재해석과 본의에 대한 가치를 새로이 인식하면서 《상한론》의 미래지향적 가치를 계속해서 증명해가야 할 것이다.

(《傷寒論 - 脈 및 기타 條文의 古文字學的 解釋을 통한 本源的 意味 考察》 노영범, 이지환, 하현이. 대한상한금궤의학회지, 2015년)

【단견】

저술 당시의 문자의 의미를 정확하게 파악하는 것은 서적을 연구하고 해석하는 데 있어 가장 기본적인 작업이다. 그럼에도 불구하고 한국 한의학계에서는 문자해석에 대한 의미를 소홀히 해온 것이 사실이며, 이러한 오류로 인해서 자의적인 해석이 난무하는 학문의 형태를 양산해왔다. 이후 이러한 문제점을 깨닫고 《상한론》을 저술 당시의 문자로 정확하게 이해하려고 많은 시도를 하였고, 더욱 깊고 정확한 의미를 얻게 되었다.

《상한론》 조문에서는 감정과 행동의 패턴과 같은 주관성의 영역을 매우 중요한 병리 변화로 다루고 있으며, 이러한 주관적인 요소들이 인간의 병을 유발하는 요인이 됨을 보여주고 있다. 《상한론》은 질병과 조문이라는 틀 안에서 보편적으로 적용이 가능한 개별적인 몸과 마음에 대한 기록이라 할 수 있다. 또한 《상한론》 저술 당시의 문자에 대한 이해를 통해 《상한론》이 몸의 치료뿐만 아니라 감정, 마음의 치유까지 고려한 서적임을 강조한 저자의 저술 의도를 파악할 수 있다.

古文字 분석은 조문의 단순한 해석과 이해하는 수준을 넘어 한 글자 한 글자에 함축된 정교한 의미를 파악함으로서《상한론》에 대한 구체적인 이해를 도울 수 있다. 따라서《상한론》이 기존의 자의적인 해석서의 형태가 아닌 철저한 문자학적 근거를 바탕으로 재해석 되어야 할 필요가 있음을 강조하고자 한다. 다만, 古文字的 해석으로 세부적인 문자의 의미를 파악하는 것이《상한론》전체의 의미를 대변하거나 임상과 직접적으로 연결된다고 할 수는 없다는 한계점 또한 존재한다.

5.《상한론》, 한자의 형성과 발전에 따른 해석 방법

한자의 기원은 갑골문에서 시작되었다. 갑골문의 시작은 길흉을 판단하는 근거로 균열 근처에 새겨 넣는 과정에서 만들어진 글꼴이다. 은나라 때 점복과 글씨 쓰기를 담당했던 정인(貞人)의 작품이다. 선명한 글꼴이 있고, 글꼴마다 분명한 뜻이 있었다. 그리고 후대 한자와 연결해 읽혀지는 발음이 있었다. 또한, 생성된 시기가 기원전 1300년 전 반경이라는 왕이 은나라로 천도하였고, 기원전 1046년 까지 약 260년 동안 지속된 것으로 보아 갑골문이 한자의 명백한 기원임을 증명해 준다. 갑골문이 보여주는 '즉흥성의 쓰기'와 이집트의 '성스러운 문자가' 보여주는 계획된 쓰기는 감성의 동양문화와 이성의 서양문화의 뿌리가 되는 느낌을 준다. 갑골문과 이집트의 문자에서 '직관'과 '논리', '감성'과 '이성'이 대별된다.

이후 시대가 넘어 가면서 춘추시대에 한자의 결점이 들어난다. 한자의 다의성이란 한 글자가 여러 개의 의미를 갖는 한자 특유의 성격이다. 하나의 한자가 너무도 많은 뜻을 지니고 있다는 결점이 춘추시대에 악화된다. 약 6000자의 부족한 어휘 자체로 의미를 표현해 낼 수밖에 없는 현실이 있었다. 한자가 다양한 의미를 내포하고 있었지만, 당시의 훈련받은 사람들은 각각에 걸맞은 의미를 부여해 사용하는 기술을 알고 있었다. 한자가 지닌 포괄적 의미를 해체해 사용하는 기술적 문해력을 가지고 있었던 것이다. 그리고 이것은 한자를 이해하는데 무엇보다 필요한 인식이고 기술이다. 흔히 하는 말로 '물리(物理)'가 트이게 된다는 것이다. 바로 이것이 한자 이해의 핵심이다. 소위 말하는 '물리(物理)'를 문자학적 입장에서 터 가게 된다. 그 이유는 바로 상형으로서의 글꼴의 이미지를 거의 무의식적인 차원에서의 해체와 직관을 통해 충분히 감지하고 있었기 때문이다.

B. C. 221년 진시황은 중원의 통일을 주창하였다. 문자 고문인 이사는 최소한으로 속화된 표준 글꼴을 정리해 나갔다. 이전 석고문이나 다른 여섯 나라의 글꼴들에 비해 단순화 되었다. 그러나 이러한 전서는 이전까지의 갑골문이나 금문과 달리 상형성을 심하게 잃어버린 글꼴임과 동시에 정치적 강제가 깊이 박힌 글꼴이었다. 이 정리된 통일 글꼴을 후대 학자들은 전(瑑)이라고 불렀다. 이전 석고문이나 다른 여섯 나라의 글꼴들에 비해 단순화 되었다. 이 통일된 한자 글꼴에 기대어 일통(一統)의 대공정을 완성시킬 수가 있었다.

전(瑑)은 원래 옥(玉)에 새겨 넣는 문야의 의미이다. 때문에 구슬 옥(玉)변을 사용하고 있다. 이 글자는 맨 처음 이사의 표준 글꼴이 진시황의 권위에 근거해 보급되었기 때문에 당시 영물로 여겨지던 구슬 옥(玉)을 의미하는 부수로 사용하고 있다. 단(彖)은 발음을 나타내기 위해 사용되었다. 그 후 이 글자는 다시 대나무 죽(竹)변을 지닌 전(篆)으로 바뀐다.

그것은 글자가 '새기는' 상황에서 '쓰는' 상황으로 바뀌면서 발생된 자연스런 결과였다. 종이가 발명되기 이전 시대에는 넓이 2센티미터 정도의 대나무 등에 글씨를 썼다. 이른바 죽간(竹簡)이다.

훗날 한나라 때에 이르러 진나라 때의 이사에 의해 정리되었던 글꼴들이 원래의 글자들에 비해 간결하고 편리했기 때문에 작을 소(小)라는 애칭이 붙어 소전(小篆)이라는 명칭을 얻게 되었다.

한나라 때에 허신은 《설문해자(說文解字)》라는 사전에 소전들을 모아 두었다.

이 당시에 귀족의 글꼴인 전서에서 서민들은 간편한 서체를 사용하게 되었다. 진시황 이전에 이미 민간에서 사용되고 있었다. 즉 예서(隸書)이다. 예서(隸書)는 진시황 당시 민간에서 이미 예서의 글꼴들이 사용되고 있었는데, 옥사가 많이 생기면서 보다 간편한 글꼴의 예서가 빈번하게 사용되었고, 마침내 법적인 전서를 밀어내었다. 그 당시 그 서민적 글꼴에는 정확한 이름이 없었다. 시간이 지나면서 옥사에 자주 사용되는 글꼴이었기에 자연스레 예(隸)자를 빌려 쓰게 되었다.

진시황 때 등장한 간편한 글꼴인 예서(隸書)가 한나라 때 죽간(竹簡), 비문(碑文), 그리고 종이를 통해 중원으로 퍼져나가기 시작한다. 결국 '현대 한자의 글꼴은 한나라 때 완성되었다'라고 말할 수 있다.

한나라 때 확보된 한자의 핵심 자수 7,000여자에 불과하다. 정확하게 6,544자이다. 갑골문의 숫자가 6,001자, 그 중 약 2,000여자 이내의 숫자가 후대에까지 발전해간 문자들이다. 나머지는 대개 인명과 지명 등으로 그 시대에만 존재했다가 소멸되었다. 그러니까 의미를 갖춘 한자의 입장에서 보면 한자의 수가 1,200여 년 동안 약 두 배로 늘었다고 할 수가 있다.

《설문해자(說文解字)》는 기본적으로 진나라 이후 예서(隸書)로 바뀐 글자들의 원형, 그러니까 소전들을 담고 있다. 진나라 초기에 사용되던 전서들보다 더 오래된 글꼴을 사용하고 있음을 발견했다. 모두 1,163자가 되었다.(후대의 학자들에 의해 129자가 첨가되어 현재는 모두 1,292자로 늘어 있다) 허신이 수록한 글꼴의 대부분이 갑골문이 발견되면서 진실을 확인할 수가 있었다. 그래서 《설문해자(說文解字)》는 한자 해석의 징검다리라고 부른다.

결국 정리를 하면 약 2,000여 년 전, 즉 한나라 때에 약 8,000여 자 정도의 한자로 중원의 모든 역사와 생각과 삶의 정보를 정리, 해석해 사용하고 있었다.

해석은 시간에 의해서 좌우되는 것이 아니라 '진실'에 의해 좌우된다. 어설픈 증거와 상상을 끌어들여 오히려 역사의 정통성을 흐려놓는 우를 범할

필요는 없다. (《한자의 역사를 따라 걷다》 김경일. 바다출판사, 2005년)

《상한론》의 저술 시기는 後漢 시대로 추정이 된다. 곧 예서(隸書) 시대에 성립된 것으로 보인다. 그러므로 전국시대로 거슬러 유추하는 것에는 무리수가 존재한다.

근거로는 전국시대 말기까지 湯液이라는 개념이 아직 형성되지 않았을 것으로 추론되는 점. 後漢 시대까지 湯液이 의료에서 주도적인 위치를 차지하지 못했을 것으로 추론되는 점. 後漢 말기에 湯液이 주도권을 가져오게 되는 대사건이 발생 했을 것으로 추론되는 점. 漢初 이전에는 人蔘이 아직 세상에 나타나지 않았고, 인삼은 전한 말기가 되어서야 비로소 등장한 것으로 인해서다. 그리하여 정리하면,

1, 《상한론》 연구에 '갑골문 프레임'을 이해의 보조적 수단으로 삼아야 한다. 주된 근거로 삼지 말아야 할 것이다.

— 한나라 이후 시기의 글자들이 등장한다.(예(穢), 대변(大便), 소변(小便), 섬어(譫語)등) 갑골문의 도화 성만으로 설명에 사용하는 것은 무리이다.

— 해당 글자가 갑골문, 금문에 없는 경우에 임상적으로만 이해를 시도할 수밖에 없게 된다.

2, 《상한론》 저술 시기는 전국시대가 아니고 後漢(後漢)시대에 성립된 내용이다.

— 청동기의 금문은 특별한 의식에만 사용되었던 전서는 《상한론》에 저술된 글자가 아니다.

— 통일 진나라 때에도 공문서의 문서행정에만 전서를 사용하고, 일상에서는 예서(隸書)를 사용했다.

— 그래서 계급의 말단인(사) 의사가 전서를 사용하여 의견을 교환하고 텍스트를 작성하였을 리가 없다. (조강문, 대한상한금궤의학회 학술교육 연구 발표자료 발췌)

【단견】

이러한 이유로 《상한론》에 나오는 글자의 족보를 알기 위해서는 고문자에서 출발해야 한다. 그러므로 《상한론》 해석에 있어서 고문자적 고석은 반드시 필요하다.

특정 한자의 발생 시기를 구분하는 작업은 고문자 연구에서 매우 중요하다. 전문적인 분석 과정을 이해하지 못하는 일반인들은(한의사 포함) 발생학적 근거 없이 해석하곤 한다. 하지만 각 한자들은 각각의 발생 시기가 있다. 발생 시기의 구분은 고문자 학자가 아닌 일반인들이 접하는 한문 문헌만을 가지고는 해낼 수가 없다. 또한, 일반인들이 보는 모든 한문 문헌들은 심하게 왜곡되어 있다. 특히 한국 사회에서 접하는 수많은 한문 고대 문헌의 번역서들이 현대 고문자 학자들의 고증 결과를 거의 반영하고 있지 않다. '전서(篆書)'나 《설문해자(說文解字)》의 기준에서 '《상한론》의 상상적 해석'은 고문자 분석이 빠진 학문적 오류가 발생할 수 있다. 따라서 고대 문헌의 한자는 반드시 고문자 학자들의 검증을 반드시 거쳐야 한다.

그래서 상한론을 해석하는 방법론에 있어서 꼭 필요한 덕목이 있다면 '부분'으로 '전체'를 파악하고 때로는 '전체'를 보고 '부분'을 파악하는 쌍방향적 관계로 인식하는 능력이 필요하다고 하겠다. 즉 게슈탈트 능력이 절실하게 요구되는 바이다.

그러므로 고문자적 해석이 상한론 해석에 최종 목표가 되어서는 안 되며, 상한론 전체를 파악할 수 있는 학문적 자세가 요구된다. 어쩌면 숲을 보지 못하고 나무만 보는 것과 같은 우를 범해서는 안 되며 경계해야 할 것이다. 다시 말해서 고문자적 해석은 상한론 전체를 파악하는 보조적인 수단이 되어야지 목적이 되어서는 안 된다.

결론적으로 《상한론》의 글자는 첫째, 고문자적 고석(考釋)을 통하여 의미를 추론하고, 둘째, 인간의 삶과 행위를 통찰하여 추정하고, 그리고 셋째, 환자

의 질병의 원인을 추적하는 '임상적 접근'으로 실제 검증을 통하여《상한론》
의 해석에 완성을 이루어야 한다. 곧, 질병을 앓는 환자를 제강 및 조문 진단
으로 처방을 투여하여 치료의 결과를 도출하는 임상의가 담당해야 할 것이다.
특히《상한론》을 바탕으로 실제로 임상에 임하는 한의사가 해야 할 몫이다.

6. 《상한론》의 정신질환 치료를 위한 진단 방법

1) 《상한론》의 진단체계 및 임상운용

첫째, 《상한론》은 질병을 앓고 있는 사람의 몸에서 나타나는 병리적인 변화를 관찰하여 6가지의 형식(Pattern)으로 구분한 정교한 診斷體系를 갖춘 임상서적으로, 보편적이면서도 실증적인 체계를 갖추고 있으며, 근거 중심 의학(Evidence-based on medicine)의 가능성을 내포하고 있다.

둘째, 《상한론》은 환자의 主訴症(Chief complaint), 해당 六經 提綱, 해당 條文으로 이어지는 자기 검증 체계(Self-verification system)를 갖추고 있어서 정확한 진단을 위한 자기 검증이 가능하다.

셋째, 《상한론》은 인간의 삶과 몸을 관찰하여 질병에 걸린 인간의 몸을 정확하게 이해하고, 질병에 걸린 인간의 몸을 치유함으로써 궁극적으로 인간의 삶의 질을 제고하는 인간 중심의 의학을 지향한다.

넷째, 《상한론》은 인간의 몸에서 나타나는 병리적인 현상을 관찰된 그대로 기술한 체계이기 때문에 환자들도 자신의 몸이 무엇 때문에 문제가 발생하였는지 쉽게 이해할 수 있으며, 이에 따라 의사와 환자 사이에 적극적인 공감대를 형성할 수 있으므로 환자 치료 및 지도에 있어서 편리한 장점이 있다.

위와 같이 《상한론》은 인간 중심의 의학을 지향하는 診斷 및 治療 體系로서 다방면에 걸쳐 심도 있게 연구할 만한 가치가 있으며, 타 과학 분야와의 적극적인 교류를 통해 연구를 진행한다면 이 시대에 질병으로 고통 받는 환자들에게 도움을 줄 수 있는 하나의 실마리가 될 것이다.

① 보편적이면서도 실증적인 韓醫學 診斷 體系의 확립

《상한론》六經은 추상적인 개념을 토대로 기술한 것이 아니라, 인체에서 나타나는 병리적인 변화, 즉 몸의 관찰을 통해 이상 현상이라고 보이는 것들을 6가지 형식(Pattern)으로 구분하여 기술해 놓았다. 이 6가지 형식이 六經 提綱이며, 六經 提綱을 살펴보면 그 어느 것도 서로 겹쳐지지 않으면서, 숙련된 의사라면 정확하게 판단할 수 있는 기준으로 설정해 놓았다. 더 나아가 각 六經 아래에 기술되어 있는 條文들 역시 사람의 몸에서 나타나는 이상 현상에 대한 관찰을 기록해 놓은 것으로, 숙련된 의사라면 얼마든지 확인할 수 있는 형태로 기술되어 있다.

역대 韓醫學 書籍을 살펴보았을 때, 철학적 사유가 혼재되지 않은 채 환자의 몸에 대한 관찰을 기록한 임상 서적은 《상한론》이 유일하다. 《상한론》자체가 이미 정교한 틀에 따라 구성된 診斷 體系이며, 이 診斷 體系가 인체에 대한 관찰 결과를 기록한 것이기 때문에 보편적인 診斷 體系로 활용하기에 손색이 없다는 것을 알 수 있다.

② 자기 검증 체계(Self-verification system)의 확립

《상한론》은 이미 자기 검증 체계(Self-verification system)를 갖춘 診斷 體系이다. 첫째는 환자의 主訴症(Chief complaints)이다. 《상한론》은 主訴症(Chief complaints)을 중심으로 기술하지 않고, 주소증과 연관된 몸의 병리적 변화에 초점을 맞춤으로써 主訴症(Chief complaints)을 다스리는 독특한 診斷 體系를 갖추고 있다. 두 번째는 환자의 主訴症과 연관된 六經 提綱이다. 六經 提綱은 인체의 병리적 변화의 핵심으로서, 여타의 韓醫學 體系가 갖추지 못한 자기 검증 항목이 된다.

《상한론》診斷 體系에서는 六經 提綱이 정확한 진단을 했는지 여부를 가늠하는 중요한 척도가 되며, 조문은 환자의 處方을 결정하는 최종 진단 根據로서 處方을 투여했을 때 主訴症(Chief complaints) 및 六經 提綱과 함께 개선이 되어야 한다.

종합하면《상한론》診斷 體系에서는 主訴症(Chief complaints), 해당 六經 提綱, 해당 條文을 기준으로 정확한 診斷이었는지 여부를 자가 검증해야 한다.

③ 사람의 몸과 삶을 고치는 韓醫學 體系로의 도약

《상한론》六經과 條文에 근거한 診斷 體系는 인체에 대한 관찰을 통해 삶과 관련된 병리적 변화의 핵심을 이해할 수 있는 중요한 診斷 體系이다. 《상한론》六經과 條文에 근거한 診斷 體系는 인간의 몸과 삶을 정확하게 이해하여 질병 뿐 만 아니라, 인간의 몸과 삶을 고침으로써 사람 중심의 의료를 펼칠 수 있다.

④ 환자들 스스로가 이해하고 공감할 수 있는 診斷 體系

《상한론》六經과 條文에 근거한 診斷 體系는 인간의 삶과 몸을 관찰한 기록을 토대로 구성되어 있기 때문에 의료인이 아닌 일반인들도 충분히 이해할 수 있는 體系이다. 즉, 질병을 치료하고자 병원에 내원하는 환자들도 이해할 수 있는 診斷 體系인 것이다.

맺음말

1. 《상한론》은 인간의 삶과 몸을 관찰하여 확립한 정교한 診斷 體系(Diagnostic system)를 가지고 있으며, 그 핵심은 六經 提綱에 있다.

2. 六經病은 병리적 기전이나 인체 부위 등을 설명한 것이 아니라, 인간

의 몸이 병리적 변화 과정에서 보여주는 6가지 형식(Pattern)을 말하는 것으로 서 질병을 가지고 내원하는 환자들을 정확하게 診斷하게 위한 要諦가 된다.

3. 六經病은 體質처럼 고정된 것이 아니라, 얼마든지 상황에 따라 바뀔 수 있다. 그 변화에 대해서 정확하게 관찰하고 診斷하는 것은 韓醫師의 몫이 며, 그것이야말로 醫療人으로서 반드시 갖추고 있어야 할 力量이다.

4. 條文은 인간의 몸의 병리적 변화를 자세하게 기록해 놓은 것으로서, 處方을 투여하기 위한 診斷 根據가 된다.

5. 환자의 主訴症(Chief complaint), 해당 六經 提綱, 해당 條文은 환자의 몸 상태를 정확하게 파악하고 치료하기 위한 診斷의 근거임과 동시에 정확한 診斷인지 여부를 가늠하는 검증 기준이 된다.

6.《상한론》六經과 條文에 근거한 診斷 體系는 누구나 이해할 수 있는 診斷 體系로서 用語 規定, 診斷 課程, 豫後 判定 등에 있어서 논리적이면서 도 합리적인 체계를 갖추고 있으며, 더 나아가 이 시대가 요구하는 근거 중심 의학(Evidence-based on medicine)의 가능성을 내포하고 있다. (《상한론 육경과 조문에 근거한 진단체계 및 임상운용》이성준, 임재은. 2013년)

2) 《상한론》은 서사의학적 진단을 내포하고 있다.

서사의학은 기계론적 사고방식에서 비롯된 의학의 문제 해결을 위한 새로운 패러다임이며, 객관성과 과학의 영역이 미처 다 포섭하지 못하는 주관성의 영역에서 질병의 본질과 병의 근원을 탐구하는 방식이라 할 수 있다. 뿐만 아니라 이야기를 통한 환자의 자아성찰과 내적 갈등의 해소를 통한 치료적 가치와 환자-의사 관계의 인간 소외 현상이라는 문제의 대안으로 윤리적 측면에서의 가치도 있다. 동서양을 막론하고 의학에서는 오래전부터 환자의 이야기에 귀를 기울이는 '서사적 전통'이 있었다. 지금처럼 진단의 도구가 없던 시절에 의학은 환자가 말하는 이야기를 중심으로 이루어 질 수밖에 없었기 때문이다. 그러나 본래 환자의 이야기를 기록하여 의학적으로 재구성하고 그 속에서 진단의 실마리를 찾아내는 의사의 역할이 많은 부분 복잡한 진단검사에 의존하게 되면서 의학에서 서사적 전통은 그 자취를 감춰가고 있다. 하지만 여전히 80~85%의 진단이 환자의 이야기에 근거해서 내려진다는 사실은 다시 한 번 오늘날의 의료 현실에서 서사적 전통의 가치가 얼마나 중요한가를 새삼 돌아보게 한다.

韓醫學은 대화를 중요한 진단의 수단으로 활용하고 있다. 특히《상한론》辨病診斷體系는 提綱에 근거하여 六病으로 진단하고 條文의 병리 변화를 확인하기 위하여 환자의 삶을 추적해 들어가므로, '대화'라는 수단뿐 아니라 인과관계를 발견하여 하나의 질병 이야기를 완성하는 임상 방식이라는 점에서 서사의학과 공통점이 있다.

《상한론》에 대한 서사적 추론

(1) 추론 1 ─ 의학적 서사물로서《상한론》은 전지적 작가 시점의 기록이다.

만약《상한론》이 3인칭 관찰자 시점이라고 한다면《상한론》은 기존의 주장대로 단순 임상관찰 기록이나 개별 환자의 병력에 지나지 않게 된다. 그러나 시점을 옮겨 전지적 작가의 눈으로 보면《상한론》은 질병의 근원에 대하여 커다란 분류체계와 분류 기준이 되는 병의 근원을 이미 알고 있는 상태에서 서술한 책이 된다. 이처럼 3인칭 관찰자 시점과 전지적 작가 시점이라는 시점의 차이 하나만으로도《상한론》의 가치에 대한 평가는 크게 달라질 수 있다.

따라서《상한론》의 시점은 '증상'이라는 질병의 결과만을 관찰 하여 기록한 책인지, 아니면 저자가 일련의 과정을 거쳐 알게 된 병의 '원인'에 대해 기록한 것인지를 가늠하게 하는 중요한 요소이다. 이것의 가장 정확한 방법은 가설과 검증이라는 과학적 방법을 통한 임상에서의 확인이다.

(2) 추론 2―원인에 대한 기록으로 열린 결말을 지향하는 미완성 된 플롯이다.《상한론》은 원인 중심의 기록이다. '원인 중심'이라는 말은 꼬리에 꼬리를 무는 인과관계 속에서 결과 보다는 원인에 가까운 병리변화에 대한 기록이라는 말이다. 따라서《상한론》의 서사는 하나의 완성된 이야기가 아니라 '질병'이라는 사건의 원인과 과정이 기록된 "반쪽자리" 서사물이다. 따라서 개별 환자의 의학적 서사 안에서 결과로서의 환자의 질병과 조우할 때 플롯은 완성된다. 문학에 비유해 본다면 六病은 장르이다. 이야기의 성격에 따라 코믹, 액션, 판타지, 로맨스, 호러, 다큐멘터리로 구분되는 것과 같이, 六病은 提綱에 기록되어 있는 질병의 근본적인 원인에 따라 구분된다. 한편, 각 장르마다 정형화된 이야기 골격이 구조화 되어 있는 것처럼, 條文은 패턴으로 기록된 병리변화가 의학적 서사의 골격을 이룬다. 즉 문학 작품이 정형화된 골격을 기본으로 해서 다양한 이야기 흐름을 생성할 수 있는 것과 마찬가지로, 條文 역시 신체, 언어, 행동, 기분 등의 패턴으로 나타나는 병리 변화를 기본으로 해서 다양한 질병 이야기를 생성할 수 있는 것이다.

(3) 추론 3―提綱과 條文은 개별 사례로 환원 가능한 스키마와 스크립트 기록이다.

《상한론》은 六病의 구분, 提綱과 條文 이라는 정보의 층화를 통해 저자의 머릿속에 자리 잡은 지식의 추상적인 구조를 보여 주는 스키마의 기록이다. 六病은 여섯 가지 카테고리로 구조화된 인간에 대한 지식 정보를 의미하며, 提綱에는 분류의 기준이 되는 속성에 대해 기록해 두었다. 스키마는 일종의 프레임으로 작용하기도 하는데, 六病과 提綱은 '질병의 근원'이라는 속성을 기준으로 여섯 가지 인간을 보는 프레임이라 할 수 있다. 지식 정보의 기록이 아니라, 질병의 근원과 원인에 초점을 맞춘 구조화된 지식, 즉 인식의 틀을 기록해 둔 책인 것이다. 따라서 스키마는 辨病診斷體系의 임상진행시 요구되는 중요한 인식 구조라 할 수 있다.

본래 스크립트는 어떤 사건이 발생했을 때 일반적으로 예상되는 도식화된 행동 패턴, 즉 대강 의 줄거리를 의미한다. 이러한 개념으로 볼 때, 條文은 질병을 발생 시키는 대략의 줄거리, 행동 패턴에 대한 기록임을 알 수 있다. 즉, 미완성된 플롯의 대강의 줄거리가 제시되어 있는 것이 바로 條文이다. 이처럼 提綱과 條文은 사실을 위주로 기록된 것이 아니라, 漢字라는 문자의 언어적 함축성을 통해 보편적이고 추상적으로 기록된 스키마와 스크립트로 구조화된 지식 이라 할 수 있으며 따라서 다양한 개별 사 례에 환원, 적용 할 수 있다.

(4) 추론 4 — 개인의 주관적 요소들도 병리 변화로 고려되며, 六病과 條文에 근거해 보편적으로 적용 할 수 있다.

《상한론》에서는 병의 원인으로 다양한 행동 패턴, 신체의 병리변화 뿐 아니라 심리적인 상태도 동등하게 다루고 있다. 양방에서 신경성 혹은 스트레스성이라 부르는 질환의 본질은 '원인을 알 수 없음' 또는 '심리적인 것이 원인임'을 의미하지만, 이원론적 질병관으로 몸과 마음을 분리해서 바라보는 생의학적 관점에서는 심리상태나 감정 상태를 중요한 원인으로 다루지 않는다. 그러나《상한론》은 사람의 몸과 마음을 분리하지 않고 총체적인 하나의 인간으로 다루고 있으며, 條文에서도 역시 煩, 悸, 驚, 狂, 緊, 怵, 惕 등 심리적인 병리 변화도 중요한 원인으로 다루고 있다. 병을 앓고 있는 사람이 느끼는 주관적 감정이나 병을 앓는 개인의 역사는 객관성과 보편성을 추구하는 현대의학이 소홀히 다룰 수밖에 없는 주제이다. 그러나《상한론》은 감정과 행동의 패턴과 같이 서사의학에서 중요하게 여기는 주관성의 영역을 매우 중요한 병리 변화로 다루고 있으며, 또한 이러한 주관적인 요소들이 인간에게 병을 유발하는 보편적이고 일반적인 요인이 됨을 보여주고 있다. '條文에는 삶이 담겨 있다.'라고 말하는 것은 바로 한 사람의 삶을 관통해 질병을 유발하는 몸과 마음의 패턴이 담겨 있다는 것을 의미한다. 이 같이 개인적이고 주관적인 요소들이 《상한론》에서는 다른 개별 사례에도 적용 가능한 보편적인 병리 변화로 기록되어 있는 것이다. 따라서 《상한론》은 六病과 條文이라는 틀 안에서 보편적으로 적용이 가능한 개별적인 몸과 마음에 대한 기록이라 할 수 있다.

이러한 관점에서 볼 때 辨病診斷體系는 서사의 치료적 효과가 가장 이상적인 형태로 구현될 수 있는 진료 방식이다. 《사례분석을 통한 상한론 변병진단체계의 서사의학적 가치의 탐색》 김진아, 이성준. 대한상한금궤의학회지, 2014년)

7. 《상한론》의 심리적 분석을 위한 동기 이론

동기란, 행위를 일으키는 계기이다. 즉 인간의 행위에는 그 이면에 동기와 욕구가 내재되어 있다. 곧 행동은 그 동기와 목적을 이해하지 못하면 의미가 없고, 의사는 환자의 행동을 보고 이면의 동기와 욕구를 파악할 수 있어야 하는 것이다. 우리 몸이 나타내는 증상 또한 같은 맥락으로 이해할 수 있다. 증상은 내면의 욕구가 표면적으로 표현된 것으로 인식해야 한다. 증상은 그 자체보다는 그것의 궁극적 의미를 분석해야 한다. 증상의 배후에 있는 근본 현상을 간과하고 증상자체만 다루면 심각한 혼란에 빠질 수 있다.

에이브러햄 매슬로에 따르면 인간의 기본적인 욕구에는 5가지의 단계가 있다. 가장 하위 단계부터. 1)생리적 욕구 2)안전 욕구 3)사랑 소속감 욕구 4)자기 존중의 욕구 5)자아실현의 욕구 그리고 기본인지 욕구 순으로 상위 욕구로 올라간다. 생리적 욕구는 먹고, 자고, 대변, 소변, 체온, 성욕 등의 동기 이론의 출발점이 된다. 안전 욕구란 안정, 의존, 보호의 욕구, 두려움과 불안으로부터 해방되려는 욕구 구조, 질서를 추구하려는 욕구, 강력한 보호 장치의 욕구 등이 있다. 사랑 소속감 욕구는 타인의 호의적인 평가나 자기 존중 또는 자부심을 유지하고 싶은 욕구이다. 자아실현의 욕구는 자신을 완성하고 잠재성을 실현하려는 욕구가 되고 기본인지 욕구는 호기심, 학습, 철학적 사고, 실험 등 알고 싶고 이해하고 싶은 욕구이다.

정신 병리의 기원은 좌절이나 갈등이나 결핍이 기본욕구를 저지 하거나 위협 시에만 병리현상으로 이어진다. 그리고 개체에 따라서 유독 특정욕구에만 좌절, 갈등, 결핍으로 저지나 위협을 받는다. 그 개체의 대응 방식에 따라서 동기 분석이 가능하다.

정신병을 앓고 있는 모든 유기체는 기본적으로 위협을 느낀다. 이런 환자의 증상을 이해하려면 두 가지 관점에서 살펴야 한다. 어떤 기능에 문제가 생기거나 아예 상실했을 때 유기체가 받는 직접적인 효과와 이 위협적인 상황에 역동적으로 반응하는 유기체의 성격이 바로 그것이다.

이 위협감이 어떤 결과를 낳는지, 그 유기체는 위협에 어떻게 반응하고 어떤 행동을 하는지 알아야 한다. 그래서 신경증 이론에서는 위협의 성질과 이에 대한 유기체의 반응을 모두 이해하는 것이 절대적으로 중요하다.

【단견】

《상한론》은 인간의 질병 발생 원인을 추적 관찰하여 기록한 의학서이다. 그렇다면 질병이 발생할 당시의 인간의 행위를 반드시 파악해야 질병 치료를 근원적으로 해결 할 수가 있다. 그러면 질병을 야기한 인간의 행위를 분석해야만 한다. 그런데 인간은 어떤 행위를 하는 내면의 계기가 반드시 있게 되어있고, 그 행동을 유발하는 심리적 바탕이 바로 동기 즉 욕구(욕망, 욕동)가 작용하게 된다. 어떤 행위를 한 인간의 동기 즉 욕구(慾求:need)를 밝혀내면 질병의 원인을 알 수가 있다. 또한 질병 발생 당시에 외부의 자극이나 역동이 주어졌을 때 개체에 따라서 반응하는 패턴이 구분되어지는 것이다. 이것이 《상한론》의 변병진단체계와 동기 이론이 연계가 된다고 볼 수가 있다.

정신병의 진단과 치료의 특수성은 환자 스스로 질병의 원인을 파악하기가 힘들다. 원인이 뚜렷하지 않고 증상도 추상적이며 구체적인 실체가 없다. 그래서 치료자가 원인을 추적해야하는 특수성이 있다.

정신병은 우연이 아니고 필연적 결과이다. 정신적 현상이나 심리적 경험은 반드시 어떤 원인이 있다. 모태에서부터 현재의 삶 전체에서 발견할 수가 있다. 그 원인을 찾고 온전하게 치유하는 것은 과학(science)이자 동시에 예술(art)이다. 그래서 정신치료자는 두 가지 소양을 모두 갖추어야 한다. 다시 말해 정신치료자는 합리적이고 과학적인 진단체계도 익혀야 하고 인간의 삶 전체를 간파할 수 있는 인문학적 요소를 동시에 갖추어야한다.

정신병을 진단하는 큰 전제는 개인은 통합적이고 유기체란 사실을 늘 염두에 두어야한다. 그래서 부분보다는 궁극을, 수단보다는 목적을 반드시 고려해야 한다. 다시 말해 '부분'과 '전체'를 쌍방향적 관계로 인식하는 능력을 가져야하며, 정신병 발생 당시의 정황과 상황을 인식하는 능력을 가져야 한다.

8. 七病 변병진단과 동기 이론

《상한론》은 크게 辨大陽病, 辨大陽病 結胸, 辨陽明病, 辨少陽病, 辨大陰病, 辨少陰病, 辨厥陰病, 辨厥陰病 霍亂, 辨陰陽易差後勞復病으로 구성되어 있다. 각각의 병을 동기 이론에 근거하여 살펴보면 이러하다.

① 大陽之爲病 脈浮 頭項强痛而惡寒

脈浮란 과잉행위이다. 과잉행위가 질병의 원인이 된다. 이러한 과잉행위의 심리적 동기는 누구보다 잘해야 한다는 욕구가 발동하는 것이다. 누구보다 잘하고 싶은 욕구는 경쟁심과 승부욕이 내면에서 작동하여 몸과 마음이 항진되고 매사에 전투적으로 임하게 되는 것이다. 그럼으로 인해 脈浮 頭項强痛한 증상이 나타나는 것이다. 이러한 경쟁심과 승부욕의 이면에는 사랑을 쟁취하거나 사람들과 함께 하고픈 사랑 및 소속 욕구로 인한다. 어떤 집단이나 가족 내에서 자신의 자리를 간절히 원하며 인간관계를 맺는 것이 세상의 다른 무엇보다도 더 중요해지면, 이제는 외로움, 배척, 친구의 부재, 불안정에서 비롯되는 고통이 인간을 온통 지배하게 된다. 이러한 고통을 惡寒이라 볼 수 있다. 결국 大陽病은 사랑 소속 욕구가 좌절 및 결핍되어 위협으로 다가올 때 질병이 발생하는 것이다.

② 大陽病, 脉浮而動數, 頭痛, 發熱, 微盜汗出, 而反惡寒者, 表未解也. 醫反

下之, 動數變遲, 脇內拒痛, 短氣躁煩, 心中懊憹, 陽氣內陷, 心下因鞭, 則爲結胸

結胸이란 가슴에 상처가 풀리지 않고 맺힌 것이다. 이는 가슴에 나쁜 기억인 트라우마, 상처가 맺혀서 질병이 발생하는 원인이 된다. 結胸은 大陽病을 바탕으로 한다. 본래 누구보다 잘하고 싶고 뛰어나고 싶어서 경쟁심과 승부욕을 발휘하여 적극적으로 과잉된 활동을 하였으나, 성취가 좌절되어 가슴에 트라우마, 상처가 맺혀서 질병의 원인이 되는 것이다.

이런 트라우마는 사랑을 쟁취하거나 사람들과 함께 하고픈 사랑 소속 욕구가 좌절 되어 공포와 두려움이 가슴에 내재되어 점점 근심과 걱정의 위협감으로 다가온다.

이러한 공포와 두려움은 자기가 무시당한 것으로 느끼어 굴욕감과 모욕감으로 인식하여 피해의식으로 빠져들면서 스스로 자기를 비하하거나 자신을 자책한다. 또한, 자기 피해의식으로 인하여 내면의 감정을 표출하지 못하고 사람들과의 관계도 기피하고 바깥 활동을 꺼려하며 일반적인 사회생활도 거부를 한다. 결국 과거의 상처를 가슴에 담고서 풀어내지를 못하고 곱씹으면서 인내하고 버티지만 내면에서 억울함으로 응어리가 맺힌다.

결국 結胸病은 사랑 소속 욕구가 충족되지 못하여 다른 사람들로부터 존중을 받지 못하는 즉 자기 존중 욕구인 자존감이 좌절되거나 저지가 되어 위협으로 다가올 때 질병이 발생한다.

③ 陽明之爲病, 胃家實是也

陽明病은 자신만의 제한된 방식의 영역에서 규칙과 공식을 동원하여 정확하고 분명하게 부합되게 하려고 하며, 매우 단정하고 규제되고 질서 잡힌 방식으로 스스로 만족할 만큼 이루려고 하나 충족되지 못할 때 질병의 원인이 된다(陽明之爲病, 胃家實是也). 또한, 정확하게 하려는 기준이 자신이 옳다고 집착하게 되어 완벽함과 동시에 완고하여 자신을 통제하려는 것도 질병의 원인이 된다.(是也) 이는 자기 자신의 프레임 속에서 정확하고 분명하게 하여 스스로 만족할 만큼 이루어야 하며, 혹은 의심이 많아서 맞는지 반복해서 확인하며 이러한 것이 좌절이 되면 질병이 발생한다(陽明之爲病, 胃家實是也). 여기서 정확하고 분명하게 해야 마음이 편한 것은 상대적인 열등감에서 비롯된다. 이러한 열등감은 자신이 부족하고 모자란다는 생각이 지배적이다. 그래서 충족되지 못하면 마음의 공허감으로 다가와 생리적 욕구인 음식으로 채우려는 보상적 심리 상태가 된다(胃家實). 이는 강박증 성향과 일치하며 두려움과 불안으로 자기만의 규칙, 공식, 규제, 질서를 통하여 안전함을 가져가려는 욕구가 내면을 지배한다.

결국 陽明病은 세상으로부터 안전, 안정, 보호받고, 두려움, 불안, 혼돈으로부터 해방되려고 하는 욕구가 지배하며, 자기만의 질서, 한계를 추구하여 강력한 안전과 보호 장치를 마련하고자하는 안전욕구가 좌절되거나 충족되지 못하여 안전에 대한 위협으로 다가올 때에 질병이 발생한다.

④ 少陽之爲病, 口苦, 咽乾, 目眩也.

구고, 인건, 목현의 신체적 변화는 내면의 어떤 심리적 욕구는 작은 무언가에 집중을 하였을 때 발생되는 현상으로 여긴다. 주로 낮에 호기심, 학습, 탐구 작업에 집중하면 口苦, 咽乾, 目眩이란 질병의 발생 원인이 된다(少陽病). 이는 탐구와 표현의 자유로 기본 욕구 충족의 필수요건이다. 그래서 무언가를 알고 싶고 이해하고 싶은 욕구로 집중하다 보면 ,신체적으로 입술이 부르트고, 목안이 건조하고, 눈앞이 침침해지는 현상이 발생한다(口苦, 咽乾, 目眩).

결국 少陽病은 기본 인지 욕구가 좌절되었을 때 질병이 발생하여, 전반적인 신체기능저하, 권태, 의욕상실, 소화장애, 불능식 등 병리적 현상이 발생한다.

⑤ 大陰之爲病, 腹滿而吐, 食不下, 自利益甚, 時腹自痛, 若下之, 必胷下結鞕.

太陰病은 어떤 행위로 인하여 복부가 더부룩한 현상이 질병의 원인이 된다(腹滿而吐, 食不下). 복부에 가스가 차는 신체적인 행위는 과식, 장시간 좌식, 과도한 성행위 등의 생리적 욕구로 인하여 발생한다. 또한, 복부에 가스가 유발되는 심리적 요소는 외부의 문제를 지나치게 의식하여 신체적으로 과긴장을 초래하는 현상으로 진행이 된다. 외부의 상황에 과긴장을 한다는 것은 타인의 평가가 매우 중요하게 작용하여 자기 가치 평가가 타인의 가치 판단에 달려있다고 믿고 있는 것이다. 결국 모든 사람들에게 좋은 이미지의 사람이 되려는 경향은 과긴장이라는 심리적 소모를 일으킨다.

이러한 심리적 소모를 일으키는 동기로는 타인의 호의적인 평가와 다른 사람들부터 존중을 받고 싶은 욕구를 가지는 것이다. 자아존중욕구가 충족이 되면 자신감이 생긴다. 그러나 욕구 충족이 저지되면 타인에 의해서 자기가 인정을 받지 못한다고 여겨서 열등감이나 무력감, 나약함을 느낀다(若下之, 必胷下結鞭). 그래서 자기존중욕구가 충족하지 못하면 과식이나 과도한 성행위 등 생리적 욕구로 채워서 복부에 가스가 차는 현상이 유발된다(自利益甚, 時腹自痛).

결국 大陰病은 자아존중욕구가 충족되지 못하고 저지되면 보상심리가 발동하여 과식, 과도한 성행위 등의 생리적 욕구가 발동이 되고 연이어 심리적으로 과욕, 과도한 긴장으로 질병이 발생한다.

⑥ 少陰之爲病, 脉微細, 但欲寐也

少陰病은 몸으로 움직이는 것을 싫어하여 활동량이 줄어들면서 사소한 생각이 많아지고 염려와 걱정으로 수면에 방해를 받으면서 무기력해지는 것이 질병의 원인이 된다(脉微細, 但欲寐). 사소한 생각들이 지나치게 많다는 것은 머릿속에 너무나 많은 경우의 수를 고려함으로 염려와 걱정이 가중된다. 이런 염려와 걱정이 수면을 방해하게 되고, 숙면을 취하지 못하여 더욱 더 피로는 쌓이고 무기력해진다. 그러면서 낮에는 무기력하여 자꾸만 졸려서 자려고 하고 운동량은 줄고 밤에는 잠을 깊이 자지 못하는 악순환의 연속으로 무기력증 상태로 빠져든다.

이런 염려와 걱정은 안정, 안전, 보호받으려는 욕구이며 또한 두려움과 불안 등 강력한 보호 장치를 받으려는 안전욕구가 강하게 내재되는 내면의 상태이다. 한편 스스로 독립적으로 사랑과소속감을 가져가려고 하는 것(大陽病 脈浮)보다는 다른 사람들에게 의지하여 사랑받거나 소속감을 가질려는 또 다른 형태의 사랑쟁취 방식의 사랑 소속감의 욕구가 저변에 깔려있는 복합적인 동기를 내포하고 있다.

결국 少陰病은 안전과 보호받으려는 욕구가 저지되어 사랑과 소속감 욕구가 좌절되어 위협으로 다가오면 질병이 발생하는 복합적 동기 욕구 형태이다.

⑦ 厥陰之爲病, 氣上撞心, 心中疼熱, 飢而不欲食, 食則吐, 下之利不止

厥陰病은 자기가 좋아하는 것에 필이 꽂힌 상황에 혼신의 힘을 다하여 정신적으로 몰입을 하는 것이 질병의 원인이 된다(厥陰病). 정신적인 몰입을 한다는 것은 자신을 완성하려는 욕구 즉, 자신의 잠재성을 극대화하려는 성향을 의미하며, 곧 자아실현 욕구가 강하여 자기관철과 자기주장이 매우 강하다. 자아실현 욕구가 강하다는 것은 자기애가 강하여 사고방식 자체가 자기중심적이며 자기 방식으로 관철하려고 한다. 그러나 자기 뜻대로 이루어지지 않으면 가슴이 뛰면서 답답해하거나 질식할 것 같은 신체적 상태가 온다(氣上撞心). 그러면서 가슴은 타들어가듯이 쓰리고, 정신적인 몰입 시에는 음식을 먹지도 않고, 음식과 사람에 대한 호불호가 정확하여 맞지 않으면 토하거나 설사를 하는 거부감의 현상이 나타나 체중이 감소하는 현상이 온다(心中疼熱, 飢而不欲食, 食則吐, 下之利不止).

결국 厥陰病의 이런 현상은 자아실현욕구가 좌절되거나 저지당하여 위협으로 다가올 때 질병이 발생한다.

⑧ 辨厥陰病 霍亂

辨厥陰病 霍亂은 밤에 호기심, 학습, 탐구의 작업에 집중하여 정신적으로 몰입을 한 것이 질병의 원인이 된다(厥陰病 霍亂). 자신이 좋아하는 것에 필이 꽂혀 혼신의 힘을 다하여 정신적인 몰입을 하는 상황에서 특히 무언가를 알고 싶고 이해하고 싶은 욕구로 몰입하게 된다. 이러한 욕구로 밤에 강한 몰입으로 인해 신체적으로 눈앞이 어른거리고 어지러움이 심해지는 현상이 온다(霍亂).

결국 厥陰病 霍亂은 자아실현 욕구가 좌절되어 정신적으로 몰입을 하는 상태에서 기본인지욕구가 저지되어 위협으로 다가올 때 질병이 되는 것으로 복합적 욕구 동기 형태이다.

⑨ 辨陰陽易差後勞復病

辨陰陽易差後勞復病은 오래전부터 낮과 밤이 바뀐 생활 패턴으로 지내다가 정상 패턴으로 전환 시에 적응하지 못하여 제반증상이 발현되는 것이 질병의 원인이다. 단순히 낮과 밤이 바뀐 생활을 오래 해서 온 병이 아니다. 반드시 다시 정상적인 생활 패턴으로 돌아오려고 할 때 병이 온 것이다. 낮과 밤이 바뀐 생활은 생체 리듬이 완전히 깨진 상태이다. 이는 몸의 질서가 완전히 뒤바뀐 것이다. 그래서 다른 사람들은 정상적인 생활을 하는 낮에도 잠이 덜 깨어 정신이 몽롱하고 무기력하게 보인다. 그러므로 정상적인 인간관계와 사회생활이 자연스레 힘들게 되어 현실로부터 격리가 되며 자기 방에서 나오지 않는 은둔형 외톨이(히키코모리) 형태가 된다.

결국 辨陰陽易差後勞復病은 낮과 밤이 바뀐 생활 패턴에 따른 것으로 의도되지 않은 즉, 동기화되지 않은 행동으로 생기는 질병이다.

9. 《상한론》의 정신질환 치료 과정

1) 提綱과 條文의 추적 과정

《상한론》은 크게 辨大陽病, 辨大陽病 結胸, 辨陽明病, 辨少陽病, 辨大陰病, 辨少陰病, 辨厥陰病, 辨厥陰病 霍亂, 辨陰陽易差後勞復病으로 구성되어 있다. 내용은 條文 형식으로 기록되어 있으며, 각 편의 서두에 기록된 것이 提綱으로 변병진단의 핵심적인 기준이다.

이러한 七病의 提綱은 병의 근원을 담고 있다. '병의 근원'이라 함은 과거와 현재, 미래를 관통하여 병을 만들어 내는 공통적이고 보편적인 행동 패턴을 말한다. 七病 提綱은 《상한론》의 핵심으로, 환자를 치료하기 위해 가장 기본으로 조절해야 하는 병의 근원이다. 《상한론》은 이러한 七病 즉 병의 근원을 중심으로 서술 되어 있으며 이를 담고 있는 提綱은 다양한 질병을 치료하는 기준점이 된다. 다시 말해서 정신병의 제강진단은 위협적인 역동적 상황에서 개인의 반응을 동시에 이해하는 것이 절대적이다. 개체에 따라서 유독 특정욕구에만 좌절, 갈등, 결핍으로 저지나 위협을 받는다. 그 개체의 대응방식에 따라 패턴이 분류가 되는 것이다. 그래서 제강에 나타나는 행위 그 이면에 내재되어 있는 동기와 욕구를 이해해야 제강진단의 완성을 이루는 것이다.

條文에는 환자의 병리적 상태와 그 병리적 상태를 치료할 수 있는 처방이 함께 기술되어 있다. 條文은 특정 질병에 걸렸을 때 질병과 관련해 환자에게 보이는 병리변화를 기술한 것으로, 주소증이라기보다 환자의 병적 상태를 판단하는 진단의 근거이자, 처방 투여 시 환자의 호전 여부를 판단하는 예후 판정의 기준이 된다. 이러한 條文에는 신체적 증상만 있는 것이 아니라 병을 심화시키는데 기여하는 감정 상태, 생활습관, 언어, 행동, 수면 패턴 등도 기록되어 있다. 그러므로 진단에서 중요한 것은 이 같은 條文의 병리변화와 환자가 호소하는 주소증 사이의 관계를 확인하는 것이다.

정신병에 조문진단은 한 글자의 해석보다는 그 글자가 의미하는 '상황'과 '정황'을 분석하고 이해해야 한다. 한 글자의 의미뿐만 아니라 그 글자에 담긴 '함의'도 알아야 완전한 조문진단이 될 것이다.

七病의 提綱과 條文의 관계에 대해서 살펴보면 七病은 해당 병에 수록된 條文과 함께 환자의 병리적 변화를 나타내는 핵심 요소로서, 환자의 주소증을 해결하기 위한 의학적 진단 근거일 뿐만 아니라 환자의 병리적 변화가 개선되었는지 여부를 가늠하는 척도가 된다. 提綱이 병을 유발하고 심화 시키는 근원적인 행동 패턴과 신체 병리 변화를 제시하고 있다면, 條文은 提綱의 하위 구조로서 질병을 심화시키는데 기여하는 다양한 원인과 병리 변화가 제시되어 있다. 따라서 條文의 내용은 提綱과 별도로 환자가 나타내는 증상의 기록이 아니라 提綱에서 제시하고 있는 병의 근원과 맞물려 돌아가는 신체의 병리적 변화이다.

2) 《상한론》 처방이 인체에 미치는 영향

인체가 병에 걸렸다는 것은 우리 몸을 정상으로 유지하는 시스템인 항상성(Homeostasis)이 무너졌음을 의미한다. 일정하게 유지되어야 하는 체온이 상승하거나 혈압이 오르는 것, 혈당이 높아지거나 심장 박동 수가 빨라지는 것 등은 모두 항상성이 무너졌음을 의미한다. 이뿐 아니라 면역력, 즉 인체의 방어

시스템이 무너져 외부의 자극에 견디지 못하고 몸과 마음에 문제가 생기는 것 역시 항상성이 무너졌음을 말한다. '상한(傷寒)'의 의미에는 균형의 중요성이 담겨 있다.

《상한론》의 생약 처방은 인체의 항상성을 회복시키는 역할을 한다고 여겨진다. 항상성이란 스트레스와 같은 외부의 자극에 대하여 내적으로 평형상태를 유지하는, 인체의 균형력을 의미하는데, 외부의 자극을 받으면 인체는 그 충격을 최소화하고 살아남기 위해 싸움 또는 도망(Fight or Flight)의 반응을 보이게 되는데 이때 뇌는 자율신경계를 통해 인체에 명령을 전달한다. 따라서 마음의 문제는 몸의 문제를 읽어야만 진정한 변화와 치유를 얻을 수 있다.

이러한 문제를 제대로 읽고 나서 처방된 《상한론》 처방은 인체의 항상성을 회복 시켜 외부의 스트레스에 의해 깨어진 균형을 바로잡고 인체의 자율신경, 호르몬, 대사 등을 조절하고 안정화 시킨다. 이를 통하여 내 몸이 가지고 있는 본연의 자연치유력을 회복시켜 고통을 안겨준 질환의 문제뿐 아니라 전반적인 기능의 개선을 도모하여 인체를 근본적으로 정상화 한다. 질병의 근원이 치료 되면 지엽적인 몸과 마음의 문제는 회복된다. 이것이 《상한론》이 추구하는 치유의 원리이다.

3) 《상한론》의 정신병 치유 프로토콜

《상한론》의 정신병 치유 프로토콜은 진단, 치유, 적응의 과정을 거쳐 치료하게 된다.

이러한 과정 중 진단의 과정은 환자를 처음 접하는 과정으로 환자와 질환에 대해 총체적 이해를 해야 하는 가장 중요한 과정이다. 진단은 단순히 환자의 증상에 집중하지 않는다.

진단은 병력청취 진단과(Medical history listening) 변병분류 진단의(Assessment of seven-meridians) 두 단계를 거치게 된다.

병력청취 진단(Medical history listening)은 환자의 이야기를 통하여 환자의 삶을 이해하고 질병의 원인을 찾아내어 향후 치료 계획까지 추정하는 진단의 기초이자 근거가 되는 과정이다. 증상이 나타난 시기와 당시의 상황을 통해 질병이 유발되고 심화되게 된 계기를 분석하여 인과관계를 추적해 간다. 가정환경, 유년시절, 부모와의 관계, 형제관계, 학창시절의 교우관계, 직장생활, 직업, 부부관계 등을 알아가면서 한 사람의 삶 전체를 조망해보고 신체적 정신적 상태를 확인한다. 질병이 생기거나 심화되는 상황에서 보이는 대응방식은 이때 매우 중요한 단서가 된다. 상황에 대한 해석과 의미부여와 행위의 목적성 등을 통하여 환자의 심리적 변화를 확인한다.

변병 분류진단(Assessment of seven-meridians)은 신체의 증상과 감정의 변화를 관찰하여 질병의 원인을 《상한론》의 七病 분류진단에 따라 진단한다. 인체는 외부의 자극에 반응하며 그 양상은 사람마다 다르게 나타난다. 《상한론》에는 질병 발생 상황에 반응하는 몸과 마음의 변화를 7가지 패턴으로 구분해 두었다. 七病은 인간이 환경에 적응하는 과정에서 자연스럽게 형성되는 것이지만, 반대로 七病을 유발하거나 심화시키는 원인이 되기도 한다. 인간의 기본적인 욕구와 심리적 요구에 기반을 두어 질병의 원인을 辨病한다.

이러한 진단의 과정이 끝나면 치유의 단계에 들어간다. 《상한론》의 의미를 분석해보면 《상한론》은 인체의 체온을 유지시켜주는 따뜻한 기운이 외부의 환경을 만나 균형을 잃었을 때 나타나는 반응에 대한 기록으로 인체가 외부 환경에 민감하게 반응함으로써 겪게 되는 다양한 상황과 증상을 관찰해 기록해 둔 책이라고 할 수 있다. 인체가 병에 걸렸다는 것은 우리 몸을 정상으로 유지하는 시스템인 항상성(homeostasis)이 무너졌음을 의미한다. 앨런 프랜시스가 말했듯이 "항상성은 모든 생명이 따르는 원리이다. 이는 균형을 추구한다는 뜻을 강조한 말이다". 상한론의 이론과 일치한다.(《정신병을 만드는 사람들Saving nomal》 앨런 프랜시스, 사이언스북스) 다시말해 일정하게 유지되어야 하는 체온이 상승하거나 혈압이 오르는 것, 혈당이 높아지거나 심장 박동 수가 빨라지는 것 모두 항상성이 무너졌음을 의미한다. 이뿐 아니라 면역력, 즉 인체의 방어시스템이 무너져 외부의 자극에 견디지 못하고 몸과 마음에 문제가 생기게 되는 것 역시 항상성이 무너져 있음을 말한다. 또한, 정신과적으로도, 영은 "사람은 신체에 어떤 화학물질이 결핍되면 부족한 식품요소를 원한다" 라고 하였듯이 인간의 욕구에 대해서 결핍이나 위협을 받는 상황이 오면 인체활동에 필수적인 생화학적 물질이 결핍되기 시작한다. 그 결과 몸은 균형을 잃고 시스템은 무너져 마음에도 병이 오게 된다. 한약을 통해 이러한 결핍된 생화학적 물질의 반응을 통하여 자연스레 몸이 균형을 되찾고, 마음의 병도 회복하게 한다.

마지막 과정은 적응이다. 점진적으로 조율하는 과정이다.《상한론》의 치료 방식은 근본적인 치유를 목표로 한다. 단기간에 즉각적인 반응만을 나타내게 하는 것이 목표가 아니다. 오래되어 관성으로 굳어진 몸에 순수한 생약처방이 작용하여 변화를 일으키기까지 인체가 약물에 적응하는 시간이 필요하다. 약물에 대한 인체의 반응기인 적응기간을 거치면서 인체는 서서히 균형을 되찾아가게 된다. 재발을 방지하고 온전하게 치유하기 위해서는 급하지 않고 천천히 건강한 몸을 만들어가야 하는 것이다. 인간은 누구나 태어날 때부터 가지고 있는 자연 치유력과 회복력을 해결해 주는 것이 최선의 방법이다.《상한론》처방은 이러한 자연 치유력을 정상화 시켜주는 역할을 한다. 정신과 마음도 시간이 필요한 것은 마찬가지이다. 느리지만 꾸준한 과정 속에서 질병이 형성될 수밖에 없었던 환자의 아픈 삶을 이해하고 치유하여 주어야하고, 이러한 과정을 통해 깨진 균형을 정상화하면 온전하게 치유를 할 수 있다.

결론적으로 종합하면,

《상한론》의 치유과정은 새로운 패러다임이다

1. 치료의 대상인 사람의 '행위'에 대하여 집중적으로 관찰하였다.
2. 질병의 결과(What)보다는 '원인(Why)'을 추적하여 치료하였다.
3. 질병 발생 시점에 대응하는 방식에 따라 '패턴'으로 분류하였다.
4. 생약복합처방으로 인체의 시스템을 '정상화'시키는 치유 개념이다.

진단 프로세스

변병진단의 핵심 : 질병발생 당시의 상황을 자세하게 실제 체험처럼 인식해야 한다.

1. 辨病診斷 : 陰, 陽, 大, 少
즉 낮과 밤에 크게 그리고 작게 한 '행위'의 '질병 원인'을 추적한다.
(ex. 대양병: 낮에 크게 한 행위가 질병의 원인이 된다. 대음병: 밤에 크게 한 행위가 질병의 원인이 된다)

2. 提綱診斷
질병 발생 당시에 대응하는 몸과 마음의 방식에 따라서 7가지 '패턴'으로 구분한다.

3. 條文診斷
주소증을 유발하고 심화시킨 몸과 마음의 '현상'을 관찰하여 처방이 선정된다.

4. 處方類推
질병의 원인을 근원적으로 치료하는 '기전'을 추정 파악한다.

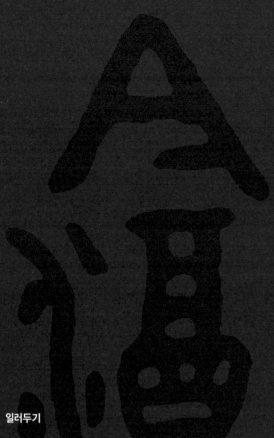

일러두기

1. [임상적 해설]은 〈상한론〉의 원형이라 인정되는 15字行만 기술하였다. 그 중에도 치료하는 처방이 명시된 조문만 해설을 시도하였다.(후세 의가들의 찬입으로 여겨지는 14字行, 13字行은 배제시켰다.)

2. 임상에서 검증되지 않은 조문은 해설을 배제하였다. 고로 61조 乾薑附子湯, 80조 梔子乾薑湯은 누락시켰다.

3. [임상치험례]는 각 조문에 기술하였다. 특히, 신경정신질환 사례는 2개 이상 기록을 하였다.

4. 임상 사례가 기술되지 않은 조문은 임상적 가치는 분명하나, 필자가 아직 환자를 접하지 못하였거나, 또한, 환자는 접했으나 구체적으로 검증을 거치지 않은 단계라 이번에는 누락 시켰다.

5. 임상 사례에 환자들의 정보가 유출될 수 있을 만한 사안 또는 민감한 사안은 생략 또는 각색하였다.

6. 임상 사례가 누락된 조문은 향후 임상 치험 사례가 검증이 되면 증보판으로 기록할 예정이다.

7. 변병분류진단체계는 〈傷寒論－六經과 條文에 근거한 診斷體系 및 臨床運用〉(이성준, 임재은) 원저 논문을 근거로 하였음을 밝혀둔다.

8. 처방의 약물 구성과 비율은 〈대한상한금궤의학회〉에서 발간한 이숭인 교수의 〈상한론 비교〉에 기준하였다.

傷寒論

임상

SHANG HAN LUN

상한론

傷寒論

상 한 론

위 세 글자가 형성하고 있는 문장구조에서, 傷(상)은 원인을 나타내는 동사 용법의 글자이며 寒(한)은 결과적인 용법으로 사용되고 있는 동사(원래는 명사)이다. 따라서 傷寒(상한)이란 인체 내부의 체온을 유지시키는 따뜻한 기운의 불균형으로 인해 외부 환경 중 차가운 기운에 민감하게 반응하게 되는 증세나 상황을 총괄 설명한다. 뒤에 論(론)을 붙인 이유는 인체 내부의 체온을 유지시키는 따뜻한 기운의 불균형 상태 때문에 외부의 차가운 기운에 민감하게 반응하는 현상이나 상황들을 모두 모아 기록해 놓았다는 뜻을 나타내기 위해서이다.

종합해 보면, 傷寒論(상한론)은 인체 내부의 체온을 유지시키는 따뜻한 기운의 불균형으로 인해 외부의 차가운 기운에 대해 민감하게 반응하는 환자들의 여러 증세, 상황 등과 관련한 모든 관찰 기록들을 모아놓은 책이다.

【임상적 해설】

인체 내부의 기능적 장애로 면역기능 저하와 자율신경 조절의 불균형으로 인해 외부 환경의 자극이나 역동에 민감하게 반응하게 되는 증세나 상황을 총괄 설명하는 의학서이다.

傷(상) 글꼴은 부수로 사용되는 사람 亻(인)과 또 하나의 사람 人(인)의 짧은 변형 꼴, 그리고 양지를 의미하는 昜(양)으로 구성되어 있다. 사람 亻(인)은 이 글자가 사람과 관련되어 있음을 의미한다. 昜(양)은 발음을 나타내기 위해 빌려온 글자이며, 동시에 이 글자가 온도와 관련 있음을 말한다. 昜(양)의 고대 문자는 태양이 제단 위로 떠오르는 모습을 포착한 것이며, 의미 또한 태양 자체가 아니라 빛 혹은 볕을 뜻한다(그림1, 2 참고).

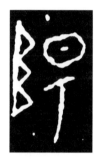

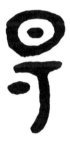

그림 1 상나라 갑골문에 보이는 昜(양)의 최초 글꼴로서 제단 위로 솟아오른 태양의 모습이다. 왼쪽은 제단으로 향한 언덕을 오르기 위한 계단

그림 2 서주시대 청동기에 보이는 昜(양)의 글꼴

장중경이 병세를 뜻하는 여러 글자 중에서 이 글자를 채택한 이유는 인체 내부의 체온을 유지시키는 따뜻한 기운, 즉 체온과 관계된 증상을 말하기 위해서였다. 이 글자의 사용을 제대로 이해하는 것은 《상한론》 전체를 이해하는 데 매우 중요하다. 즉 傷(상)은 다른 외상 등이 아닌 체온과 관련해 발생한 신체적 불균형을 의미하기 때문이다. 傷(상)에 담긴 '상하다' '온전치 못하다' 등의 뜻은 '화살 矢(시)' 자가 담긴 疾(질)의 의미와 먼저 구별된다. 疾(질)의 글꼴은 상나라 갑골문 때부터 등장하며 쓰임새도 광범위하다. 하지만 장중경은 이

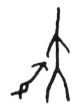 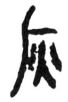 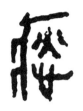

그림 3 화살에 상처를 입는 모습으로 疾(질)의 최초 자형. 商代(상대) 갑골문에 보인다

그림 4 열병을 의미하는 疢(진)의 최초 자형. 전국시대에 처음 등장한다

그림 5 열병이 심장 또는 마음과 관련 있음을 나타내는 최초 자형. 전국시대에 등장한다.

글자를 사용하지 않았다.

그런가 하면 한나라 당시 열병을 특정해 지칭하는 疢(진)이 있었으나 이 역시 사용하지 않았다. 또 당시 傷(상)과 음이 동일해서 호환해 사용하던 殤(상)도 사용하지 않았다. 장중경이 傷(상)을 의미 부호로 고른 것은 이러한 정황 모두를 고려한 뒤의 것으로 보아야 한다. 殤(상)도 동일하게 건강하지 못한 상황을 나타내는 문자였지만 이 글자는 歹(알)의 부수가 보여주듯이 죽음을 의미하고 있다. 歹(알)의 고대글꼴은 뼈만 남은 사체의 상형문으로 주검을 나타냈다. 장중경은 여러 신체적 불균형 중에서 체온과 관련해 발생하는 다양한 질병을 종합적으로 표현하기 위해 외상을 의미하는 疾(질), 단순한 열병인 疢(진), 죽음을 암시하는 殤(상) 등을 사용하지 않았다. 오로지 傷(상)이라는 글꼴을 통해 인체 내부의 체온 체계 변화로 인해 일어나는 증상의 이미지를 통합적으로 표현하고 있다.

寒(한) 글꼴은 벽에 얼음이 얼어 있는 집안에 마른 볏짚 등을 쌓아놓은 뒤 사람이 그 속에서 웅크리고 있는 모습이다. 寒(한)의 글꼴은 사람이 인체 밖의 추운 환경, 추운 날씨를 느끼면서 상대적으로 방어적인 상태에 놓인 상황을 의미한다. 이러한 자형을 고려해볼 때 《상한론》에서는 차가운 기온, 차가운 공기 등에 대한 인체의 반응으로 이해할 수 있다.

傷寒(상한)　인체 내부의 체온을 유지시키는 따뜻한 기운의 불균형으로 인해 외부 환경 중 차가운 기운에 민감하게 반응하게 되는 증세나 상황을 총괄 설명한다.

論(론)　이 글꼴은 인간의 언어 言(언)과 합할 合(합)의 생략형, 그리고 기록이 담긴 갑골조각이나 죽간을 묶어놓은 형태의 冊(책)으로 구성되어 있다. 전체의 의미는 '인간의 언어나 사고의 기록들을 모아 책으로 묶어놓은 상태'를 말한다.

辨大陽病

辨大陽病

변대양병

● 大陽(대양:인체 내부의 체온을 유지시키는 따뜻한 기운)이 악화되어 병으로 된
증세를 세밀하게 분석하다.

【임상적 해설】

낮 동안 과도하게 움직인 것이 병으로 악화되어 나타난 증세를 세밀하게 분
석하고 분류한다(辨大陽病).

---

1   15 大陽之爲病, 脈浮, 頭項强痛, 而惡寒

대양지위병, 맥부, 두항강통, 이오한

● 大陽(대양)이 악화되어 병으로 된 증세에서 혈관을 따라 흐르는 피의
움직임이 일정한 기준점을 넘어 위로 넘치면 머리와 뒷목이 굳어지며
아프다. 또한 차가운 기운에 민감해진다.

【임상적 해설】

낮 동안 과도하게 움직인 행위가 악화되어 점점 병으로 된 상태에서(大陽之爲
病) 움직임이 넘치게 과잉되며(脈浮) 그로 인해 머리와 뒷목이 굳어지며 아프

고(頭項強痛), 외부의 차가운 기운에 민감해진다(而惡寒). 이러한 현상이 병의 원인으로 작용하는 패턴을 진단하여 大陽病으로 분류한다.

【동기 이론과 변병진단】

脈浮란 과잉행위이다. 과잉행위가 질병의 원인이 된다. 이러한 과잉행위의 심리적 동기는 누구보다 잘해야 한다는 욕구 때문이다. 누구보다 잘하고 싶은 욕구가 발동하면 경쟁심과 승부욕이 내면에서 작동하여 몸과 마음이 항진되고 매사에 전투적으로 임하게 된다. 그러므로 이로 인해 脈浮 頭項強痛이 나타나는 것이다. 이러한 경쟁심과 승부욕의 이면에는 사랑을 쟁취하거나 사람들과 함께 하고픈 사랑 및 소속 욕구가 존재한다. 이러한 유형의 사람은 어떤 집단이나 가족 내에서 자신의 자리를 간절히 원하고 인간관계를 맺는 것이 세상의 다른 무엇보다도 중요하며, 나아가 외로움, 배척, 친구의 부재, 불안정에서 비롯되는 고통이 온통 내면을 지배하게 된다. 이러한 고통을 惡寒이라 볼 수 있다. 결국 大陽病은 사랑과 소속에 대한 욕구가 좌절, 결핍되어 위협으로 다가올 때 질병이 발생하는 것이다.

【환자 체크포인트】

◆ 몸을 무리하게 쓰고 과잉된 행위를 한 후에 질병이 발생했는가?
◆ 매사에 경쟁심과 승부욕이 강하여 과도하게 대응한 후 질병이 발생했는가?
◆ 조직이나 가족 내에서 자신의 위치가 불안정하여 위태로울 때 질병이 발생했는가?

【고문자 분석】

大(대)　판본에 따라《상한론》의 大陽(대양)은 太陽(태양)으로 쓰기도 한다. 하지만 상대(商代) 갑골문, 서주, 춘추, 전국시대 청동기와 전국시대, 특히 한대의 역사를 담고 있는 묘장 발굴품 馬王堆(마왕퇴) 帛書(백서), 쉬선의《설문해자》등 주요문헌에서 문자 太(태)는 발견되지 않는다. 장중경 시기를 포함할 수 있는 한서, 후한서에서 제한적으로 太陽(태양)이라는 어휘가 보이지만 이 역시 후대의 오류일 가능성이 있다. 설사 당시의 표기라 해도 단순히 日(일)의 별칭일 뿐《상한론》에서 의미하는 내용(태양)과는 거리가 멀다. 때문에《상한론》에 보이는 太陽(태양) 표기는 원전의 내용을 제대로 전하고 있는 모습은 아니다. 문자 발생학적인 측면에서 보면 문자 太(태)는 大(대)의 '크다'라는 의미가 일반적이라고 생각되어, 정치적 입장에서 다른 차원의 의미 전달을 위해 후대에 만든 문자이다.

大(대)는 일반적으로 '크다'의 의미로 사용되지만 갑골문, 청동기문자 등의 용례와《설문해자》를 근거로 파악해 볼 때, 한나라 당시에는 인체 자체를 의미하고 있었다.《설문해자》는 '하늘이 크고, 땅이 크고 사람 역시 크다. 사람의 모습을 상형한 것이다(天大, 地大, 人亦大焉. 象人形/천대, 지대, 인역대언, 상인형)'라고 풀고 있다. 여기서의 大(대)는 어린아이 兒(아)와 구별 짓는 글자로, 성장이 끝난 성인을 의미한다.《설문해자》의 이러한 해석은 사람이 팔다리를 벌리고 있는 모습을 상형한 고대의 大(대)의 의미가 변하지 않고 전해져 내려왔음을 의미한다. 앞서 소개한 그림3의 갑골문 疾(질) 자형 속에 보이는 사람의 모습이 大(대)라는 점에서 확인할 수 있다.

사람의 측면형을 상형한 人(인)은 보편적으로 사람이라는 개체를 의미했는데, 이에 비해 팔다리를 벌린 사람의 정면형을 그린 大(대)는 인체를 의미하면서도 생명체로서의 인간을 강조하고 있다. 거대하다는 뜻뿐만 아니라 생명체라는 통합적 존재로서의 의미도 갖는 것이다.《상한론》에서 大(대)를 채택한 이유는 존재론적 측면에서의 인간과 인체의 생명 자체를 大(대)가 지니고 있었기 때문으로 보아야 한다.

陽(양)　글꼴의 왼쪽 부수인 언덕 阝(부)는 언덕 위에 설치된 제단으로 오르기 위한 계단의 모습이다. 오른쪽의 자소 昜(양)은 제단과 그 위로 떠오르는 태양을 함께 그린 모습이다(그림1 참조). 이 두 자소가 합쳐짐으로써 해가 비치는 곳, 따뜻한 곳, 따스함 등을 표현하게 되었다. 이 글자가 만들어지던 시기는 음양설이 아직 정교하고도 체계적으로 자리 잡기 이전이었으며, 陽(양)은 일반적으로 그저 단순한 따뜻함의 이미지로, 陰(음)은 일반적으로 차가움의 이미지를 상징하면서 사용되었다. 따라서 이 시기 문헌에서 언급되고 있는 음양의 어휘는 주로 장소, 온도, 기후 등의 상황을 나타내는 데 사용되었다. 장중경 역시 《상한론》에서 매우 단순한 차원으로 사용하고 있다. 동양사상에서 흔히 언급하는 삼라만상을 유기적으로 설명하는 음양이론 체계는 후대에 특히 송대 이후에 완성된 것으로, 적어도 《상한론》 원문에는 적용할 수 없다. 《상한론》에서는 일반적으로 인체의 체온을 대비적으로 묘사하는 데 사용한다.

大陽(대양)   인체 내부의 체온을 유지시키는 따뜻한 기운

病(병)   일반적으로 알려진 것과 달리, 病(병)이라는 글자는 장중경 시대 이전에는 단순한 질병을 의미하는 통칭이 아니라 특정 증상이 악화되어 병이 되었다는 임상 관찰 결과를 의미하는 전문용어였다. 《상한론》에서는 앞의 大陽(대양), 즉 인체 내부의 체온을 유지시키는 따뜻한 기운과 관련해 증세가 나타나고 그 증세가 악화되는 상황을 나타내기 위해 病(병)을 사용하고 있다. 고문자적으로 살펴보면 동양 최초의 질병 관찰 기록은 그림6의 글꼴이다. 이 글꼴을 갑골학자들은 疒(녁)으로 풀고 있는데 모든 질병 관련 글자는 모두 이 글꼴을 사용하고 있다. 그 후 전국시대에 이르러 비로소 문자 病(병)이 등장하는데 질병의 증세가 악화되고 있음을 나타낸다. 이는 과거와 달리 병세에 대한 관찰이 세밀해졌음을 의미한다. 장중경이 여러 관련 글자 중 病(병)을 사용한 것은 이 글자가 과정을 거쳐 증세가 악화되었음을 암시하고자 했기 때문이다.

之(지)   한국어의 '의'에 해당되지만 뒤에 동사가 따를 때는 주격조사 '은/

는' 또는 '이/가'로 치환해 사용해야 한다.

爲(위)　고대 중국에서는 코끼리를 길들여 작업에 동원했다. 손가락을 벌린 손 ⺤(조) 아래 있는 것은 코끼리의 상형문이다. 왼쪽의 코, 오른쪽 울퉁불퉁한 선은 코끼리의 몸체와 꼬리, 아래는 네 개의 다리이다. 작업을 의미하다가 점차 모든 동작을 의미하게 되었다. 동시대 사용되던 作(작) 역시 동작을 의미하고 있으나 쓰임새가 다르다. 爲(위)는 객관적 상황의 변화 등을 나타냄과 동시에 비교적 커다란 범주에서 사용하는 데 반해 作(작)은 주로 의지가 담긴 상태에서의 비교적 작은 범주의 행위나 동작을 의미한다. 장중경이 作(작)이 아니라 爲(위)를 고른 이유는 병세의 변환 과정이 인위적인 것이 아니라 상태의 변환임을 강조하기 위해서이다. 번역을 할 때는 '~을 하다' 또는 '~은(는) ~이다'라는 판단동사 용법을 사용해야 한다.

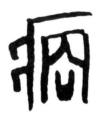

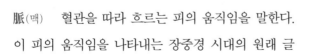

大陽之为病(대양지위병)　한문에서 주어와 서술어를 가진 문장이 나타나고, 이어서 다시 주어와 서술어가 나타날 때 앞의 주어+서술어를 풀이하는 방식은 여럿 존재한다. 여기 大陽之为病(대양지위병)의 구문은 뒤에 다시 주어+서술어의 구문이 등장하고 있기에 '~할 때' 또는 '~할 경우'로 풀어야 한다. 따라서 이 구문의 의미는 '인체 내부의 체온을 유지시키는 따뜻한 기운이 [어떤 상황으로 인해] 악화되어 병으로 된 증세'로 풀어야 한다.

그림6　상대 갑골문에 보이는 疒(녁). 사람이 침대에 누워 있다. 점들은 땀 또는 혈액

脈(맥)　혈관을 따라 흐르는 피의 움직임을 말한다. 이 피의 움직임을 나타내는 장중경 시대의 원래 글

그림7　病(병) 글꼴은 전국시대에 처음 등장한다

꼴은 피 血(혈)의 자소와 여러 갈래의 물줄기를 의미하는 글꼴 辰(파)로 이루어진 문자 衇(맥)이었다. 특히 지금의 衇(맥) 글꼴과 달리, 오른쪽에 피 血(혈) 자가 자리했으며 왼쪽에 辰(파) 자가 있었다. 오른쪽에 있는 글꼴은 훗날 물결 派(파)의 初文(초문:훗날 두 개 이상의 자소가 합쳐져 이루어진 문자의 최초 글꼴을 일컫는 말)으로서, 원래는 永(영) 자로부터 변형되었으며 뜻은 '여러 갈래로 나뉘어 흐르는 물줄기'이다. 때문에 衇(맥)은 피가 여러 갈래로 나뉘어 흐르는 상태를 나타내기 위해 만들어진 글자이다.

위에 설명한 것처럼 지금과 달리 원래의 衇(맥)은 '여러 갈래로 나뉘어 흐르는 물줄기'의 모습이 왼쪽에 있었다. 한자의 발달 과정에서 왼쪽과 오른쪽의 자소 이동은 자주 볼 수 있지만 왼쪽에 오는 자소가 일반적으로 그 글자의 주요 의미를 나타내곤 한다. 따라서 衇(맥)의 원래 의미는 피의 의미보다는 여러 갈래로 나뉘어 흐르는 상태에 보다 방점이 찍혀 있었음에 유의해야 한다.

쉬선은《설문해자》에서 衇(맥)을 '피가 결을 따라, 즉 혈관을 따라 여러 갈래로 나뉘어 몸 안에 흐르는 상태', 즉 '行體中者(행체중자)'라는 표현을 쓰고 있다. 衇(맥)은 몸 전체에 존재하는 혈관, 또는 혈관을 따라 움직이는 피(따로 분리된 피가 아님)의 흐름을 뜻했다. 그 후 衇(맥)에 존재하는 자소 血(혈)은 고기 月(肉(육):月(월)과 글꼴이 동일하나 이때는 반드시 '육'으로 발음해야 한다)의 자소로 대체되면서 혈관을 따라 흐르는 피의 움직임이 등장했다. 血(혈)이 月(육)의 자소로 바뀐 까닭은, 피는 인체 내부에서 흐르기 때문에 일반적으로 사람의 몸이나 육체 또는 피부, 살덩어리를 의미하는 보다 포괄적인 범주에 포함된다. 한자 변환 과정에서 이러한 경우 포괄적 자소를 사용하게 되는데 여기서는 자소 月(육)을 택했다(책 뒤편에 실려 있는 논문〈馬王堆 帛書와《說文解字》의 '脈' 자형을 통해 본 갑골문 '永'의 문화적 내면〉 참고).

《상한론》에서 사용하는 脈(맥)의 문자적 의미는 크게 두 가지이다. 하나는 명사적 의미로 '혈관을 따라 흐르는 피의 움직임'을 뜻한다. 하지만 이것이 혈관 하나를 대상으로 한 관찰 결과를 의미하지는 않는다. 앞서 설명했듯이 脈

(맥)은 인체를 통합적으로 관찰하는 데 있어서 혈관 속의 혈액순환 전체를 통합적으로 이해하려는 관점에서 만들어진 글자이다. 따라서 《상한론》 문맥에서 脈(맥)을 이해할 때는 이 점을 반드시 고려해야 한다. 특히 脈(맥)을 주어로 하는 서술어 표현들, 예를 들면 浮(부), 沈(침), 滑(활) 등의 묘사들은 특정 혈관이나 일부 혈관 속을 흐르는 피의 움직임에 대한 표현이 아니라 혈관 속의 혈액순환 전체를 통합적으로 관조하는 표현임에 유의해야 한다. 나중에 소개될 조문 16 주해의 '觀其脈證(관기맥증)' 구문은 이러한 점에서 맥락이 통한다. 여기서의 '脈證(맥증)'은 '혈관 속의 혈액순환 전체가 통합적으로 만들어내는 증상'으로 번역할 수 있다. 즉 脈(맥)이 하나의 혈관을 대상으로 한 관찰이 아님을 나타내는 표현이다.

두 번째는 동사적 의미로 '증상을 脈(맥)하다'의 뜻이다. '증상을 脈(맥)하다'의 용례는 조문 332의 '後三日脈之(후삼일맥지)'에서 확인할 수 있다. 여기서 之(지)는 지시대명사로, 바로 앞의 구문에서 묘사한 증상을 나타낸다. 때문에 之(지) 앞의 脈(맥)은 동사이며 之(지)를 목적어로 삼는다. 내용은 '삼일 후에 ~한 증상을 脈(맥)하다' 즉 '삼일 후에 ~한 증상을 몸 안 혈관을 따라 흐르는 피의 움직임을 통해 관찰하다'로 풀어야 한다.

《상한론》에서 脈(맥)의 쓰임새는 이처럼 고대문자의 의미를 고려하여 유연한 해석이 필요하다. 따라서 그때마다 서로 다른 번역이 가능해지지만, 이렇게 할 경우 고문자의 본뜻을 전달하는 데 문제가 생길 수 있고 텍스트 번역에 대한 주관적 견해가 지나치게 반영될 수 있다. 때문에 본 번역문에서는 '혈관을 따라 흐르는 피의 움직임'으로 한정해 번역하고자 한다. 고문자 고석의 규칙에 따라 번역문의 행간을 읽어야 하는 부분은 언급하지 않으려 한다. 그러나 그 의미를 재해석할 때 유연한 이해 역시 소홀히 할 수 없다.

浮(부) 물 氵(수)와 사로잡을 孚(부)로 구성되어 있으며 이때 孚(부)는 단순한 음성부호이다. 장중경 시대 당시 浮(부)는 '범람하다'의 의미를 지닌 氾(범)과 호환되고 있었다. 흔히 뜰 浮(부)라는 훈 때문에 단순하게 '물에서 뜨다'는 의미로 보고 있다. 《상한론》에서의 浮(부)의 의미는 '범람하다'는 뜻을 중심으로 풀어가야 한다. 범람이란 액체의 양이 일정한 범주, 용기를 넘어서는 상황을 의미한다. 장중경이 浮(부)를 사용한 이유는 핏줄 속의 피의 움직임이 범람, 즉 일정한 기준점을 넘어서고 있음을 나타내고자 했기 때문이다. 혈액이 핏줄 밖으로 넘쳐 나온 형태는 아니기에 넘칠 氾(범)을 직접 사용하지 않았다.

頭(두)　음을 나타내는 豆(두)와 칼로 목을 끊었을 때 분리되는 부분을 의미하는 머리 頁(혈)로 구성되어 있다. 頁(혈)의 경우는 몸통에서 분리된 잘린 머리를 의미하지만, 頭(두)의 경우는 몸에 붙어 있는 상태의 머리를 나타낸다.

項(항)　項(항)의 초성이 지닌 H의 음가를 나타내기 위해 工(공:공은 고대음에서 초성음이 H와 유사했음)과 머리 頁(혈)로 구성되어 있다. 한나라 당시 목의 뒷부분을 나타내는 전용문자였다.

强(강)　한나라 때 强(강)은 단지 파충류를 의미하는 문자였다. 당시에는 영토와 경계를 나타내는 문자 彊(강)이 '단단하다' '경직되다'의 의미를 담당하고 있었다. 그러나 한나라 이후 彊(강)이 사라지면서 파충류를 나타내던 强(강)이 그 의미를 대체하게 되었다. 《상한론》에 彊(강)이 아닌 파충류를 나타내는 强(강)이 사용된 것으로 볼 때, 이 글자는 장중경이 사용했던 문자가 아니라 후대에 판본이 바뀌는 과정에서 당시 일반적으로 통용되던 强(강)이 사용된 것으로 추정된다.

痛(통)　이 글자는 한나라 당시 병세의 여러 증상 중 하나를 의미했다. 그래서 침상에 누운 환자의 모습이 생략된 형태인 疒(녁)이 사용되었다. 甬(용)은 음을 나타낸다. 한자의 경우 음으로 사용되는 자소가 단순히 음만을 표기하기도 하지만 때로는 글자의 의미를 부가적으로 표현하기도 한다. 여기서 甬(용)

은 '웅' '엉' 하는 환자의 신음소리를 표현하기 위해 동원된 것으로 보인다.

而(이)　구문과 구문 사이에서 때로는 역접으로, 때로는 순접으로 연결 짓는 역할을 한다. 혹은 앞의 구문을 원인, 뒤에 이어지는 구문을 결과로 만드는 역할을 하기도 한다. 여기서는 원인과 결과로 연결 짓는 역할로 보아야 하며 '때문에'로 풀어야 한다.

惡(오)　악할 惡(악)으로 알고 있는 이 글자는 때로 동사 '싫어하다'로 사용되었으며 이때의 발음은 '오'이다. 하지만 이러한 상황은 모두 한나라 이후에 만들어졌다. 장중경 시대 이전 문헌을 살펴보면, 한나라 이전 전국시대 즈음에 惡(악)은 단순하게 '美'(미)에 대응하며 '나쁘다'의 의미로 사용되었다. 《상한론》에 사용된 惡(오)의 보다 정확한 의미를 파악하기 위해, 장중경 시대를 전후하여 사용된 모든 글자를 분석해볼 때 가장 연계가 가까운 글자는 悟(오)이다. 이 글자의 의미는 '느끼다' '감지하다'로, 마음 忄(심)과 입 口(구)를 통해 마음에 느껴지고 입으로 표현되는 느낌을 뜻한다. 다섯 五(오)는 발음을 위한 표기로 감탄의 음을 나타낸다. 한나라 후기 悟(오)가 불교와 도교에 의해 신비적인 차원의 '깨닫다'로 차용되면서 단순하게 '느끼다' '감지하다'의 의미를 표현하기 위해 유사음을 지닌 글자 惡(오)를 사용하고 있음을 알 수 있다. 여기서 亞(아)는 발음을 위한 유사음 표기로, 한자 구성 과정에서 흔히 일어나는 현상이다.

　종합해 보면, 《상한론》에서 惡(오)가 사용되고 있는 현상은 이 글자가 분명 장중경에 의해 사용된 원래의 모습이 아님을 증명한다. 문자 발생의 전후를 고려해 볼 때 장중경이 사용한 글자는 '悟(오)'였을 가능성이 높으며 그가 병세의 진행 과정에서 파악하고 표현하고자 한 의미는 '민감하다' '느끼다' '감지하다'로 보아야 한다. 惡(오)는 후대에 가차 현상을 통해 호환된 것으로 보인다.

2 ¹⁵大陽病, 發熱, 汗出, 惡風, 脈緩者, 名爲中風

대양병, 발열, 한출, 오풍, 맥완자, 명위중풍

● 大陽(대양)이 악화되어 병으로 된 증세에서[증세가] 불같이 뜨거운 느낌을 시작하게 한다. [이 때] 몸의 체액이 밖으로 나오며 계절과 온도의 특성을 지닌 다양한 외부 기운들을 민감하게 느끼게 된다. [이 때] 혈관을 따라 흐르는 피의 움직임이 느슨해지는 경우, 이를 中風(중풍:계절과 온도의 특성을 보유한 다양한 상태의 외부 기운이 몸 안으로 들어가도록 하는 상황)이라 이름 한다.

【임상적 해설】

낮에 행동을 과도하게 한 것이 병이 되면(大陽病), 먼저 몸이 뜨거워지기 시작하거나 열이 발생되고(피로열도 포함)(發熱), 그로 인해 땀이 나며(汗出), 몸에서 바람이 불 듯 저린 현상을 민감하게 느끼며(신경계 손상)(惡風) 몸을 움직이는 행위가 늘어지게 되어 혼자서 걷기가 불편한 경우를(脈緩者) 일러 중풍이라 한다(중추신경계 손상)(名爲中風).

부연 설명: 중풍이란 뇌졸중으로 인하여 중추신경계의 손상으로 오는 후유증. 즉, 반신마비를 말한다.

【고문자 분석】

大(대) 판본에 따라《상한론》의 大陽(대양)은 太陽(태양)으로 쓰기도 한다. 하지만 상대(商代) 갑골문, 서주, 춘추, 전국시대 청동기와 전국시대, 특히 한대의 역사를 담고 있는 묘장 발굴품 馬王堆(마왕퇴) 帛書(백서), 쉬선의《설문해자》등 주요문헌에서 문자 太(태)는 발견되지 않는다. 장중경 시기를 포함할 수 있는 한서, 후한서에서 제한적으로 太陽(태양)이라는 어휘가 보이지만 이역시 후대의 오류일 가능성이 있다. 설사 당시의 표기라 해도 단순히 日(일)의

별칭일 뿐《상한론》에서 의미하는 내용(태양)과는 거리가 멀다. 때문에《상한론》에 보이는 太陽(태양) 표기는 원전의 내용을 제대로 전하고 있는 모습은 아니다. 문자 발생학적인 측면에서 보면 문자 太(태)는 大(대)의 '크다'라는 의미가 일반적이라고 생각되어, 정치적 입장에서 다른 차원의 의미 전달을 위해 후대에 만든 문자이다.

大(대)는 일반적으로 '크다'의 의미로 사용되지만 갑골문, 청동기문자 등의 용례와《설문해자》를 근거로 파악해 볼 때, 한나라 당시에는 인체 자체를 의미하고 있었다.《설문해자》는 '하늘이 크고, 땅이 크고 사람 역시 크다. 사람의 모습을 상형한 것이다(天大, 地大, 人亦大焉. 象人形/천대, 지대, 인역대언, 상인형)'라고 풀고 있다. 여기서의 大(대)는 어린아이 兒(아)와 구별 짓는 글자로, 성장이 끝난 성인을 의미한다.《설문해자》의 이러한 해석은 사람이 팔다리를 벌리고 있는 모습을 상형한 고대의 大(대)의 의미가 변하지 않고 전해져 내려왔음을 의미한다. 앞서 소개한 그림3의 갑골문 疾(질) 자형 속에 보이는 사람의 모습이 大(대)라는 점에서 확인할 수 있다.

사람의 측면형을 상형한 人(인)은 보편적으로 사람이라는 개체를 의미했는데, 이에 비해 팔다리를 벌린 사람의 정면형을 그린 大(대)는 인체를 의미하면서도 생명체로서의 인간을 강조하고 있다. 거대하다는 뜻뿐만 아니라 생명체라는 통합적 존재로서의 의미도 갖는 것이다.《상한론》에서 大(대)를 채택한 이유는 존재론적 측면에서의 인간과 인체의 생명 자체를 大(대)가 지니고 있었기 때문으로 보아야 한다.

發(발)　𤼦(발)은 두 손의 모습이다. 활 弓(궁) 오른쪽에 있는 殳(수) 역시 손으로 무기를 쥔 모습으로, 전체 글꼴은 두 손을 사용해 활을 당기는 상황을 묘사하고 있다. 발음 '발'은 화살이 시위를 떠날 때의 소리를 나타낸다. 원래는 화살을 쏘는 의미만을 나타냈으나 한나라 당시에는 어떤 상황의 시작이나 출발을 의미했다.《상한론》에서는 熱(열)을 목적어로 사용하기에 '열을 시작하게 하다'로 풀어야 한다.

熱(열)　따뜻함을 나타내는 글자는 여럿이 있는데, 熱(열)은 불 火(화)를 자소로 하면서 강력한 불기운에 의한 온도 변화를 나타냈다. 埶(집)은 촉음을 가진 글자의 발음을 나타낸다. 또한 㚔(행)은 죄수의 손발을 결박하는 형틀이며 오른쪽 丸(환)은 손이 형틀에 묶인 사람의 모습이다. 여기서 '잡다'의 뜻이 발생했다. 즉 熱(열)은 불을 손으로 쥘 때의 뜨거운 느낌을 나타낸다. 쉬선은 《설문해자》에서 熱(열)은 㬈(온)의 의미를 지니고 있다고 했다. 㬈(온)은 현대 한자에서는 나타나고 있지 않지만 그릇에 담긴 뜨거운 물체를 뜻한다. 한나라 당시의 의미를 근거로 볼 때 장중경은 정상 체온을 넘는 뜨거움을 몸 안에 담고 있는 상태를 나타내기 위해 이 글자를 사용한 것으로 보인다.

汗(한)　쉬선은 《설문해자》에서 汗(한)을 사람의 몸에서 분비되는 액체로 설명하고 있다. 한나라 당시 인체 내부에서 외부로 표출되는 액체를 㳺(수)라고도 했다. 코에서 나오는 액체는 특별히 洟(이)로 구분했다. 땀 등의 진액으로 해석할 수 있다.

出(출)　쉬선은 《설문해자》에서 出(출)을 초목이 성장해 자라나는 의미로 풀고 있다. 원래 出(출)의 의미는 움집으로부터 밖으로 내딛는 발의 모습이지만, 고대 자형을 보지 못한 쉬선은 초목이 성장하면서 가지나 줄기가 뻗는 것으로 보았다. 여기서 중요한 것은 쉬선의 문자 글꼴의 풀이가 오류를 담고 있으나 그 당시 사람들이 出(출)이라는 글자에서 성장, 움 돋음 등의 이미지를 취했다는 점이다. 따라서 《상한론》에서 出(출) 역시 단순히 '나오다'의 의미가 아니라 인체 내부로부터 생물학적인 현상을 통해 무엇인가가 밖으로 분출된다는 뜻으로 보아야 한다.

風(풍)　고대글꼴은 공작류의 깃털이 많은 조류의 상형문이었다. 벌레 虫(충)은 동물류와의 관계를 상징하며 위의 덮힌 선은 조류의 모습을 단순화시킨 것으로 원래는 단순한 바람만을 뜻했다. 하지만 쉬선은《설문해자》에서 당시 바람이 여덟 종류라고 설명하고 있다. 여덟 종류는 동서남북 사계절의 바람과 동남, 서남, 서북, 동북 등 네 방향에서 부는 바람이다. 때문에《상한론》에서 사용한 風(풍)은 단순한 바람뿐 아니라 계절과 온도의 특성이 부여된 다양한 종류의 바람임을 염두에 두고 해석해야 한다.

緩(완)　실 糸(사)와 爰(원)으로 구성되어 있다. 爰(원)은 발음을 나타내지만 위의 손 爫(조)와 아래 손 又(우), 그리고 가운데 있는 느슨한 상태의 직조 틀 모습이다. 직물을 짤 때 두 손으로 틀에 실들을 느슨하게 풀며 직조하는 모습을 표현하고 있다. 여기서 '헐렁하다' '느슨하다' '느리다'의 의미들이 만들어졌다. 遲(지)의 경우 속도의 느림을 의미하지만 緩(완)의 경우는 정지된 상태에서의 느낌을 표현하게 된다.

者(자)　사람, 사물, 상황 등을 하나의 객체로 인식시키기 위해 만들어진 일종의 대체 명사.

名(명)　초승달 또는 그믐달 夕(석)에 입 口(구)를 더해 어두움 속에서 말로 상대를 식별하는 과정을 표현했다. 원래는 '이름 부르다'라는 동사이다.

中(중)　고대글꼴은 태양의 움직임을 관찰하기 위해 세운 막대를 태양이 통과하는 상태를 표현한 것이었으며 후대에 의미가 심화되었다. 쉬선은《설문해자》에서 中(중)은 內(내)의 의미라고 말하고 있다. 이 설명은 당시 사람들이 中(중)이라는 글자가 주변이 아닌 중심이며 밖이 아닌 내면을 나타내는 의미로 사용하고 있음을 알려준다. 中(중)이라는 글자가 지니는 방향성은 외향이 아니라 내향이 되며 문장에서는 동사적으로 사용된다. 이 때 뜻은 '안으로 들어가다' '내면화되다'의 의미가 된다. 만일 뒤에 목적어가 오면 '안으로 들어가게 하다' '내면화시키다'의 의미로 바뀌게 된다.

中風(중풍)　이 구문에서 中(중)은 이어지는 風(풍)을 목적어로 받아 '풍이 안으로 들어가도록 하다' '풍을 내면화시키다'의 의미를 만든다. 風(풍)은 앞서 살핀 대로 한나라 당시 계절과 온도의 특성을 보유한 다양한 외부 기운을 뜻한다. 즉 中風(중풍)이라는 구문은 계절과 온도의 특성을 보유한 다양한 상태의 외부 기운이 몸 안으로 들어가도록 하는 상황을 뜻한다.

3　15 **大陽病, 或已發熱, 或未發熱, 必惡寒, 體痛, 嘔逆, 脈陰陽俱緊者, 名曰傷寒.**

대 양 병, 혹 이 발 열, 혹 미 발 열, 필 오 한, 체 통, 구 역, 맥 음 양 구 긴 자, 명 왈 상 한

大陽(대양)이 악화되어 병으로 된 증세에서[증세가] 이미 불같이 뜨거운 느낌을 시작하게 했거나 또는 아직 불같은 느낌을 시작하게 하지 않았거나 모두 반드시 차가운 온도나 기운을 민감하게 느끼게 되며 몸의 각 부분은 통증을 느끼게 된다. 그리고 구역질이 돌발적으로 이어진다. [이렇게 되면] 인체의 혈관을 따라 흐르는 피의 흐름은 인체를 차갑게 하는 기운과 정상적인 체온을 유지시키는 따뜻한 기운의 상태 모두에서 바짝 조이는 듯한 느낌으로 나타나게 된다. 이를 傷寒(상한)의 상태라 이름 짓는다.

【임상적 해설】

낮에 행동을 과도하게 하여 병이 된 상태에서(大陽病) 혹 이미 몸이 뜨거워지며 열이 발생하였거나 혹은 아직도 열이 발생하지 않았거나(或已發熱, 或未發

熱), 반드시 외부의 찬 기운에 민감하게 반응하며(必惡寒), 몸의 각 부분에 통증을 느끼며(體痛), 갑자기 소화장애가 유발되어 더부룩하고(嘔逆), 인체의 움직임이 낮이나 밤이나 항상 바짝 조이는 듯 긴장되어 있는 현상이 있는 환자의 상태를(脈陰陽俱緊者) 일러 '상한'이라 한다(名曰傷寒).

부연 설명: 인체 내의 균형이 무너진 상태에서, 외부 환경의 자극이나 역동이 주어지면, 우리 몸과 마음은 반드시 추위를 더 민감하게 느끼고, 전신이 더 아프고, 갑자기 소화장애가 오며, 낮이나 밤이나 항상 긴장이 되는 상태가 된다. 즉, 각 조문에 〈傷寒〉이라고 표기가 되는 조문은 항상 "惡寒, 體痛, 嘔逆, 脈陰陽俱緊"의 현상이 함축되어 있다는 것을 우선 순위로 염두에 두어야 한다.

【고문자 분석】

或(혹)　원래는 영토를 의미하는 囗(국)과 무기류를 의미하는 창 戈(과)가 더해져 '나라'를 의미했다. 훗날 이 글자는 '혹시' '또는'의 의미로 바뀌게 된다. 때문에 영토를 의미하는 囗(국)이 다시 외곽에 더해져 나라 國(국)이 태어난다.

巳(이)　'이미'의 뜻으로 쓰인다. 몸 己(기)의 필획을 변형시켜 추상적 의미를 나타냈다.

體(체)　뼈 骨(골)의 부수를 통해 해부학적인 측면에서의 인체를 의미한다. 豊(풍)은 고대 음에서 '예'로도 발음이 나기 때문에 자음을 표기하기 위해 사용했다. 《상한론》에서는 몸 전체를 의미하는 身(신)과 구분해 해석해야 한다. 身(신)은 일반적으로 생명의 흐름을 전제로 한 유기체로서의 몸인 반면 體(체)는 주로 뼈, 근육, 내장 등을 염두에 둔 해부학적 측면에서의 몸으로 사용되었다.

嘔(구)　이 글자는 한나라 당시 사용되지 않았고 후대에 만들어진 글자이다.

장중경의 원뜻을 알 수 없으나 '구역질하다'의 의미로 풀 수밖에 없다. 이물질이 입 밖으로 나오는 吐(토)와 구별된다.

逆(역)   고대글꼴에서 屰(역)은 소 牛(우)가 거꾸로 되어 있는 모습이다. 도살한 소를 거꾸로 하여 제물로 받아들이던 행위에서 '맞아들이다' '받아들이다' '이어지다'의 의미를 차용하고 있었다. 발걸음을 뜻하는 辵(착)을 두어 동작을 나타냈다. 이 글자는 하나의 동작에 대해 이어지는 즉각적이고 돌발적인 반응을 의미한다. 여기서 후대의 '순조롭지 않다'의 의미가 파생했다. 《상한론》에서도 여전히 '맞아들이다' '받아들이다' '이어지다'로 해석해야 하는데 하나의 동작에 대해 이어지는 돌발적인 반응으로서의 의미를 살려야 한다.

嘔逆(구역)   이 구문에서 嘔(구)는 주어의 위치에 있다. 따라서 逆(역)은 서술어의 역할을 하게 된다. 한국어의 '嘔逆(구역)질하다'처럼 두 글자를 하나의 단어로 보는 것은 당시 어법 상황과 맞지 않는다. 어휘의 쓰임새가 낱글자 위주로 엄중했던 상황을 고려할 때, 장중경이 두 개의 글자로 증세를 설명하고 있는 상황에 유의함과 동시에 당시 문장구성 법칙을 고려하며 풀어야 한다. 여기서는 '구토 상황이 돌발적으로 이어지다'로 해석해야 한다.

陰(음)   阝(부), 今(금), 云(운)으로 구성된 이 글자는 원래 흐린 날씨를 나타냈다. 이 글자는 한나라 당시에는 산의 북쪽, 즉 응달이 진 지역을 의미하고 있었다. 이 시기는 아직 음양 철학이 완전히 체계를 갖추기 이전으로, 《상한론》에서의 陰(음)은 인체의 정상적인 체온을 유지시키는 따뜻한 기운의 의미인 陽(양)과 달리 따뜻하지 않은 몸 상태 또는 인체를 차갑게 하는 기운 등을 상대적 입장에서 의미하고 있음을 맥락적으로 고려해야 한다. 陰(음)은 陽(양)과 함께 동양사상, 특히 동양의학에서 매우 중요하게 받아들여지고 있는 의미이므로 아래 그림에서 고대글꼴과 당시의 의미를 간략히 소개한다.

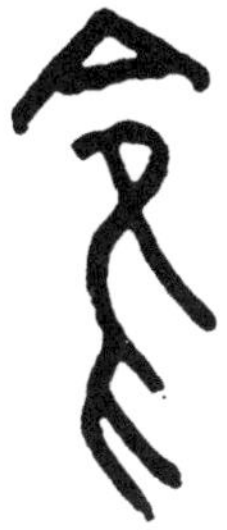

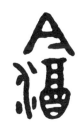

◀ 그림 8　최초의 陰(음) 글꼴

흐릴 陰(음)의 최초 글꼴은 머리 위의 이제 今(금)과 새 隹(추)로 구성되어 있다. 今(금)은 청동으로 만든 삼각형 종으로 여기서는 두 가지 역할을 담당한다. 하나는 글꼴의 발음인 음을 표현하는 음성부호의 역할이고, 다른 하나는 소리를 내는 종을 의미했다. 이는 날이 흐릴 때에 새들이 내는 독특한 예보성 울음소리를 흉내 내기 위해 의미부호로 차용했던 것이다. 현대 한자의 경우, 오른쪽 위에는 이제 今(금)이 그대로 남아 있다. 아래쪽의 云(운)은 원래 구름 운의 상형문으로 이 글꼴이 날씨와 관계있음을 암시하고 있다. 왼쪽의 부수는 훗날 그늘진 지역과 연결되면서 언덕 阝(부)가 첨가된 것이다.

◀ 그림 9　陰(음)의 서주시대 글꼴

서주시대 陰(음)에는 술항아리 酉(유)가 들어 있다. 이 글자가 ㅇ의 초성을 지니고 있음을 설명하기 위해서이다. 물 水(수)의 모습을 통해 글자가 응달진 물가를 특정하고 있음을 나타냈다. 陰(음)의 응달진 물가의 의미는 한나라 때까지 이어졌으며 이 시기 여성과 남성의 성기를 뜻하는 쓰임새가 등장하기 시작했으나 보편적이지는 않았다. 따라서 陰(음)을 해석할 때는 이러한 상황을 잘 고려해야 한다.

陰陽(음양)　갑골문과 청동기 문자를 분석해 볼 때 陰陽(음양) 두 글자가 동양사상에서 흔히 언급하는 음양철학을 나타내는 상징어로 사용된 예는 한나라 이전까지 보이지 않는다. 음양철학의 개념은 한나라 당시에도 완전한 체계를 이루지 못한 상태이다. 《상한론》에서는 陰(음)과 陽(양) 두 글자가 단지 인체를 차갑게 하는 기운과 정상적인 체온을 유지시키는 따뜻한 기운을 대비적으로 표현하기 위해 사용되었던 것이다.

俱(구)　사람 亻(인)과 具(구)를 기본자소로 하고 있으며 '모두'라는 의미이다. 具(구)는 제물을 저장하는 칸막이가 있는 틀을 두 손으로 들고 있는 모습으로서 '모든 준비가 갖추어졌다'는 의미와 함께 발음을 나타냈다.

緊(긴)　실 糸(사)와 신하 臣(신), 손 又(우)로 구성되어 있다. 臣(신)은 발음을 나타냄과 동시에 밀접함의 뜻도 나타낸다. 전체적으로 실을 손으로 바짝 동여매는 모습의 문자로 '바짝 조임' '긴박함'의 의미로 사용된다.

脈陰陽(맥음양)　여기 세 글자는 하나의 어휘가 아니라 모두 각각 독립적인 성분을 유지하고 있는 병렬형 구문이다. 즉 혈관을 따라 흐르는 피의 움직임, 인체를 차갑게 하는 기운과 정상적인 체온을 유지시키는 따뜻한 기운을 각각 의미한다. 문장구조적인 면에서는 맨 앞의 脈(맥)이 주어의 역할을 한다.

12　**15** **大陽中風, 脈陽浮而陰弱,** 陽浮者, 熱自發, 陰弱者, 汗自出. **嗇嗇惡寒, 淅淅惡風, 翕翕發熱, 鼻鳴乾嘔者, 桂枝湯主之.**

대 양 중 풍, 맥 양 부 이 음 약, 양 부 자, 열 자 발, 음 약 자, 한 자 출, 색 색 오 한,
석 석 오 풍, 흡 흡 발 열, 비 명 건 구 자, 계 지 탕 주 지

● 大陽(대양)이 악화되어 병으로 된 증세에서 中風(중풍)을 얻은 경우 혈관을 따라 흐르는 피의 움직임은 체온이 올라갈 때 넘치는가 하면 체온이 낮아질 때 약해지기도 한다. 인체의 혈관을 따라 흐르는 피의 움직임이 체온이 올라갈 때 넘치는 경우 열이 스스로 발생한다. 체온이 낮아질 때 약해지는 경우 땀이 스스로 나온다. 오싹거리며 차가운 기운을 민감하게 감지하게 되며, 오싹거리며 다양한 상태의 외부공기를 민감하게 감지한다. 헉헉거리며 [증상이] 열을 나게 하고 [코로 호흡 시] 코에서 울리는 소리가 나며 마른 구역질을 하는 경우 桂枝湯(계지탕)으로 증세를 다스려야 한다.

【임상적 해설】

일과 중 과도한 움직임으로 유발된 어떤 병과 뇌졸중으로 인한 중추신경계의 손상으로 인한 후유증(반신마비 증세)이 있는 사람(大陽中風)이 낮에는 활발하게 움직이지만 밤에는 쉽게 지치거나 약해져 피로를 호소하고(脈陽浮而陰弱), 오싹거리며 차가운 기운을 민감하게 느끼며(嗇嗇惡寒), 오싹거리며 저린 느낌을 민감하게 감지하고(淅淅惡風), 헉헉 거리며 열이 오르게 되고(翕翕發熱), 코가 막혀 울리는 소리가 나며 속이 비어도 더부룩한 소화장애를 호소하는 현상(鼻鳴乾嘔者)이 병의 원인으로 작용하는 환자의 어떤 질환에도 계지탕으로 치유한다(桂枝湯主之).

부연 설명: 뇌졸중 후유증으로 인한 반신마비증 환자. 즉, 소위 '중풍' 환자의 후유증에 해당된다.《상한론》의 첫 처방이 中風을 치료하는 계지탕이다. 평범한 처방이 中風을 치료한다는 것은 진단을 藥物로 접근하는 것이 아니라는 것을 보여준다.

【임상치험례】

좌측 하지통과 뇌졸중 후유증 (여 80세, 145cm/43kg)

혼자 걷기 힘들 정도로 몸이 불편한 여자 환자분이 보호자가 부축한 상황에서 내원하였다. 척추협착증으로 인한 좌측 하지통을 가지고 있었다. 그리고 뇌졸중 후유증도 앓고 있었다. 9년 전 뇌졸중이 온 이후 우측 반신마비가 되었고 휠체어 없이는 홀로 걷는 게 불가능 하였다. 이후 재활치료를 열심히 하였으나 좌측 팔, 다리 통증이 심해져서 내원하였다.

이 환자는 20년 이상을 보따리 장사를 하던 중 뇌졸중이 발병하였다. 본래 성격이 밝고 활발하였고 재활에 대한 의지도 강하였다. 낮 시간에 재활운동을 온 종일 하였고 밤에는 지쳐서 쓰러지는 생활을 하였다. 하지만 재활운동을 해도 호전의 기미가 보이지 않았고 그 와중에 척추관협착증도 발병하여 통증이 심해졌다. 주사 치료 등 여타의 치료가 호전이 없었다. 우측 편마비로 인해 좌측만 쓰다 보니 좌측 하지에 통증도 생기고 예민해진 상태였다.

변병진단 첫 발병 당시 20년 이상이나 보따리 장사를 하다가 뇌졸중을 얻었고 이후 재활치료도 과할 정도로 너무 열심히 한 점으로 보아 먼저 과잉행동에 의한 大陽病으로 변병하였다.

조문진단은, 뇌졸중으로 인한 중추신경 손상과 혼자 스스로 움직이지 못하는 상태를 통해 중풍, 發熱汗出惡風 脈緩者를 확인할 수 있고, 재활치료를 무리하게 하고 밤에 들어와서는 지치는 것을 통해 脈陽浮而陰弱을 확인해 볼 수 있었다. 그리고 추위를 타고 저림 증상이 나타나는 것과 약간의 재채기를 동반하는 것으로 嗇嗇惡寒, 淅淅惡風, 翕翕發熱, 鼻鳴乾嘔者를 확인할 수 있었다.

그리하여 12조 조문에 의하여 계지탕을 처방하였고 이후 6개월 복용 후에는 통증이 사라지고 저림 증상이 호전되었다.

【고문자 분석】

浮(부) 물 氵(수)와 사로잡을 孚(부)로 구성되어 있으며 孚(부)는 단순한 음성부호이다. 장중경 시대 당시 浮(부)는 '범람하다'의 의미를 지닌 氾(범)과 호환되고 있었다. 흔히 뜰 浮(부)라는 훈 때문에 단순하게 '물에서 뜨다'는 의미로 보고 있다. 《상한론》에서의 浮(부)는 '범람하다'는 뜻을 중심으로 풀어가야 한다. 범람이란 액체의 양이 일정한 범주, 용기를 넘어서는 상황을 의미한다. 장중경이 浮(부)를 사용한 이유는 핏줄 속의 피의 움직임이 범람, 즉 일정한 기준점을 넘어서고 있음을 나타내고자 했기 때문이다. 혈액이 핏줄 밖으로 넘쳐나온 형태는 아니기에 넘칠 氾(범)을 직접 사용하지는 않았다.

弱(약) 두 개의 구부러진 활 弓(궁) 안에 깃털 등을 의미하는 彡(삼)의 변형들이 들어 있다. 즉 활의 탄력이 깃털처럼 연약하며 강하지 않음을 상징한다.

嗇(색) 글꼴 윗부분은 볏단의 상형문이며 아래는 창고의 모습이다. 볏단을 저장하는 모습으로서, 한나라 때는 일반적으로 농사 또는 농부를 의미했다. 嗇(색)이 농작물을 저장하는 의미이기 때문에 점차 '아끼다' '절약하다' '인색하다'의 의미로 바뀌었다. 《상한론》에서 이 글자의 쓰임새는 때로 환자가 내는 호흡소리나 느낌을 표현하기 위한 의성어 역할이다. 이 경우 글자의 의미와 전혀 상관이 없다. 동일한 글자를 두 번 반복해 사용한 것은 의성어 표현법의 전형적인 모습이다.

淅(석) '물로 알곡을 조리질하다'의 의미로 앞의 嗇(색)과 마찬가지로 환자가 내는 호흡소리나 느낌을 표현하기 위한 의성어이다. 앞의 嗇(색)과 운율을 맞추는 과정에서 동일한 S계열의 초성을 지닌 글자를 배치했다.

翕(흡) 새가 두 날개를 함께 털며 날아오를 준비를 하는 모습을 나타내었다. 앞에서 이어지는 상황과 마찬가지로 글자의 의미와 상관없으며 다만 이 환자가 내는 소리를 형상화하기 위한 의성어이다. H의 음가를 지닌 글자로 '헉헉'대는 소리를 묘사하고 있다.

嗚(명) 입 口(구)와 새 鳥(조)로 구성되었으며 새가 우는 소리를 나타낸다.

乾(건) 이 글자는 원래 만물이 처음 솟아나는 모습을 나타내고자 고안되었다. 왼쪽 자소 위아래의 十(십) 자 모양은 초목이 돋아나는 모습이며, 오른쪽의 乙(을)은 모든 만물을 포괄적으로 상징하는 추상의 글꼴이다. 만물이 처음 솟아난다는 개념 때문에 하늘을 의미하는 글자로도 차용되었다. 이 글자는 후대에 '건조하다'는 의미로 차용되면서 원래의 의미를 상실하게 된다. 《상한론》에서 이 글자의 의미는 후대에 차용된 '건조하다'의 의미로 보아야 한다. 이 말은 이 글자가 후대에 첨가되었음을 뜻한다. 《상한론》에서 본래 사용된 글자는 확인이 불가능하다.

嘔(구)　이 글자는 한나라 당시 사용되지 않았고 후대에 만들어진 글자이다. 장중경의 원뜻을 알 수 없으나 '구역질하다'의 의미로 풀 수밖에 없다. 이물질이 입 밖으로 나오는 吐(토)와 구별된다.

13　¹⁵ **大陽病, 頭痛, 發熱, 汗出, 惡風者, 桂枝湯主之.**
대 양 병,　두 통,　발 열,　한 출,　오 풍 자,　계 지 탕 주 지

　　大陽(대양)이 악화되어 병으로 된 증세에서 머리가 아프고 [그것이 원인이 되어] 열을 나게 하며 땀이 나면서 외부공기를 민감하게 느낀다면 桂枝湯(계지탕)으로 증세를 다스려야 한다.

【임상적 해설】

낮에 행동을 과도하게 하여 병이 되면(大陽病) 머리 부위(목 윗부분을 포함한 머리, 눈, 귀, 턱, 치아 등)가 아프고(頭痛), 몸이 뜨거워지거나 열이 발생(發熱)하는데, 그럼에도 땀을 내는 행동을 하고(汗出), 그로 인해 몸이 저린 증상을 민감하게 느끼는 신경계 증상이 나타나는 현상이 병의 원인으로 작용하는 환자의 어떤 질환도(惡風者) 계지탕으로 치유한다(桂枝湯主之).

부연 설명: 현대에 와서는 이전만큼 땀을 흘리는 상황이 많이 감소하였다. 그러므로 汗出을 확인하기 위해서는 실제로 땀이 나는지, 나지 않는지를 묻는 것보다 땀을 흘릴만한 일을 했는가를 상황을 통해 확인해야 한다.

삼차신경통 (여 89세, 153cm/55kg)

이 환자는 20년 전 마루에서 떨어지는 외상을 입었는데 틀니가 부러지고 얼굴을 다쳤다. 그 후 겨울이 시작되면서 안면부 우측으로 칼로 자르는 듯 한 통증이 발생하기 시작했다. 그 이후에도 증상이 계속되다 12년 전 병원에서 시술을 받았으나 증상은 지속되었다. 추워지고 바람이 불면 눈 동자가 쑤시고 우측 안면부위 통증이 심해지는 경향도 있었다.

변병진단 첫 발병 당시의 환자는 시골에서 농사를 짓고 있었다. 외상을 입은 후에도 일을 손에서 놓지 않고 체력적으로 피로를 유발하는 생활을 계속하였으므로 과잉행동에 의한 大陽病으로 변병하였다. 조문진단은, 환자가 주로 얼굴 쪽에 나타나는 통증(頭痛)을 호소하고 계속해서 육체적으로 과로가 되는 일을 해온 점과(發熱 汗出), 신경계 증상(惡風)이 나타나는 것을 확인할 수 있었다. 그리하여 13조 조문을 참고하여 계지탕을 처방하였고 이후 3개월 동안 복용 후에 통증이 호전되었다.

---

14 [15] **大陽病, 項背强几几, 反汗出, 惡風者, 桂枝加葛根湯主之.**
대양병, 항배강궤궤, 반한출, 오풍자, 계지가갈근탕주지

○ 大陽(대양)이 악화되어 병으로 된 증세에서 목 뒷덜미와 등이 경직되며 '끼끼' 소리가 난다. 생각지 않게 땀이 나고, 계절과 온도의 특성을 보유한 다양한 상태의 외부공기를 민감하게 느끼는 경우 桂枝加葛根湯 (계지가갈근탕)으로 그 증세를 다스려야 한다.

【임상적 해설】

낮에 과도한 행위를 하여 병이 되면(大陽病) 목 뒷덜미와 등이 경직되어 부자연스러우며(項背强几几), 오히려 예전에 없었던 땀이 나고(反汗出) 몸이 저린 현

상이 민감하게 감지(신경계 마비 증세)되는 현상이 병의 원인으로 작용하는 환자의 어떤 질환도 (惡風者) 계지가갈근탕으로 치유한다(桂枝加葛根湯主之).

부연 설명: 경항통을 동반하는 손저림의 신경계 증상이 동반되는 경추 디스크 등에 적용한다.

【임상치험례】

경추 디스크, 피로증후군 (여 61세, 155cm/58kg)

이 환자는 한 달 전 자고 일어난 후 목이 돌아가지 않았다. 정형외과에서 경추 5, 6번 추간판 탈출이 있다고 진단을 받고 약을 처방받아 복용하였으나 부작용으로 구토가 심해지고, 손끝이 저리고, 목 뒤가 아팠다. 이 환자는 남편이 아파서 일을 하지 못하게 되어 3년 전부터 청소 일을 하고 있었는데, 무리하게 힘주어 일을 하는 경향이 있었다.

변병진단 환자는 청소 일을 하였는데, 일을 할 때 3년간 목과 어깨에 힘을 주어서 일을 많이 하였다고 한 점에서 과잉되게 행동하여 온 大陽病으로 변병하였다.

조문진단은, 목 뒤가 아프고 돌아가지 않고 뻣뻣하다는(項背强几几) 점과 무리하여 일을 더욱더 한 점과 실제로 병력 청취 시 땀이 많이 난다고 한 점(反汗出) 그리고 손끝이 저리다는(惡風) 점을 확인 할 수 있었다. 그리하여 14조 桂枝加葛根湯을 처방하였고, 이후 3개월 투여 후에 목이 자연스러워지고 저림 증상도 호전되었다.

【고문자 분석】

背(배)   고기 月(육)을 두어 인체를 상징하고 있다. 발음을 위해 사용한 유사음 北(북)은 본래 두 사람이 등을 맞대고 앉아 있는 모습이다. 즉 北(북)을 사용한 것은 발음 외에 등을 의미하고자 함이다.

几(궤)　등받이 없는 의자의 상형문이다. 한나라 때에 이 글자는 환자의 증상을 의미하는 역할이 아니었다. 대신 '끼' '기' 등의 음을 나타내는 의성어로 사용되면서 환부에서 근육과 뼈가 뻣뻣해서 만들어지는 소리, 또는 부자연스러운 상황을 묘사하고 있다. 글자를 두 번 반복해 사용하는 일반적인 의성어 처리법과 동일하다. 이 글자 역시 후대에 《상한론》에 부가적으로 편입되어 온 글자로 보인다.

15　¹⁵ **大陽病, 下之後, 其氣上衝者, 可與桂支湯,** 方用前法. 若不上衝者,
不可與之.
대 양 병 , 하 지 후 , 기 기 상 충 자 , 가 여 계 지 탕 , 방용전법. 약불상충자,

불가여지

⦿　**大陽**(대양)**이 악화되어 병으로 된 증세에서 설사를 하게 한 뒤에 몸의 기운이 위로 솟구치는 경우 桂枝湯**(계지탕)**을 줄 수 있다.** 처방은 앞의 방법과 같다. 만약 위로 솟구치지 않는다면 그것을 주지 않아야 한다.

【임상적 해설】
낮에 행동을 과도하게 하여 병이 되었는데(大陽病) 그것이 어느 정도 조절이 된 이후에 즉, 무리한 활동을 진정한 이후에(下之後) 숨이 막히고 기운이 위로 솟구쳐서 쓰러질 듯한 현상이 병의 원인으로 작용하는 환자의 어떤 질환도(其氣上衝者) 계지탕으로 치유한다(可與桂支湯).

부연 설명: 현대의 공황장애 증상과 일치한다. 특히 몸을 무리하게 활동한 후 공황발작을 일으키며 호흡곤란이나 질식감을 느끼고, 심박동이 빨라지고, 가슴이 답답하여 꼭 죽을 것만 같은 공포감과 불안을 느끼는 현상을 氣上衝으

로 표현하였다. 흔하게 접하는 桂枝湯이 현대의학에서 해결하지 못하는 공황장애를 치유한다는 것은 《상한론》이 진단을 약물로 접근하는 것이 아니라 변병진단의 접근법을 사용한다는 것을 보여준다.

【임상치험례】

공황장애, 과호흡증후군 (남 55세, 167cm/63kg)

이 환자는 7년 전 무릎 십자인대수술을 받은 후 1년 뒤 인대 볼트 제거 수술을 위해 마취를 하던 과정에서 호흡곤란이 발생하였다. 이것이 트라우마가 되어 공포감이 생겼다. 이후 1년 가량 특별한 증상이 나타나지 않다가 5년 전 골프 연습을 하고 난 후 호흡곤란이 다시 발생하였고, 이후 골프 치러가는 차안에서 공황장애 증상이 발생하였다.

변병진단 평소 골프를 매우 많이 치는 점, 골프를 친 후 발병 한 점으로 보아, 무리하고 과잉된 행동이 원인이 되어 발생한 것으로 大陽病으로 변병하였다. 조문진단은, 처음에 증상이 발생한 후 한 동안 증상이 없다가(大陽病下之後) 다시 과로를 한 후 호흡곤란이 오면서 공포감을 느끼는 등의 공황장애가 발생한 것(其氣上衝者)을 확인할 수 있었다. 따라서 15조 계지탕을 처방하였고, 이후 6개월간의 복용으로 골프를 치러갈 때 터널에서 호흡곤란증이 점차 소실되고, 두려움과 공포감도 사라지면서 온전하게 호전되었다.

【임상치험례】

공항장애, 어지럼증, 피로증후군 (남 40세, 175cm/65kg)

15년 전 첫 회사 취직 이후 과도한 업무로 인해서 가슴 두근거림을 경험하였다. 당시 매우 갑갑함을 경험하였다. 이후 증상이 꾸준히 악화되어서 5년 전부터는 상체를 숙이면 가슴이 쪼여 들어가고 조금만 움직여도 쉬어야 하였다. 1년 전 직장을 옮기면서부터 영업 일을 하게 되었다. 오랜 시간 무리한 운전과 과도한 업무량이 주어졌다. 이후 운전을 할 때 터널 등을 지나면 공포감이 몰려오면서 쓰러질 것 같은 느낌을 받았다.

변병진단 처음 발병 하였을 때, 과도한 업무로 인해서 발병한 점과, 과잉되게 행동하여 증상이 악화된 점을 보아 大陽病으로 변병하였다. 조문진단은, 가슴이 답답하면서 쓰러질 것 같은 느낌, 공포감이 갑자기 몰려오는 점(其氣上衝者)을 확인 할 수 있었다. 그리하여 15조 조문에 근거하여 계지탕을 처방하였다. 3개월 복용 후 가슴 답답함이 호전되었고 어지럼증 및 피로도 모두 개선되었다.

【임상치험례】

공황장애 (남 40세, 175cm/65kg 금융업)

15년 전 20대 중반에 회사 취직 후 과도한 업무와 활동량 증가로 인해서 처음 발병하였다. 증상은 가슴이 두근거리고, 답답하였다. 이후 증상이 없다가 30대 중반, 내원 3개월 전 금융업(사채, 일수)을 시작하면서 과로하게 되었고, 쓰러질 것 같고, 가슴이 막히는 듯한 느낌이 들었다. 과로하거나, 자동차를 타고 터널을 지나갈 때면 공포감과 두려움이 들었다. 양방 심전도 검사 상은 별무 소견이라고 하였다.

변병진단 처음 발병 시 과도한 업무를 무리해서 한 점과, 재발 시 무리를 한 점, 과로를 하면 증상이 심해지는 점들로 보아 大陽病으로 변병하였다. 조문진단은, 처음 발병 이후 잠시 무리한 일을 내려놓은 (大陽病下之後) 점과, 쓰러지고 가슴이 답답하여 숨이 막히는 느낌이 드는(其氣上衝者) 것을 확인 할 수 있었다. 15조 계지탕을 처방하였고, 6개월 복용 후에 이러한 증상들이 호전되었다.

미주신경성 실신증, 공황장애 전조증상 (남 48세, 178cm/84kg)

2년 전 겨울 출근 길 지하철 안에서 쓰러질 것 같은 느낌과 가슴 답답함을 느끼고, 짧게 실신하였다. 무역업을 하여 해외 영업을 한다고 하였는데 업무상 과로가 잦았다. 지하철이나 산소가 부족한 곳에 가면 전조증상이 발생하였다.

변병진단 해외 영업으로 인한 과로로 증상이 발생한 점을 보아 과잉되게 행동하여 발생한 大陽病으로 변병하였다. 조문진단은 과잉되게 행동을 한 점과 피로에 따라 증상이 발생함을 보아(大陽病下之後) 실신과 공황장애 전조증상(其氣上衝者)을 확인 할 수 있었다. 그리하여 15조 계지탕을 처방하였고 3개월 복용 후에 증상이 호전되었다.

【고문자 분석】

後(후)　彳(척)은 움직임을 나타내는 자소이다. 오른쪽 자형은 실오라기의 모습인 幺(요)와 발을 끄는 모습 夂(치)로 구성되어 있다. 幺(요)는 실의 작은 부분이고, 夂(치)는 발걸음이 민첩하지 않은 모습으로, 결국 동작이 느림을 묘사하고 있다. 때문에 '뒤처지다'의 의미가 탄생했다. '~후에'의 뜻으로 주로 쓰인다.

氣(기)　한나라 때에는 쌀 米(미)를 자소로 하는 문자 氣(기)가 없었다. 고대의 글꼴은 气(기)로《설문해자》에서는 구름이 흐르는 모습을 그린 상형문이라고 풀고 있다. 즉 바람 등 눈에 보이지는 않으나 움직이고 있는 기운(에너지)을 묘사한 글자이다. 후대문헌에서는 호흡의 들고 나는 숨을 의미하기도 하며 몸 전체의 기운을 나타내기도 한다.

上(상)   '위로 오르다'라는 뜻의 동사이다.

衝(충)   사거리를 위에서 내려다 본 형태의 갈 行(행) 가운데 무거울 重(중)이 들어 있다. 사거리는 적극적인 행동을 상징하며 여기에 무게감 있는 행동을 더해 의미를 강조했다. 강하고 급격한 힘의 분출을 의미한다.

可(가)   가할 가

與(여)   원래의 의미는 집단이 어떤 상황을 동의한 상태에서 필요한 것을 '주다'이다. 글자에는 모두 네 개의 손이 추상적 물건을 중심으로 배치되어 있다. 따라서 단순한 '주고 받다'의 의미가 아니라 집단적 동의가 전제된 상태에서의 '주다'로, 즉 공감대가 담긴 신뢰의 뜻이 내재되어 있다. 《상한론》에서는 처방의 의미로 쓰였는데, 이 글자를 채택한 이유는 처방이 집단의 동의를 받아낼 정도로 신뢰도를 확보했음을 암시하기 위해서이다.

方(방)   원래 글꼴은 새롭게 조우한 종족의 토지를 처음 개간하는 모습을 묘사한 것이다. 지역성이 내재되어 있기에 방향, 방위의 의미로 전환되었고 다시 기준, 방법 등의 의미로 확대되었다. 이 개념이 한의학으로 들어오면서 처방의 의미를 갖게 되었다.

用(용)   대나무나 목재로 만든 통을 상형한 글자이며, 그 후 사용의 의미를 갖게 되었다.

前(전)   발의 상형문 止(지)와 배 舟(주)가 합쳐진 글자로 사람이 걷지 않아도 앞으로 나아가게 된다는 의미를 묘사하고 있다. 刂(도)는 후대에 합쳐진 글자로 특별한 의미는 없다.

法(법)　　원래의 자형은 물가에 앉아 있는 審判獸(심판수: 죄인을 물가에 앉혀 놓은 뒤 뿔 달린 짐승을 풀어놓아 들이 받게 해 물에 빠지면 죄인으로 판정하는 고대의 판결 문화가 있다. 심판수는 이에 등장하는 뿔 달린 짐승을 말함)의 모습을 담고 있었다. 물 氵(수)가 존재하는 이유이다. 審判獸(심판수)는 글꼴이 점차 단순해지면서 갈 去(거)의 모습으로 변했다. 방법, 판단, 처방을 의미한다.

20　　**15 大陽病, 發汗遂漏不止, 其人惡風, 小便難, 四肢微急, 難以屈伸者, 桂枝加附子湯主之.**

대양병, 발한수루부지, 기인오풍, 소변난, 사지미급, 난이 굴신자, 계지가부자탕주지

◉　　大陽(대양)이 악화되어 병으로 된 증세에서 땀이 삐질삐질 나고 이어서 흐름이 그치지 않는다면 그 사람은 계절과 온도의 특성을 보유한 다양한 상태의 외부공기를 민감하게 느끼게 되고 소변이 어렵다. 또 사지가 은근히 갑갑해지면서 구부리거나 펴기가 어려워지는 경우 桂枝加附子湯(계지가부자탕)으로 그 증세를 치료해야 한다.

【임상적 해설】

낮에 과도하게 행위를 하여 병이 된 경우에(大陽病) 땀이 나기 시작하여 끊이지 않고 계속 땀이 삐질 나는 사람이 (또는 땀을 내는 행동을 끊임없이 한 사람이) (發汗遂漏不止) 몸이 저린 현상을 민감하게 느끼는 신경계의 증상이 있고(其人惡風), 소변이 보고 싶어도 자의적으로 보기 어렵고(小便難), 사지 말단부위가 꽉 쪼이는 것처럼 움직이지 않고 굳어져서(四肢微急) 구부리거나 펴기가 어려운 이런 현상이 병의 원인으로 작용하는 환자의 어떤 질환도 (難以屈伸者) 계지가부자탕으로 치유한다(桂枝加附子湯主之).

부연 설명:

◆ 附子는 법제하지 않은 生草烏를 사용하며, 1일 4그램 이하로 제한한다.(대한 상한금궤의학회 자료 참고)

◆ 몸을 과도하게 사용하여 발생하는 류마티스성 관절염, 퇴행성 관절염 등에 활용한다.

【임상치험례】

류마티스성 관절염(의증), 손저림, 어깨결림, 허리 통증 (남 66세, 164cm/53kg)

주물공으로 일하고 있는 이 환자는 4~5년 전부터 우측 손이 저리고 아프기 시작했다. 동시에 관절 부위 즉, 어깨와 팔, 손 등 전신의 관절도 아파 오기 시작했으며 동시에 소화도 잘 안되고 더부룩하였다. 주물 일을 50년 가까이 하면서 무거운 물건을 많이 나르고 쉴 틈 없이 일을 해왔는데, 주물 공장은 대체로 고열이라 땀을 비 오듯이 흘리면서 일을 했다. 주로 오른손을 사용해서 주물을 두드리는 작업을 하기 때문에 오른팔 부위가 저리면서 아팠고, 예전보다 소변을 보기가 힘들어졌으며, 아침에 일어나면 전신 관절이 아파서 구부렸다 펴는 동작이 힘들게 되었다. 힘든 일을 하고 난 뒤 술 한 잔을 마시는 게 일과처럼 되어서 주 5, 6일은 마시게 되었다. 그러고 나면 속이 더부룩해지고 소화장애가 발생하게 된다.

변병진단 주물을 두드리거나 무거운 물건을 드는 과도한 신체 활동을 오랫동안 한 후 증상이 발생하였으므로 大陽病으로 변병하였다. 조문진단은, 고열의 환경에서 땀을 비 오듯이 흘리면서 일을 한 점(發汗遂漏不止) 오른손을 과사용하여 저리면서 아픈 증상(惡風)이 생긴 점, 예전보다 소변을 보는 게 어려워지고(小便難) 아침 기상 시 전신 관절의 통증으로 구부렸다 펴는 동작이 힘든 상황(四肢微急, 難以屈伸者) 등을 종합해 보아 20조 桂枝加附子湯을 처방하였고, 약 5개월의 복용 후에 증상이 호전되었다.

遂(수)　발걸음 辶(착)과 돼지 豕(시)의 변형 글꼴을 통해 돼지를 추격하는 모습을 묘사하였다. 어떤 일이 발생하고 연이어 다른 상황이 이어지는 정황을 나타내면서 '이어서' '따르다'의 뜻으로 사용되고 있다.

漏(루)　한나라 당시 물시계로, 청동기에 선을 새긴 뒤 물을 흘려 시간의 흐름을 측정하는 도구였다. 왼쪽에는 물 氵(수)가 있고 오른쪽은 물시계의 모습이다. 물시계 안에 비 雨(우)가 이미 있어 액체가 방울방울 누출되는 상황을 나타낸다. 액체의 누수, 유출 등의 의미로 단순히 '흐르다'의 뜻을 가진 流(류)를《상한론》이 사용하지 않은 점에 유의해야 한다. 땀의 비정상적인 유출을 강조하기 위해 글자를 특별히 선택한 것이다.

四(사)　넷

肢(지)　고기 月(육)과 발음을 나타내는 支(지)가 합쳐져 팔 다리의 지체를 의미하고 있다.

微急(미급)　겉으로 드러나지는 않으나 내면에서 갑갑한 느낌이 감지되고 있음을 나타내기 위해 사용한 표현이다.

屈(굴)　원래는 꼬리가 짧은 새를 묘사한 글자로 알려져 있으나 명확하지 않다. 현재 글꼴은 사람 人(인)과 호환되는 尸(시)와 발음을 위한 유사음 出(출)로 구성되어 있다. '몸을 움츠리다' '구부리다'로 해석한다.

伸(신)　사람 亻(인)과 발음을 위해 申(신)을 사용했다. 申(신)은 번개의 줄기가 뻗치는 모습의 상형으로 '뻗다' '펼치다'의 의미가 파생했다.

21　15 **大陽病, 下之後, 脈促, 胸滿者, 桂支去芍藥湯主之.**

대 양 병, 하 지 후, 맥 촉, 흉 만 자, 계 지 거 작 약 탕 주 지.

22　15 **若微惡寒者, 桂支去芍藥加附子湯主之.**

약 미 오 한 자, 계 지 거 작 약 가 부 자 탕 주 지

⦿　　大陽(대양)이 악화되어 병으로 된 증세에서 설사를 하게 한 후에 인체의 혈관을 따라 흐르는 피의 움직임이 급해지고 가슴에 [무언가] 가득 찬 상황일 때 桂枝去芍藥湯(계지거작약탕)으로 증세를 다스려야 한다.

⦿　　만약 차가운 기운을 은은하지만 민감하게 느낄 경우 桂枝去芍藥加附子湯(계지거작약가부자탕)으로 증세를 다스려야 한다.

【임상적 해설】

21. 낮에 과도하게 행위를 하여 병이 되어서(大陽病) 어느 정도 조절이 된 후에 (下之後) 몸을 움직이는 행위가 유독 걸음걸이가 재촉하듯 급하고 빠르게 걷는 모습이고(脈促), 그로 인하여 가슴에 압박이 들어가 가슴에 무언가 가득 찬 상황의 이런 현상이 원인으로 작용하는 환자의 어떤 질환에도(胸滿者) 계지거작약탕으로 치유한다(桂支去芍藥湯主之).

22. 만약에 위의 현상에다가 신체 국소적 부위에 추위를 민감하게 느끼는 현상이 병의 원인으로 작용하는 환자의 어떤 질환에도(若微惡寒者) 계지거작약가부자탕으로 치유한다(桂支去芍藥加附子湯主之).

부연 설명: 유독 다리를 많이 사용하여 하지부위에 증상이 나타나는 질환에 활용한다.

【임상치험례】

통풍 (남 33세, 173cm/68kg)

사이클 선수를 하다 현재는 사이클 선수 지도자를 하고 있다. 3년 전 유럽

에서 선수로 시합을 뛴 후 자고 일어나서 발목부위에 통증이 처음 발병하였다. 아침에 통증이 있고 얼굴이 잘 붓는다고 하였다. 이후 선수를 은퇴하고 코치 생활을 하던 중 1년 전 잘하고자 하는 마음에 조급하고 무리하게 훈련을 지도하다 보니 다시 증상이 재발하였다.

변병진단 사이클 선수 생활과 코치 생활을 하면서 무리하게 몸을 많이 움직여 과잉되게 행동하여 병이 온 大陽病으로 변병하였다. 조문진단은, 선수 생활을 하면서 통풍이 처음으로 발병하였고 이후 코치생활 때 증상이 잠시 없었던 점(大陽病 下之後)과 사이클 선수를 하는 동안 발을 매우 촉박하게 움직이고(脈促) 아침에 일어나면 부었다는 것(胸滿)을 확인 할 수 있었다. 그리하여 21조 桂枝去芍藥湯을 처방하였다. 이후 2주간 복용 후 통풍 증상은 사라졌고 피곤함이 남아있어 한 번 더 복용 후 피로감도 사라졌다.

【고문자 분석】

促(촉)　사람 亻(인)의 뒤에 발 足(족)을 두어 급하게 앞서고 뒤따르는 모습을 나타냈다. 주로 물리력이나 감정을 동원하여 현재 진행되는 상황이 더 빨라지도록 만들 때 사용된다. 이 글자에서는 일상의 속도에 비교해 더 빠른 상황을 요구한다는 점에 유의하며 풀어야 한다.

胸(흉)　한나라 당시 고기 月(육)을 자소로 한 胸(흉)은 존재하지 않았다. 대신 匈(흉)이 있었다. 이 글자는 사람이 몸을 구부리고 있는 모습의 勹(포) 자소와 심장 心(심)이 변형된 글꼴 凶(흉)으로 구성되어 있다. 凶(흉)은 사람의 몸 안에 심장이 들어 있는 모습을 나타내기도 하며 발음도 나타낸다. 하지만 이 글자에서 사용된 凶(흉)은 단지 심장 心(심)의 변형 글꼴로, 원래의 凶(흉) 자와는 아무런 관련이 없다. 凶(흉)의 원래 자형은 함정 안에 날카로운 꼬챙이들이 거꾸로 박혀 있는 모습이다. 여기서 '흉할 흉' '오랑캐 흉'의 의미가 파생되었으며, 《상한론》의 胸(흉)은 후대에 교체된 글자이다. 어쨌든 지금 《상한론》에 보이는 胸(흉)은 단순한 심장이 아니라 심장 주변 부위 전체를 의미하는 글자임을 유의해야 한다.

滿(만)　물 氵(수)로 액체를 나타냈다. 오른쪽은 질그릇의 상형문이다. 이 글자는 그릇에 액체가 넘쳐나는 상황을 묘사하기 위해 사용되었다.

23　15 **大陽病, 得之八九日, 如瘧狀, 發熱, 惡寒, 熱多寒少, 其人不嘔, 清便欲自可, 一日二三度發,** 脈微緩者, 爲欲愈也, 脈微而惡寒者, 此陰陽俱虛, 不可更發汗, 更下更吐也, 面色反有熱色者, 未慾解也. **以其不能得少汗出, 身必痒, 宜桂枝麻黃各半湯.**

대양병, 득지팔구일, 여학상, 발열, 오한, 열다한소, 기인불구, 청변욕자가, 일일이삼도발, 맥미완자, 위욕유야, 맥미이오한자, 차음양구허, 불가갱발한, 갱하갱토야, 면색반유열색자, 미욕해야. 이 기 불능 득소한출, 신필양, 의 계 지 마 황 각 반 탕

● 大陽(대양)이 악화되어 병으로 되어가는 증세에서 병을 얻은 지 8~9일이 지난 후 한기와 열기가 격심하게 교차하며 학질의 모습이 되고(한나라 당시 학질이란 단어가 생성되기 전이지만 한문 문맥상으로는 학질로 해석하는 것이 바람직하다. 이 구문은 후대에 변형되었을 가능성이 있다) [그것이 원인이 되어] 열을 나게 하고 차가운 기운을 민감하게 느끼는 상황에서 [주로] 열기는 많고 한기는 적은 상태가 되었다. 그 사람은 구역질은 하지 않으며 (소화되지 않은 곡물을) 변으로 보며 스스로 통제는 할 수 있지만 하루에 두세 번 보려는 생각이 일어난다. 인체의 혈관을 따라 흐르는 피의 움직임이 서서히 느슨하게 될 때는 몸으로 마음으로 치유가 되려는 것이다. 인체의 혈관을

따라 흐르는 피의 흐름이 미약하며 한기를 민감하게 느끼는 경우, 이때는 체온을 내리게 하는 것과 오르게 하는 것이 모두 비어 있는[적절한 균형을 잃은] 상태이다. 땀을 다시 나게 하거나 설사와 토하기를 다시 반복하지 않도록 해야 한다. 얼굴색이 예상 외로 열기가 있는 색깔일 경우 [증세가] 점진적으로 질서 있게 호전되어 가려는 것이 아니다. **그 증세에서 조금의 땀도 나올 수 없기 때문에 몸은 반드시 가려워진다. 桂枝麻黃各半湯(계지마황각반탕)이 적절하다.**

【임상적 해설】

낮에 과도하게 행위를 하여 병이 진행되어(大陽病) 병을 얻은 지 8, 9일 동안 주기로 지속되어 오랜 시간이 지났고(得之八九日), 마치 학질처럼 감기 증세가 보이고(如瘧狀) 열이 나고 추위에 민감하게 되는 즉, 피로하여 감기 증세가 보이며(發熱, 惡寒) 열기는 많고 한기는 적은 상태가 되며, 곧 더운 데를 가면 싫어한다.(熱多寒少). 이런 사람은 속이 더부룩한 소화장애는 없으며(其人不嘔) 대변상태도 문제없이 깨끗한 대변을 보며(清便欲自可) 1일2, 3회 보려고 하며(一日二三度發) 그 증세에서 조금의 땀도 나올 수 없기 때문에(以其不能得少汗出) 몸은 반드시 가려워진다(身必痒). 이런 현상이 병의 원인으로 작용하는 환자의 어떤 질환에도 계지마황각반탕이 치유한다(宜桂枝麻黃各半湯).

부연 설명: 감기에 걸리면 8~9일간 앓으면서 열이 많을 때 감기와 열을 치료한다. 또한 이러한 감기 증상이 나타나는 어떤 질환에도 투여한다. 예를 들면, 알레르기성 비염이 걸리면 8~9일 이상 지속된다고 호소하는 경우에 해당된다.

【임상치험례】

알레르기 비염. 기침 및 가래 (여 38세, 159cm/51kg)

건축사로 일하고 있는 30대 환자이다. 20대 중반부터 회사 일을 하면서 야간대학을 다녔다. 여기에 건축사 시험을 병행하게 되면서 비염이 시작되어 약 10년 동안 비염과 기침, 가래가 지속되었다. 회사일과 학업을 병행하게 되면서 육체적 그리고 정신적으로 힘이 들었다. 특히 시험에 대한 압박과 부담감이 점점 크게 다가왔다. 처음에는 증상이 심하지 않았으나 결혼과 직장, 육아까지 겹치게 되면서 비염 증상이 심하게 나타났다. 결혼 초 남편과 갈등이 심했을 때에도, 최근에는 결국 이혼을 하게 되면서 스트레스가 극에 달하게 되었는데 비염은 더욱 심하게 나타났다. 평소에는 추위를 타지만 더운 공간이 더 싫었다. 평소 감기에 자주 걸리고, 한 번 감기에 감염되면 약 7일 이상 심하게 증세가 왔다.

변병진단 회사일, 야간 대학, 시험 준비 그리고 육아 등 육체적으로 과로하는 생활패턴을 확인할 수 있으며 이러한 시점에 병이 악화 된 것으로 보아 大陽病으로 변병하였다. 조문진단은, 약 10년간 병이 지속된 점 그리고 감기에 걸리면 7일 이상 진행되고(得之八九日) 감기에 자주 이환되며(如瘧狀) 추위에 민감하면서도 더운 것을 더 싫어하며 감기 같은 증세가 지속되는 현상(發熱, 惡寒, 熱多寒少) 등을 참고하여 23번 조문의 桂枝麻黃各半湯을 처방하였고 3개월 복용 후에 호전되었다.

【고문자 분석】

瘧(학)　쉬선은《설문해자》에서 한기와 열기가 수시로 교차하는 병이라고 설명하고 있다. 병을 나타내는 疒(녁)에 학대, 고통의 의미를 지닌 사나울 虐(학)을 더해 병세의 사나움과 고통을 강조하였다. 虐(학)은 호랑이 머리 虍(호)와 돼지 종류의 짐승이 아래에 있는 글꼴로 사납게 물어뜯는 모습을 묘사하고 있다. 한나라 당시는 학질이라는 단어가 생성되기 전이지만 한문 문맥상으로는 학질로 해석하는 것이 바람직하다. 이 구문은 후대에 변형되었을 가능성이 있다.

狀(상) 왼쪽 자소는 片(편), 즉 나무 木(목)의 절반 꼴이 뒤집힌 모습으로 가공된 모든 물체를 상징한다. 오른쪽 개 犬(복)은 모든 생물체를 상징한다. 결국 狀(상)은 인공물과 자연물을 포괄하며 모든 물상을 상징하는 글자이다. 존재하는 모든 사물의 상태, 상황, 형태를 의미한다.

多(다) 글자를 구성하고 있는 夕(석)은 저녁 夕(석)이 아니라 고기 肉(육)에서 月(육)의 자형으로 변한 글꼴이 다시 한 번 변형된 모습이다. 고깃덩이가 쌓여 있는 모습으로 '많다'의 의미를 나타냈다. 크기의 大(대)와 달리 양의 많고 적음을 나타내는 데 사용된다.

嘔(구) 이 글자는 한나라 당시 사용되지 않았고 후대에 만들어진 글자이다. 장중경의 원뜻을 알 수 없으나 '구역질하다'의 의미로 풀 수밖에 없다. 이물질이 입 밖으로 나오는 吐(토)와 구별된다.

清(청) 물 氵(수)를 통해 글자의 뜻을 암시하고 있다. 발음을 나타내는 靑(청)은 푸른색 물감으로 쓰이는 광물 원석으로, 원래 글꼴은 탄광에서 푸른 원석을 캐내는 모습이었고 가장 이상적인 색상을 상징한다. 즉 清(청)은 물이 맑고 투명해 푸른빛이 도는 상태를 묘사한다. 여기서는 동시에 '대소변을 보다' '깨끗이 하다'라는 동사의 의미가 파생했다.

可(가) 可(가)는 원래 조동사로 '가능하다' '할 수 있다'의 의미로 사용된다. 해당 구문에서는 可(가) 뒤에 동사가 생략되었다. '대소변을 보다'의 의미로 쓰이는 동사 清(청)이 생략되어 있다.

度(도) 관청을 상징하기 위한 집 广(엄) 안에 도량 도구와 손 又(우)를 두어 법칙과 제도의 진행을 나타냈다. '~차례' '~번'의 뜻으로 사용되고 있다. 이 경우 분명하게 헤아릴 수 있는 정도의 차례, 회수를 의미한다.

虛(허) 발음을 위한 자소인 호랑이 머리 虍(호) 아래에 구릉을 뜻하는 丘(구)
의 변형 글꼴을 두었다. 한나라 이전의 문헌을 보면 虛(허)는 구릉에 위치한
거주지를 뜻했다. 호랑이 등 맹수의 출현으로 주거지가 황폐화 되어가는 상황
이 연결되면서 '비어 있다' '있어야 할 상황이 존재하지 않는 상태'의 의미로
전용되었다.

更(경) 고대문자는 손에 채찍을 들고 있는 모습이다. 강제로 '바꾸다'의 의
미에서 '다시' 등의 뜻으로 전용되었다.

面(면) 얼굴 정면의 모습으로, 가운데 필획들은 코의 모습이다. 머리 전체와
는 구별되는 글자이다.

未(미) 원래는 나무의 상단에 새로 돋은 순의 위치를 의미했다. 순은 식용이
가능했기에 입 口(구)를 더해 맛 味(미)를 만들었다. 그 후 未(미)는 부정을 나
타내는 글자로 변했다.

痒(양) 《설문해자》에서는 痒(양)이 瘍(양)의 뜻을 가지고 있다고 풀고 있을
뿐 다른 설명을 하지 않고 있다. 따라서 瘍(양) 글자의 분석을 통해 痒(양)의
의미를 파악해야 한다. 瘍(양)은 병을 의미하는 자소 疒(녁)과 음을 나타내기
위해 자소 昜(양)을 사용하고 있다. 여기서 昜(양)은 발음 외에 이 글자가 사람
의 체온과도 관계있는 질병임을 나타내기 위해 사용되었을 것으로 추정된다.
昜(양)은 傷(상)의 글꼴 설명에서 상세히 언급한 바 있지만 인체 내부의 체온
을 유지시키는 따뜻한 기운을 상징하고 있다. 그러한 昜(양)을 병명을 나타내
는 글자에 사용했기에 이 글자는 체온과 관련된 것으로 볼 수 있다. 즉 瘍(양)

은 체온 변화에 의한 병세 중 하나로 이해할 수 있다.

《설문해자》는 瘍(양)의 증상을 설명하면서 頭創(두창), 즉 '머리가 깨어지다'라는 표현을 쓰고 있다. 흔히 창조 創(창)으로 쓰는 이 글자는 곡물창고를 칼로 부순다는 의미, 즉 강제로 '훔치다'의 뜻을 갖고 있다. 이 頭創(두창) 표현은 후대의 痘瘡(두창), 즉 천연두와는 관련이 없다. 瘍(양)의 의미를 설명하면서 쓴 '머리가 깨어지다'의 표현은 사실 두피의 균열, 파열 또는 허는 증상 등으로 볼 수 있다. 그런데 《설문해자》는 瘍(양) 글자 바로 옆에 疕(비)라는 글자를 두면서 마찬가지로 頭創(두창), 즉 '머리가 깨어지다'의 설명을 사용하고 있다. 그런데 疕(비)에 사용된 匕(비)의 글꼴은 원래 사람 人(인)의 글꼴에서 변형된 것이다. 즉 疕(비)는 인체가 어떤 불균형적인 상태에서 일으킨 비정상적 증상을 말한다. 여기서 인체의 특정 부위를 언급하지 않고 인체 전체를 포괄하는 자소를 사용한 것은 사람의 체온이나 기운의 전반적인 상태를 표현하기 위한 것으로 보인다. 이는 바로 瘍(양) 글자 속에서 체온을 나타내기 위해 선택한 글자 昜(양)의 사용과 맥락이 동일해진다.

결국 痒(양)은 瘍(양)의 의미를 이어받은 후대의 글꼴로, 자소 羊(양)은 의미와 상관없이 昜(양)을 대신한 음성부호에 불과하다. 이 글자의 발전 과정을 살펴볼 때, 《상한론》 속의 痒(양)은 두피의 균열, 파열, 허는 증상으로 인한 가려움 등을 나타내는 역할에서 일반적인 가려움증을 상징하는 글자였음을 알 수 있다.

宜(의) 글자의 모습을 보면 지붕 宀(면) 아래 조상을 상징하는 남성의 생식기 모습을 본 뜬 위패 且(차)가 놓여 있다. 조상의 위패가 안전한 곳에 보관되어 있는 상황에서 '적합하다' '적절하다'의 의미를 나타내게 되었다. 뒤에 이어지는 목적어가 해당 사항에 '타당하다'는 의미로 풀어야 한다.

24 [15] **大陽病, 初服桂支湯, 反煩不解者, 先刺**風池風府**卻與桂枝湯則愈.**

대양병, 초복계지탕, 반번불해자, 선자풍지풍부각 여계지탕 칙
유

25 [15] **服桂支湯, 大汗出, 脈洪大者, 與桂枝湯, 如前法, 若形如瘧一日再發者, 汗出必解, 宜桂枝二麻黃一湯.**

복계지탕, 대한출, 맥홍대자, 여계지탕, 여전법, 약형여학
일일재발자, 한출필해, 의계지이마황일탕

⊙ 大陽(대양)이 악화되어 병으로 된 증세에서 처음에 桂枝湯(계지탕)을 복
용했으나 오히려 머리에 열이 나고 점진적으로 질서 있게 호전되지 않
는 경우 먼저 찌른다. 풍지와 풍부 반대로[다시] 桂枝湯(계지탕)을 주면 곧
몸과 마음이 낫는다.

⊙ 桂枝湯(계지탕)을 복용한 뒤 땀이 크게 나고 인체의 혈관을 따라 흐르는
피의 움직임이 걷잡을 수 없는 물줄기처럼 커질 경우 이전의 처방처럼
桂枝湯(계지탕)을 준다. 만일 한기와 열기가 격심하게 교차하며 학질의
형태처럼 보이는 상태가 하루에 여러 번 다시 나타나는 경우, 땀이 나
면 반드시 점진적으로 질서 있게 호전되어 갈 것이다. 桂枝二麻黃一湯
(계지이마황일탕)이 적합하다.

【임상적 해설】

24. 낮에 과도하게 행위를 하여 병이 되어(大陽病), 처음에는 계지탕을 복용하
였으나(初服桂支湯) 오히려 예전에 없던 짜증이 나는 것이 점진적으로 해결이
되지 않는 사람은(反煩不解者) 먼저(風府와 風池) 자침하고(先刺), 다시 계지탕을
주면 곧 몸과 마음이 치유된다(卻與桂枝湯則愈).

25. 계지탕을 복용하고서도(服桂支湯) 땀을 흘리는 행위를 크게 하고(大汗出),

움직이는 행위를 걷잡을 수 없이 크게 한 경우(脈洪大者) 이전의 처방처럼 계지탕을 준다(如前法). 만약에 학질처럼 감기 증세가 하루에도 재차 반복해서 현상이 나타나는 환자는(若形如瘧一日再發者) 땀을 내게 해주면 반드시 해결되어 간다(汗出必解). 이런 현상이 병의 원인으로 작용하는 환자의 어떤 질환에도 계지이마황일탕으로 치유한다(宜桂枝二麻黃一湯).

부연 설명: 하루에도 반복적으로 코가 막히고 재채기를 하는 만성 비염에 활용한다. 추정컨대 하루에도 수시로 감기에 이환된다고 보여진다. 특히 기온이 떨어지는 밤과 아침에 유독 증상이 심한 알레르기 비염 및 기관지염에 적용이 된다.

【임상치험례】

분노조절장애, 뇌경색 후유증 (남 68세, 170cm/65kg)

이 환자는 현재 아파트 경비원으로 일하고 있는데, 어느 더운 여름날 아파트에 장이 서게 됐다. 갑자기 시장이 형성이 되니 주차 문제 등으로 일이 많아졌고, 그러던 중 주차문제로 주민과 언쟁이 있었다. 그날 이후 뇌경색 증상이 왔다. 왼쪽 턱이 뻣뻣하고, 밥을 먹을 때 혀를 자꾸만 씹게 되었다. 결국 우측 반신 마비가 왔다. 재활치료를 너무 열심히 해서 아침에 일어나면 전신이 아플 지경이었다. 재활치료를 받으면서 우측반신마비는 호전되었다. 그러나 예전에는 없었던 분노와 짜증이 심하게 나타났다. 발병 전에는 부지런하고 화를 좀처럼 내지 않는 사람이었다고 한다. 화를 내도 금방 풀어졌다. 그러나 발병 즈음에는 화를 자주 표출하게 되었고 그 이후에도 사소한 것에 자꾸만 짜증을 낸다. 최근에는 아내의 말투에 예민하게 반응하여 조금만 섭섭해도 굉장히 화를 버럭 내곤 한다.

변병진단 아파트 경비원으로 일하던 중 시장이 형성되면서, 더욱 과잉되게 활동하게 되어서 병이 온 것으로 보아 大陽病으로 진단하였다. 조문진단은, 몸을 과잉되게 행동한 점과(大陽病) 발병 당일 화를 낸 점과 이후 사소한 것에도 짜증이 풀리지 않는 점(反煩不解者)을 보아 24조 桂枝湯을 처방하였고, 3개월 복용 후에 증상이 호전되었다. 桂枝湯이 신체적 증상뿐만 아니라 정서적 감정 조절도 관여 한다는 것을 실감하였다.

【임상치험례】

피로증후군, 만성비염(남 65세, 159cm/65kg)

저녁에 주로 코 막힘이 심하다고 하였다. 병력을 청취하였을 때, 태국에 장기간 여행을 다녔을 때는 증상이 괜찮았고 공기가 좋은 곳에서는 증상이 없다고 했다. 평상시 졸리고 기운이 떨어지는 상황이었고 비염은 공기와 피로에 따라 호전과 악화를 반복한다고 했다.

변병진단 피로에 의해서 증상의 호전 악화를 반복한다는 점에서 大陽病으로 변병하였다. 조문진단은, 활동하는 주간엔 괜찮고 저녁에 악화되는 것을 매일 반복한다는 점(若形如虐一日再發者)을 확인할 수 있었다. 그리하여 25조 桂枝二麻黃一湯을 처방하였고, 3개월 복용 후에 피로와 비염이 호전되었다.

【임상치험례】

난임증, 만성 비염 (여 33세, 158cm/50kg)

결혼 4년 차가 되어도 임신이 잘 되지 않았다. 병력 청취를 해보니 배란과 생리 시에 하복통이 심하고, 왼쪽 난관이 폐쇄되어 있었다. 또한, 평소 재채기와 콧물이 저녁과 아침에 온도가 떨어지는 시간에 지속적으로 발생하였다. 20세 때부터 간호조무사로 근무한 후부터 이러한 증상들이 생겨났다. 그리고 최근 1년 정도 휴직 시에는 비염 증상이 없었다.

변병진단 20세 때부터 간호조무사 일을 하며 무리를 하여 증상들이 생겨났고, 휴직 시에는 발병하지 않는 것으로 보아 몸을 무리하게 움직여 병이 온 大陽病으로 변병하였다. 조문진단은, 온도가 떨어지는 아침, 저녁에 악화되는 것을 매일 반복한다는 점(若形如虐一日再發者)을 확인할 수 있었다. 그리하여 25조 桂枝二麻黃一湯을 처방하였고, 3개월 복용 후에 비염 증상이 호전되면서 임신도 하여 난임도 해결되었다. 결국 난임도 몸의 상태를 정상화시켜주면 해결이 가능한 질환임을 미루어 짐작할 수가 있다. 《상한론》 처방은 임신이 가능하게끔 몸과 마음의 조건을 정상화 시켜주는 것이다.

【고문자 분석】

初(초)   옷 衣(의)와 칼 刀(도)로 이루어져 있다. 옷을 만들기 위해 마름질을 시작한다는 의미에서 처음의 뜻을 갖게 되었다.

煩(번)   불 火(화)와 머리 頁(혈)을 통해 화기가 머릿속으로 들어간 듯한 느낌을 표현하고 있다. 한나라 당시 특별히 머리에 열이 나는 두통 상태를 표현하던 글자이다. 후대에 흔히 '마음이 번거롭다'는 뜻으로 쓰이지만 문자 발생 측면에서 보면 머리에 열이 나는 상황을 통해 '짜증나다' 등의 느낌이 파생하고 있음을 고려해야 한다.

先(선)   사람 儿(인) 위에 발 止(지)가 놓인 글자로서 발걸음의 시작을 묘사했다. '우선' '먼저'의 뜻으로 사용된다.

刺(자)   나무에 가시가 돋아난 모습의 朿(자)에 칼 刀(도)를 더해 인공적으로 날카롭게 만든 물체로 찌른다는 의미를 만들어냈다. 때문에 《상한론》에서 刺(자)를 사용한 이유는 인공적인 도구로 찌르는 상황을 암시한다. 자연스레 침을 놓는 상황으로 이해할 수 있다.

卻(각)　무릎을 꿇은 사람 卩(절)에 발음을 위해 유사음 谷(곡)을 썼다. 사람이 두려움 등을 이유로 뒤로 물러나는 모습을 나타냈다. 훗날 '그러나' '오히려' 등의 의미를 지니는 접속사로 전용되었다.

洪(홍)　쉬선은 이 글자를 설명하면서 '洚水(홍수)'라는 표현을 쓰고 있다. 쉬선은 이어서 洚(홍)은 '水不遵道(수부준도)', 즉 '물이 물길을 따라 흐르지 않는다'는 뜻이라고 풀었다. 다시 말해 洪(홍)은 물이 물길을 따라 조용히 흐르는 것이 아니라 양이 많아 걷잡을 수 없이 흐르는 상태를 묘사하고 있다.

形(형)　글자에 보이는 자소 彡(삼)은 깃털 등의 모습으로, 어떤 형체를 추상적으로 표현하기 위해 사용되었다. 왼쪽의 자소는 井(정)의 변형으로서 자음을 나타내기 위한 유사음이다.

瘧(학)　쉬선은 《설문해자》에서 한기와 열기가 수시로 교차하는 병이라고 설명하고 있다. 병을 나타내는 疒(녁)에 학대, 고통의 의미를 지닌 사나울 虐(학)을 더해 병세의 사나움과 고통을 강조하였다. 虐(학)은 호랑이 머리 虍(호)와 돼지 종류의 짐승이 아래에 있는 글꼴이며 사납게 물어뜯는 모습을 묘사하고 있다. 한나라 당시 학질의 단어가 생성되기 전이지만 한문 문맥상으로는 학질로 해석하는 것이 바람직하다. 이 구문은 후대에 변형되었을 가능성이 있다.

26 [15] **服桂支湯, 大汗出後, 大煩渴不解, 脈洪大者, 白虎加人參湯主之.**

복계지탕, 대한출후, 대번갈불해, 맥홍대자, 백호가인삼탕
주지

- 桂枝湯(계지탕)을 복용하고 크게 땀이 난 후에 크게 [머리에 열이 나서] 짜증이 나고 목이 마르며 몸과 마음이 낫지 않는다. 인체의 혈관을 따라 흐르는 피의 움직임이 걷잡을 수 없는 물줄기처럼 커질 경우 白虎加人蔘湯(백호가인삼탕)으로 증세를 다스린다.

【임상적 해설】

땀을 많이 흘릴 정도로 많이 움직인 후에(大汗出後) 물을 엄청 많이 마시려고 하며 갈증이 나서 벌컥벌컥 마시는 것이 조절이 안 되고, 짜증이 나는 것이 해결되지 않으며(大煩渴不解), 몸의 움직임이 감당이 안 될 정도로 넘치듯이 크게 행동하는 현상이 병의 원인으로 작용하는 환자의 어떤 질환에도(脈洪大者) 백호가인삼탕으로 치유한다(白虎加人蔘湯主之).

부연 설명: 몸을 무리하게 활동한 후 땀을 많이 흘리면서 짜증을 내면서 갈증을 심하게 호소하는 경우에 활용한다.

【임상치험례】

다한증, 분노조절장애, 조울증 (남 40세, 180cm/80kg)

4~5년 전부터 추어탕 집에서 주방장으로 근무를 하였는데 특히 여름에 더운 근무환경으로 땀을 매우 많이 흘렸다. 이후 평소에도 땀이 많이 났다. 또한, 병력 청취 중, 주방에 있으면서도 서빙 하는 아줌마들에 대한 분노가 매우 크게 작용하고 있었다. 식당 시스템에 대하여 불만이 많아 화도 내고 의견도 개진하였지만 개선되지가 않았다. 이런 상황이 계속되자

더욱 화가 났고, 퇴근하고 나면 술로 화를 삭히려고 맥주를 자주 마셨지만 그래도 갈증과 분노가 해소가 되지 않았다.

변병진단 추어탕 집에서 근무를 하면서 무리를 한 것으로 보아 과잉되게 행동하여 병이 온 大陽病으로 진단을 하였다. 조문진단은, 매우 더운 환경에서 근무하며 땀을 많이 흘린(大汗出後) 점과 분노와 짜증을 술로 삭히는 (大煩渴不解) 점 그리고 이루어지지 않은 일에 걷잡을 수 분노를 보이는 (脈洪大) 것을 확인할 수 있었다. 그리하여 26조 白虎加人蔘湯을 처방하였다. 3개월 복용 후에 땀이 나는 것이 줄어들었고, 갈증이 해소 되면서 분노가 가라앉았다.

【고문자 분석】

煩(번)   불 火(화)와 머리 頁(혈)을 통해 화기가 머릿속으로 들어간 듯한 느낌을 표현하고 있다. 한나라 당시 특별히 머리에 열이 나는 두통 상태를 표현하던 글자이다. 후대에 흔히 마음이 번거롭다는 뜻으로 쓰이지만 문자 발생 측면에서 보면 머리에 열이 나는 상황을 통해 '짜증나다' 등의 느낌이 파생하고 있음을 고려해야 한다.

渴(갈)   한나라《설문해자》에는 渴(갈)의 글자는 없고 灊(갈)만 있다. 渴(갈)은 灊(갈)의 후대 생략형이다. 灊(갈)의 오른쪽에 위치하는 欠(흠)은 사람이 입을 크게 벌리고 있는 상형문으로, 여기서는 물을 마시기 원한다는 의미가 분명히 드러나 있다.《상한론》의 渴(갈)은 이런 점에서 원래의 글자를 잃어버린 상태에서 보완된 글자로 보인다. 灊(갈)은 단순히 '목이 마르다'가 아니라 보다 적극적으로 물을 마시려는 의도를 담고 있다.

27 [15] **大陽病, 發熱, 惡寒, 熱多寒少, 脈微弱者, 不可大發汗, 宜桂支二越婢一湯.**

대양병, 발열, 오한, 열다한소, 맥미약자, 불가대발한, 의계지이월비일탕.

28 [15] **服桂支湯, 或下之, 仍頭項强痛, 翕翕發熱, 無汗, 心下滿, 微痛, 小便不利者, 桂支去桂加茯苓白朮湯主之.**

복계지탕, 혹하지, 잉두항강통, 흡흡발열, 무한, 심하만, 미통, 소변불리자, 계지거계가복령백출탕주지

- 大陽(대양)이 악화되어 병으로 된 증세에서 [그것이 원인이 되어] 열을 나게 하고 차가운 기운을 민감하게 느끼게 한다. [몸에] 열은 많고 차가운 기운이 적을 때, 또 인체의 혈관을 따라 흐르는 피의 움직임이 약하고 힘이 없을 때는 크게 땀을 내게 해서는 안 된다. 桂枝二越婢一湯(계지이월비일탕)이 적절하다.

- 桂枝湯(계지탕)을 복용하고, 혹은 설사를 하게 한 후에도 여전히 머리와 뒷목이 뻣뻣하거나 아프고 헉헉거리며, [그것이 원인이 되어] 열을 나게 하지만 땀은 나지 않을 경우, 또 가슴 아래가 [무언가로] 가득한 느낌이 있고 약하지만 지속적인 통증이 있고 소변이 날카롭지 않을 경우 桂枝去桂加茯苓白朮湯(계지거계가복령백출탕)으로 증세를 다스린다.

【임상적 해설】

27조. 낮에 과도하게 행위를 하여 병이 되어 진행되는 경우에(大陽病), 열이 나고 추위에 민감해 하는 감기 증세가 있으며(發熱, 惡寒) 열은 많고 차가운 기운이 적으면서 더운 공간을 싫어하며(熱多寒少) 몸은 느리게 움직이고 움직이는 것을 싫어하며 조용히 앉아 있으려 하며 약해서 피곤해 하는 모습의 현상이 있는 사람은 (脈微弱者) 크게 땀나게 하는 행위를 해서는 안 되며(不可大發汗) 이런 현상이 병의 원인으로 작용하는 환자의 어떤 질환에도 계지이월비일탕

으로 치유한다(宜桂支二越婢一湯).

28조. 계지탕을 복용하고서(服桂支湯) 낮에 과도하게 행위를 하여 병이 되면 혹시 진정이 된 경우에도(或下之) 여전히 머리 부분과 목 뒷덜미가 뻣뻣하게 굳어지거나 아프고(仍頭項强痛), 헉헉 거릴 정도로 열이 나고 뜨거워지며(翕翕發熱), 땀은 나지 않아 피부가 건조하고(無汗), 명치부위 아래가 그득하여 잘 붓고(心下滿), 움직이지 않은 상태서 은근히 아프고(微痛), 소변이 시원하게 나오지 않는 현상이 병의 원인으로 작용하는 환자의 어떤 질환에도(小便不利者) 계지거계가복령백출탕으로 치유한다(桂支去桂加茯苓白朮湯主之).

부연 설명:
◆ 27조는 주로 낮에 많이 활동하고서 공부하려고 책상에 앉으면 꾸벅꾸벅 조는 학습장애 환자에게 활용한다. 그리고 낮에 활동한 후 집에 오면 피로해하는 허약한 환자에게도 활용한다. 즉, 대양병의 '피로회복제'라고 할 수 있다(桂支二越婢一湯).
◆ 28조는 땀도 나지 않고, 소변도 시원치 않으면서 얼굴은 열이 올라 피부가 건조한 질환에 활용한다(桂支去桂加茯苓白朮湯主之).

【임상치험례】

요통, 피로 증후군 (여 73세, 159cm/65kg)

이전의 부상으로 인해서 허리가 아픈 상황이다. 올해 들어 힘이 빠지고, 기운이 없었다. 입맛도 없는 상황에서 다리가 자주 쥐나고 오므릴 수가 없었다. 병력청취를 하였을 때, 8년 전부터 학교급식 도우미를 하였다. 그리고 젊었을 때는 식당을 하셔서 많이 무리를 하셨다.

변병진단 우선 젊었을 때부터 식당일을 무리한 점과, 8년 전부터 학교급식

도우미를 하면서 무리했다는 점, 그리고 부상 이후에도 계속 과잉되게 행동하여 병이 온 점들로 인해서 大陽病으로 변병하였다. 조문진단은, 자주 피로를 느끼고(發熱, 惡寒) 더운 곳에서 일하고(熱多寒少) 힘이 빠지고 기운이 없다고 하는 점(脈微弱者)을 보아 27조 桂枝二越婢一湯을 처방하였다. 그리고 1개월 복용 후에 요통과 피로가 호전되었다.

【임상치험례】

베체트씨병, 감기몸살(여 66세, 156cm/51kg)

베체트씨병 첫 발병은 15년 전 시작되었다. 5년 전 본 한의원에서 한약 복용 이후 증상이 없어 졌다가 다시 발병하였다. 병력을 청취하여 보니 많은 무리를 하고 있었다. 어머니 치매로 요양병원에 모시면서 간병을 하고 있었고, 1년 전부터 아버지가 농장 일을 하시게 되시면서 농장 근처에 생활하면서 두 분을 다 모시느라 몇 집 살림을 하는 듯 바빴다. 너무 바빠서 본인의 일을 할 시간이 없다고 하였고, 활동 후 졸리고 피로하였다. 그러던 중 감기 몸살이 주말부터 심한 이후 베체트씨 병이 재발하였다.

변병진단 전반적으로 매우 무리한 상황에서 재발하였다. 어머니 치매 간병과 아버지 농사일을 돕고, 집안 살림도 챙기는 활동을 하고 있었다. 그리하여 과잉되게 행동하여 병이 온 大陽病으로 변병하였다. 조문진단은, 감기 몸살 이후 (發熱 惡寒) 더운 공간에서 무리하여 땀나는 활동을 하고(熱多寒少) 활동 후 졸리고 피로하여 자신의 일을 할 수 없다고 하는(脈微弱者 不可大發汗) 점을 확인 할 수 있었다. 그리하여 27조 桂枝二越婢一湯을 처방하였다. 3개월 복용 후에 호전 악화를 반복하였고, 무리하지 말고 휴식을 권하며 복용을 겸하라고 한 이후 증상이 호전되었다. 질병 발생의 원인을 알면 약물치료 뿐만 아니라 건강관리 티칭을 할 수가 있다.

등 뒤에서 머리까지 열감, 뒷목 굳어짐 (여 47세, 160cm/60kg)

학습지 교사로 일하고 있는 이 환자는 등 뒤에서 머리까지의 열감으로 힘
들어 내원하였다. 두 달 전 명절을 보낸 후 당시 허리와 어깨가 아파 5일
간 매일 침을 맞았다. 그 후로 갑자기 증상이 발생하였는데 기이하게도
머리가 무겁고 두피가 긴장되고, 얼굴 쪽으로도 긴장감이 느껴진다고 하
였다. 평소에도 학습지 교사를 하면서 활동량이 매우 많았는데, 명절에도
무리를 많이 하였다. 이후 명치끝이 막히는 느낌이 들고 소변이 잘 나오
지 않는다고 하였다.

변병진단 학습지 교사로 평소 무리를 하던 중 명절에 더욱 무리를 하여 과
잉되게 행동하여 병이 온 大陽病으로 변병하였다. 조문진단은, 얼굴과 목
뒤쪽으로 긴장된 증상이 오는(頭項强痛)점, 열감이 오르는 점(翕翕發熱), 명
치끝이 막히고 소변이 잘 안 나오는 (心下滿 微痛 小便不利者)것을 확인 할
수 있었다. 그리하여 28조 桂枝去桂加茯苓白朮湯을 처방하였고, 3개월
복용 후에 기이한 증상이 호전되었다.

【고문자 분석】

微(미) 발의 움직임을 나타내는 彳(척)과 손의 동작을 뜻하는 攵(복)이 있고
가운데에는 머리를 산발한 노인의 모습이 들어 있다.《설문해자》는 '감추어진
상태로 운행하다'로 풀고 있다. 문자의 구성을 고려해 볼 때 이 글자는 노인의
느린 몸 상태나 동작을 의미한다. 때문에 단순히 '미약하다' '미미하다'라는
의미가 아니라 어떤 기운이 감추어진 상태에서 느리게 움직이고 있는 상황으
로 풀어야 한다. '은근하다'로 풀 수도 있다

弱(약) 두 개의 구부러진 활 弓(궁) 안에 깃털 등을 의미하는 彡(삼)의 변형

들이 들어 있다. 즉 활의 탄력이 깃털처럼 연약하며 강하지 않음을 상징한다.

無(무) 원래는 소꼬리를 양손에 들고 춤을 추는 사람의 모습으로, 훗날 춤출
舞(무)의 전신이 된다. 발동작이 많은 모습의 舛(천)이 첨가되면서 전용문자 舞
(무)가 등장하였고 이에 無(무)는 가차되어 '없다'의 뜻만으로 쓰이고 있다.

仍(잉) 사람 亻(인)과 乃(내)로 구성되어 있다. 乃(내)는 사람이 호흡을 뱉기
힘들어하는 모습을 묘사한 것으로, '겨우'의 의미로 사용되었으나 '곧' '즉시'
의 뜻으로 전용되었다. 仍(잉)은 한나라 때에는 '~로 향하여 가다'의 의미로
사용되었고 여기서 '지속되다' '여전히'의 의미로 전용되었다.

---

29 [15] **傷寒, 脈浮, 自汗出, 小便數, 心煩, 微惡寒, 脚攣急, 反與桂
支湯,** 欲攻其表, 此誤也. **得之便厥, 咽中乾, 躁, 吐逆者, 作甘艸
乾姜湯與之.** 以復其陽. **若厥愈足溫者, 更作芍藥甘艸湯與之.
若胃氣不和, 讝語者, 小與調胃承氣湯. 若重發汗, 復加燒針
得之者, 回逆湯主之.**

상한, 맥부, 자한출, 소변수, 심번, 미오한, 각련급, 반여계
지탕, 욕공기표, 차오야. 득지변궐, 인중건, 조, 토역자, 작감초
건강탕여지. 이부기양. 약궐유족온자, 갱작작약감초탕여지.
약위기불화, 섬어자, 소여조위승기탕. 약중발한, 복가소침
득지자, 회역탕주지

傷寒(상한)의 증세에서, 인체의 혈관을 따라 흐르는 피의 움직임이 넘
치며 저절로 땀이 나며 소변이 잦을 때, 또 마음은 [머리에 열이 나서]
짜증이 나고 차가운 기운을 은근히 민감하게 느낄 때, 종아리가 내부
자극에 의해 움찔거림이 급할 때 오히려 桂枝湯(계지탕)을 주게 되면, 그

표피만을 다루게 되는데 이는 오류이다. 더욱 돌발적으로 다른 상황이 이어져 거꾸로 움직이는 기운이나 호흡이 생기며 목구멍 안이 건조해지고 토하는 것이 돌발적으로 이어지게 된다. 甘草乾薑湯(감초건강탕)을 지어주어 그것으로 그 따스한 몸의 상태를 회복시켜야 한다. 만약 돌발적으로 다른 상황이 이어져 거꾸로 움직이는 기운이나 호흡이 가라앉고 발이 따뜻해지면 다시 芍藥甘草湯(작약감초탕)을 지어주어야 한다. 만약 위의 기운이 조화되지 않아 헛소리를 하는 경우 調胃承氣湯(조위승기탕)을 조금 주어야 한다. 만약 심하게 땀이 나면 다시 불에 달군 침을 가해야 하며 이것이 효과를 얻으면 回逆湯(회역탕)으로 다스린다.

【임상적 해설】

외부의 환경 중 차가운 기운에 민감하게 반응하게 되는 증세나 외부의 자극에 민감하게 대응하여 긴장하는 상황(외부의 역동)에서(傷寒) 즉, 반드시 추위에 민감하게 느끼고, 전신이 아프고, 갑자기 소화장애가 오며, 낮이나 밤이나 항상 긴장되는 현상이 온다.(必惡寒, 體痛, 嘔逆, 脈陰陽俱緊者)(이하 〈傷寒〉이 있는 조문은 이런 현상이 내표된 것을 항상 염두에 두어야 한다.) 몸의 움직이는 행위가 넘치고(脈浮), 스스로 땀이 많이 나는 행동을 하고(自汗出), 소변도 자주 보고(小便數), 분노를 표출하고(心煩), 움직이지 않으면 추위에 민감하고(微惡寒), 부산하게 움직임으로 다리 부위에 쥐가 날 정도로 경련성 통증이 당기듯이 오는 현상들이 보이면(脚攣急), 오히려 계지탕을 투여하면 안 된다(反與桂支湯). 계지탕증과는 반대증상이므로 이러한 상황에서 오히려 돌발적으로 머리를 처박고 집중하면(得之便厥), 목구멍 안이 건조하여 마르며(咽中乾), 정서적으로 안절부절 못하며(躁), 음식물이 올라오듯 신물이 오르는 현상이 (대체로 향에 민감하여 음식물에 대하여 자주 거부감을 내는 경우가 있다)병의 원인으로 작용하는 환자의 어떤 질환에도(吐逆者) 감초건강탕으로 치유한다(作甘艸乾姜湯與之). 만약에 머리를 처박고 집중하는 상황이 치유되어(인중건, 조, 토역 현상이) 사라지면 발 부위가 따뜻할 정도로 움직임이 많아진 현상이 병의 원인으로 작용하는 환자의 어떤 질환에도(若厥愈足溫者), 작약감초탕을 투여하여 치유한다(更作芍藥甘艸湯與之). 만약에 위 부위가 답답하여 조화롭지 못하고 불편하면(若胃氣不和), 남의 말을 알아듣지 못하며 융통성 없게 자신의 이야기만 하려는 현상이 원인으로 작용하는 환자의 어떤 질환에도(讝語者), 조위승기탕을 잠시 투여하여 치유한다(小與調胃承氣湯). 만약에 재차 땀을 내는 행위를 하여(若重發汗), 다시 한 번 침을 찌르듯 화끈거리면서 아픈(주로 뒷머리 부위)현상이 원인으로 작용하는 환자의 어떤 질환에도(復加燒針得之者) 회역탕으로 치유한다(回逆湯主之).

부연 설명: 활동량도 많고 성품이 매우 산만한 ADHD(주의력 결핍증 및 과잉행동 장애), 불안장애, 조울증, 분노조절장애 등에 활용한다.

【임상치험례】

족저근막염 (여 80, 145cm/43kg)

9년 전에 뇌졸중 후유증으로 인해 오른쪽 팔 다리가 불편하다. 주로 왼쪽 다리로 지탱하여 생활한다. 재활치료를 매일 하고 열심히 하고 있다. 6개월 전부터 왼쪽 허리와 다리부위가 당기면서 통증이 심하게 왔다. 매일 재활치료를 너무 심하게 하여 온 증상이었다. 완전한 회복을 위하여 열심히 땀 흘리면서 운동을 하고, 또한 열심히 재활을 해도 회복되는 속도가 더뎌서 짜증도 많이 내게 되었다.

젊을 때 보따리장수를 약 20년 넘게 하였다. 무거운 물건을 머리에 이고 이 마을 저 마을로 장사를 하였다. 젊은 날에 억울한 생각으로 몸이라도 정상으로 만들고 싶어서 죽어라고 재활에 매달렸다. 그러면서 목안이 바짝 마르고 회복이 안 되는 상황에 마음만 조급해지고 음식도 먹기가 싫어졌다. 자살 충동을 느낄 만큼 통증이 심하게 와서 몸과 마음이 지쳤다. 甘草乾薑湯을 투여하여 제반 통증은 모두가 사라졌다. 그러나 발바닥 부위가 화끈 거리면서 부종이 오면서 통증이 남아 있었다. 芍藥甘草湯으로 호전되었다.

(이전에 중풍후유증으로 제12조 계지탕으로 호전된 환자였다)

변병진단 젊은 날에 보따리장수를 오랫동안 하였고, 최근에는 재활치료를 하면서 무리하게 하였다. 낮에 과잉된 행동으로 인한 大陽病으로 진단하였다. 조문진단은, 재활 치료를 과도하게 하여 몸을 움직이는 행위가 넘치고(脈浮), 스스로 땀을 흘리는 행위가 많고(自汗出) 마음만큼 상승되지 않는 재활 회복 속도에 짜증과 분노가 나고(心煩) 많은 움직임으로 6개월 전부터는 다리부위가 당기는 통증이 있고(脚攣急) 목안이 바짝 마르는(咽中乾)점과 빨리 호전되지 않아서 조급해하며(躁) 음식도 맛이 없어서 제대로 먹지도 못하고 불편해하며(吐逆)이런 점을 보고서 甘草乾薑湯을 처방하였다. 약 2개월 복용 후에 제반 증상이 호전되었고, 이후 발바닥 부위가 화끈거리는 점을 보아(若厥愈足溫者) 芍藥甘草湯을 처방하여 1개월 복용후에 호전되었다.

【임상치험례】

주의력결핍증 과잉행동장애(ADHD), 불안장애, 야간뇨(여 55세, 156cm/54kg)

15년 정도 앉아서 작업하는 생산직에 근무하였다. 이직하여 등산복 수선실에서 근무를 하게 되었다. 현재 증상은 새로운 직장으로 이직을 한 이후에 발병하였다. 이전 직장에서는 앉아서 작업을 하였다. 그러나 새 직장에서는 서서 매우 바쁘게 일을 하였다. 그리고 직장 내에서 작업반장과의 마찰이 있어서 짜증이 많은 상태였다.

과도한 업무와 직장 내 마찰로 인한 스트레스로 허리에서 엉치 부위까지 당김을 호소하였고, 소변을 자주 보고, 조급하고 불안 초조하며 목안이 바짝 마른다고 하였다. 그리고 진찰 중에도 말이 너무 빠르고 산만하여 흥분상태가 극치를 달리고 있었고 본인도 도저히 통제가 안 된다고 호소를 하였다.

변병진단 앉아서 근무하는 환경에서 서서 왔다 갔다 하는 식으로 작업 방식이 바뀌었고 업무량이 많아지게 되면서 과도한 업무로 몸을 과잉되게 행동하여 병이 온 大陽病으로 변병하였다. 조문진단은, 작업반장과의 갈등인 외부 스트레스가 있고(傷寒) 과잉되게 일하고(脈浮) 땀을 내는 행위를 하고 소변이 자주 마렵고 작업반장과의 갈등으로 짜증이 나면서(自汗出 小便數 心煩) 엉치 부위까지 당김과(脚攣急) 일에 몰입하고 목안이 마르는 점(得之便厥 咽中乾躁吐逆者)을 확인 할 수 있었다. 그리하여 29조 甘草乾薑湯을 처방하였고, 3개월 복용 후에 호전되었다. 말이 많고 산만한 증세도 사라졌다.

【임상치험례】

야간뇨, 어지럼증 (남 49세, 175/82) 자영업

2~3년 전부터 야간뇨 횟수가 많아졌고, 뇨의도 많이 느껴서 잠을 자주 깬다고 하였다. 9년 전 외국으로 이민을 가서 자영업을 시작하였다. 가전제품을 판매하는 일을 하였는데, 조립, 설치, 판매 등 모든 일을 혼자 다하여 매일 육체활동이 매우 많았다고 하였다. 이민 이후 성공에 대한 몰입으로 불안 초조감이 있다고 하였고, 육체노동을 처음 해보아서 매우 힘들었다고 하였다. 육체활동이 많아지면서 땀을 많이 흘렸다고 하였고, 다리를 많이 움직였다. 이후 불안 초조로 인해서 목안이 마르고 안절부절못하고 짜증이 나고 냄새에도 민감하였다.

변병진단 이민 이후 육체노동을 하게 되면서 몸을 과잉되게 행동하여 문제가 생긴 大陽病으로 변병하였다. 조문진단은 외국으로 이민을 가서 처음 경험해보는 일과 주변상황들(傷寒)과 일을 많이 하고(脈浮) 땀을 많이 흘린 행위(自汗出), 소변을 자주 보는 점(小便數) 평소에 안 해 본 일에 대하여 짜증이 나고(心煩) 추운 외국에서의 생활(微惡寒), 다리를 많이 움직이고 통증이 있는 점을(脚攣急) 확인 할 수 있었고, 성공에 대한 몰입과(得之便厥) 목이 타고 조급한 점(咽中乾躁)도 확인 할 수 있었다. 그리하여 29조 甘草乾薑湯을 처방하고 3개월 복용 후에 야간뇨와 조급증이 호전되었다. 무사히 외국 자기 집으로 돌아가게 되었다.

【고문자 분석】

浮(부) 물 氵(수)와 사로잡을 孚(부)로 구성되어 있으며 孚(부)는 단순한 음성 부호이다. 장중경 시대 당시 浮(부)는 '범람하다'의 의미를 지닌 氾(범)과 호환 되고 있었다. 흔히 뜰 浮(부)라는 훈 때문에 단순하게 '물에서 뜨다'는 의미로 보고 있다. 《상한론》에서의 浮(부)의 의미는 범람하다는 뜻을 중심으로 풀어 가야 한다. 범람이란 액체의 양이 일정한 범주, 용기를 넘어서는 상황을 의미 한다. 장중경이 浮(부)를 사용한 이유는 핏줄 속의 피의 움직임이 범람, 즉 일 정한 기준점을 넘어서고 있음을 나타내고자 했기 때문이다. 혈액이 핏줄 밖으 로 넘쳐 나온 형태는 아니기에 넘칠 氾(범)을 직접 사용하지는 않았다.

心(심) 고대문자의 글꼴은 심장을 실제 해부하여 만든 단면도 그림이다. 심 방과 심실의 모습이 지금의 모습으로 변모했다. 《상한론》에서는 해부학적인 심장을 의미하는 것이라기보다는 가슴 부위를 통합적으로 지칭한다고 보아 야 한다.

煩(번) 불 火(화)와 머리 頁(혈)을 통해 화기가 머릿속으로 들어간 듯한 느낌 을 표현하고 있다. 한나라 당시 특별히 머리에 열이 나는 두통 상태를 표현하 던 글자이다. 후대에 흔히 '마음이 번거롭다'는 뜻으로 쓰이지만 문자 발생의 측면에서 보면 머리에 열이 나는 상황을 통해 '짜증나다' 등의 느낌이 파생하 고 있음을 고려해야 한다.

脚(각)　고기 月(육) 자소와 발음을 위한 却(각)으로 연결된 글자이다. 흔히 '다리'로 풀지만 《설문해자》에서는 脛(경)이라 풀고 있다. 脛(경)은 흔히 정강이로 알고 있으나 문헌들에서는 무릎관절을 중심으로 구부러지는 아래 부위를 의미한다. 여기서는 정강이와 종아리 모두를 가리킨다.

攣(련)　흔히 痙攣(경련)의 뜻으로 이해되는 이 글자는 《설문해자》에 보이지 않는다. 고기 肉(육)과 발음을 담은 䜌(련)으로 구성된 臠(련)의 자형이 있는데, 원래 살이 말라 뼈가 드러나 어기적거리는 모습을 묘사한 글자이다. 쉬선은 臠(련)이 칼로 찔림을 받을 때 움찔거리는 모습을 묘사하는 데 사용되었다고 설명하였다. 후대에 이르러 고기 月(육) 대신 보다 단순한 자소인 手(수)로 대치한 글꼴이 받아들여졌으며 《상한론》의 攣(련)은 바로 이 후대의 글자이다. 내면의 자극에 의해 움찔거리는 모습을 나타낸다.

急(급)　한나라 당시 이 글자는 옷이 작음을 의미했다. 맨 위의 필획은 옷의 생략형이고 아래는 손 又(우)의 변형이며, 여기에 감정을 뜻하기 위해 마음 心(심)을 더했다. 옷과 몸이 맞지 않아 손을 이리저리 움직이며 마음 다급해하는 상황을 묘사하고 있다.

攻(공)　흔히 '공격하다'로 알고 있으나 원래의 의미는 장인들이 도구로 목재나 청동 소재를 다듬는 모습을 나타낸 글자이다. 工(공)은 고대의 측량도구이며 오른쪽의 칠 攴(복)은 손동작을 뜻한다. 즉 攻(공)은 정교한 기술을 가진 장인이 특정 소재를 기술적으로 다룸을 의미한다. '병세를 정교하게 다루다'라는 의미를 중심으로 풀어야 한다.

咽(인)　《설문해자》에서는 이 글자가 嗌(익)의 뜻을 지녔다는 말 외에 다른 설명을 하지 않고 있다. 그리고 嗌(익)을 설명하면서 이를 咽(인)이라고 풀고 있다. 이러한 상황은 이 두 글자의 뜻이 서로 동일하며 단지 서로 다른 글자가 두 개 존재함을 의미한다. 이는 '인'과 '익'의 발음이 유사하기 때문에 생긴 현상이다. 그런데 《설문해자》에서는 嗌(익)의 글꼴을 설명하면서 입 아래 목 부분의 혈맥들을 상세히 상형해놓은 모습이 嗌(익)의 원래 형태라고 덧붙이고 있다. 이렇게 볼 때 咽(인)의 의미는 흔히 이야기하듯 단순한 목구멍을 뜻한다기보다는 목 내면의 혈관, 또는 그 주변 부위를 지칭하고 있다.

乾(건) 이 글자는 원래 만물이 처음 솟아나는 모습을 나타내고자 고안되었다. 왼쪽 자소 위 아래의 十(십) 자 모양은 초목이 돋아나는 모습이며 오른쪽의 乙(을)은 모든 만물을 포괄적으로 상징하는 추상의 글꼴이다. 만물이 처음 솟아난다는 개념 때문에 하늘을 의미하는 글자로도 차용되었다. 이 글자는 후대에 '건조하다'는 의미로 차용되면서 원래의 의미를 상실하게 된다. 《상한론》에서 이 글자의 의미는 후대에 차용된 '건조하다'의 의미로 보아야 한다. 《상한론》에서 본래 사용된 글자는 확인이 불가능하다.

躁(조) 발 足(족)을 통해 온몸을 움직이는 모습을 상징했다. 오른쪽은 발음을 위한 자소로 나무 木(목) 위에 세 개의 입 口(구)가 있다. 새들이 모여 조잘거리는 소리를 묘사하였다. 전체적으로 몸을 조급하고 부산하게 움직이는 모습을 나타낸다.

復(복/부) 彳(척)은 움직임을 나타내는 자소이다. 오른쪽 자형 속의 日(일)은 가운데 위치한 건물의 상형이며 日(일) 위에 사람 人(인)을, 아래에 夂(치)를 두어 사람이 드나드는 모습을 그렸다. 여기서 왕래와 반복의 뜻이 만들어졌다. 《상한론》에서 사용된 復(복/부)는 이미 존재하는 어떤 것이 특정 상황에 의해 상실되었다가 회복된다는 뜻을 표현하고 있다.

吐(토)　입 口(구)를 두어 '토하다'의 뜻을 강조했다. 土(토)는 '퉤' 뱉는 소리를 나타내는 음성부호이다. 구토할 嘔(구)는 때로 입 밖으로 구토물이 나오지 않는 경우를 말하기도 하지만 吐(토)는 구체적으로 물체가 입 밖으로 튀어나오는 상태를 뜻하는 점에서 구별해 사용한다.

逆(역)　고대글꼴에서 屰(역)은 소 牛(우)가 거꾸로 되어 있는 모습이다. 도살한 소를 거꾸로 하여 제물로 받아들이던 행위에서 '맞아들이다' '받아들이다' '이어지다'의 의미를 차용하였다. 발걸음을 뜻하는 辵(착)을 두어 동작을 나타냈다. 이 글자는 하나의 동작에 대해 이어지는 즉각적이고 돌발적인 반응을 의미한다. 여기서 후대의 '순조롭지 않다'라는 의미가 파생했다. 《상한론》에서도 여전히 '맞아들이다' '받아들이다' '이어지다'로 해석해야 하는데 하나의 동작에 대해 이어지는 돌발적인 반응으로서의 의미를 살려야 한다.

厥(궐)　이 글자는 한나라 이전부터 '그', '저' 등을 나타내는 지시대명사로 사용되고 있다. 《상한론》해당 구문의 앞뒤를 가늠해 보아도 이 글자의 쓰임새는 자연스럽지 않다. 《설문해자》에는 병 疒(녁) 자소를 지닌 瘚(궐)이 있다. 쉬선은 이 글자를 逆氣(역기), 즉 '(어떤 상황에 이어서 돌발적으로 다른 상황이 이어져) 거꾸로 움직이는 기운 또는 호흡'으로 풀고 있다. 《상한론》에 보이는 厥(궐)은 바로 이 瘚(궐)의 후대 가차자로, 원문에서는 오류로 보인다.

卽(즉)　사람이 식기 앞에 무릎을 꿇고 앉아 있는 모습에서 '곧' '잠시 후'의 의미가 만들어졌다. 卩(절)은 사람이 무릎을 꿇고 있는 모습의 변형이고 왼쪽 자소는 청동식기 형태의 변형이다.

伸(신)　사람이 몸을 구부렸다 펴는 상황을 나타낸다. 구부리는 동작이 전제된 상태에서의 펼침을 나타낸 것이다. 사람 亻(인)과 발음을 나타내는 申(신)으로 구성되어 있다. 申(신)은 번개의 상형문이다.

胃(위)　이 글자를 쉬선은 곡물을 보관하는 곳이라 판단했다. 고기 月(육)을
통해 인체를 의미하고 있다. 고대문자에서는 윗부분의 田(전) 글꼴 사이에 점
들이 찍혀 있었는데, 쉬선은 이 모습을 두고 위 안에 들어 있는 음식물의 상형
이라 설명하였다. 때문에 胃(위)는 내장을 통괄하는 의미 등으로 사용되지 않
고 위라는 구체적인 장기를 뜻하게 되었다.

和(화)　이 글자는《설문해자》에 보이지 않는다. 단지 입 口(구)가 왼쪽에, 벼
禾(화)가 오른쪽에 위치한 글꼴만이 존재한다. 그리고 이 글꼴은 사실 龢(화)
의 생략형이다. 龢(화)의 왼쪽에 보이는 피리 龠(약)은 대나무 관을 입으로 불
고 있는 모습이다. 자소 중간에 위치한 세 개의 입 口(구)는 대나무 관의 구멍
을 입체적으로 그린 것이다. 즉 龢(화)는 소리의 조화로움을 뜻하는 글자이
며, 이때 발음을 나타내기 위해 벼 禾(화)를 빌어왔다. 후대에 쓰기가 번거로
워 龠(약)의 생략형으로 입 口(구) 하나만을 남겼다. 이것이 최초에 등장했던
글꼴, 곧 왼쪽에 입 口(구)가, 오른쪽에 벼 禾(화)가 위치한 글꼴의 내력이다.
그 후 입 口(구)와 벼 禾(화)의 위치가 바뀌었다. 조화로움, 정상 상태를 의미
한다.

讝(섬)　이 글자는《설문해자》에 보이지 않는다. 讝(섬)은 일반 문헌에서도
거의 찾아보기 힘들어 일반 문헌과 다른《상한론》판본에서는 譫(섬)을 대체
글자로 사용하고 있다. 그러나 譫(섬) 역시《설문해자》에 보이지 않으며 한
나라를 전후한 문헌에서도 찾아보기 힘들다. 흔히 헛소리, 신음 등으로 풀고
있다.

讝語(섬어)　시대를 고증할 수 있는 문헌을 근거로 보면 약 8, 9세기경에 讝

(섬)의 자형이 처음 등장한 것으로 보인다. 따라서《상한론》원본에 이 글자가 있었다고 보기는 힘들다. 譀(섬)은《상한론》에서 사용한 어떤 글자를 대체해 등장한 것이거나 후대에 누군가에 의해 첨가되었을 수 있다. 譀(섬)의 의미에 대해서는 당나라 때 등장한 불교 언어학서《一切經音義(일체경음의)》에서 '多言(다언)', 즉 '말이 많음'이라 풀고 있으며 이를 근거로 의서에서는 헛소리 등으로 해석한다.

譀(섬)의 어원을 추적해볼 때 한자어에서는 연관성을 찾기 어려우나 만주어에서 '말하다'의 기본 표현을 'sembi', 즉 '섬비'로 발음하고 있는데 여기서 '섬'의 의미가 시작된 것으로 보인다. 중원의 한족들 사이에서는 만주족을 경시하는 풍토가 있었기에 그들이 하는 말, 즉 '섬'이라는 소리를 '알아들을 수 없는 말'로 치부했을 수 있다. 고대 한자어에서 胡言(호언)은 이민족의 언어를 경시하는 표현으로 쓰였는데, 여기서 胡(호)는 만주족을 위시한 알타이어 계통의 언어를 사용하는 민족을 일컫는 대표적 표현이다. 알타이어이기에 'sembi'에서 'sem'은 어간으로 변하지 않으며 'bi'는 어미로 다양하게 변화할 수 있다. 譀語(섬어)라는 단어의 출현은 바로 이러한 문화적, 언어학적 맥락에서 이해할 수 있다.

알타이어의 유사음을 나타내기 위한 한자 조어 습관에 따라, 말이라는 뜻을 지닌 만주어의 '섬'을 차용하고 발음을 표현하기 위해 말 言(언)과 유사음 嚴(엄)으로 글자를 만든 것이다. 당연히 譀(섬)은 알아들을 수 없는 말, 엉뚱한 말 등의 의미로 사용되었고, 이것을《상한론》에서 환자의 헛소리, 신음 등을 표현하기 위해 선택한 것으로 보인다. 앞서 언급했듯이《상한론》에서의 譀(섬)은 장중경이 헛소리, 신음 등을 나타내기 위해 당시 썼던 글자를 대신한 것일 수도 있고 후대에 첨가되었을 가능성도 있다.

重(중)　사람이 봇짐을 짊어진 모습인 사람 亻(인)과 대나무봇짐 東(동)이 합쳐진 글자의 변형이다.《설문해자》에서는 厚(후), 즉 '두껍다'로 풀고 있다. 후대에는 '무겁다' 또는 '거듭하다'의 의미로 쓰인다.

燒(소) 불 火(화)에 발음을 위해 堯(요)를 사용하고 있다. 堯(요)는 세 개의 흙더미와 우뚝할 兀(올)로 구성되었으며 높은 흙더미를 의미한다. 불길이 넓게 퍼지는 모습을 나타낸다.

---

31 ¹⁵ **大陽病, 項背强, 几几, 無汗, 惡風, 葛根湯主之.**
대양병, 항배강, 궤궤, 무한, 오풍, 갈근탕주지

●   大陽(대양)이 악화되어 병으로 된 증세에서 목 뒷덜미와 등이 경직되어 '끼끼' 소리가 난다. 땀은 없지만 계절과 온도의 특성이 부여된 다양한 종류의 바람에 민감할 경우 葛根湯(갈근탕)으로 증세를 다스려야 한다.

【임상적 해설】

낮에 과도하게 행위를 하여 병이 되어(大陽病) 목 뒷덜미와 등 부위가 굳어지고, 경직되어 부자연스러우며(項背强, 几几) 땀이 나지 않아 피부가 건조하며 혹은 땀 흘리기를 싫어하여 움직임이 없고(無汗), 손발이 저리는 듯한 신경계 증상의 이런 현상이 원인으로 작용하는 환자의 어떤 질환에도(惡風) 갈근탕으로 치유한다(葛根湯主之).

부연 설명: 몸을 무리하여 목 부위가 굳어져서 오는 오십견, 견배통에 활용한다.

【임상치험례】

경추 디스크, 오십견, 흉통(여 60, 156cm/60kg)

7년 전에 사과박스를 위로 올리다가 오른쪽 인대가 손상되었다. 오른쪽으로 무거운 물건을 자주 들고 다녔다. 남편이 목사이고 본인은 선교사로 활동하였다. 교회 일의 대소사를 모두 도맡아 하였다. 남편인 목사님이 지방 강연 시에도 운전을 직접 하였다. 목사님은 설교를 담당하고 본인은 주변의 잡다한 일을 남자처럼 하였다. 평소에도 어깨가 자주 결리고 뒷목 덜미가 굳어지고 팔까지 저리는 현상이 자주 있었다. 그러던 중에 7년 전 무거운 물건을 들어 올리다가 앞가슴에서 팔까지 찢어지는 느낌을 받은 후에 경추 디스크, 오십견, 흉부 근육 경직 등의 진단을 받고서 치료를 하였으나 치료에 호전이 없었다.

변병진단 평소 오른쪽으로 무거운 물건을 자주 들고 다닌 점, 사과박스를 올리다 다친 상황, 교회 일의 대소사를 모두 맡아 일을 하는 점을 보아 과잉되게 행동하여 온 병으로 보아 大陽病으로 진단하였다. 조문진단은, 평소 어깨가 자주 결리고 뒷목덜미가 굳어지는 점(項背强) 부상 이후 경추 디스크, 오십견, 등의 신경 증상(惡風)을 보아 31조 葛根湯을 처방하였고 약 2개월 복용 후에 호전되었다.

【고문자 분석】

几(궤)　등받이 없는 의자의 상형문. 한나라 때에는 환자의 증상을 의미하는 역할을 하고 있지는 않다. 이 글자는 '끼' '기' 등의 음을 나타내는 의성어로 사용되면서 환부에서 근육과 뼈가 뻣뻣해져서 만들어지는 소리, 또는 부자연스러운 상황을 묘사하고 있다. 글자를 두 번 반복해 사용하는 일반적인 의성어 처리법과 동일하다. 이 글자 역시 후대에 《상한론》에 부가적으로 편입되어 온 글자로 보인다.

32　[15] **大陽與陽明合病者, 必自下利, 葛根湯主之.**

　　　대 양 여 양 명 합 병 자 , 필 자 하 리 , 갈 근 탕 주 지

●　　大陽(대양)의 기운과 陽明(양명)의 증세가 합해지며 악화되어 병이 된 경

우, 반드시 스스로 설사가 날카롭게 되는데 葛根湯(갈근탕)으로 증세를 다스려야 한다.

【임상적 해설】

낮에 과도하게 행위를 하여 병이 온 것과 합쳐서 분명하고 정확하게 하려는 것이 병이 되며, 그것이 만족하지 못하면 음식으로 채우며, 반복적으로 확인하려고 하는 것이 병의 원인으로 작용하는 경우에, 즉 大陽病인 脈浮 頭項强痛 而惡寒이 주원인이고 陽明病의 胃家實 是也인 허기지면 배고픈 것을 못참아 먹는 것으로 인하여 서서히 체중이 증가하는 것이 합쳐진 경우(大陽與陽明合病者) 반드시 스스로 설사를 하는(혹 소화상태와 대소변이 원활한 경우) 현상이 (必自下利) 병의 원인으로 작용하는 환자의 어떤 질환에도 갈근탕으로 치유한다(葛根湯主之).

부연 설명: 활동이 과도하고 음식 섭취로 인하여 식이 장애 등 비만증에 활용한다.

【임상치험례】

이석증, 비만증 (여 46, 156cm/60kg) 서비스업 종사

발병 당시 남편의 담낭 수술로 대신 냉동차를 몰고서 식자재를 운반하는 일을 겸해서 했다. 그 당시에 체중이 증가하여 다이어트 목적으로 무리하게 헬스를 하였고, 식단 조절과 수분 조절도 겸해서 했다. 원래 14년간 정수기 상담원으로 방문 서비스를 하고 있으며 아무리 피곤해도 헬스는 꾸준하게 했다. 출산 후 28킬로그램 증가하여 체중이 65킬로그램을 유지하고 있었다. 스트레스를 받으면 오히려 허기져서 먹는 것으로 보상을 받으려는 심리가 있다. 과로와 다이어트를 겸하게 되면서 헬스 중에 어지러워서 쓰러지고 말았다. 이석증으로 심하게 어지러우면서 폭식이 조절이 안되어 체중은 계속 증가하고 몸은 점점 무거워지는 상태였다. 그래도 대변,

소변, 소화장애는 전혀 문제없이 원활했다.

변병진단 발병 당시 냉동차를 몰고서 식자재를 운반하는 일을 한 점과, 헬스를 무리하게 한 점으로 몸을 과잉되게 행동하여 병이 온 것으로 보아 大陽病과, 스트레스를 받으면 보상을 받으려는 심리로 허기져서 먹고서 체중이 증가한 점들을 보아 陽明病이 같이 합쳐진 大陽與陽明合病으로 진단하였다.

조문진단은, 大陽與陽明合病과 대소변과 소화장애에 문제가 없는(必自下利) 것으로 보아 32조 葛根湯을 처방하였고, 3개월간 복용 후에 체중이 약 8키로 감량되면서 이석증의 어지럼증도 호전되었다.

【고문자 분석】

合(합) 식기와 뚜껑을 합한 모습의 상형문이다. 여기서 '합하다'의 의미가 만들어졌다.

---

33 ¹⁵ **大陽與陽明合病, 不下利, 但嘔者, 葛根加半夏湯主之.**
　　대 양 여 양 명 합 병, 불 하 리, 단 구 자, 갈 근 가 반 하 탕 주 지

●　　大陽(대양)의 기운과 陽明(양명)의 증세가 합해지며 악화되어 병이 된 경우, 설사가 급하지 않고 그저 구역질만 한다면 葛根加半夏湯(갈근가반하탕)으로 증세를 다스려야 한다.

【임상적 해설】

낮에 과도하게 행위를 하여 병이 된 것과 분명하고 정확하게 하려는 것이 병이 되며, 그것이 만족하지 못하면 음식으로 채우며, 반복적으로 확인하려고 하는 것이 병이 된 것이 합쳐져(大陽與陽明合病) 설사는 하지 않고(혹은 소화상태와 대소변이 원활하지 않고)(不下利) 다만 속이 더부룩한 소화장애의 현상들이(但嘔

者) 원인으로 작용하는 환자의 어떤 질환에도 갈근가반하탕으로 치유한다(葛根加半夏湯主之).

부연 설명: 식이장애 등 비만증 환자 중에 소화장애가 동반되는 환자에 활용한다.

【임상치험례】

생리경행두통, 생리량 감소증 (여 23, 163cm/54kg)

19살 고3 때부터 생리 시에 두통증이 발생했다. 동시에 생리량도 점점 감소하고 있었다. 고 3때 공부량이 많아지고 공부하는 시간도 많아지면서 몸이 힘들었다. 공부를 많이 하기 시작하면서 대학 입시에 대한 심리적 불안감이 엄습하였고, 그럴 때마다 음식 섭취량이 늘어서 자주 먹게 되었다. 그래서 체중이 고2 때보다 63킬로그램에서 70킬로그램으로 7킬로그램 증가하였다.

그때부터 생리 전 1주일 전부터 두통이 심하게 왔다, 꼭 두들겨 맞듯이 통증이 심하게 왔다. 두통은 3, 4년 동안 지속되었다. 그 후 대학 졸업 후에 실습 시에 다이어트를 실행하여 54킬로그램까지 체중을 감량하였으나 두통은 여전하였고, 오히려 생리량이 점점 감소하여 아예 없어질 때도 있고 있을 때도 양이 거의 없을 정도로 감소하였다. 평소 대변을 1일1회 보나 시원하지 않고 불편하였다. 소화장애가 있어서 자주 메스꺼움과 더부룩함을 호소하였다.

변병진단 발병 당시 공부하는 시간이 많아져서 몸이 힘들어 졌다는 점, 大陽病과 대학 입시에 대한 심리적 불안감으로 인해서 음식 섭취량이 늘어 체중이 늘었다는 점을 보아 陽明病이 합쳐진 大陽與陽明合病으로 진단하였다. 조문진단은, 大陽與陽明合病에서 대변이 시원하지 않고, 소화장애가 있으면서 자주 메스꺼움과 더부룩함을 호소하는 점을 보아(不下利, 但嘔) 33조 葛根加半夏湯을 처방하였고 3개월 복용 후에 생리량이 정상대로 되면서 두통 등 제반 증상이 호전되었다.

【고문자 분석】

但(단)　이 글자는 원래 袒(단)의 뜻으로 사용되었다. 袒(단)은 옷의 솔기가 터진 모습을 나타내는 글자로 알몸이 드러남을 의미했다. 여기서 '없음' '부족함' '겨우' '단지'의 의미가 파생했다. 그 후 글자의 필획이 복잡해 단순한 형태의 但(단)이 통용되었다.

嘔(구)　이 글자는 한나라 당시 사용되지 않았고 후대에 만들어진 글자이다. 장중경의 원뜻을 알 수 없으나 '구역질하다'의 의미로 풀 수밖에 없다. 이물질이 입 밖으로 나오는 吐(토)와 구별된다.

34　[15] **大陽病, 桂枝證, 醫反下之, 利遂不止,** 脈促者, 表不解也. **喘而汗出者, 葛根黃連黃芩湯主之.**

대양병, 계지증, 의반하지, 이수부지, 맥촉자, 표불해야. 천이한출자, 갈근황련황금탕주지

大陽(대양)이 악화되어 병으로 된 증세에서 桂枝湯(계지탕)으로 [다스릴 수 있는] 증세로 보여 처방을 통해 오히려 설사를 하게 했으나 설사가 지속되며 그치지 않을 때, 인체의 혈관을 따라 흐르는 피의 흐름이 재촉하듯 바쁠 때는 표층의 증상이 점진적으로 질서 있게 호전되어 가지 않은 것이다. 호흡이 거친 기침을 하며 땀이 나는 경우 葛根黃連黃芩湯(갈근황련황금탕)으로 증세를 다스려야 한다.

【임상적 해설】

낮에 과도하게 행위를 하여 병이 된 경우에 (大陽病) 계지탕증이 확실하게 있어 (桂枝證) 치료를 통하여 어느 정도 조절이 되었으나 (醫反下之) 설사가 시작되면 그치지 않고 계속하고(利遂不止), 움직이면 호흡이 가쁘면서 땀이 나는 현상이 병의 원인으로 작용하는 환자의 어떠한 질환에도(喘而汗出者) 갈근황련황금탕으로 치유한다(葛根黃連黃芩湯主之).

【임상치험례】

과민성대장증후군, 천식, 다한증 (남 15, 156cm/60kg)

7세 때 어린이집에 다닐 때부터 설사를 하기 시작해서 8세 때 학교에 다니면서부터 본격적으로 증세가 심해졌다. 어릴 때부터 활동량이 매우 많고, 적당하게 될 일도 과도하게 움직이고 심지어 숨이 찰 때까지 심하게 움직인다. 많이 활동하고 나면 대변이 묽게 나오고 숨차고 땀을 많이 흘렸다. 하루에도 설사가 3, 4회 지속되었다. 그래서 발육에 장애를 받고 있었다.

변병진단 어릴 때부터 활동량이 매우 많은 점과 적당하게 될 일도 과도하게 움직이고 심지어 숨이 찰 때까지 심하게 움직이는 점, 또한 활동 뒤 대변에 문제가 오는 점들을 보아 과잉되게 행동하여 온 大陽病으로 진단하였다. 조문진단은 설사가 하루 3, 4회 지속되는 점(利遂不止) 숨이 차고 땀을 흘리는 행위를 많이 하는 점(喘而汗出者)을 보아 34조 葛根黃連黃芩湯을 처방하였고, 3개월 복용 후에 호전되었다.

【고문자 분석】

醫(의)   쉬선은 이 글자를 '병을 치료하는 도구'라고 불렀다. 자소를 살펴보면 화살 矢(시)가 상자 匚(방) 안에 담겨 있다. 여기서 矢(시)는 화살이 아니라 날카로운 도구를 의미한다. 오른쪽의 殳(수)는 손으로 도구를 들고 있는 모습이다. 아래 酉(유)는 발효식품을 담는 항아리의 상형문으로 발효 액체가 일찍부터 치료에 사용되었음을 보여준다. 즉 醫(의)는 발효 액체와 날카로운 도구를 기본으로 질병을 치료하는 상황을 묘사한 글꼴이다. 여기서 '병을 치료하다'라는 포괄적인 의미가 만들어졌다.

利(리) 벼 禾(화)와 칼 刂(도)가 더해져 추수 도구를 나타냈다. 한나라 때에는 주로 날카로운 금속 공구의 뜻으로 사용되었다. 여기서 '날카롭다'의 의미가 만들어졌고 추수 도구의 모양에서 '수확' '이익'의 의미도 만들어졌다. 점차 '유리하다' '이익이 되다'의 뜻이 형성되었다. 또 '날카롭다'의 의미에서 설사병 痢(리)가 만들어졌고 후대문헌에서 利(리)가 痢(리)와 호환되는 상황이 만들어졌다. 단독으로 쓰일 때는 '설사하다'의 뜻으로 풀어야 한다. 때로《상한론》에서 '설사하다'의 의미로 쓰이는 下(하)와 연결될 때는 보어의 역할을 하기 때문에 '날카롭다'로 풀어야 한다.

遂(수) 발걸음을 옮기는 모습 辶(착)과 돼지 豕(시)의 변형 꼴은 멧돼지가 내달리는 상황을 묘사한 것이다. '전진하다' '따르다'의 뜻을 갖게 되자 '이어서' '곧이어' 등의 의미도 지니게 되었다.

止(지) 원래는 맨발의 모습이었다. 수평의 획 위에 세워진 두 개의 세로획과 하나의 짧은 가로획은 발가락의 변형이다. 때문에 애초의 뜻은 '걷다' '가다'의 뜻이었다. 여기서 정반대의 의미인 '멈추다'의 의미가 역으로 파생했다. 어지러울 亂(난)이 다스릴 治(치)의 뜻으로도 사용되는 예와 동일하다.

喘(천) 쉬선은 喘(천)을 가리켜 '급하게 행하는 호흡'이라고 설명하였다. 호흡과 관련이 있기에 입 口(구)를 자소로 한다. 耑(단)은 음을 표기하기 위한 유

사음이며, 현대어 발음 '천'은 고대음에서 구개음화 과정을 거쳐 '턴'의 소리
를 갖고 있다.

---

35 [15] **大陽病, 頭痛, 發熱, 身疼, 腰痛, 骨節疼痛, 惡風, 無汗而喘
者, 麻黃湯主之.**

대양병, 두통, 발열, 신동, 요통, 골절동통, 오풍, 무한이천
자, 마황탕주지

◉ 大陽(대양)이 악화되어 병으로 된 증세에서 머리가 아프고 [그것이 원
인이 되어] 열을 나게 하고 온몸이 속으로 아프며 허리가 아플 때, 또
뼈와 관절이 속으로 아프기도 하고 [걸도] 아프면서 계절과 온도의 특
성을 보유한 다양한 상태의 외부공기를 민감하게 느끼지만 땀은 나지
않을 때, 하지만 호흡이 거친 기침이 나는 경우 麻黃湯(마황탕)으로 증세
를 다스린다.

【임상적 해설】

낮에 과도하게 행위를 하여 병이 되어(大陽病) 머리 부위가 아프고(頭痛) 열이
달아오르고(發熱) 온몸이 속으로 아프며(身疼) 허리부위도 아프고(腰痛) 전신 근
육 관절에 통증이 오면서(骨節疼痛) 손발이 저리는 신경 증상이 있으며(惡風) 땀
이 잘 나지를 않으며(혹 땀내는 행위를 싫어하며) 숨이 차는 현상이 병의 원인으로
작용하는 환자의 어떤 질환에도(無汗而喘者) 마황탕으로 치유한다(麻黃湯主之).

【고문자 분석】

疼(동) 한나라 당시 이 글자는 등장하지 않았다. 유사한 글자 痛(통)은 한나
라 당시 病(병)의 증상을 의미했다. 그래서 침상에 누운 환자의 모습이 담긴
疒(역)이 사용되었다. 甬(용)은 음을 나타내는 글자로서 환자의 신음소리를 표
현하기 위한 것이다. 후대 한자에서 疼(동)은 주로 은근하고 깊은 아픔을 표현

하는 데 반해, 痛(통)은 직접적인 통증을 뜻하는 경우가 많다.《상한론》에 보이는 疼(동)은 후대에 첨가된 것으로 보인다. 痛(통)과 쓰임새가 다르므로 해석에 유의해야 한다.

腰(요)　사람의 허리. 고기 月(육)을 통해 신체 부위를 표현했다. 발음으로 사용된 要(요)는 원래 인체 허리 부분에 초점을 맞추어 그린 상형문이다. 여자 女(녀) 위에 보이는 两(아)의 글꼴은 여자의 허리 부분을 강조한 모습이다.

節(절)　원래는 대나무의 마디를 뜻했으며 그렇기에 윗부분에 대나무 竹(죽)이 사용되었다. 그리고 발음을 위해 即(즉)이 사용되었다. 여기서는 인체의 관절 등을 나타낸다.

喘(천)　쉬선은 喘(천)을 가리켜 '급하게 행하는 호흡'이라고 설명하였다. 호흡과 관련이 있기에 입 口(구)를 자소로 하고 있으며, 耑(단)은 음을 표기하기 위한 유사음이다. 현대어 발음 '천'은 고대음에서 구개음화 과정을 거쳐 '텬'의 소리를 갖게 되었다.

38　15 **大陽中風, 脈浮緊, 發熱, 惡寒, 身疼痛, 不汗出而煩燥者, 大青龍湯主之. 若脈微弱, 汗出惡風者, 不可服之, 服之則厥逆,** 此爲逆也, **筋惕肉瞤.**

대양중풍, 맥부긴, 발열, 오한, 신동통, 불한출이번조자, 대청룡탕주지. 약맥미약, 한출오풍자, 불가복지, 복지칙궐역, 차위역야, 근척육순

◦　大陽(대양)이 악화되어 병으로 된 증세에서 中風(중풍)인 경우, 인체의 혈관을 따라 흐르는 피의 움직임이 넘치면서 바짝 조이는 상태이고

176

[그것이 원인이 되어] 열을 나게 하고 차가운 기운을 민감하게 느끼게 하며 온몸이 속으로 아프면서 [겉으로] 아플 때, 또 땀은 나지 않지만 머리에 열이 나고 마음이 조급해질 때 大靑龍湯(대청룡탕)으로 증세를 다스려야 한다. 만약 인체의 혈관을 따라 흐르는 피의 움직임이 은근하며 약하고 땀이 나면서 계절과 온도의 특성을 보유한 다양한 상태의 외부 기운을 민감하게 느낄 때는 그것을 복용하지 말아야 한다. 그것을 복용하면 돌발적으로 다른 상황이 이어져 거꾸로 움직이는 기운 또는 호흡이 이어지게 되는데, 이것은 돌발적 상황이다. 근육이 툭툭 튀며 살이나 눈동자가 저절로 움직이듯이 움찔거리게 된다.

【임상적 해설】

낮에 과도하게 행위를 하여 병이 되고 뇌졸중으로 인하여 중추신경계의 손상으로 오는 후유증, 즉, 반신마비증에서(大陽中風) 움직임이 넘치게 활동하면서 바짝 조이듯이 긴장이 되고(脈浮緊) 열이 나고 추위에 민감한 감기증세가 오며(發熱, 惡寒) 온몸이 심하게 아프고(身疼痛) 땀 흘리는 행위를 하지 못하며 즉, 자기 의도대로 움직이지 못하면 짜증을 내고 초조해 하는 현상이(不汗出而煩燥者) 병의 원인으로 작용 하는 환자의 어떠한 질환에도 대청룡탕으로 치유한다(大靑龍湯主之). 만약에 움직이는 것을 싫어하며 몸이 약하고(若脈微弱) 땀이 잘 나고 손발이 저리는 신경계의 증상이 있는 사람은(汗出惡風者) 대청룡탕을 주면 안 된다(不可服之). 혹시 복용을 하면 돌발적으로 거꾸로 올라오는 기운으로 상기가 되어(服之則厥逆) 잠을 자지 못하면서 근육이 씰룩거리면서 경련이 올 수도 있다(筋惕肉瞤).

부연 설명:

◆ 大靑龍湯의 부작용을 경계해야 한다. 麻黃의 성분 중 카페인에 유독 민감하여 가슴이 두근거리고, 수면에 방해를 주는 민감한 환자는 주의를 요한다. 임상에서 커피를 섭취하면 가슴이 두근거리거나 잠을 이루지 못하는 환자는

마황제를 주의해야 한다.

◆ 중추신경계 손상 즉, 중풍환자 중에 신경정신과 증세가 보이는 환자에게 활용한다.

【임상치험례】

조울증, 척추관협착증, 요통(여 49, 159cm/57kg)

2년 전 교통사고로 코뼈와 꼬리뼈를 다쳤다. 그 후 코 수술을 하고 꼬리뼈를 마사지를 받고 또한 한의 치료를 받고 나서부터 오히려 허리 통증이 심해지고 움직이기가 힘들었다. 허리가 아프면서 다리가 저려 제대로 걸을 수가 없었다. 2킬로미터 이상 걸으면 다리가 저려 더 이상 걸음을 진행할 수가 없었다. 더구나 계단을 조금만 올라도 저리고, 조금만 화를 내어도 허리가 아프면서 다리가 저려 걸을 수가 없었다. 일상적인 생활을 제대로 할 수가 없는 상황에 분노와 짜증이 치밀었다, 그래서 자살 시도도 하였다. 사고 전에도 대단한 활동가로 등산, 골프, 헬스 등 운동을 꾸준하게 하였고 쉽게 지치지도 않았다. 사고 이후에도 재활을 위해서 운동도 열심히 하고 치료도 적극적으로 임했지만 증세가 호전되지 않아 매우 속상해했다. 더구나 독신으로 살면서 씩씩하게 잘 살아왔는데, 최근에 자기가 아주 싫어하는 남자가 자기를 자꾸만 따라다니면서 귀찮게 하여 짜증이 났다. 더구나 내키지도 않는 남자친구에게 자기 몸을 자꾸 의지해야 하는 상황이 자존심도 상하고 짜증이 더욱더 증가하였다.(남자친구가 본원에 강요하듯이 데려왔다.)

교통사고 후에도 재활치료를 열심히 하고 나면 몸이 굳어지고 피로가 몰려와 전신이 다 아프다고 호소하였다. 증세가 점점 악화되어 자기 스스로 움직이지 못하는 상황에 짜증과 분노가 치밀어서 견디기가 힘들었다.

변병진단 평소 몸을 많이 무리하였고, 사고 이후에도 재활치료로 몸을 많이 무리하여서 여러 증상이 악화된 것으로 보아 몸을 과잉되게 행동하여 병이 온 大陽病으로 진단하였다. 조문진단은, 몸을 과잉되게 행동하고, 혼자서 걷기 힘들고, 다리가 저린 점(大陽中風), 움직임이 넘치고 이후 굳어지듯 긴장함(脈浮緊), 피로가 쌓이고(發熱惡寒) 전신이 다 아프다고 호소(身疼痛)하고, 자기 스스로 움직이지 못하는 상황으로 인해 짜증과 분노가 나는 것(不汗出而煩燥)을 보아 38조 大靑龍湯을 처방하였다. 6개월 복용 후에 교통사고 후유증과 짜증도 호전되었다. 신기하게도 그렇게 싫었던 남자친구가 좋아지게 되었다. 大靑龍湯이 두 사람의 관계를 호전시킨 셈이다.

【고문자 분석】

浮(부) 물 氵(수)와 사로잡을 孚(부)로 구성되어 있으며 孚(부)는 단순한 음성부호이다. 장중경 시대 당시 浮(부)는 '범람하다'의 의미를 지닌 氾(범)과 호환되고 있었다. 흔히 뜰 浮(부)라는 훈 때문에 단순하게 '물에서 뜨다'는 의미로 보고 있다. 《상한론》에서의 浮(부)의 의미는 범람하다는 뜻을 중심으로 풀어가야 한다. 범람이란 액체의 양이 일정한 범주, 용기를 넘어서는 상황을 의미한다. 장중경이 浮(부)를 사용한 이유는 핏줄 속의 피의 움직임이 범람, 즉 일정한 기준점을 넘어서고 있음을 나타내고자 했기 때문이다. 혈액이 핏줄 밖으로 넘쳐 나온 형태는 아니기에 넘칠 氾(범)을 직접 사용하지는 않았다.

緊(긴) 실 糸(사)와 신하 臣(신), 손 又(우)로 구성되어 있다. 臣(신)은 발음을 나타냄과 동시에 밀접함의 뜻도 나타낸다. 전체적으로 실을 손으로 바짝 동여매는 모습의 문자로 '바짝 조임' '긴박함'의 의미로 사용된다.

燥(조) 불 火(화)와 발음을 위해 새소리 시끄러울 喿(소)를 사용하고 있다. 《설문해자》에서는 이 글자를 '乾(건)'이라고 설명하는데, 뜻은 '사물이 위로 솟구치는 모습'으로 풀고 있다. 때문에 燥(조)를 단순히 '乾燥(건조)하다'의 의미로 풀어서는 안 된다. 燥(조)는 화기로 인해 인체 내면의 기운이 위로 솟구치는 상태와 화기로 인해 인체 내면의 진액이 잦아들어 새들이 시끄럽게 울듯이 느낌이 어수선함을 묘사하는 글자로 보며 풀어야 한다. 이러한 맥락을 고려한다면 '타들어가다'라는 의미가 되겠다.

筋(근)   한자는 근육과 살, 뼈를 완전히 구분해 표기하고 있다. 근육 筋(근)을 《설문해자》에서는 '살 속의 힘'으로 묘사했기 때문에 고기 月(육)과 힘 力(력)을 기본자소로 하였다. 대나무 竹(죽)은 대나무의 둥근 모습과 강한 모습이 근육의 형태와 느낌과 들어맞기 때문에 특별 자소로 첨부했다.

惕(척)   이 글자의 고대음은 '텩'이다. 이 소리는 단단한 물체가 튈 때 내는 소리 '탁' '툭'을 대신하는 의성어이다. 이 글자는 이러한 음성을 빌어 근육이 놀라 뛰는 상황을 묘사하고 있다. 놀라는 상황은 심리적인 상황이므로 마음 ↑(심)을 자소로 했으며 '텩'의 음가를 전달하기 위해 유사한 발음 易(역)을 음성부호로 사용하였다. 또 易(역)은 '변한다'는 뜻을 갖고 있어 마음이 변하고 있음을 나타내는 역할도 한다.

煩(번)   불 火(화)와 머리 頁(혈)을 통해 화기가 머릿속으로 들어간 듯한 느낌을 표현하였다. 한나라 당시 특별히 머리에 열이 나는 두통 상태를 표현하던 글자이다. 후대에 흔히 '마음이 번거롭다'는 뜻으로 쓰이지만 문자 발생의 측면에서 보면 머리에 열이 나고 있는 상황을 통해 '짜증나다' 등의 느낌이 파생했음을 고려해 풀어야 한다.

肉(육)   이 글자의 고대글꼴은 소나 돼지를 잡아 살코기를 조각내놓은 모습이다. 상자형 외곽선은 고깃덩어리의 윤곽을 나타내고 그 안의 빗살선은 살코기의 섬유조직을 나타냈다.

瞤(순) 《설문해자》는 이 글자를 目動(목동), 즉 '눈이 움직이고 있다'로 풀고 있다. 이는 '눈을 움직이다'라는 표현과 다르다. 이 글자는 눈이 의도하지 않은 상태에서 어떤 특정한 생리적인 이유로 움직이고 있음을 나타낸다. 여기서 사용한 目(목)은 눈동자만을 특정하지는 않고 눈 전체를 포괄해서 부르고 있음을 유념해야 한다.

---

39 ¹⁵ **傷寒, 脈浮緩, 身不疼, 但重, 乍有輕時, 大靑龍湯主之.**
　　상 한, 맥 부 완, 신 부 동, 단 중, 사 유 경 시, 대 청 룡 탕 주 지

●　　傷寒(상한)에서 인체의 혈관을 따라 흐르는 피의 움직임이 넘치면서 느슨해지고 온몸이 깊숙이 아프지는 않으나 단지 무겁고, 때로 잠시 가벼울 때도 있을 때에는 大靑龍湯(대청룡탕)으로 증세를 다스려야 한다.

【임상적 해설】

외부의 환경 중 차가운 기운에 민감하게 반응하게 되는 증세나 외부의 자극에 민감하게 반응하며 긴장이 되는 상황(외부의 역동)에서(傷寒) 과도하고 무리하게 활동을 하고나면 늘어지면서 피곤해하고(脈浮緩) 온몸이 깊숙이 아프지는 않으나(身不疼) 다만 무겁다고 하며(但重) 잠시 가벼울 때가 있는 현상(乍有輕時)이 병의 원인으로 작용하는 환자의 어떠한 질환에도 대청룡탕으로 치유한다(大靑龍湯主之).

【고문자 분석】

浮(부)　물 氵(수)와 사로잡을 孚(부)로 구성되어 있으며 孚(부)는 단순한 음성부호이다. 장중경 시대 당시 浮(부)는 '범람하다'의 의미를 지닌 氾(범)과 호환되고 있었다. 흔히 뜰 浮(부)라는 훈 때문에 단순하게 '물에서 뜨다'는 의미로 보고 있다. 《상한론》에서의 浮(부)의 의미는 범람하다는 뜻을 중심으로 풀어가야 한다. 범람이란 액체의 양이 일정한 범주, 용기를 넘어서는 상황을 의미

한다. 장중경이 浮(부)를 사용한 이유는 핏줄 속의 피의 움직임이 범람, 즉 일정한 기준점을 넘어서고 있음을 나타내고자 했기 때문이다. 혈액이 핏줄 밖으로 넘쳐 나온 형태는 아니기에 넘칠 氾(범)을 직접 사용하지는 않았다.

緩(완)   실 糸(사)와 爰(원)으로 구성되었다. 爰(원)은 발음을 나타내지만, 위의 손 ⺤(조)와 아래 손 又(우), 그리고 가운데 있는 느슨한 상태의 직조 틀 모습으로 직물을 짤 때 두 손으로 틀에 실들을 느슨하게 풀며 직조하는 모습을 표현한 것이다. 여기서 '헐렁하다' '느슨하다' '느리다'의 의미들이 만들어졌다. 遲(지)의 경우 속도의 느림을 의미하지만 緩(완)의 경우는 정지된 상태에서의 느낌을 표현하였다.

乍(사)   원래는 옷감을 실과 바늘로 꿰매는 모습을 상형한 글꼴이었으며 이로부터 만들 作(작)이 후대에 만들어졌다. 사람 亻(인)이 있는 作(작)이 '만들다'의 뜻을 전담하게 되자 乍(사)는 아주 짧은 시간을 나타내는 글자로 바뀌었다. 여기서는 '잠깐'의 뜻이다.

輕(경)   마차 중에서 특별히 가벼운 종류를 지칭하는 전문명칭이었다. 마차 車(차) 자소에 발음을 나타내는 자소 巠(경)을 사용했다. '가볍다'의 뜻을 나타낸다.

時(시)   계절을 의미하기 위해 태양 日(일)을 자소로 삼았으며 발음을 위해 유사음 寺(사)를 사용했다. 寺(사)의 고대 자형은 갈 止(흔히 '그칠 지'로 읽고 있으나 고대문자의 쓰임새는 전진을 의미한다)와 태양 日(일)로 구성되어 태양이 움직이고 멈추는 시점을 표현했다. 불교의 절과는 관련이 없다. 처음에는 봄, 여름, 가을, 겨울의 사계절을 나타냈으나 점차 작은 시간 단위로 분화되었다.

40 [15] **傷寒表不解, 心下有水氣, 乾嘔, 發熱而欬, 或渴, 或利, 或
噎, 小便不利, 小腹滿, 或喘者, 小青龍湯主之.**

상한표불해, 심하유수기, 건구, 발열이해, 혹갈, 혹리, 혹
일, 소변불리, 소복만, 혹천자, 소청룡탕주지

● 傷寒(상한)에서 표면 [증세]가 점진적으로 질서 있게 호전되어 가지 않
고 가슴 아래쪽에 물 기운이 있을 때, 또 마른 구역질을 하면서 [그것
이 원인이 되어] 열나게 하고 기침을 하게 할 때, 혹은 갈증을 느끼게
하거나 설사를 유발하고 혹은 딸꾹질을 하게 할 때, 소변이 날카롭지
않으며 아랫배가 [무언가로] 가득 찰 때, 혹은 호흡 때 거친 기침을 할
때 小青龍湯(소청룡탕)으로 증세를 다스려야 한다.

【임상적 해설】

외부의 환경 중 차가운 기운에 민감하게 반응하게 되는 증세나 외부의 자극
에 민감하게 대응하며 긴장이 되는 상황(외부의 역동)의 상태에서 피부 질환이
해결이 되지 않고(傷寒表不解) 가슴아래 부위에 물의 기운으로 인해 숨이 막힐
듯 콧물이 나서 답답해하며(즉, 코나 기관지 부위에 숨이 막힐 듯 답답해 함)(心下有水
氣), 속이 비어있어도 더부룩하여 소화장애가 있으며(乾嘔) 열이 나면서 기침
을 하며(發熱而欬) 혹은 갈증을 느끼거나(或渴) 혹은 설사를 하거나(或利), 혹은
트림이(혹 딸꾹질)(或噎) 나면서 소변이 시원하게 나오지 않고(小便不利) 아랫배
가 그득 차는 경우(小腹滿) 혹은 숨이 가쁜 경우의 현상이 병의 원인으로 작용
하는 환자의 어떠한 질환에도(或喘者) 소청룡탕으로 치유한다(小青龍湯主之).

부연 설명: 만성적인 알레르기성 비염과 피부질환을 동시에 치료한다.

천식, 알레르기성 비염, 아토피 피부염 (남 11, 131cm/32kg)

생후 백일 즈음부터 아토피가 시작되었다. 3살 때까지 지속되다가 피부가 소강상태가 되면서 가래 기침을 동반하면서 숨이 차는 증세가 심해졌다. 목에서 가래 끓는 소리가 나면서 호흡이 가빠지기 시작했다. 알레르기성 비염은 학교에 입학을 하게 되면서 증상이 겹쳐 코가 막히고 숨을 쉬기가 더욱더 힘들었다.

변병진단 알레르기성 비염이 악화되기 시작한 것은 입학을 한 이후 활동량의 증가로 악화되었기에 大陽病으로 변병하였다. 조문진단은, 피부질환이 해결이 되지 않은 아토피 증상이 있고(傷寒表不解) 알레르기 비염으로 인해서 코가 막혀서 숨쉬기를 힘들어하는 점(心下有水氣)을 보아 40조 小青龍湯을 처방하였고, 6개월 복용 후에 비염과 아토피 피부염이 동시에 호전되었다.

【고문자 분석】

心(심) 고대문자의 글꼴은 심장을 실제 해부하여 만든 단면도 그림이다. 심방과 심실의 모습이 지금의 모습으로 변모했다.《상한론》에서는 해부학적인 심장을 의미하는 것이라기보다는 가슴 부위를 통합적으로 지칭하는 것으로 보아야 한다.

水(수) 개울의 흐르는 물줄기를 표시한 모습이다. 가운데 선은 물줄기를, 좌우의 필획들은 물결을 의미한다. 물이라는 액체의 성격과 함께 흐름의 동적인 면도 나타냈다. 때문에 해석을 할 때에는 그런 상황을 고려해야 한다.

氣(기) 한나라 때에는 쌀 米(미)를 자소로 하는 문자 氣(기)가 없었다. 고대의 글꼴은 气(기)였는데,《설문해자》에서는 구름이 흐르는 모습을 그린 상형문이라고 풀고 있다. 바람 등 눈에 보이지는 않으나 움직이고 있는 기운(에너지)을 묘사한 글자라고 보면 된다. 후대문헌에서 호흡의 들고 나는 숨을 의미하기도 하며 몸 전체의 기운을 나타내기도 한다.

欬(해)　기침을 의미하는 이 글자가 발음을 위해 사용한 亥(해)는 고대음에서 깊은 목구멍소리를 지니고 있다. 다시 말해 고대음에서는 H 음가보다는 K 음가에 가까웠던 것이다. 기침 소리를 나타내기 위해 亥(해)를 음성부호로 채택하였으며, 기침은 입에서 나오는 상황이므로 입을 크게 벌린 모습인 欠(흠)을 사용했다.

噎(일)　이 글자는《설문해자》에 보이지 않는다. 대신《설문해자》에는 입 口(구)와 意(의)로 구성된 噫(희)가 보인다. 噫(희)는 음식 등의 포만감에서 오는 목멤, 하품, 트림 등의 상황을 표현하는 글자로 훗날 유사한 음을 지닌 噎(일)이 등장했다.

腹(복)　고기 月(육)을 통해 인체와의 관련성을, 발음을 위해 夏(복)의 자소를 사용했다. '배'를 뜻하며, 구체적으로는 음식물을 먹으면 부풀어오르는 복부 부위를 지칭한다.

41　15 **傷寒, 心下有水氣, 欬而微喘, 發熱不渴,** 服湯已渴者, 此寒去欲解也. **小靑龍湯主之.**

상한, 심하유수기, 해이미천, 발열불갈, 복탕이갈자, 차한거욕해야. 소청룡탕주지

傷寒(상한)에서 가슴 아래 부분에 물 기운이 있고, 기침을 하면서 또 은

근하게 호흡이 거친 기침이 있을 때, 또 [그것이 원인이 되어] 열을 나게 하지만 갈증은 없는 경우, [소청룡]탕을 복용하고 이미 갈증이 날 때는 이것은 차가운 온도에 [민감하게 반응하는] 증세가 사라지고 점진적으로 질서 있게 호전되어 가는 것이다. 小靑龍湯(소청룡탕)으로 증세를 다스려야 한다.

【임상적 해설】

외부의 환경 중 차가운 기운에 민감하게 반응하게 되는 증세나 외부의 자극에 민감하게 대응하며 긴장이 되는 상황(외부의 역동)의 상태에서(傷寒) 가슴 아래부위가 물의 기운으로 인해 숨이 막힐 듯 콧물이 나서 답답해하며(즉, 코나 기관지 부위에 물의 성질로 인해 숨이 막힐 듯 답답해 함)(心下有水氣) 기침하면서 움직이지 않을 때 숨이 차고(欬而微喘) 열이 나면서 갈증은 느끼지 않는 현상이 (發熱不渴) 병의 원인으로 작용하는 환자의 어떠한 질환에도 소청룡탕으로 치유한다(小靑龍湯主之).

부연 설명: 알레르기성 비염, 만성적인 기관지염에 활용한다.

【임상치험례】

알레르기성 비염, 부비동염, 코골이 (남 35, 173cm/73kg)

대학에서 교수로 일하고 있는 이 환자는 3~4년 전에 연구직에서 교수직으로 이직하면서부터 콧물, 재채기가 심해졌다. 교수직을 하게 되면서 오랫동안 앉아 있는 연구직보다 움직임이 많아졌다. 어릴 때부터 알레르기 비염 증세는 있었다. 환절기나 온도변화에 민감하여 비염 증세가 늘 있어 왔다. 특히 중, 고등학교 시절에는 매우 심하여 아침마다 재채기, 콧물로 고생을 많이 했다. 환절기나 환경의 변화가 생기면 어김없이 비염 증세가 왔다.

변병진단 연구직에서 교수직으로 이직하면서 활동량이 증가하여 증세가 심해진 점은 과잉된 행위로 발병되어 大陽病으로 변병하였다. 조문진단은, 교수직을 하면서 연구직 보다 움직임이 많아졌으며(大陽病) 코나 기관지 부위에 염증 증세로 인해서 맑은 콧물이 흐르면서 숨이 막힐 듯 답답해하고(心下有水氣) 재채기로 인해서 숨이 찬(咳以微喘)점으로 보아 41조 小青龍湯을 처방하였고, 3개월 복용 후에 호전되었다.

---

42 [15] **大陽病, 外證未解, 脈浮弱者, 當以汗解, 宜桂枝湯.**
　　 대 양 병,　외 증 미 해,　맥 부 약 자,　당 이 한 해,　의 계 지 탕

⦿　　**大陽(대양)이 악화되어 병으로 된 증세에서 외부 증상이 아직 점진적으로 질서 있게 호전되어 가지 않았고 인체의 혈관을 따라 흐르는 피의 움직임이 넘치지만 약할 때는 땀으로 점진적으로 질서 있게 호전시켜야 하는데 이때 桂枝湯(계지탕)이 적합하다.**

【임상적 해설】

낮에 크게 행위를 하여 병이 진행되는 경우에(大陽病) 바깥으로 나가면 공포와 두려움이 확실하게 나타나는 증상이 점진적으로 해결이 되지 않고(外證未解) 움직임이 처음에는 넘치듯 활기차게 하다가 지쳐서 약해지는 지구력이 떨어지는 현상이 병의 원인으로 작용하는 어떤 질환에도(脈浮弱者) 당연히 땀으로 점진적으로 질서 있게 호전시켜야 하는데(當以汗解) 계지탕으로 치유한다(宜桂枝湯).

부연 설명: 외부로 나가면 두려움과 공포감이 엄습하는 사회공포증, 대인공포증, 적응 장애 등에 적용되리라 추정한다.

【고문자 분석】

浮(부)　　물 氵(수)와 사로잡을 孚(부)로 구성되었으며 孚(부)는 단순한 음성부

호이다. 장중경 시대 당시 浮(부)는 '범람하다'의 의미를 지닌 氾(범)과 호환되고 있었다. 흔히 뜰 浮(부)라는 훈 때문에 단순하게 '물에서 뜨다'는 의미로 보지만《상한론》에서의 浮(부)의 의미는 범람하다는 뜻을 중심으로 풀어가야 한다. 범람이란 액체의 양이 일정한 범주, 용기를 넘어서는 상황을 의미한다. 장중경이 浮(부)를 사용한 이유는 핏줄 속의 피의 움직임이 범람, 즉 일정한 기준점을 넘어서고 있음을 나타내고자 했기 때문이다. 혈액이 핏줄 밖으로 넘쳐나온 형태는 아니기에 넘칠 氾(범)을 직접 사용하지는 않았다.

弱(약) 두 개의 구부러진 활 弓(궁) 안에 깃털 등을 의미하는 彡(삼)의 변형들이 들어 있다. 활의 탄력이 깃털처럼 연약하며 강하지 않음을 상징한다.

---

43 [15] **大陽病, 下之微喘者, 表未解故也, 桂枝加厚朴杏子湯主之.**
대 양 병, 하 지 미 천 자, 표 미 해 고 야, 계 지 가 후 박 행 자 탕 주 지

大陽(대양)이 악화되어 병으로 된 증세에서 설사를 하게 했지만 은근하게 호흡이 거친 기침이 있는 경우는 표면 증상이 점진적으로 질서 있게 호전되지 않았기 때문이다. 桂枝加厚朴杏子湯(계지가후박행자탕)으로 증세를 다스려야 한다.

【임상적 해설】
낮에 과도하게 행위를 하여 병이 되면(大陽病) 어느 정도 조절이 되고나서 움직일 때는 숨이 차지 않다가 움직이지 않고 가만히 있을 때 숨이 차는 것은(下之微喘者) 피부 질환이 아직도 해결이 되지 않은 것이다(表未解故也). 이런 현상이 병의 원인으로 작용하는 환자의 어떤 질환에도 계지가후박행자탕으로 치유한다(桂枝加厚朴杏子湯主之).

부연 설명: 피부 질환이 있으면서 만성적인 기관지염 및 천식증을 동시에 치

유한다.

기침, 천식(여 64, 157cm/58kg)

2년 전 몸살감기를 심하게 앓고 난 이후로 목이 붓고 기침을 자주 하고 숨도 약간 가쁜 것을 호소한다. 그 당시 3월경에 새벽에 일을 나가시니 추운 공기를 맞으면서 감기가 시작 되었다. 새벽에 일을 나가서 청소 일을 하여 신체적으로 무리가 많다. 몸이 피곤하거나 날씨가 추우면 더 심해진다. 병원에서는 편도가 예민하다고 하며 장기적으로 갈 때에 천식으로 이행된다고 하였다. 몸이 피곤하면 반복적으로 피부에 발진이 생겨 단순포진 형태가 자주 발생했다. 목안이 간질간질하면서 마른기침과 숨 가쁨이 약간 동반된다. 본 처방을 조금만 늦게 먹으면 바로 기침과 숨 가쁨이 나타난다. 복용 후에 피부 단순 포진과 질부위에 포진도 사라졌다.

변병진단 청소일로 몸을 과잉되게 행동하여 병이 온 것으로 보아 大陽病으로 진단하였다. 조문진단은 무리한 이후에 진정 되어서 휴식을 취하고 움직이지 않을 때 숨이 차오르고(下之微喘者) 몸이 피곤하면 피부 질환이 일어나는 것(表未解故也)을 보아 43조 桂枝加厚朴杏子湯을 처방하고 3개월 간 복용 후에 호전되었다.

【고문자 분석】

微(미) 발의 움직임을 나타내는 彳(척)과 손의 동작을 뜻하는 攵(복)이 있고 가운데에는 머리를 산발한 노인의 모습이 있다.《설문해자》는 '감추어진 상태로 운행하다'로 풀고 있다. 문자의 구성을 고려해 볼 때 이 글자는 노인의 느린 몸 상태나 동작을 의미한다. 때문에 단순히 '미약하다' '미미하다'의 의미가 아니라 어떤 기운이 감추어진 상태에서 느리게 움직이고 있는 상황을 고려해 풀어야 한다. '은근하다'로 풀 수도 있다.

喘(천)   쉬선은 喘(천)을 가리켜 '급하게 행하는 호흡'이라고 설명하였다. 호흡과 관련이 있기에 입 口(구)를 자소로 하고 있으며, 耑(단)은 음을 표기하기 위한 유사음이다. 현대어 발음 '천'은 고대음에서 구개음화 과정을 거쳐 '텬'의 소리를 갖게 되었다.

---

44 15 **大陽病, 外證未解, 不可下,** 下之爲逆. **欲解外者, 宜桂枝湯.**
　　대 양 병, 외 증 미 해, 불 가 하, 하지위역. 욕 해 외 자, 의 계 지 탕

● 　**大陽**(대양)이 악화되어 병으로 된 증세에서 외부 증상이 점진적으로 질서 있게 호전되지 않았다면 설사를 하게 해선 안 된다. 설사를 하게 하면 다른 증세가 돌발적으로 이어지게 된다. 외부증상을 점진적으로 질서 있게 호전시키고자 한다면 桂枝湯(계지탕)이 적합하다.

【임상적 해설】

낮에 과도하게 행위를 하여 병이 되면(大陽病) 바깥으로 나가면 공포와 두려움이 확실하게 나타나는 증상이 아직도 점진적으로 질서 있게 호전 되지 않으며(外證未解), 조절할 수가 없고(不可下) 조절이 되면 증세가 돌발적으로 이어지게 된다(下之爲逆). 외부의 증상을 점진적으로 질서 있게 호전시키고자 한다면 (欲解外者) 계지탕으로 치유한다(宜桂枝湯).

---

46 15 **大陽病, 脈浮緊, 無汗, 發熱, 身疼痛, 八九日不解, 表證仍在,** 此當發其汗, 服藥已微除也. **其人發煩, 目暝, 劇者必衄,** 衄乃愈. **所以然者, 陽氣重故也, 麻黃湯主之.**
　　대 양 병, 맥 부 긴, 무 한, 발 열, 신 동 통, 팔 구 일 불 해, 표 증 잉

재, 차당발기한, 복약이미제야. 기인발번, 목명, 극자필뉵, 뉵내유. 소이 연자, 양 기 중 고 야, 마 황 탕 주 지

● 大陽(대양)이 악화되어 병으로 된 증세에서 인체의 혈관을 따라 흐르는 피의 움직임이 넘쳐흐르며 바짝 조이면서 땀은 없이 [그것이 원인이 되어] 열을 나게 하고, 온몸이 깊숙이 아프기도 하고 겉으로 아프기도 하면서 8, 9일이 지나도 점진적으로 질서 있게 호전되지 않으면 표면의 증세가 여전히 존재하는 것이다. 이 경우 마땅히 그 땀을 나게 해야 하는데 [그 이유는] 약을 복용한 것이 이미 은근하게 사라진 때문이다. 그런 사람은 [그 증상이 원인이 되어] 머리에 열을 나게 하여 눈이 감기며 어지럽고 심한 경우는 반드시 코에서 피가 나는 상황이 된다. 코에서 피가 나는 상황이면 머지 않아 몸과 마음이 치유된다. 그렇게 되는 연유는 체온을 따뜻하게 하는 기운이 무겁기 때문이다. 麻黃湯(마황탕)으로 증상을 다스려야 한다.

【임상적 해설】

낮에 과도하게 행위를 하여 병이 되어 진행되는 경우에(大陽病) 움직임이 넘치도록 활동하고 나면 몸에 긴장이 되고(脈浮緊) 땀이 잘 나지를 않고 (혹, 움직임을 싫어하여 움직이지 않고 게으르며)(無汗) 열이 달아오르며(發熱) 몸의 전신이 아프며(身疼痛) 이런 증상이 한번 발병하면 8, 9일이 지속되어 풀리지 않고(八九日不解), 피부질환의 증상이 여전히 존재하는(表證仍在) 그 사람은 갑자기 짜증을 내고(其人發煩) 눈이 감길 정도로 어지럽고(目瞑) 심하면 반드시 코피가 흐른다(劇者必衄). 이러한 이유는 낮에 따뜻할 때 숨이 막히듯 답답해하며 몸이 무겁기 때문에 오는 것이다(所以然者, 陽氣重故也). 이런 현상이 병의 원인으로 작용하는 환자의 어떤 질환에도 마황탕으로 치유한다(麻黃湯主之).

부연 설명: 몸을 무리하면서 스트레스도 가중되어 짜증이 오면서, 호흡 장애 등 신경정신과 질환과 피부 질환을 동시에 치유한다.

이석증, 두드러기, 분노 (여 64, 155cm/63kg)

약 6개월 전 설날 아침에 일어나니 어지럽고 매슥거려 일어나지를 못했다. 4, 5년 전부터 아들이 운영하는 식당 보조로 일했는데, 무리하고 나면 자주 어지러웠다. 설날 전에는 식당일도 거들면서 헬스를 시작했다. 그러면서 설날에 일을 과하게 하고 난후에 증세가 발생했다. 발병 당시 병원에서 이석증으로 진단받고서 약을 3일 복용 후 호전되었다. 그러나 새벽에 일어날 때 쯤 계속 반복적으로 어지럼증이 발생했다. 그러다 2, 3년 전부터 가슴, 허리, 머리 부위에 두드러기가 자주 발생하였다. 특히 브래지어 등 신체에 접촉하는 부위에는 빨갛게 발진까지 생겼다. 아들이 사업을 한다고 하여 도와는 주지만 몸이 힘들고 전신에 관절통이 자주 왔다. 도와주는 과정에서 피로가 쌓인 상태에서 어쩔 수 없이 일을 해야 하는 상황에 짜증이 많이 났다. 식당 보조를 하고 나면 몸이 무겁고 움직이기 싫었지만 할 수 없이 일을 하였다. 그런 이후에 피로가 누적되어 피부 발진과 짜증이 계속 진행되었다.

변병진단 아들의 식당일을 도와주면서 몸을 과잉되게 행동하여 병이 온 것으로 보아 大陽病으로 진단하였다. 조문진단은 식당일과 헬스를 하고 또 설날에 과잉된 행동을 하고(脈浮緊) 전신에 관절통이 있고(身疼痛) 이러한 상황들이 꽤 오랜 시간 흘렀으며(八九日不解) 두드러기 등 피부병이 완고하게 존재하고 있고(表證仍在) 이러한 증상을 가진 사람이 아들 일이라 어쩔 수 없이 도와주는 상황이 짜증이 많이 나고(其人發煩) 그러면 항상 가슴이 답답하고 몸이 무거운(陽氣重) 것을 보아 46조 麻黃湯을 처방하였고 3개월간 복용 후에 온전하게 호전되었다.

【고문자 분석】

浮(부) 물 氵(수)와 사로잡을 孚(부)로 구성되어 있으며 孚(부)는 단순한 음성 부호이다. 장중경 시대 당시 浮(부)는 '범람하다'의 의미를 지닌 氾(범)과 호환되고 있었다. 흔히 뜰 浮(부)라는 훈 때문에 단순하게 '물에서 뜨'는 의미로 보고 있다. 《상한론》에서의 浮(부)의 의미는 범람하다는 뜻을 중심으로 풀어가야 한다. 범람이란 액체의 양이 일정한 범주, 용기를 넘어서는 상황을 의미한다. 장중경이 浮(부)를 사용한 이유는 핏줄 속의 피의 움직임이 범람, 즉 일정한 기준점을 넘어서고 있음을 나타내고자 했기 때문이다. 혈액이 핏줄 밖으로 넘쳐 나온 형태는 아니기에 넘칠 氾(범)을 직접 사용하지는 않았다.

緊(긴) 실 糸(사)와 신하 臣(신), 손 又(우)로 구성되어 있다. 臣(신)은 발음을 나타냄과 동시에 밀접함의 뜻도 나타낸다. 전체적으로 실을 손으로 바짝 동여매는 모습의 문자로 '바짝 조임' '긴박함'의 의미로 사용된다.

除(제) 원래는 궁전 계단을 의미하는 글자이다. 언덕 阝(부)는 높은 지점을 뜻하며 余(여)는 발음을 위해 사용한 자소이다. '아래에서 위로 오른다'는 뜻에서 이전의 것을 제외하고 새로운 것을 추구한다는 의미가 파생했다. 원래 존재하던 어떤 것을 제거한다는 적극적 의미가 있다.

煩(번) 불 火(화)와 머리 頁(혈)을 통해 화기가 머릿속으로 들어간 듯한 느낌을 표현하고 있다. 한나라 당시 특별히 머리에 열이 나는 두통 상태를 표현하던 글자이다. 후대에 흔히 '마음이 번거롭다'는 뜻으로 쓰이지만 문자 발생의 측면에서 보면 머리에 열이 나고 있는 상황을 통해 '짜증나다' 등의 느낌이 파생되었음을 고려해야 한다.

瞑(명) 《설문해자》는 이 글자를 '감기는 눈'이라고 설명하면서, 졸음이 와서 감기는 눈의 의미를 위해서 睡(수)라는 글자를 따로 소개하고 있다. 睡(수)는 잠 때문에 자연스럽게 눈이 감기는 모습인 데 반해, 瞑(명)은 다른 생리적 현상에 의해 눈이 감기는 모습을 의미한다. 후대에는 주로 '눈이 어지럽다' '눈이 가물거리다' 등의 뜻으로 사용된다.

衄(뉵)　한나라 시기의 전용 문자로서 코에서 피가 나오는 현상을 표현하였다. 뜻을 위해 피 血(혈)을, 발음을 위해 丑(축)을 자소로 쓰고 있다. 丑(축)은 본래 손으로 무엇을 잡거나 비트는 동작을 나타내기도 했기에 이 글자를 썼다. 이 말은 衄(뉵)을 단순히 '코에서 흐르는 피'로 해석하지 말아야 함을 암시한다. 특정하기는 곤란하지만 어떤 구체적 상황에 의해서 코에서 피가 흘러나오게 되었음을 유의해 풀어야 한다.

以(이)　글자의 왼쪽은 보습 등 농기구의 상형문이고 오른쪽은 사람 人(인)이다. 사람이 농기구를 사용하고 있는 모습에서 '쓰다'라는 뜻을 얻었다. 흔히 구문에서 수단을 의미하는 '~로써' 등의 뜻으로 쓰인다.

然(연)　고기 月(육)과 개 犬(견), 불 灬(화)로 구성된 이 글자는 개고기를 굽고 있는 상황을 묘사하고 있다. 개고기를 굽는 냄새가 유난히 독특하여 실제로 보지 않아도 상황을 짐작할 수 있는 특성 때문에 '그러할'이라는 뜻으로 풀고 있다.

所以然(소이연)　所以(소이)라는 두 글자가 함께 쓰이면서 '이유' '연유'의 뜻을 나타낸다. 뒤에 然(연)과 연결해 '그러한 연유'라고 풀 수 있다.

67 ¹⁵ **傷寒若吐, 若下後, 心下逆滿, 氣上衝胸, 起則頭眩, 脈沈緊,**
發汗則動經, 身爲振振搖者, *茯苓桂支白朮甘艸湯主之.*

상한약토, 약하후, 심하역만, 기상충흉, 기칙두현, 맥침긴,
발한칙동경, 신위진진요자, 복령계지백출감초탕주지

68 ¹⁵ **發汗, 病不解, 反惡寒者,** ^{虛故也.} *芍藥甘艸附子湯主之.*

발한, 병불해, 반오한자, 허고야. 작약감초부자탕주지

69 ¹⁵ **發汗, 若下之, 病仍不解, 煩躁者,** *茯苓回逆湯主之.*

발한, 약하지, 병잉불해, 번조자, 복령회역탕주지

70 ¹⁵ **發汗後惡寒者, 虛故也, 不惡寒, 但熱者, 實也, 當和胃氣, 與**
調胃承氣湯.

발한후오한자, 허고야, 불오한, 단열자, 실야, 당화위기, 여
조위승기탕

- 傷寒(상한)에서 때로 토하려고도 하고 때로 설사하려고 한 뒤에 가슴 아래가 [무언가로] 가득함이 돌발적으로 이어진다면 기운이 위로 솟아 심장에 부딪치는 것이다. 일어나면 머리가 어지럽고 인체의 혈관을 따라 흐르는 피의 움직임은 가라앉으며 바짝 조인다. 땀을 내면 [그 결과로] [인체의 혈관을 따라 흐르는 피의 움직임이] 지나는 [몸의 여러 곳을] 움직이게 할 수 있어 몸이 떨리며 흔들리게 된다. 茯苓桂枝白朮甘草湯(복령계지백출감초탕)으로 증상을 다스려야 한다.

- 땀을 나게 한 뒤에도 증세가 악화되어 이루어진 병이 점진적으로 질서 있게 호전되어 가지 않은 채 오히려 차가운 기운을 민감하게 느끼게 되는 경우 [몸에 있어야 할 기운이] 비어 있기 때문이다. 芍藥甘草附子湯(작약감초부자탕)으로 증상을 다스려야 한다.

- 땀을 나게 하고 나서 [상황에 따라 다시] 만약 설사를 하게 했는데도 악화된 증세가 여전히 점진적으로 질서 있게 호전되어 가지 않고 머리

에 열이 나며 조급해하는 경우는 茯苓回逆湯(복령회역탕)으로 증상을 다스려야 한다.

- 땀을 나게 한 뒤에 차가운 기운을 민감하게 느끼는 것은 [몸에 있어야 할 기운이] 비어 있기 때문이다. 차가운 기운을 민감하게 느끼지 않으면서 단지 열만 있다면 [몸에 있어야 할 기운이] 가득하기 때문이다. 마땅히 위의 기운을 조화시켜야 한다. 調胃承氣湯(조위승기탕)을 주어야 한다.

【임상적 해설】

67. 외부의 환경 중 차가운 기운에 민감하게 반응하게 되는 증세나 외부의 자극에 민감하게 대응하며 긴장이 되는 상황(외부의 역동)에서 만약에 음식에 대한 거부감으로 음식물이 위로 올라오거나(傷寒若吐) 만약에 아래로 내려진 후에(若下後) 가슴 아래에서 갑자기 그득하여 소화장애가 돌발적으로 이어진다면(心下逆滿) 숨이 막히듯 답답함이 위로 솟구쳐서 가슴이 답답해하며(氣上衝胸) 앉았다 일어서면 어지럽고(起則頭眩) 움직임이나 자세가 가라지면서 긴장되어 무기력하거나 침울해하며(脈沈緊) 땀이 나는 행위를 한 후에는 다리가 뭉쳐 움직이지 못하고(發汗則動經) 온몸이 흔들리며 떨게 되는 현상이(身爲振振搖者), 병의 원인으로 작용하는 환자의 어떤 질환에도 복령계지백출감초탕으로 치유한다(茯苓桂支白朮甘艸湯主之).

68. 땀을 나게 해도(發汗) 병이 점진적으로 해소가 되지 않고(病不解) 오히려 추위에 민감하게 느끼는 현상이(反惡寒者) 병의 원인으로 작용하는 환자의 어떤 질환에도 작약감초부자탕으로 치유하며(芍藥甘艸附子湯主之)

69. 땀을 나게 한 후에(發汗) 만약에 조절이 조금 되었는데도(若下之) 병이 여전히 해소가 되지 않고(病仍不解) 짜증 및 분노가 나면 초조하고 조급해하는 현상이(煩燥者) 병의 원인으로 작용하는 환자의 어떤 질환에도 복령회역탕으로

196

치유한다(茯苓回逆湯主之).

70. 땀을 나게 한 후(發汗後) 추위에 민감하게 느끼는 사람은(惡寒者) 있어야 할 것이 비어 있기 때문이다(虛故也). 추위에 민감하지 않고(不惡寒) 다만 열만 있는 사람은(但熱者) 음식으로 그득하게 찬 경우이다(實也). 마땅히 위의 기운을 조화시켜야 한다(當和胃氣). 이런 현상이 병의 원인이 되는 환자의 어떤 질환에도 조위승기탕으로 치료한다(與調胃承氣湯).

부연 설명: 외부의 자극이나 역동 시에 긴장이 되면서 돌발적으로 소화장애가 오면서 숨이 막히듯이 답답해지는 공황장애, 우울증, 불안장애, 메니에르증후군, 이석증, 전정기관염, 틱장애, 수면장애 등의 다양한 질환에 활용한다.

【임상치험례】

이석증, 공황장애, 불안장애 (여 46세, 159cm/60kg)

10년 전 업무 과다와 동료들의 갈등으로 가슴이 답답해 질식할 것 같은 느낌을 받은 적이 있었다. 식당, 백화점, 비행기와 지하철 등 밀폐된 공간에 들어가면 두려움과 공황 발작 증상이 나타난다. 2년 전 프로젝트 업무로 1년 동안 비정규직 대처 업무를 맡게 되면서 심한 피로와 심리적 스트레스를 많이 받았다. 그리고 일이 끝나면 다이어트를 위해서 헬스도 하고, 취미 생활인 드라마 글을 쓰기 위해 작가 연수도 받는 등 여러 방면으로 무리를 하였다. 그러다가 헬스장에서 줄넘기를 하던 중 어지러워 쓰러지고 말았다.

유년 시절 이야기를 들어보니, 아버지가 사업 실패 후 폭력적으로 변했고, 이불에 뒤집어씌워 맞은 이후 죽음에 대한 공포와 질식에 대한 트라우마가 생겼다.

변병진단 업무 과다와 몸을 움직이는 헬스, 그리고 작가 연수까지 매우 무리하여 병이 온 것으로 大陽病으로 변병하였다. 조문진단은, 비정규직 대처 업무를 하면서 심리적인 스트레스를 많이 받고(傷寒) 가슴이 답답하고 질식할 것 같은 느낌을 받아 밀폐된 공간에 들어가지 못하고 두려움이 있으며(氣上衝胸) 어지럼증을 느끼고(起則頭眩) 트라우마에 몸이 긴장되어 있고(脈沈緊) 쓰러질 것 같은 느낌(身爲振振猺者)으로 보아 67조 苓桂朮甘湯을 처방하였고, 6개월 복용 후에 호전되었다.

【임상치험례】

불안장애, 신경성 소화불량 (여 57세, 159cm/54kg)

한 달 전 친구의 사망 소식을 듣고 매우 긴장하게 되었고, 우울감이 엄습해왔다. 이후 공포가 심하고 불안하고 두려움도 느꼈다. 그 외에도 가정에서 남편의 괴팍한 성격과 완벽주의 등으로 항상 긴장 속에 살아왔다. 낮에는 식당을 운영하면서 가사 일을 동시에 하였고, 이런 일들이 최근 두 달 사이에는 더욱 힘들었다. 항상 긴장 속에 살면서 일로도 많이 무리하다가 불안이 심해져서 버티기 힘들었다.

변병진단 식당 일과 집안 일을 같이 하고, 긴장 속에 살아온 것으로 大陽病으로 변병하였다. 항상 긴장 속에 있고, 한 달 전 친구의 사망 소식으로 스트레스를 받은 것(傷寒) 불안함과 공포가 갑작스럽게 오면 숨을 잘 쉬지 못하고 가슴이 답답해 오는 점과(氣上衝胸) 일이 힘들어서 가라앉고 긴장하는 점(脈沈緊) 식당일을 하면서 땀을 흘리는 행위를 하고 나면 다리가 무거워지고(發汗則動徑) 쓰러질 것 같은 점(身爲振振猺者)을 확인할 수 있었다. 그리하여 67조 苓桂朮甘湯을 처방하였고, 6개월 이상 복용 후에 불안장애가 호전되었다.

이석증, 불안장애 (여 59세, 160cm/55kg)

3년 전 정육점에서 일하다 피로를 느끼고, 침 치료를 받은 이후 어지럼증이 생겼다. 20년가량 정육점 냉동실에서 일하고 평소에도 과로하였다. 일할 때 항상 심리적으로 긴장되어 있고, 걱정에 수면도 방해받는 상태였다. 이외로는 퇴근 후 수영을 하고 있었고, 이전 6회의 유산으로 인해서 체력이 많이 저하되어 있던 상태였다. 또한 명치 부위부터 메스꺼움과 어지럼증이 느껴지고 무기력함을 느끼면서 생리도 단절된 상태였다.

변병진단 정육점의 추운 환경에서 긴장하며 과로한 상황을 보아 몸을 무리하여 병이 온 大陽病으로 진단하였다. 조문진단은, 추운 곳에서 일하면서 항상 긴장하고 있고(傷寒) 메스꺼움을 느끼고(若吐) 몸에 무기력함을 느끼면서 긴장하고(脈沈緊) 어지럼증도 느끼고(起則頭眩) 쓰러질 것 같은(身爲振振猺者) 점을 보아 67조 苓桂朮甘湯을 처방하였고, 3개월 복용 후에 이석증이 호전되었다.

【임상치험례】

냉대하, 생리량 감소 (여 36세, 159cm/51kg)

24세 때 영어학원 강사를 시작하면서부터 병이 시작되었다. 대학 졸업하고 처음으로 학원 강사 일을 시작하면서 긴장도 많이 하고 활동량도 증가하였고, 동시에 다이어트를 시작하여 운동도 병행하여 7킬로그램을 감량했다. 그때부터 질부위에서 흰색 분비물이 쏟아지고 생리양도 급격하게 감소하였다. 그 이후 28세 때 호주로 유학을 가게 되어 영주권을 따기 위해 큰 노력을 하였다. 당시에 경제적 압박과 공부에 대한 스트레스가 가중되어서 소화장애도 오고, 가슴이 답답한 증세도 있었고, 늘 몸이 움츠리고 긴장의 연속이었다. 8년간 쉴 틈 없이 공부와 아르바이트로 몸과 마음이 극도로 피로하였다. 호주의 날씨가 따뜻해도 환자의 몸은 오히려 추워지고 손발도 차고 썰렁한 기분을 느끼면서 질부위에 분비물은 더욱더 증가하였다.

변병진단 호주에서 영주권을 취득하기 위해 무리하게 생활하였고, 학원 강사 일과 다이어트를 위해 운동하는 상황에서 몸으로 무리하여 병이 온 것을 보아 大陽病으로 진단하였다. 조문진단은, 호주에서 유학하면서 8년간 아르바이트와 공부를 병행하면서 스트레스가 가중되어 소화장애와 가슴 답답한 증세(苓桂朮甘湯證)가 있는 상태에서, 계속 땀을 흘리는 행위 즉 영주권을 따기 위해서 많은 활동을 하게 되어 병이 해소가 되지 않고(發汗 病 不解) 호주의 따뜻한 날씨에도 불구하고 오히려 추위에 민감하게 반응하는 점(反惡寒者)을 보아 68조 芍藥甘艸附子湯主之를 처방하고 3개월 복용 후에 질 분비물이 호전되었다.

【임상치험례】

우울증(무기력증), 조울증, 폭식증(여 61세, 152cm/61kg)

아들과 딸을 젊은 시절 혼자서 키웠다. 자식에 대하여 헌신적이라 수많은 일을 악착같이 일을 했다. 딸이 몇 년 전에 결혼하여 손주를 돌보기 시작했다. 손주를 키우기 시작하면서 5개월 전부터 오히려 활동량이 늘어나고 일이 더 많아졌다. 딸의 살림도 다 맡아 하고 육아까지 담당하면서 스트레스가 가중되었다. 애기가 잘못되면 원망을 들을까 봐 긴장하고, 가슴이 답답해지면서 소화에도 장애가 왔다. 2개월 전 아들이 결혼했다. 그 후부터 울적하고 서러운 생각들이 엄습했다. 아들 딸 결혼 후에 혼자 덩그러니 남았고, 자기 자신의 모든 것을 바쳤는데, 짝을 이루고 떠난 자식들에게 왠지 모르는 서운함이 몰려왔다. 그리고 홀가분한 상태라기보다는 또다시 손주를 키워야 하는 압박감에 분노와 짜증이 폭식증으로 변하여 음식을 많이 찾게 되었다. 그러면서 체중은 증가하고 몸은 보기가 싫고 마음은 우울하고 자녀들에 대해 섭섭함으로 자살 기도까지 하게 되었다.

변병진단 자식을 키우느라 혼자서 많은 일을 하였고, 이후 손자까지 돌보면서 음식을 준비하고 가사가 많아서 병이 온 것으로 보아 大陽病으로 진단하였다. 조문진단은, 스트레스시에 가슴이 답답해지면서 소화장애가 오며, 아들, 딸 결혼 후에 서운함과 우울감이 몰려 오는 현상과(笭桂朮甘湯) 딸이 결혼하면서 손주를 키우기 시작하여 활동량이 늘어나고 일이 많아진 후에(發汗) 약간 활동량과 일이 줄어들었으나(若下之) 증상들이 여전히 없어지지 않고(病仍不解) 또다시 아들의 결혼으로 인해서 손주를 키워야 한다는 압박감에 분노와 짜증이 몰려오면서 폭식증이 와서 음식을 많이 먹게 되는 현상(煩燥者)을 보아 69조 茯苓回逆湯을 처방하였고, 3개월 복용 후에 호전되었다. 아들과 딸도 엄마의 우울감의 원인을 알게 되면서 깊은 반성과 주변 환경 개선을 시도하기 시작했다.

【고문자 분석】

逆(역)   고대글꼴에서 屰(역)은 소 牛(우)가 거꾸로 되어 있는 모습이다. 도살한 소를 거꾸로 하여 제물로 받아들이던 행위에서 '맞아들이다' '받아들이다' '이어지다'의 의미를 차용하고 있었다. 발걸음을 뜻하는 辵(착, 辶) 을 두어 동작을 나타냈다. 이 글자는 하나의 동작에 대해 이어지는 즉각적이고 돌발적인 반응을 의미하며 여기서 후대의 '순조롭지 않다'는 의미가 파생했다.《상한론》에서도 여전히 '맞아들이다' '받아들이다' '이어지다'로 해석해야 하는데, 하나의 동작에 대해 이어지는 돌발적인 반응으로서의 의미를 살려야 한다.

氣(기)   한나라 때에는 쌀 米(미)를 자소로 하는 문자 氣(기)가 없었다. 고대의 글꼴은 气(기)였는데,《설문해자》에서는 구름이 흐르는 모습을 그린 상형문이라고 풀고 있다. 바람 등 눈에 보이지는 않으나 움직이고 있는 기운(에너지)을 묘사한 글자라고 보면 된다. 후대문헌에서는 호흡의 들고 나는 숨을 의미하기도 하며 몸 전체의 기운을 나타내기도 한다.

衝(충)　사거리를 위에서 내려다 본 형태의 갈 行(행) 가운데 무거울 重(중)이 들어 있다. 사거리는 적극적인 행동을 상징하며 여기에 무게감 있는 행동을 더해 의미를 강조했다. 강하고 급격한 힘의 분출을 의미한다.

起(기)　달릴 走(주)는 행동을 상징하고 己(기)는 발음을 나타낸다. '몸을 일으키다'의 뜻이다.

眩(현)　자소 눈 目(목)은 이 글자의 의미가 시각적인 현상이나 증상과 관련 있음을 나타낸다. 발음을 나타내는 玄(현)은 실타래의 끝부분으로, 가느다란 실들이 어리어리하게 보임을 나타내는 데 사용되었다. 흔히 '검을 현'이라 읽지만 '검을'은 사실 '가물거리다'의 변형이다. 어지러움이나 어리어리한 시각적 증상을 나타낸다.

沈(침)　원래는 제물로 사용하는 소를 물에 빠뜨린 모습이지만, 한나라 당시에는 그 시대보다 고대의 이런 상황을 모르고 있었다. 때문에 《설문해자》에서는 沈(침)을 언덕 위에서부터 물이 쏟아져 내려 아래 지역이 물에 잠기는 모습으로 풀었다. 이런 까닭에 한나라 때에 沈(침)은 특정 기물이나 공간 밖으로 물이 넘치는 상황을 표현하는 浮(부)의 상대적 개념으로 주로 사용되었다. 《상한론》에서의 沈(침)은 인체의 혈관을 따라 흐르는 피의 흐름이 기준선보다 아래로 가라앉은 상태로 풀어야 한다.

緊(긴)　실 糸(사)와 신하 臣(신), 손 又(우)로 구성되어 있다. 臣(신)은 발음을 나타냄과 동시에 밀접함의 뜻도 나타낸다. 전체적으로 실을 손으로 바짝 동여매는 모습의 문자로 '바짝 조임' '긴박함'의 의미로 사용된다.

經(경)　실 糸(사)와 실이 걸려 있는 베틀 모습 巠(경)으로 구성된 글자이다. 북이 베틀 실 사이를 지나다니는 모습 때문에 '경과하다' '지나가다' 등의 의미로 사용되었다.

振(진)　손 扌(수)를 두어 손동작을 나타내고 있으며, 발음을 위해 辰(진)을 두었다. 손으로 크게 흔드는 동작에서 진동을 의미한다.

搖(요)　이 글자에는 손 扌(수)와 손가락을 벌린 손 爫(조) 등 두 개의 손이 들어 있다. 그리고 질항아리 缶(부)가 있다. 이 글자는 질항아리에 담긴 발효식품 등을 두 손으로 흔들어 섞는 모습을 표현했다. 적극적으로 흔드는 상황을 나타낸다.

煩(번)　불 火(화)와 머리 頁(혈)을 통해 화기가 머릿속으로 들어간 듯한 느낌을 표현하고 있다. 한나라 당시 특별히 머리에 열이 나는 두통 상태를 가리킨 글자이다. 후대에 흔히 '마음이 번거롭다'는 뜻으로 쓰이지만 문자 발생의 측면에서 보면 머리에 열이 나고 있는 상황을 통해 '짜증나다' 등의 느낌이 파생하고 있음을 고려해 풀어야 한다.

躁(조)　발 足(족)을 통해 온몸을 움직이는 모습을 상징했다. 오른쪽은 발음을 위한 자소로 나무 木(목) 위에 세 개의 입 口(구)가 있다. 새들이 모여 조잘거리는 소리를 묘사하였다. 전체적으로 몸을 조급하고 부산하게 움직이는 모습을 나타낸다.

虛(허)　발음을 위한 자소인 호랑이 머리 虍(호) 아래에 구릉을 뜻하는 丘(구)의 변형 글꼴을 두었다. 한나라 이전의 문헌을 보면 虛(호)는 구릉에 위치한 거주지를 뜻했다. 호랑이 등 맹수의 출현으로 주거지가 황폐화 되어가는 상황이 연결되면서 '비어 있다' '있어야 할 상황이 존재하지 않는 상태'의 의미로 전용되었다.

調(조)　이 글자는 말을 주나라의 음으로 바꾸어야 했던 고대사회의 표준음 문화를 대변한다. 한나라 이전 춘추전국시기 때 周(주) 왕실이 문화의 중심지였기에 타 종족의 어음 역시 주나라의 음으로 바꾸어야 합당하다는 사고가 있었는데 이로 인해 생긴 글자가 調(조)이다. 말할 言(언)과 주나라 周(주) 자소가 합성된 이유이다. 調(조)가 다소 강제적 의미로서의 '조절' '조정' '조화'로 그 의미가 파생된 이유가 여기 있다.

71　¹⁵ 大陽病, 發汗後, 大汗出, 胃中乾, 燥煩不得眠, 欲將飮水者, 少少與飮之, 令胃氣和則愈, 若脈浮, 小便不利, 微熱消渴者, 五苓散主之.

대양병, 발한후, 대한출, 위중건, 조번부득면, 욕장음수자, 소소여음지, 령위기화칙유, 약맥부, 소변불리, 미열소갈자, 오령산주지

● 大陽(대양)이 악화되어 병으로 된 증세에서 땀을 낸 뒤에 많은 땀이 나오면 위 속이 마른다. 머리에 열이 나며 조급해하며 잠을 이룰 수 없다. 장차[계속해서] 물을 마시고 싶어 하면 조금씩 주어 마시게 해야 한다. 위의 기운이 조화되게 하면 몸과 마음이 낫는다. 만일 인체의 혈관을 따라 흐르는 피의 움직임이 넘치고 소변이 날카롭지 않으며, 은은한 열이 나고 [몸의] 진액이 잦아들어 물을 적극적으로 마시려들면

五苓散(오령산)으로 증상을 다스려야 한다.

【임상적 해설】

낮에 과도하게 행위를 하여 병이 되어(大陽病) 땀이 나는 행위를 한 후(發汗後) 크게 땀이 많이 나면(大汗出) 위 속이 텅 비어버리고 마른다(胃中乾). 그러면 초조해하면서 분노 및 짜증이 나며 잠을 이룰 수가 없고(燥煩不得眠) 계속해서 물을 마시고 싶어 하면 조금씩 주어 마시게 해야 한다(欲將飮水者 少少與飮之). 가령 위 속의 기운이 조절되고 조화롭게 되면 몸과 마음이 낫는다(令胃氣和則愈). 만약에 움직임이 넘치고(若脈浮) 소변이 시원하게 나오지를 않고(小便不利) 움직이지 않은 상태서 열이 나며 진액이 잦아들어 살은 마르고 갈증을 느끼는 현상이 병의 원인으로 작용하는 환자의 어떤 질환에도(微熱消渴者) 오령산으로 치유한다(五苓散主之).

부연 설명: 땀을 흘리는 행위를 무리하게 하여 탈수가 된 상태의 질환으로 불안장애, 조울증, 신체화장애, 수면장애 등에 활용한다.

【임상치험례】

협심증, 숨참, 가슴이 조이는 통증, 불안장애 (남 47세, 167cm/71kg)

외환 거래사로 일하고 있는 환자는 2014년도에 심장에 스텐트 시술을 받은 후 별문제 없이 잘 지내왔다. 직업 특성상 낮에 쉬고 밤에 외환 거래를 하였는데, 2015년도에 외환시장이 악화되면서 사업에 어려움을 겪게 되었고 이를 만회하기 위해 낮에도 부동산업을 겸업하게 되었다. 그러나 낮과 밤으로 일하면서 몸에 무리가 오기 시작했다. 낮에는 부동산업으로 전국을 돌고 밤에는 잠을 자지 못하고 외환거래를 하였는데 낮에 땀을 많이 흘리고 나면 밤에 돌아와 일할 때 허기가 져 잠을 이룰 수 없었다. 갈증을 자주 느끼고 외환 거래를 할 때도 수시로 물을 마시게 되었으며 점점 피로가 심해져 체중이 줄고 급기야 소변이 시원하게 나오지 않게 되었다. 2015년도 겨울에 가슴 통증이 다시 시작되었고, 통증이 올 때면 숨이 가쁘면서 마치 죽을 것만 같았다. 병원에서 다시 수술을 받을 계획이었으나 五苓散으로 가슴에 통증과 숨 가쁨이 사라졌으며, 더불어 10년 전부터 성기 부위에 염증과 종양이 있어 피곤할 때는 붓고 아팠었는데 이 증상도 말끔하게 사라졌다.

변병진단 외환딜러와 부동산업을 겸하여 낮에도 과잉되게 행동하여 온 大陽病으로 진단하였다.

조문진단은, 과잉되게 행동하여 병이 온 뒤 또다시 땀을 흘리는 행위를 하고(發汗後) 다시 땀을 많이 흘리고(大汗出) 배가 고프고 허기가 지면서(胃中乾燥) 갈증을 자주 느끼면서 물을 수시로 마시고(欲將飮水者) 또한 소변은 시원하게 나오지 않고(小便不利) 목이 마르면서 체중이 감소하는(微熱消渴者) 점을 보아 71조 五苓散을 처방하고 6개월 복용 후에 호전되었다.

【임상치험례】

수족냉증 및 경화증, 당뇨후유증, 신체화장애 (여 65세, 165cm/56kg)

이 환자는 3년 전 골프를 열심히 치면서 증상이 나타나기 시작하였다. 갑자기 72, 3타 싱글을 치게 되면서 연습도 심하게 하게 되었고, 한 달에 약 20일 이상 라운딩을 하게 되었다. 특히 여름날 연속적으로 골프 라운딩을 하면서 손가락이 차가워지고 뻣뻣하게 굳으면서 퉁퉁 붓게 되었다. 더운 여름날 매일 라운딩을 하게 되면서 땀을 많이 흘리고 갈증을 느껴 계속 물을 마시게 되고, 체중이 무려 8킬로그램이나 감소했다. 그러면서 소변이 시원치 않고 짜증만 계속 늘어 잠도 이룰 수가 없는 상태가 되었다. 3년 동안 정형외과를 수차례 다녀도 진전이 없었다. 당뇨병으로 진단받고 약물을 복용 중이었으나 손가락이 굳어지고 붓는 현상과 갈증, 체중감소, 짜증으로 인한 불면증은 해소가 되지를 않았다. 본 오령산 복용으로 제반 증상이 사라졌다.

변병진단 골프를 하면서 몸을 과잉되게 행동하여 온 大陽病으로 진단하였다. 조문진단은, 낮에 크게 행위를 하여 병이 되어(大陽病) 땀이 나는 행위를 한 후(發汗後) 여름날 연속적으로 라운딩을 하면서 크게 땀이 많이 나면서(大汗出) 갈증을 느끼면서 계속 물을 마시게 되고(欲將飮水者 少少與飮之) 움직임이 넘치고 소변이 시원하게 나오지를 않고(若脈浮 小便不利) 그러면서 갈증이 나면서 짜증이 나고, 체중이 주는(微熱消渴) 점을 보아 71조 五苓散을 처방하였고 6개월 복용 후에 제반 증상이 사라졌다.

【고문자 분석】

燥(조)　불 火(화)와 발음을 위해 새소리 시끄러울 喿(소)를 사용하고 있다. 《설문해자》에서는 이 글자를 '乾(건)'이라고 설명하는데, 뜻은 '사물이 위로 솟구치는 모습'으로 풀고 있다. 때문에 燥(조)를 단순히 '乾燥(건조)하다'의 의미로 풀어서는 안 된다. 燥(조)는 화기로 인해 인체 내면의 기운이 위로 솟구치는 상태와 화기로 인해 인체 내면의 진액이 잦아들어 새들이 시끄럽게 울듯이 느낌이 어수선함을 묘사하는 글자로 보며 풀어야 한다. 이러한 맥락을 고려한다면 '타들어가다'라는 의미가 되겠다.

煩(번)　불 火(화)와 머리 頁(혈)을 통해 화기가 머릿속으로 들어간 듯한 느낌을 표현하고 있다. 한나라 당시 특별히 머리에 열이 나는 두통 상태를 표현하던 글자이다. 후대에 흔히 '마음이 번거롭다'는 뜻으로 쓰이지만 문자 발생 측면에서 보면 머리에 열이 나는 상황을 통해 '짜증나다' 등의 느낌이 파생하고 있음을 고려해 풀어야 한다.

飮(음)　왼쪽의 食(식)은 원래 식기 또는 술항아리의 상형문으로, 이 글자가 먹거나 마시는 행위와 관련 있음을 나타낸다. 欠(흠)은 사람이 입을 크게 벌린 모습의 상형문이다. 입을 크게 벌린 모습인 欠(흠)을 통해 '마시다'의 행위를 강조하였다.

消(소)　발음을 나타내는 肖(초)는 잘게 자른 고깃덩이를 의미한다. 작을 小(소)와 고기 月(육)이 사용된 이유이다. 때문에 肖(초)는 '작다' '줄어들다' '희미하다'의 뜻을 갖게 되었다. 물 氵(수)를 사용한 消(소)는 액체의 소실, 소멸, 잦아듦 등을 의미하게 되었다. 한편 消化(소화)는 음식물이 잦아들도록 변화시킨다는 뜻인데, 여기《상한론》에서는 인체 내의 체액이 점차 소진되어 버린다는 뜻을 취하였다.

散(산)　이 글자는 고기 月(육)과 손으로 칠 攵(복)으로 구성되어 있어 고기를 대나무로 두드려 잘게 만드는 모습을 묘사하였다. 고기 위에 있는 글꼴은 고기를 두들기는 대나무의 모습이다. 여기서 '흩어지다' '조각내다' 등의 의미가 파생했다.

消渴(소갈)　消(소)는《설문해자》에 의하면 '몸 안의 진액이 다 소진된' 상태이다. 渴(갈)은 한나라《설문해자》에는 없고 灡(갈)만 있다. 渴(갈)은 灡(갈)의 후대 생략형이다. 灡(갈)의 오른쪽에 위치하는 欠(흠)은 사람이 입을 크게 벌리고 있는 상형문으로 여기서는 물을 마시기 원한다는 의미가 분명히 드러나 있다. 《상한론》의 渴(갈)은 이런 점에서 원래의 글자를 잃어버린 상태에서 보완된 글자이다. 灡(갈)은 단순히 '목이 마르다'가 아니라 보다 적극적으로 물을 마시려는 의도를 담고 있다. 하나의 글자로 병세를 표현하는 당시의 일반적인 상황에서도 消渴(소갈)은 사마천의《사기》에도 두 개의 글자가 하나의 어휘를 형성하는 독특한 조합이었다. 즉 인체 내의 진액이 심하게 다 소진되어 물을 적극적으로 마시려드는 증세의 엄중함이 고대로부터 관찰되었음을 알 수 있다.

72 ¹⁵ **發汗已, 脈浮數, 煩渴者, 五苓散主之.**

발 한 이, 맥 부 수, 번 갈 자, 오 령 산 주 지

◉ 땀을 나게 하는 것이 끝난 뒤 인체의 혈관을 따라 흐르는 피의 움직임
이 넘치는 상황이 여러 차례 되고 머리에 열이 나며 물을 적극적으로
마시려들면 五苓散(오령산)으로 증상을 다스려야 한다.

【임상적 해설】

땀을 나게 하는 행위가 이미 끝난 뒤에(發汗已) 움직임이 넘치고 과도한 것이
수차례 있어 빈번하여(脈浮數), 분노 및 짜증이 생기면서 갈증을 느끼는 현상
이 병의 원인으로 작용하는 환자의 어떤 질환에도(煩渴者) 오령산으로 치유한
다(五苓散主之).

부연 설명: 땀을 흘리는 행위를 무리하게 하여 부산하고 산만한 주의력 결핍
증, ADHD, 불안장애 등에 활용한다.

【임상치험례】

공황장애, 불안장애 (여 57세, 165cm/64kg)

최근 1월에 공무원 평가 1등을 위하여 최선을 다하였다. 39세부터 공무원
전국 평가 점수에서 20년 동안 최고 점수를 받았다. 최고의 위치를 놓치
지 않기 위하여 회사 내에서 모든 업무를 혼자서 수행했다. 평가 시기가
다가오면서 뒷목이 땅기고 머리가 쭈뼛하게 뻗치면서 쓰러질 것 같았다.
약 20년 동안 공황장애 및 불안 장애 양약을 먹으면서 버티고 있었지만,
최근에는 한계에 도달했음을 느끼고 있었다. 가슴이 터질 듯이 타들어 가
고, 분노 짜증이 조절이 안 되고 안절부절못하여 안정을 취할 수가 없었
다. 무언가에 마치 쫓기듯 가슴이 답답하고 꼭 쓰러질 것 같았다. 괜히 짜
증이 나고 입이 바짝바짝 타면서 물을 수시로 벌컥벌컥 마셨다.

변병진단 평가 1등을 놓치지 않기 위해서 부단히 노력하여 낮에 과잉되게 행동하여 온 大陽病으로 진단하였다. 조문진단은, 무리하고도 계속해서 쉬지 않고 일을 하고(發汗己) 업무 수행이 넘치고 과도한 것이 수차례 빈번하면서(脈浮數) 그 과정에서 분노와 짜증이 조절이 안 되고 안정을 취할 수 없으면서 갈증이 나서 물을 수시로 벌컥벌컥 마시는(煩渴者) 점을 보아 72조 五苓散을 처방하였다. 6개월 복용 후에 완전하게 호전되었다.

【고문자 분석】

數(수) 왼쪽의 자소 婁(루)는 여자 女(여)가 어떤 기구를 다루는 모습이다. 이 작업이 숫자를 헤아리는 것과 밀접한 관계가 있어 숫자 數(수)에 적용되었으며 동작과 관련 있음을 나타내기 위해 손동작 攵(복)으로 의미를 보완했다. 원래는 '계산하다'의 동사이나 점차 '다수' 등의 의미로 전환했다.

煩(번) 불 火(화)와 머리 頁(혈)을 통해 화기가 머릿속으로 들어간 듯한 느낌을 표현하였다. 한나라 당시 특별히 머리에 열이 나는 두통 상태를 표현하던 글자이다. 후대에 흔히 '마음이 번거롭다'는 뜻으로 쓰이지만 문자 발생의 측면에서 보면 머리에 열이 나고 있는 상황을 통해 '짜증나다' 등의 느낌이 파생하고 있음을 고려해 풀어야 한다.

渴(갈) 한나라《설문해자》에는 渴(갈)의 글자는 없고 瀃(갈)만 있다. 渴(갈)은 瀃(갈)의 후대 생략형이다. 瀃(갈)의 오른쪽에 위치하는 欠(흠)은 사람이 입을 크게 벌리고 있는 상형문으로, 여기서는 물을 마시기 원한다는 의미가 분명히 드러나 있다.《상한론》의 渴(갈)은 이런 점에서 원래의 글자를 잃어버린 상태에서 보완된 글자로 보인다. 瀃(갈)은 단순히 '목이 마르다'가 아니라 보다 적극적으로 물을 마시려는 의도를 담고 있다.

73 [15] **傷寒, 汗出而渴者, 五苓散主之, 小渴者, 茯苓甘艸湯主之.**
상한, 한출이갈자, 오령산주지, 소갈자, 복령감초탕주지

◉ 傷寒(상한)에서 땀이 나면서 물을 적극적으로 마시려들면 五苓散(오령산)으로 증상을 다스려야 한다. 물을 마시려는 상태가 심하지 않으면 茯苓甘草湯(복령감초탕)으로 증상을 다스려야 한다.

【임상적 해설】

외부의 환경 중 차가운 기운에 민감하게 반응하게 되는 증세나 외부의 자극에 민감하게 대응하며 긴장이 되는 상황(외부의 역동)에(傷寒) 땀이 나면서 갈증을 느끼는 현상이 병의 원인으로 작용하는 환자의 어떤 질환에도(汗出而渴者) 오령산으로 치유한다(五苓散主之). 땀이 나면서 갈증을 심하게 느끼지 않은 현상이 병의 원인으로 작용하는 환자의 어떤 질환에도(小渴者) 복령감초탕으로 치유한다(茯苓甘艸湯主之).

부연 설명: 외부의 자극이나 역동시에 전신이나 손발에 땀이 나는 다한증에 활용한다.

【임상치험례】

수족다한증, 부정출혈, 비출혈 (여 25세, 175cm/52kg)

2년 전부터 승무원 취업을 준비하면서 아르바이트로 마트 판매원으로 일하는 여성이었다. 면접을 볼 때나 긴장할 때에는 손발에 땀이 흥건하게 젖어서 애로사항이 많았다. 승무원 면접 시에 손발에 땀이 나면서 입이 바짝 마르고 갈증이 심해 힘들어하였다. 너무 긴장하여 대답도 제대로 못하여 면접에서 연속 실패를 했다. 마트에서 판매를 담당하면서는 피곤하면 코피도 나고 비정기적으로 생리 출혈이 있었다. 면접 시 긴장을 하는 상황을 상한으로 보고 땀을 흘리면 갈증이 심하게 나는 것이 질병의 원인

으로 판단하고서 오령산을 투여하여 호전시켰다.

변병진단 승무원 준비를 하면서 아르바이트로 마트 판매원을 하면서 낮에 과잉된 활동으로 병이 된 大陽病으로 진단하였다. 조문진단은, 면접 등 긴장을 하는 상황이 오면(傷寒) 손발에 땀이 흥건하게 젖는 점과 그러면서 입이 바짝 마르면서 갈증이 나는 점을 보아(汗出而渴者) 73조 五苓散을 처방하였고, 3개월 복용 후에 수족다한증과 모든 증상이 호전되었다.

【임상치험례】

수족다한증 (여 24세, 161cm/53kg)

대학 졸업 후 보육교사 일을 시작하면서 손과 발에 땀이 많이 나기 시작했다. 원래 어릴 때부터 손발에 땀은 많았지만, 주소증만큼 불편함은 없었다. 평소에도 움직이기 좋아하고 일을 보면 가만히 있지를 못하고 부지런하게 움직인다. 어린이집에서 일하게 되면서 활동량이 늘고 긴장하는 시간이 많아졌다. 특히 어린이 뒤를 따라다니면서 땀을 더 많이 흘리게 되었다. 긴장하면 소화가 잘 안 되고 활동을 많이 하고 나면 온몸이 아프고 몸이 굳어지는 현상을 자주 느낀다. 어린이집에서 아기들을 돌보고, 동료 교사들과 원장에게 긴장하고, 학부모에 대해서도 잘하려고 몹시 긴장하게 되었다. 그러면서 손발에 땀이 흥건하고 축축하게 흘러내려서 사회생활에 지장을 초래하게 되었다. 그러나 유독 갈증은 전혀 보이지를 않았다.

변병진단 보육교사로 일하게 되면서 낮에 과잉된 활동으로 병이 된 大陽病으로 진단하였다. 조문진단은, 외부의 역동, 즉 아기들을 돌보는 문제, 원장, 동료 교사, 학부모에 대하여 항상 긴장하면서 몸이 아프고 굳어지고 소화가 잘 안 되고(傷寒) 땀이 많이 나지만, 갈증은 심하지 않은(汗出而小

渴) 점을 보아 73조 茯苓甘草湯을 처방하였다. 3개월 복용 후에 완전하게 호전되었다.

---

74 [15] **中風, 發熱, 六七日不解而煩渴,** ^{有表裏證.} **欲飲水, 水入口吐者,** ^{名曰水逆.} **五苓散主之.**

중 풍, 발 열, 육 칠 일 불 해 이 번 갈, 유표리증. 욕 음 수, 수 입 구 토 자, 명왈수역. 오 령 산 주 지

中風(중풍)에서 [그것이 원인이 되어] 열을 나게 하고 6, 7일이 지나도 점진적으로 질서 있게 호전되지 않고 머리에 열이 나면서 물을 적극적으로 마시려드는 경우에서 [몸의] 표면과 내면에 증상이 있는 것이다. 물을 마시고는 싶어 하지만 물이 입에 들어가면 토하는 경우 이를 '수역(물이 돌발적으로 다른 증상으로 이어지게 하는 증상)'이라 한다. 五苓散(오령산)으로 증상을 다스려야 한다.

【임상적 해설】

뇌졸중으로 인하여 중추신경계의 손상으로 오는 후유증(즉, 반신마비증을 말한다)에서(中風) 열이 나는 것이(發熱) 6, 7일 지나도 점진적으로 해소되지 않고 분노 및 짜증으로 갈증을 느끼면서(六七日不解而煩渴), 물을 마시려고 하여도 물만 먹어도 속에서 받아주지 않고 울렁거리며 소화가 안 되며 토할 것 같은 현상이 병의 원인으로 작용하는 환자의 어떤 질환에도(欲飲水, 水入口吐者) 五苓散으로 치유한다(五苓散主之).

---

76 [15] **發汗後, 水藥不得入口,** ^{爲逆.} **若更發汗, 必吐下不止, 發汗吐下後, 虛煩不得眠, 若劇者, 必反覆顛倒, 心中懊憹, 梔子豉湯主之, 若少氣者, 梔子甘艸豉湯主之, 若嘔者, 梔子生姜豉**

湯主之.

발 한 후, 수 약 부 득 입 구, 위 역. 약 갱 발 한, 필 토 하 부 지, 발 한 토
하 후, 허 번 부 득 면, 약 극 자, 필 반 복 전 도, 심 중 오 뇌, 치 자 시
탕 주 지, 약 소 기 자, 치 자 감 초 시 탕 주 지, 약 구 자, 치 자 생 강 시
탕 주 지

땀을 나게 한 후 물약이 입으로 들어가지 못하는 경우 역 : 하나의 증상이
돌발적으로 다른 증세로 이어지는 반응이다 **만약 다시 땀을 나게 한다면 반드
시 토와 설사가 그치지 않게 된다. 땀을 나게 한 뒤 토하며 설사를 하
게 되면 [몸에 있어야 할 기운이] 비어 있어 머리에 열이 나며 잠을 이
룰 수 없다. 만약 상태가 극에 달하면 반드시 반복해서 온몸을 뒤집으
며 고꾸라지고 마음속에는 가슴을 아프게 하는 걱정과 뇌를 아프게 하
는 걱정이 있다. 梔子豉湯(치자시탕)으로 증상을 다스려야 한다. 만일 기
운이 적은 경우 梔子甘草豉湯(치자감초시탕)으로 증상을 다스려야 한다.
만약 구역질을 한다면 梔子生薑豉湯(치자생강시탕)으로 증상을 다스려야
한다.**

【임상적 해설】

땀을 나게 하는 행위를 한 후에(發汗後) 물이나 약 종류도 입으로 섭취하지 못
하는 경우에(水藥不得入口) 만약 다시 땀을 나게 하면(若更發汗) 반드시 음식에
대한 거부감으로 위로 올라오거나 아래로 내려지는 것이 그치지 않고(必吐下
不止) 땀이 나고 음식에 대한 거부감으로 음식물이 올라오거나 내리게 한 후
에(發汗吐下後) 속이 비어 있는 상태로 배가 고프고 허전하면 짜증을 내면서 잠
을 이룰 수가 없다(虛煩不得眠). 만약에 상태가 극에 달하면(若劇者) 반드시 오
히려 반복해서 온몸을 뒤집으며 고꾸라지는 것처럼 중심을 못 잡고 기울어지
는 모습이며(必反覆顚倒) 마음속에는 가슴에 담고서 할 말을 하지 못하여 답답
해하는 현상이 병의 원인으로 작용하는 환자의 어떤 질환에도(心中懊憹) 치자
시탕으로 치유한다(梔子豉湯主之).

만약에 호흡하는 숨이 막혀 약간의 답답함이 병의 원인으로 작용하는 환자의 어떤 질환에도(若少氣者) 치자감초시탕으로 치유하며(梔子甘艸豉湯主之), 만약에 속이 더부룩하여 소화장애가 병의 원인으로 작용하는 환자의 어떤 질환에도 (若嘔者) 치자생강시탕으로 치유한다(梔子生姜豉湯主之).

【고문자 분석】

覆(복)　발음으로 사용된 復(복) 위의 자형은 西(서)처럼 보이지만 방향과 상관없는 커다란 그릇이 뒤집힌 모습을 나타낸다. 즉 맨 위의 횡선은 그릇의 밑받침이다. 다시 회복되어야 한다는 의미가 숨겨져 있어 復(복)으로 음을 나타냈다. 한나라 때는 주로 멸망의 뜻으로 쓰였으나 여기서는 단순히 반복의 의미이다.

顚(전)　머리 頁(혈)과 소리를 나타내는 참 眞(진)으로 구성된 이 글자의 원뜻은 머리 정수리이다.

倒(도)　발음을 위해 사용된 도달할 到(도)에는 화살이 하늘로 쏘아졌다가 땅에 다시 꽂히는 모습의 이를 至(지)가 들어 있다. 칼 刂(도)는 발음을 나타냈다. 도달할 到(도)는 '거꾸로 박히다'의 뜻도 내포하고 있으며 여기에 사람 亻(인)을 더해 사람이 거꾸로 넘어지는 모습을 표현하였다.

顚倒(전도)　머리 정수리가 땅으로 꽂히는 정도의 고꾸라지는 모습을 나타낸다.

懊(오)　마음 괴로워할 懊(오)는《설문해자》에 보이지 않는다. 마음 忄(심)을 통해 심리 상태를 표현하고 발음을 위해 奧(오)를 사용하고 있다. 奧(오)는 심적 고통으로 나오는 '오!'와 같은 소리를 묘사한다. 동시에 奧(오)는 건축물에서 제례와 관련한 내밀한 공간의 뜻도 있어 마음속 깊은 곳에 존재하는 고뇌를 강조하기 위해서도 사용되었다. 《상한론》의 이 글자는 후대에 만들어져 첨가된 것으로 보인다.

懷(뇌) 《설문해자》에 보이지 않는다. 괴로워할 惱(뇌)의 대체자인데, 惱(뇌)는 심리 상태를 나타내기 위해 마음 忄(심)을 썼다. 오른쪽 자소는 후대 문자인 腦(뇌)의 초문으로서 뇌의 상형문이다. 위의 巛(천)은 뇌의 주름을 상징하며 아래 글꼴은 두개골 안에 담긴 뇌의 존재를 의미한다. 《상한론》에 보이는 懷(뇌)는 마음 忄(심)과 발음을 위한 유사음 農(농)으로 구성되어 있다. 惱(뇌)와 懷(뇌) 모두 후대의 글자들이며 선후 관계는 명확하지 않다.

氣(기) 한나라 때에는 쌀 米(미)를 자소로 하는 문자 氣(기)가 없었다. 고대의 글꼴은 气(기)였는데, 《설문해자》에서는 구름이 흐르는 모습을 그린 상형문이라고 풀고 있다. 바람 등 눈에 보이지는 않으나 움직이고 있는 기운(에너지)을 묘사한 글자라고 보면 된다. 후대문헌에서는 호흡의 들고 나는 숨을 의미하기도 하며 몸 전체의 기운을 나타내기도 한다.

嘔(구) 이 글자는 한나라 당시 사용되지 않은, 후대에 만들어진 글자이다. 장중경의 원뜻을 알 수 없으나 '구역질하다'의 의미로 풀 수밖에 없다. 이물질이 입 밖으로 나오는 吐(토)와 구별된다.

---

77 [15] **發汗, 若下之, 而煩熱, 胸中窒者, 梔子豉湯主之.**
발한, 약하지, 이번열, 흉중질자, 치자시탕주지

● 땀을 나게 한 후 만약 설사를 하게 했는데 머리에 열이 나고 [그것이 원인이 되어] 흉부 안이 꽉 막히는 경우에는 梔子豉湯(치자시탕)으로 증상을 다스려야 한다.

【임상적 해설】

땀을 흘리는 행위를 하고(發汗) 만약 그것을 어느 정도 조절하였는데도(若下之), 짜증이 나고 열이 나고(而煩熱), 흉부 안이 꽉 막히는 현상이 병이 원인으로 작용하는 환자의 어떤 질환에도(胸中窒者) 치자시탕으로 치유한다(梔子豉湯主之).

【고문자 분석】

窒(질) 황하유역에서는 고대에 굴을 파고 거주했다. 구멍 穴(혈)은 바로 그 공간을 묘사한 것이다. 발음으로 사용한 至(지)는 화살이 하늘로 쏘아졌다가 땅에 다시 꽂히는 모습이다. 여기서는 거주하는 굴에 화살이 들어박히는 상황으로, 도피가 불가능해 옴짝달싹할 수 없음을 묘사하고 있다. '숨 막히다'의 뜻은 여기서 파생했다.

---

78 15 **傷寒五六日, 大下之後, 身熱不去, 心中結痛者, 未欲解也, 梔子豉湯主之.**

상 한 오 육 일, 대 하 지 후, 신 열 불 거, 심 중 결 통 자, 미 욕 해 야, 치 자 시 탕 주 지

傷寒(상한)의 증세가 5, 6일 동안 지속되어 설사를 크게 한 후에도 몸의 열이 사라지지 않고 가슴에 통증이 엉기면 [몸이 증상이] 점진적으로 질서 있게 호전되어 가는 것이 아니다. 梔子豉湯(치자시탕)으로 증상을 다스려야 한다.

【임상적 해설】

외부의 환경 중 차가운 기운에 민감하게 반응하게 되는 증세나 외부의 자극에 민감하게 대응하며 긴장이 되는 상황(외부의 역동)에서 5, 6일의 주기로(傷寒五六日) 크게 조절이 되는 상태 후에(大下之後) 몸의 열이 사라지지 않고 지속

되고(身熱不去), 가슴에는 맺혀서 엉기면서 오는 통증은(心中結痛者) 점진적으로 질서 있게 호전되어 가는 것이 아니다(未欲解也). 이런 현상이 병의 원인으로 작용하는 환자의 어떤 질환에도 치자시탕으로 치유를 한다(梔子豉湯主之).

【임상치험례】

흉부 불편감, 전신홍조, 수면장애, 조울증 (남 55세, 170cm/65kg)

약 15년 전부터 사업을 시작했다. 활동량이 증가하여 회사 일로 몸도 바쁘고 심리적으로 긴장을 하는 일이 많아졌다. 그 와중에 부인과의 갈등이 시작되었다. 부인과 모친과의 갈등으로 중간에서 분노가 치밀어서 가슴 부위가 뭉치듯이 아프고, 피부가 벌겋게 달아오르면서 아토피 현상이 발현되어 가려움증이 심해졌다. 겨드랑이와 사타구니에 발진 증상과 다리, 엉덩이, 팔 부위가 가려워 긁으면 부어서 올라오고, 머리에도 욱신거리며 부스럼이 생기며 얼굴과 전신에 열이 지속적으로 달아올랐다. 밤에는 잠을 이룰 수가 없어서 낮에는 정상적인 생활을 하기가 힘들었다. 삶의 질이 심하게 떨어졌다. 그래서 분노와 짜증만 늘고 쉽게 화를 잘 내고 성격이 급해지고 대인관계에서도 자주 충동이 생기는 상황들이 많아졌다.

변병진단 사업을 시작하면서 활동량이 증가하고 부인과의 갈등으로 심리적 긴장이 많았던 점을 보아 大陽病으로 진단하였다. 회사 일로 인해서 심리적으로 긴장하는 일이 많아진 상황에서 부인과의 갈등이 작용한 것이 오래되었고(傷寒 五六日), 얼굴과 전신에 열이 달아오르는 것이(身熱不去) 지속이 되면서 부인과 모친의 갈등으로 인해서 분노가 치밀어 가슴 부위가 뭉치듯이 아픈 점을(心中結痛者) 보아 78조 梔子豉湯을 처방하였고 6개월 복용 후에 온전하게 호전되었다.

218

79 ¹⁵ **傷寒, 下後心煩腹滿, 臥起不安者, 梔子厚朴湯主之.**

상한, 하후심번복만, 와기불안자, 치자후박탕주지

● 傷寒(상한)의 증세에서 설사 후에 마음이 어수선하며 복부가 [무언가로] 가득하고 누웠다 일어났다 하며 안정을 하지 못하는 경우는 梔子厚朴湯(치자후박탕)으로 증상을 다스려야 한다.

【임상적 해설】

외부의 환경 중 차가운 기운에 민감하게 반응하게 되는 증세나 외부의 자극에 민감하게 대응하며 긴장이 되는 상황(외부의 역동)에서(傷寒) 그 상태가 어느 정도 조절이 된 후에 분노 및 짜증을 표출하며 배가 가득하고(下後心煩腹滿) 누워서도 일어나서도 불안하고 안정을 이루지 못하는 현상이 병의 원인으로 작용하는 환자의 어떤 질환에도(臥起不安者) 치자후박탕이 치유한다(梔子厚朴湯主之).

【고문자 분석】

臥(와) 臣(신)은 눈동자가 강조된 눈의 모습이다. 사람 人(인)을 더해 사람이 옆으로 누웠을 때 하나의 눈만이 드러남을 강조한 글자이다. '눕다'의 뜻이다.

---

82 ¹⁵ **大陽病, 發汗, 汗出不解, 其人仍發熱, 心下悸, 頭眩, 身瞤動, 振振欲擗地者, 玄武湯主之.**

대양병, 발한, 한출불해, 기인잉발열, 심하계, 두현, 신순동, 진진욕벽지자, 현무탕주지

● 大陽(대양)이 악화되어 병으로 된 증세에서 땀을 나게 해서 땀이 났는데도 점진적으로 질서 있게 호전되어 가지 않으면 그 사람은 여전히 열이 있게 되며 가슴 아래가 쿵쿵거리며 두려워진다. 머리가 [특히 눈

이] 어지럽고 몸은 눈동자가 마음대로 움직이듯이 움직이고, [몸을] 크게 떨면서 땅을 내리치려 하는 경우 玄武湯(현무탕)으로 증상을 다스려야 한다.

【임상적 해설】

낮에 과도하게 행위를 하여 병이 되어(大陽病) 땀을 내는 행위를 하고(發汗), 땀을 내는 행위가 점진적으로 질서 있게 호전되어 가지 않으며(汗出不解), 그런 환자가 여전히 열이 나고(其人仍發熱) 가슴이 떨리고 두근거리면서, 불안해하고 슬픔이 있어 눈물을 잘 흘리고(心下悸) 눈앞이 캄캄할 정도로 어지럽고(頭眩) 몸 전체가 꿈틀거리듯 움직이고(身瞤動), 다리에 힘이 빠져서 땅을 헛디디는 것 같은 현상이 병의 원인으로 작용하는 환자의 어떤 질환에도(振振欲擗地者) 현무탕으로 치유한다(玄武湯主之).

부연 설명: 과잉된 행위로 몸에 무리가 온 경우에 탈진되어서, 심장 기능이 저하되어 말초신경계가 제대로 작동이 안 되어 정상적인 활동이 불가능한 상태에 활용한다. 주로 협심증, 심근경색증, 하지무력증, 불안장애, 수면장애 등에 활용한다.

【임상치험례】

어지럼증, 저장성 철분 부족 (남 50세, 172cm/62kg)

택배 기사로 일하고 있는 이 환자는 내원 2주 전 갑작스러운 어지럼증과 메슥거림을 경험한 이후, 저장성 철분 부족으로 진단을 받고 내원하였다. 양약 치료 이후에도 어지럼증이 심하였고, 가슴이 답답하고 떨리고 귀에서 소리가 들리고 머리가 무거운 증상이 있었다. 병력 청취 결과 10년간 택배 일을 하면서 매우 과로하였다. 오전과 야간 택배를 하면서 하루 20시간을 일하고 4시간만 수면을 해왔다. 최근에는 사람들을 대하는 스트레스도 많이 받아 신경이 예민해지고 짜증 및 화도 많이 난다고 하였다.

변병진단 하루 20시간 육체를 사용하는 택배 일을 하면서 몸을 과잉되게 무리하여 병이 온 大陽病으로 변병하였다. 조문진단은, 땀을 흘리는 행위를 하고 그것을 쉬지 않고 계속해온 상황에서(發汗, 汗出不解) 계속해서 피로열이 지속되고(其人仍發熱) 가슴이 뛰고, (心下悸) 머리가 어지럽고(頭眩) 몸이 떨리고(身瞤動) 다리에 힘이 없어서 쓰러지려고 하는 것(振振欲擗地者)을 확인해볼 수 있었다. 그리하여 82조 眞武湯을 처방하였고, 6개월 복용 후에 완전하게 어지럼증이 호전되었다.

【임상치험례】

협심증, 부정맥, 불안장애 (여 39세, 167cm/60kg)

초등학교 교사로 10년간 일을 해왔다. 평소 업무에 열정을 보이면서 과도하게 일을 해오고 있었고, 부장교사를 맡으면서 업무가 가중되어 두통을 평소에 많이 느꼈다. 또한, 교육부에서 예산 비중이 큰 프로젝트를 맡으면서 수업과 업무를 병행하여 과도한 업무량을 맡게 되었다. 그러던 중 단기기억 상실증이 걸리고, 해리 장애, 가슴 두근거림, 현기증 등이 발병하였다. 그러나 쉬지 못하고 일을 계속하였고, 결국 가슴 두근거림이 심해지고, 결국에는 심장이 쪼이듯이 아파졌고 다리가 힘이 빠지면서 보행이 힘들게 되면서 무기력해지고 어지럼증이 심해졌다.

유년 시절을 청취하여 보았을 때 3여 1남에 막내딸로 태어나 생존 본증이 강하였고, 사랑 소속 욕구가 강해서 인정받고 싶어 하는 욕구가 크고, 무엇이든 열심히 했다. 또한, 가족들을 본인이 가장 열심히 챙겼다. 교사 업무에서도 이러한 마음이 크게 작용했다.

변병진단 프로젝트 등 학교 업무와 수업을 과다하게 해서 몸을 무리하여 병이 온 大陽病으로 진단하였다. 조문진단은, 몸을 무리하게 움직여서 병이 오고(大陽病) 땀을 흘릴 만큼 열심히 일하고도 이러한 것이 해결되지 않고(發汗, 汗出不解) 가슴이 두근거리면서 쪼이듯이 아파하였고(心下悸) 머리가 캄캄해지고 어지럼증을 느끼고(頭眩) 다리에 힘이 없고 제대로 걷지를 못하며 쓰러지려고 하는 점(振振欲擗地者)을 보아 82조 眞武湯을 처방하였고, 9개월 이상 복용 후에 협심증과 어지럼증이 완전하게 호전되어 학교에 복직하였다.

【고문자 분석】

振(진)   손 扌(수)를 두어 손동작을 나타냈으며, 발음을 위해 辰(진)을 두고 있다. 크게 손으로 흔드는 동작에서 진동의 의미를 나타낸다.

擗(벽)   이 글자는《설문해자》에 보이지 않는다. 손 扌(수)를 써서 손동작과 관련 있음을 나타내고 있다. 辟(벽)은 첫 소리가 같은 입술소리이기에 발음을 위해 사용되었다. '맨손으로 두들기다'의 뜻이다.

---

91 ¹⁵ **傷寒, 醫下之, 續得下利, 淸穀不止, 身疼痛者, 急當救裏, 後身疼痛, 淸便自調者, 急當可救表, 救裏宜回逆湯, 救表宜桂枝湯.**

상한, 의하지, 속득하리, 청곡부지, 신동통자, 급당구리, 후신동통, 청변자조자, 급당가구표, 구리의회역탕, 구표의계지탕

● 傷寒(상한)의 증세에서 치료를 하며 설사를 하게 했으나 계속해서 설사가 날카로우며 곡물을 그대로 대변으로 보는 일이 그치지 않고, 온몸이 속으로 아프고 겉으로 아픈 경우는 마땅히 급하게 속을 구해야 한다. 후에 온몸이 속으로 아프고 겉으로 아프지만 대변을 스스로 조절하는 경우는 마땅히 급히 표면을 구해야 한다. 속을 구하는 경우 回逆湯(회역

湯)이 적합하며, 표면을 구하는 경우는 桂枝湯(계지탕)이 적합하다.

【임상적 해설】

외부의 환경 중 차가운 기운에 민감하게 반응하게 되는 증세나 외부의 자극에 민감하게 대응하며 긴장이 되는 상황(외부의 역동)에(傷寒) 치료하여 증세를 진정시켰으나(醫下之) 계속해서 설사를 하고(續得下利) 소화가 되지 않은 곡물이 그대로 나오는 상태가 그치지 않고(清穀不止) 온몸이 아픈 사람은(身疼痛者) 마땅히 급하게 내부 증상인 설사를 치료한(急當救裏) 후에 몸이 아픈 것을 치료하면(後身疼痛) 대변의 상태는 자연적으로 조절이 되어 정상으로 된다(清便自調者). 마땅히 급하게 표면의 증상을 치료해야 한다(當急可救表). 이런 현상이 원인으로 작용하는 환자의 어떤 질환에도 내면의 설사는 회역탕(救裏宜回逆湯), 외면의 통증은 계지탕으로 치유한다(救表宜桂枝湯).

부연 설명: 설사로 인한 신체통에 계지탕과 회역탕으로 설사를 멎게 하여 신체통을 치료하는 기법이다.

【임상치험례】

과민성 대장증후군, 요통 (남 55세, 167cm/61kg)

어렸을 때부터 설사 경향이 있었고 21세에 위천공 수술을 받았다. 그리고 그 후로도 설사가 자주 있고 체중도 감소하여 체중이 증가하지 않는다. 그런대로 조절하고 있다가 10년간 회사원 생활을 하고서 20년 전부터 사업을 시작하면서 설사가 심해졌다. 하루에 평균 3, 4회 설사를 하였다. 사업을 시작하면서 업무량과 대인관계도 많아지고 특히 사업상 골프를 시작하게 되면서 몸도 아프고 설사가 멈추지를 않았다. 조금만 무리하게 활동하고 나면 쉽게 지치고 피곤하였다. 음식을 조금만 조절을 안 해도 아랫배에 불편함과 동시에 식사 중에도 설사를 하게 되는 횟수가 잦았다. 평생 형체가 갖춘 대변을 한번 보고 싶은 게 소원일 정도였다. 그러면서 살을 찌우고 싶은 욕구가 매우 강했다. 설사를 자주 하고 나면 허리가 몹시 아프면서 전신이 기분 나쁠 정도로 아픈 상태가 많았다. 계지탕을 복용하고서 설사 횟수가 점점 줄고 요통과 전신통이 사라졌다. 이후에 回逆湯으로 전방하여 설사를 멈추게 하고 정상 변으로 돌렸다. 그리고 체중도 처음으로 2킬로그램 증가하고, 설사 없이 정상 변을 보게 되었다.

변병진단 사업을 시작하면서 활동량이 증가하고 더불어 골프를 시작하면서 몸을 무리하게 행동을 하여 온 大陽病으로 진단하였다. 조문진단은, 조절하고 있다가도(醫下之) 계속해서 설사하고(續得下利) 소화가 되지 않아 형체가 갖추지 않은 설사를 하고(淸穀不止) 그러면서 허리가 아프고 전신이 아픈(身疼痛) 점을 보아 외면의 통증을 (救表宜桂枝湯) 먼저 치료하고 이후 내면의 설사를 치료하는(救裏宜回逆湯) 91조 桂枝湯 3개월 복용 및 이후 回逆湯을 3개월 처방하였고, 복용 후에 설사가 완전하게 호전되어 체중 조절까지 되었다.

【고문자 분석】

穀(곡)　발음을 위해 殼(각)의 글꼴을 사용했으며, 곡식을 나타내기 위해 벼 禾(화)를 사이에 끼워 넣었다.

94　¹⁵**大陽病未解, 脈陰陽俱停, 下之必先振慄, 汗出而解.** 但陽脈微者, 汗出而解, 但陰脈微者, 下之而解. **若欲下之, 宜調胃承氣湯.**
대 양 병 미 해 ,　맥 음 양 구 정 ,　하 지 필 선 진 율 ,　한 출 이 해 .　단 양 맥 미 자 , 한 출 이 해 , 단 음 맥 미 자 , 하 지 이 해 .　약 욕 하 지 ,　의 조 위 승 기 탕

● 　**大陽(대양)이 악화되어 병으로 된 증세가 질서 있게 호전되어 가지 않으면 인체의 혈관을 따라 흐르는 피의 움직임 속의 [몸을] 차갑게 하**

224

는 기운과 따뜻하게 하는 기운 모두가 멈추게 된다. 설사를 하게 하면 반드시 먼저 [몸을] 떨며 [마음이] 전율하는데 땀이 나오면 점진적으로 질서 있게 호전되어 간다. 이 경우 [몸을] 따뜻하게 하는 기운이 인체의 혈관을 따라 흐르는 피의 움직임 속에 은은하게 있으면 땀이 나면서 점진적으로 질서 있게 호전되어 가지만, [몸을] 차갑게 하는 기운이 인체의 혈관을 따라 흐르는 피의 움직임 속에 은은하게 있으면 설사를 하게 하면 점진적으로 질서 있게 호전되어 간다. **설사를 하게 하려면 調胃承氣湯(조위승기탕)이 적합하다.**

【임상적 해설】

낮에 과도하게 행위를 하여 병이 되어 아직 점진적으로 질서 있게 해결이 되지 않은 상태서(大陽病未解) 몸의 움직임이 낮이나 밤이나 멈추듯이 굳어지는 모습이 나타나며(脈陰陽俱停) 진정을 하려고 하면 반드시 전율이 나듯이 몸을 떨게 되며(下之必先振慄), 땀을 내는 행위를 하게 되면 해소가 된다(汗出而解). 만약에 진정시켜 해소하려고 하면(若欲下之) 조위승기탕으로 치유한다(宜調胃承氣湯).

【임상치험례】

머리가 흔들림, 입술주위 경련 (여 73세, 155cm/65kg)

2년 전 손주를 돌보면서 시작되었다. 평소에도 활동량이 많은 편이고 집에 가만히 있지를 못하고 움직였다. 손주를 맡아서 키우면서 움직임이 더욱 많아졌다. 부산한 손주를 따라다니면서 위험 상황에 긴장도 많이 했다. 한참을 손주와 씨름하고 나면 쉴 때 머리가 흔들리고 입술 주변이 경련이 일어났다. 또다시 활동하고 나면 증세가 없어지는 상황이 반복적으로 일어나고 있었다.

변병진단 손주를 보게 되면서 활동량이 증가되어 온 大陽病으로 진단하였다. 조문진단은 과잉된 행동을 하여 온 것에서 해결되지 않고 계속해서 무리하고(大陽病未解) 부산한 손주를 따라다니면서 위험 상황에 계속된 긴장을 하게 되고(脈陰陽俱停者) 이러한 활동 후 쉴 때 경련이 나고(下之必先振慄), 또다시 활동하고 나면 증세가 없어지는(汗出而解) 점을 보아 94조 調胃承氣湯을 처방하였고, 3개월 복용 후에 호전되었다.

【고문자 분석】

停(정)　亭(정)은 정자의 모습으로서 발음을 위해 丁(정)이 들어 있다. 사람 亻(인)을 더해 사람이 쉬는 모습을 나타냈으며 '멈추다' '쉬다' 등을 뜻한다.

振(진)　손 扌(수)를 두어 손동작을 나타냈으며, 발음을 위해 辰(진)을 두고 있다. 크게 손으로 흔드는 동작에서 진동의 의미를 나타낸다.

慄(율)　栗(율)은 나무 위에 가시가 많은 밤이 열린 모습이다. 나무 木(목) 위의 西(서)는 가시가 돋은 밤 열매의 모습이다. 가시에 찔릴 때의 오싹한 이미지를 차용하면서 마음 忄(심)을 더해 전율의 의미를 나타낸다.

96　15 **傷寒五六日,** 中風. **往來寒熱, 胸脇苦滿, 默默不欲飮食, 心煩喜嘔, 或脇中煩而不嘔, 或渴, 或腹中痛, 或胸下痞鞕, 或心下悸, 小便不利, 或不渴, 身有微熱, 或欬者, 小柴胡湯主之.**

상한오육일, 중풍. 왕래한열, 흉협고만, 묵묵불욕음식, 심번희구, 혹협중번이불구, 혹갈, 혹복중통, 혹흉하비경, 혹심하계, 소변불리, 혹불갈, 신유미열, 혹해자, 소시호탕주지

傷寒(상한)의 증세가 5, 6일이 지난 후 중풍 외부의 차가운 기운에 민감하게 반응하다가 [그것이 원인이 되어] 열을 나게 하다가 말다가를 반복하게 된다. 흉부와 갈비 부분에 고통이 가득하게 되며 말이 없어지

226

고 마시거나 먹고 싶어 하지 않는다. 머리에 열이 나고 구역질을 자주 하게 된다. 혹은 갈비 안이 답답해지지만 구역질은 하지 않는다. 혹은 물을 적극적으로 마시려들고 혹은 뱃속이 아프다. 혹은 가슴 아래가 답답해지고 굳어진다. 또는 심장 아래쪽이 쿵쿵거리며 두려움이 생기고 소변은 날카롭지 않다. 혹은 물을 적극적으로 마시려들지는 않지만 몸에 은은한 열이 있고 혹은 기침을 하는 경우 小柴胡湯(소시호탕)으로 증상을 다스려야 한다.

【임상적 해설】

외부의 환경 중 차가운 기운에 민감하게 반응하게 되는 증세나 외부의 자극에 민감하게 대응하며 긴장이 되는 상황(외부의 역동)에 5, 6일은 주기가 오며(傷寒五六日) 추위에도 더위에도 민감하여 추위도 싫어하고 더위도 싫어하여 왔다 갔다 하며(往來寒熱) 가슴의 상처와 외부의 위협으로 가슴과 옆구리가 괴로울 정도로 그득하고(胸脇苦滿) 심리적으로 놀람과 충격으로 음식을 먹고 싶어 하지 않는다(默默不欲飲食). 짜증 및 분노를 내고 나면 속이 자주 더부룩하고 소화장애가 온다(心煩喜嘔). 혹 옆구리가 늘 답답해하지만 소화장애는 없고(或脇中煩而不嘔), 혹 갈증이 있거나(或渴), 혹 배가 늘 아프거나(或腹中痛), 혹 가슴 아래서 막혀서 답답해하고 굳어진다(或胸下痞鞕). 혹 심장 아랫부위가 두근거리며 불안해하며(或心下悸), 소변을 시원하게 못 보거나(小便不利) 혹 갈증이 없으며(或不渴) 몸에서 가만히 있을 때 열이 나거나(身有微熱) 혹 기침을 하는 현상들이 병의 원인으로 작용하는 환자의 어떤 질환에도(或欬者) 소시호탕으로 치유한다(小柴胡湯主之).

부연 설명: 신경성으로 인한 식욕부진, 소화불량 등 소화기 질환에 주로 활용한다.

【임상치험례】

소화장애(식체) (여 45세, 154cm/54kg)

98년도 북한에서 8개월간 수감생활 이후에 발병했다. 탈북 도중 잡혀서 많이 놀란 이후에 긴장하고 음식을 먹지도 못하면서 소화장애가 왔다. 온종일 좁은 공간에서 무릎을 꿇고 움직이지 못하면서 몸이 망가졌다. 공포 분위기에서 음식도 먹지를 못하고 조금만 먹어도 위가 꽉 차버리는 현상을 느꼈다. 수감생활 중에 추운 곳에서 얇은 옷 하나로 버텼고, 주변 사람들이 잘 못 되어 나가는 광경을 보면서 무서움에 떨었다. 다시 탈북하여 한국에서 8년 동안 하루도 쉬지 않고 식당 일을 하였다. 현재는 한국에서 만난 남편을 따라 다니면서 전기 설비 일을 함께한다. 그럭저럭 지내오다가 2개월 전부터 남편과 함께 일하는 전기 설비 일을 무리하게 하여 힘이 들었다. 항상 남편하고 있으면서 긴장하면 밥이 넘어가지를 않고 조금만 먹어도 체했다. 지금은 전혀 먹지를 못하고 있다.

변병진단 탈북 후 8년간 식당일을 하루도 쉬지 않고 일을 하였다. 그리고 남편 따라 전기 설비 일을 하면서 낮에 과잉되게 행동하여 온 大陽病으로 진단하였다. 조문진단은, 탈북이라는 과정에서의 공포스러운 분위기와 수감생활 중 추운 곳에서의 생활 및 공포로 인한 외부의 역동과(傷寒五六日) 그로 인해 가슴에 상처와 외부의 위협으로 두려움이 가득차고(胸脇苦滿) 심리적으로 놀라 음식을 잘 먹지 못하고(黙黙不欲飮食) 조금만 먹어도 위가 꽉 차버리고, 조금만 먹어도 체하는(或胸下痞鞭) 점을 보아 96조 小柴胡湯을 처방하였고 2개월 복용 후에 호전되었다.

【고문자 분석】

脇(협) 옆구리를 뜻하기 때문에 고기 月(육)을 사용하고 있다. 劦(협)은 발음을 위해 사용하였으며, 동시에 쟁기 力(력)을 여러 개 두어 갈비뼈가 여럿 있는 것을 상징하였다.

苦(고) 《설문해자》에서는 영지 종류인 오래된 버섯의 쓴맛을 일컫는다고 설명하였다. 오랠 古(고)와 풀 艹(초)를 통해 이미지를 묘사했다.

默(묵) 검을 黑(흑)은 아궁이에 묻은 검댕을 뜻한다. 맨 아래는 불 火(화)이고 위는 아궁이의 구조를 단순화한 것이다. 좌우의 두 점은 검정 그을음을 뜻한다. 오른쪽은 개 犬(견)이다. 이 글자는 원래 개가 검댕을 뒤집어쓰고 갑자기 아궁이에서 튀어나올 때 소리조차 지르지 못하는 놀람과 충격을 묘사하고 있다. 여기서 침묵의 뜻이 파생했다. 《상한론》이 默(묵)을 사용하고 고요할 靜(정)을 사용하지 않은 것에는 연유가 있다. 靜(정)은 심신이 안정된 상태의 고요함이지만 默(묵)은 충격이나 허약함으로 인한 조용함이기 때문이다.

心(심) 고대문자의 글꼴은 심장을 실제 해부하여 만든 단면도 그림이다. 심방과 심실의 모습이 지금의 모습으로 변모했다. 《상한론》에서는 해부학적인 심장을 의미하는 것이라기보다는 가슴 부위를 통합적으로 지칭한다고 보아야 한다.

煩(번) 불 火(화)와 머리 頁(혈)을 통해 화기가 머릿속으로 들어간 듯한 느낌을 표현하고 있다. 한나라 당시 특별히 머리에 열이 나는 두통 상태를 표현하던 글자이다. 후대에 흔히 '마음이 번거롭다'는 뜻으로 쓰이지만 문자 발생의 측면에서 보면 머리에 열이 나고 있는 상황을 통해 '짜증나다' 등의 느낌이 파생하고 있음을 고려해 풀어야 한다.

喜(희) 이 글자는 받침대와 장식이 달린 북의 상형문이다. 맨 아래는 받침대, 맨 위는 세 개의 뿔로 된 장식, 중간은 북의 모습이다. 북이 상징하는 음악을 통해 즐거움, 기쁨의 의미가 파생했다. 또 '즐겨하다' '자주하다'의 뜻도 만들어졌다.

嘔(구)　이 글자는 한나라 당시 사용되지 않은 후대에 만들어진 글자이다. 장중경의 원뜻을 알 수 없으나 '구역질하다'의 의미로 풀 수밖에 없다. 이물질이 입 밖으로 나오는 吐(토)와 구별된다.

痞(비)　병 疒(녁)을 통해 질병임을 암시하고 있다. 부정할 否(부)는 발음을 위해 사용되었다. 똑같이 부정을 나타내는 부사 不(불)은 단정적인 부정을 의미하지만, 否(부)는 언제나 긍정을 전제로 한 상대적 부정, 선택적 부정의 의미로 사용된다. 때문에 痞(비) 안에 否(부)를 사용한 이유는 정상적이지 못한 상태로서의 증상임을 강조하기 위해서다. 특히 否(부)는 不(불)과 입 口(구)로 구성되었는데 이는 마음속의 부정적 감정을 입으로 표현하고자 하는 뜻이 숨어 있다. 이러한 자소 구성을 통해 마음에 얽힌 답답함이나 맺힘 등의 증상을 표현하려 한 것이다.

鞕(경)　硬(경)의 속자이다. 硬(경)은 돌 石(석)을 통해 단단함을 암시한다. 돌을 때릴 때 나는 '깡' '깽' 등의 소리를 묘사하기 위해 更(경)을 소리 부호로 선택했다. 鞕(경)의 왼쪽에 가죽 革(혁)은 질긴 가죽을 나타내며 돌 石(석)의 의미와 호환된다. 후대에 만들어진 속자로 의미상으로 차이가 없고 판본학적인 상태만 나타낸다.

悸(계)　《설문해자》는 '心動(심동)', 즉 '심장이 움직이다'로 풀고 있다. 심장은 항상 움직이고 있으므로 이런 표현은 심장의 움직임이 특별히 감지되는 상태를 강조한 것이다. 심장 忄(심)의 자소와 심장이 뛸 때의 소리를 나타내기 위해 季(계)를 사용했다. 고대어에서 심장이 두근거린다는 의미를 '悸悸然(계계연)'으로 표현했는데, K의 음가를 지닌 글자 季(계)를 사용한 것은 '꿍' 또는 '쿵' 계열의 심장소리를 나타내기 위해서이다.

欬(해)　오른쪽의 하품 欠(흠)은 사람이 입을 크게 벌린 모습이다. 왼쪽의 亥(해)는 기침할 때에 나오는 '핵' '캑' 등의 음을 표기하기 위해 사용했다. H와 K는 발음 부위가 동일한 유사음이며 여기에서도 깊게 나오는 기침을 묘사하고 있다.

99　[15] **傷寒四五日, 身熱惡風, 頸項强脇下滿手足溫而渴者, 小柴胡湯主之.**

상 한 사 오 일, 신 열 오 풍, 경 항 강 협 하 만 수 족 온 이 갈 자, 소 시 호 탕 주 지

● 　傷寒(상한)의 증세가 4, 5일이 지나고 몸에 [그것이 원인이 되어] 열이 나면서 계절과 온도의 특성이 부여된 다양한 종류의 바람에 민감해한다. 목과 뒷목이 굳어지면서 옆구리 아래에 [무언가] 가득하지만 손발은 따뜻하면서 물을 적극적으로 마시려하면 小柴胡湯(소시호탕)으로 증상을 다스려야 한다.

【임상적 해설】

외부의 환경 중 차가운 기운에 민감하게 반응하게 되는 증세나 외부의 자극에 민감하게 대응하며 긴장이 되는 상황(외부의 역동)에 4, 5일 주기가 오며(傷寒四五日), 몸에서 열이 나고 손발이 저린 신경계의 증상이 있으며(身熱惡風), 목과 뒷목이 굳어져 아프며 옆구리 아래가 가득하여 불쾌하고 손발은 따뜻하면서 갈증을 느끼는 현상이 병의 원인으로 적용하는 환자의 어떤 질환에도(頸項强脇下滿手足溫而渴者) 소시호탕으로 치유한다(小柴胡湯主之).

부연 설명: 손발과 목덜미 및 옆구리에 힘을 주는 행위를 한 경우에 오는 질환에 활용한다.

---

100 ¹⁵ **傷寒, 陽脈濇, 陰脈弦,** 法當腹中急痛. □□ **先與小建中湯, 不差**
者, 小柴胡湯主之.

¹³ **嘔家不可用建中湯, 以眡故也.**

상한, 양맥색, 음맥현, 법당복중급통. □□ 선여소건중탕, 불차
자, 소시호탕주지.

구가불가용건중탕, 이첨고야

傷寒(상한)의 증세에서 몸을 따뜻하게 하는 기운이 인체의 혈관을 따라
흐르는 피의 움직임 속에서 졸아들고, 몸을 차갑게 하는 기운이 인체
의 혈관을 따라 흐르는 피의 움직임 속에서 팽팽하다면 증상의 법칙으로
볼 때 배 안에 급한 통증이 있게 된다. ……먼저 小建中湯(소건중탕)을 주고 차도
가 없다면 小柴胡湯(소시호탕)으로 증상을 다스려야 한다.

구역질을 하는 사람은 建中湯(건중탕)을 쓸 수 없다. 달콤한 맛이 있기
때문이다.

【임상적 해설】

외부의 환경 중 차가운 기운에 민감하게 반응하게 되는 증세나 외부의 자극
에 민감하게 대응하며 긴장이 되는 상황(외부의 역동)에(傷寒) 낮에는 움직임이
원활하지 못하며 정지된 상태에서 동작을 시작하는 처음에 끙끙거리고 아파
하며(陽脈濇) 밤엔 활을 쏘는 동작처럼 뒤로 젖히는 행위나 활의 팽팽한 모습
처럼 몸이 굳어지는 현상이 병의 원인으로 작용하는 환자의 어떤 질환에도(陰
脈弦) 먼저 소건중탕으로 치유하며(先與小建中湯), 호전되지 않으면(不差者) 소
시호탕으로 치유한다(小柴胡湯主之).

부연 설명: 외부의 자극이나 역동시에 낮에는 움직임이 부자연스럽고 밤에는 긴장이 되는 근육계 질환에 활용한다. 주로 근육에 무리가 갈 정도로 힘을 주는 경우에 오는 근육통, 요통, 특히 정신지체 장애인의 근육경련이나 사지 마비 등에 활용한다.

【임상치험례】

경기, 정신지체장애 후유증 (여 17세, 155cm/35kg)

태어날 때부터 정신지체장애로 태어났다. 출생 후 여러 장애로 인해서 미숙아, 척추, 사시 수술을 받았다. 어릴 때부터 경기도 동반되었다. 5, 6년 정도는 경기를 안 하다가 최근 1년 전부터 경기가 심하게 나타났다. 장애인 학교에 다니면서 통학버스를 타고 총 4, 5시간을 소요하게 되었다. 경기는 주로 아침에 일어나서 학교 가기 전에 짜증 내면서 분에 못 참을 때, 찬바람에 노출되어도 발작을 할 때가 많다. 낮에는 움직임이 불편하여 힘들게 걸어 다니고 밤에는 몸에 힘이 들어가 경직되면서 잘 때 등에서 땀이 난다. 출생 시부터 서울대병원에 2개월에 1회, 6개월에 1회씩 뇌파검사를 시행하며. 아침과 저녁으로 양약을 복용 중이었다. 그러나 경기가 완화되기는커녕 점점 심해져 갔다. 소건중탕으로 경기 증세가 완전히 사라졌다.

변병진단 장애인 학교 통학 시간이 4, 5시간 늘게 되면서 낮에 과잉되게 행동하여 온 大陽病으로 진단하였다. 조문진단은, 태어나서부터, 여러 수술을 받았고, 장애인 학교에 들어가면서부터 찬바람 등의 외부 상황을 받고 (傷寒) 낮에는 움직임이 불편하여 힘들게 걸어 다니고(陽脈嗇) 밤에는 몸에 힘이 들어가 경직되면서(陰脈弦) 발병된 것으로 보아 100조 小建中湯을 처방하였고, 3개월 복용 후에 경기 증세가 완전히 호전되었다.

【고문자 분석】

澀(색) 다른 판본에서는 澁(삽)으로 쓰기도 하는데, 여기에서는 물 氵(수)를 써서 진액과 관련 있음을 암시하였다. 진액이나 혈액이 부족하여 졸아드는 느낌을 나타내는 글자이다. 인색할 嗇(색)이나 탐욕스러울 歮(색) 모두 발음을 위해 사용되었다. 뜻과는 관련이 없다.

弦(현) 활 弓(궁)에 실타래 玄(현)을 써서 현악기 연주에 사용하는 활을 의미하고 있다. 여기서 탄력, 잡아당김, 팽팽함 등의 의미가 파생했다.

甛(첨) 달 甘(감)에 혀 舌(설)을 합쳐 단맛을 표현했다.《설문해자》에서는 좋은 맛을 의미하는 美(미)로 풀고 있다.

---

102 ¹⁵ 傷寒二三日, 心中悸而煩者, 小建中湯主之.

상 한 이 삼 일, 심 중 계 이 번 자, 소 건 중 탕 주 지

傷寒(상한)의 증세가 2, 3일 지속되고 마음 가운데가 쿵쿵거리며 두려움이 있을 때, 그리고 머리에 열이 나고 짜증이 날 경우 小建中湯(소건중탕)으로 증세를 다스려야 한다.

【임상적 해설】

외부의 환경 중 차가운 기운에 민감하게 반응하게 되는 증세나 외부의 자극에 민감하게 대응하며 긴장이 되는 상황(외부의 역동)에 증상이 생기면 2, 3일 주기로 지속이 되며(傷寒二三日), 심장이 늘 두근거리며 불안해하거나 슬퍼서 항상 눈물을 흘리고 짜증을 내는 현상이 병의 원인으로 작용하는 환자의 어떤 질환에도(心中悸而煩者) 소건중탕으로 치유한다(小建中湯主之).

부연 설명: 외부의 자극이나 역동시에 유독 심장이 두근거리며 심계항진과 부

정맥, 짜증이 심하게 오는 환자에게 활용한다. 주로 불안장애로 두려움과 슬픔 그리고 짜증이 번갈아 표출되는 감정조절장애 질환에 활용한다.

【임상치험례】

머리가 떨림, 무의식적 눈물과 짜증 (여 58세, 158cm/53kg)

10년 전부터 머리가 떨리고 흔들렸다. 남편의 사업 실패 후 본인이 직접 생활전선에 나갔다. 전체적으로 몸은 항상 긴장되고 서서 일하며 체력적으로 힘이 들었다. 남편이 가정에 전혀 무관심하고 본인이 모든 경제적인 책임을 지는 상황이 서글프고 짜증이 많이 났다. 남편은 술 먹고 다니면서 자유분방한 생활 태도에 눈물이 자주 나고 분노가 치밀었다. 그럴 때마다 머리는 더 흔들리고 떨렸다. 최근에는 딸 결혼식을 앞두고 관심도 없는 남편으로 인해 슬픔과 분노가 번갈아 오면서 증세가 심해졌다. 예비사돈의 상견례에서도 너무도 서러워서 눈물을 흘렸다. 아무 이유도 없이 눈물이 자주 나면 감당을 할 수가 없었다. 소건중탕을 복용하고서 눈물 흘리고 짜증 나는 것이 사라지면서 머리 흔드는 증상도 치료가 되었다.

변병진단 남편의 사업 실패 후 혼자서 직장을 다니고 가사를 도맡아 하면서 과잉된 행동으로 인해 발병된 것으로 보아 大陽病으로 진단하였다. 조문진단은, 남편의 사업 실패라는 외부의 역동을 겪고 나서 무리를 해오다 (傷寒二三日) 아무런 이유가 없어도 가슴이 두근거리고 눈물이 자주 나고 슬픔과 분노가 있는(心中悸而煩) 점이 원인이 되는 것으로 보아 102조 小建中湯을 처방하였고, 3개월 복용 후에 가슴 두근거림과 괜히 눈물이 나는 증세가 호전되어서 딸의 결혼식을 무사히 마치게 되었다.

【고문자 분석】

悸(계) 《설문해자》는 '心動(심동)', 즉 '심장이 움직이다'로 풀고 있다. 심장은 항상 움직이므로 이런 표현은 심장의 움직임이 특별히 감지되는 상태를 강조하는 데 있다. 심장⇕(심)의 자소와 심장이 뛸 때의 소리를 나타내기 위해 季(계)를 사용했다. 고대어에서 심장이 두근거리다는 의미를 '悸悸然(계계연)'으로 표현하는데, K의 음가를 지닌 글자 季(계)를 사용한 것은 '꿍' 또는 '쿵' 계열의 심장소리를 나타내기 위해서이다.

煩(번)　불 火(화)와 머리 頁(혈)을 통해 화기가 머릿속으로 들어간 듯한 느낌을 표현하고 있다. 한나라 당시 특별히 머리에 열이 나는 두통 상태를 표현하던 글자이다. 후대에 흔히 '마음이 번거롭다'는 뜻으로 쓰이지만 문자 발생의 측면에서 보면 머리에 열이 나는 상황을 통해 '짜증나다' 등의 느낌이 파생하고 있음을 고려해 풀어야 한다.

---

103 ⁱ⁵ 大陽病^{過經}十餘日, 反二三下之, 後四五日, 柴胡證仍在者, 先與小柴胡湯, 嘔不止, 心下急, 鬱鬱微煩者, 爲未解也, 與大柴胡湯, 下之則愈.

대양병과경십여일, 반이삼하지, 후사오일, 시호증잉재자, 선여소시호탕, 구부지, 심하급, 울울미번자, 위미해야, 여대시호탕, 하지칙유

● 大陽(대양)이 악화되어 병으로 된 증세에서 [관련] 과정이 지나 십여 일이 지난 후 오히려 다시 2, 3일 동안 설사를 하게 한 경우에 4, 5일 후 柴胡湯(시호탕)을 [복용하면 나타나는] 증거가 여전히 존재한다면 먼저 小柴胡湯(소시호탕)을 준다. 구역질이 멈추지 않고 심장 아래 부분에 다급함이 [느껴지고] 울적함이 가득하면서 은근히 머리에 열이 나며 짜증이 나면 점진적으로 질서 있게 호전되어 갔던 것이 아니다. 大柴胡湯(대시호탕)을 주어야 하며 설사를 하게 하면 몸과 마음이 치유된다.

【임상적 해설】

낮에 과도하게 행위를 하여 병이 되어 진행되면(大陽病) 10여 일이 지속이 되나(過經十餘日) 오히려 2, 3일은 조절된 후에(反二三下之) 4, 5일 동안(後四五日) 소시호탕증이 확실하게 여전히 존재하면(柴胡證仍在者) 먼저 소시호탕을 투여한다(先與小柴胡湯). 속이 더부룩하며 소화가 안 되는 것이 멈추지 않고(嘔不止), 심장 아래 명치부위가 다급하고 갑갑하며(心下急), 울적함이 가득하게 되어 은근히 짜증이 나는 것은(鬱鬱微煩者) 아직 호전되어 가는 중이 아니다(爲未解也). 이런 현상이 병의 원인으로 작용하는 환자의 어떤 질환에도 대시호탕으로 치유한다(與大柴胡湯). 이러한 현상은 아직 해결이 안 되었다는 것이고 대시호탕으로 내려 주면 즉시 몸과 마음이 치유가 된다(下之則愈).

부연 설명: 스트레스가 쌓여서 소화장애가 심화되어 가슴 부위가 갑갑하고 울적함이 쌓이는 우울증에 활용한다.

【임상치험례】

두드러기, 소화장애, 우울증 (여 29세, 170cm/57kg)

3~4년 전부터 두드러기가 시작되었다. 병원에 간호사로 근무하고 있으며 최근에 교회에 임원으로 일하게 되면서 일이 많아졌다. 성가대에도 참여하면서 활동량이 증가하였다. 그 시점에 교회에 6세 연상인 전도사와 사귀게 되었다. 남자친구가 전도사인 관계로 내면의 불만을 토로하지 못했다. 늘 불만을 말하려고 하면 6세 연상이고 전도사라 속마음을 터놓고 말을 못 했다. 직접 당사자에게는 말을 못 하고 숨어서 화를 풀고 답답해하였다. 항상 가슴에 울적함이 쌓여 갔다. 항상 체한 듯 가슴이 답답하고 갑갑했다. 그러면서 동시에 두드러기가 전신에 퍼져서 가려움증이 심했다. 이전 고3 때 부친이 별세한 후부터 모친을 생각해서 속마음을 드러내지 못하는 습관이 생겼다고 하였다.

변병진단 간호사 근무에 교회 임원으로 활동하며 낮에 과잉된 행동으로 인한 大陽病으로 진단하였다. 조문진단은, 간호사로 근무하면서 교회 일을 계속하면서(大陽病 經過十餘日) 항상 체한 듯 가슴이 답답하고 갑갑했다(心下急). 소화는 안 되고(嘔不止) 남자친구인 전도사에게 말을 못 하고 울적함이 쌓였다(鬱鬱微煩者). 이런 현상이 병의 원인으로 작용하는 것으로 보아 大柴胡湯을 처방하였고, 3개월 복용 후에 두드러기와 가슴 답답함이 온전하게 호전되었다. 내면에서 올라오는 감정들을 남자친구에게 자연스레 표출하라고 티칭을 해주었다.

【고문자 분석】

仍(잉)   오른쪽 자소는 乃(내)로 사람이 또박또박 말하지 못하고 중얼거리며 말을 길게 내뱉는 모습을 묘사하고 있다. 사람 亻(인)을 두어 乃(내)의 글꼴에서 사라진 사람의 모습을 강조하였다. '여러 번' '계속' '여전히' 등의 의미가 파생했다.

在(재)   이 글자는 흙에 뿌리가 박혀 있는 모습을 통해 '존재하다' '있다'의 뜻을 전한다. 흙 土(토)를 덮고 있는 위쪽과 왼쪽의 글꼴은 지표면 아래에 위치한 뿌리 모습의 변형이다.

急(급)   한나라 당시 이 글자는 옷이 작음을 의미했다. 맨 위의 필획은 옷의 생략형이고 아래는 손 又(우)의 변형이다. 그리고 감정을 뜻하기 위해 마음 心(심)을 더했다. 옷과 몸이 맞지 않아 손을 이리저리 움직이며 마음 다급해하는 상황을 묘사하고 있다.

鬱(울)   이 글자는 원래 고대 종족의 명칭이었다. 수풀 林(림) 사이에 항아리 缶(부)가 들어 있고 그 아래에 술 이름 鬯(창)이 있다. 鬯(창) 옆의 彡(삼)은 술

238

항아리에 새겨진 무늬이다. 甇(창)의 윗부분은 시루의 옆모습과 시루 바닥에 뚫린 구멍을 입체적으로 묘사한 모습이다. 匕(비)는 시루에서 흘러내리는 곡물의 발효액을 받는 국자 모양의 도구이다. 전체적으로 鬱(울)은 숲에 거주하며 독특한 곡주를 담가 아름다운 채색 토기에 보관하던 종족의 명칭이다. 이들 종족은 향기가 강한 약초를 다루기도 했는데 이 약초로 술을 담갔고 이 술은 매우 강력한 환각 효과가 있던 것으로 문헌은 전하고 있다. 鬱(울) 종족이 다루는 술의 효능을 통해 우울, 답답함 등 마음의 문제가 점진적으로 질서 있게 호전되어 가는 경험을 근거로 鬱(울)이라는 글자가 점차 우울, 답답함 등을 나타내는 대체문자로 전환되었다. 하나의 글꼴이 연관되는 의미로 영역을 넓혀가는 변환 과정을 보여주는 전형적인 글자 중 하나이다.

微(미)　발의 움직임을 나타내는 彳(척)과 손의 동작을 뜻하는 攵(복)이 있고 가운데에는 머리를 산발한 노인의 모습이 들어 있다.《설문해자》에서는 '감추어진 상태로 운행하다'로 풀고 있는데, 문자의 구성을 고려해볼 때 이 글자는 노인의 느린 몸 상태나 동작 상태를 의미한다. 때문에 단순히 '미약하다' '미미하다'의 의미가 아니라 어떤 기운이 감추어진 상태에서 느리게 움직이고 있는 상황을 고려해 풀어야 한다. '은근하다'로 풀 수도 있다.

煩(번)　불 火(화)와 머리 頁(혈)을 통해 화기가 머릿속으로 들어간 듯한 느낌을 표현했다. 한나라 당시 특별히 머리에 열이 나는 두통 상태를 표현하던 글자이다. 후대에 흔히 '마음이 번거롭다'는 뜻으로 쓰이지만 문자 발생의 측면에서 보면 머리에 열이 나는 상황을 통해 '짜증나다' 등의 느낌이 파생하고 있음을 고려해 풀어야 한다.

104 [15] 傷寒, 十三日不解, 胸脇滿而嘔, 日晡所發潮熱, 已而微利,

此本柴胡, 下之而不得利, 今反利者, 知醫以丸藥下之, 此非其治也. 潮熱者實也.

先宜服小柴胡湯, 以解外, 後以柴胡加芒硝湯主之.

상한, 십삼일불해, 흉협만이구, 일포소발조열, 이이미리,

차본시호, 하지이부득리, 금반리자, 지의이환약하지, 차비기치야. 조열자실야.

선의복소시호탕, 이해외, 후이시호가망초탕주지

傷寒(상한)의 증세가 13일이 지나도 점진적으로 질서 있게 호전되어 가지 않은 채 가슴과 옆구리가 [무언가로] 가득하고 구역질이 나오고 낮 오후 4시 즈음에 [몸의 진액으로] 축축해지면서 열이 난다. 열이 끝났음에도 은근히 [설사가] 날카로우면, 이것은 시호탕 치료법에 의한 것으로 설사를 하게 했을 때 [처음에 설사가] 날카롭지는 않다가 이제 거꾸로 설사가 났다면 치료를 하면서 환약으로 설사를 하게 한 것임을 알 수 있는데 이는 해당 치료법이 아니다. [몸의 진액으로] 축축해지면서 [그것이 원인이 되어] 열을 나게 하는 것은 [몸에 있어야 할 기운이] 가득 찬 것이다. 먼저 小柴胡湯(소시호탕)을 복용하여 외부[증상]을 점진적으로 질서 있게 호전되어 가도록 하는 것이 적합하다. 그 후에 柴胡加芒硝湯(시호가망초탕)으로 증상을 다스려야 한다.

【임상적 해설】

외부의 환경 중 차가운 기운에 민감하게 반응하게 되는 증세나 외부의 자극에 민감하게 대응하며 긴장이 되는 상황(외부의 역동)에(傷寒) 13일 주기로 병세가 지속이 되며 풀리지 않고(十三日不解), 가슴과 옆구리가 두려움과 위협으로 인해 가득차고 속이 더부룩하여 소화장애를 호소하며(胸脇滿而嘔) 오후 4시 즈음부터 축축하게 젖은 땀이 나며(日晡所發潮熱) 이미 열이 끝나도 움직이지 않은 상태에서도 설사를 하는 현상이 병의 원인으로 작용하는 경우에(已而微利) 우선 먼저 소시호탕을 투여하여(先宜服小柴胡湯) 바깥에서 생기는 증상을 점진적으로 해소를 한 후에(以解外) 소시호가망초탕으로 치유한다(後以柴胡加

芒硝湯主之).

【고문자 분석】

晡(포)　날 日(일)을 두어 시간과 관련 있음을 나타냈다. 발음을 위해 甫(보)를
사용했지만 특별한 의미는 없다. 12간지 중 申(신)시에 해당되며 오후 4시를
전후한 시각이다.

潮(조)　물 氵(수)와 아침 朝(조)로 구성되어 밀물과 썰물을 나타낸다. 朝(조)는
발음을 위해서도 사용했지만 물때가 아침저녁으로 움직임을 나타내기 위해
서도 선택되었다. 아침 朝(조)는 태양 日(일)과 달 月(월)이 수풀 속에서 교차하
는 동틀 무렵을 묘사한 그림이다. 日(일) 위아래의 十(십) 자는 풀 艹(초)를 위
아래로 배열한 것으로, 태양이 수풀 속에서 막 떠오르는 장면을 강조하기 위
해서였다. 潮(조)는 때로 습기가 많은 상태를 나타낸다.

非(비)　새가 날개를 펴고 날아오르는 모습의 상형문이다. 不(불)과 같이 입
술소리이기에 '아니다'의 뜻으로 가차되면서 새의 이미지가 사라졌다.

---

105 15 傷寒, 十三日, ^{過經}不解, 時讝語者, 以有熱也, 當以湯下之.
14 若小便利者, 大便當鞕, 而反下利, 脈調和者, 知醫以丸藥下
之, 非其治也, 若自下利者, 脈當微厥, 今反和者, 此爲內實
也, 調胃承氣湯主之.

상한, 십삼 일, 과경불해, 시섬어자, 이유열야, 당이탕하지
약소변리자, 대변당경, 이반하리, 맥조화자, 지의이환약하
지, 비기치야, 약자하리자, 맥당미궐, 금반화자, 차위내실
야, 조위승기탕주지

傷寒(상한)의 증세가 13일이 지나 [있어야 할] 과정이 지나도 점진적으로 질서 있게 호전되어 가지 않고 때때로 헛소리를 하는 경우 열이 있기 때문이다. 탕으로 설사를 하도록 해야 한다.

만약 소변이 날카로우면 대변은 마땅히 단단해지는데, 오히려 설사가 날카롭고 인체의 혈관을 따라 흐르는 피의 움직임이 조화를 이룬다면 치료를 하며 환약으로 설사를 하게 하는 처방을 했음을 알 수 있는데 이는 해당 치료법이 아니다. 만약 저절로 설사를 날카롭게 한다면 인체의 혈관을 따라 흐르는 피의 움직임은 은근히 거꾸로 움직임이 있어야 마땅한데 이제 오히려 조화를 이루고 있다면 그 내면에 있어야 할 기운으로 차 있기 때문이다. 調胃承氣湯(조위승기탕)으로 증상을 다스려야 한다.

【임상적 해설】

외부의 환경 중 차가운 기운에 민감하게 반응하게 되는 증세나 외부의 자극에 민감하게 대응하며 긴장이 되는 상황(외부의 역동)이 (傷寒) 13일 동안 지속되어도(十三日) 해소가 되지 않는 경우에(過經 不解) 때때로 남이 알아듣지 못하는 말과 융통성 없는 말을 하면서 의심이 많아 자주 확인하는 말을 하는 것은(時讝語者) 열이 있기 때문이다(以有熱也).

이런 현상이 병의 원인으로 작용하는 환자의 어떤 질환에도 탕(調胃承氣湯)으로 내려주면 치유가 된다(當以湯下之).

---

106 ¹⁵ 大陽病不解, 熱結膀胱, 其人如狂, 血自下, ^{血自下者愈}. 其外不解者, 尚未可攻, 當先解其外, 外解已, 但小腹急結者, 乃可攻之, 宜桃核承氣湯.

대 양 병 불 해, 열 결 방 광, 기 인 여 광, 혈 자 하, ^{혈자하자유}. 기 외 불해 자, 상 미 가 공, 당 선 해 기 외, 외 해 이, 단 소 복 급 결 자, 내 가

공지, 의도핵승기탕

* 大陽(대양)이 악화되어 병으로 된 증세가 점진적으로 질서 있게 호전되어 가지 않고 열이 방광에 뭉치면 그 사람은 미친 것처럼 행동한다. 피가 스스로 나오면 몸과 마음이 낫는다. 피가 스스로 나오면서 그 외부 상황이 점진적으로 질서 있게 호전되어 가지 않는 상황에서는 아직 [증세를] 정교하게 다루어서는 안 되며 우선 외부 상황을 점진적으로 질서 있게 호전시켜가야 한다. 외부상황이 점진적으로 질서 있게 호전되어가는 상황이 끝나고 단지 아랫배가 급하게 뭉친 경우는 곧 증상을 정교하게 다루어도 된다. 桃核承氣湯(도핵승기탕)이 적합하다.

【임상적 해설】

낮에 과도하게 행위를 하여 병이 되어 점진적으로 호전되어 가지 않은 경우에(大陽病不解) 열이 있을 때 방광 부위에 뭉치는(熱結膀胱) 그러한 사람은 마치 미친 사람처럼 약간 평소와는 다르게 히스테리처럼 반응하고(其人如狂) 혈액이 스스로 나와도(血自下) 외부 자극되는 상황에 민감하여 생기는 증상들이 해결되지 못하는 상황에는(其外不解者) 아직 정교하게 다루어서는 안 되며(尙未可攻) 우선 외부 상황에 민감해서 생기는 증상들을 점진적으로 질서 있게 호전시켜가야 한다(當先解其外). 외부 상황이 해결이 이미 끝나고 나서(外解已) 단지 아랫배 부위가 급하게 뭉친 경우는(但小腹急結者) 곧 증상을 정교하게 다루기 시작해야 한다(乃可攻之). 이러한 현상이 병의 원인으로 작용하는 환자의 어떤 질환에도 도핵승기탕으로 치유한다(宜桃核承氣湯).

부연 설명: 생리 전 증후군(PMS)에 활용한다.

【임상치험례】

어지럼증, 빈혈 (여 34세, 165cm/53kg)

10년 전 교사 생활을 시작한 이후로 극심한 어지럼증을 호소하였다. 교사 생활 시작부터 업무량도 많았고 스트레스도 많았다. 항상 주어진 일에 최선을 다하여 일을 열심히 하였다. 체력적으로 힘이 들어 지치고는 했다. 스트레스를 받으면 본인도 모르게 짜증이 심해지는 것을 느낄 정도였다. 그런데 한 달에 한 번씩 어지러울 때는 걷기도 힘들고 숨도 차서 정상적인 생활을 하기가 힘들었다. 병원에 가서 검사를 받으면 빈혈이라 진단받고 약을 먹었지만 한번 어지러우면 감당이 되지를 않았다. 근 10년을 반복적으로 증세가 나타났다. 한 달에 한두 번 정도씩 증세가 나타나는 것에 주목하여 생리 주기를 관찰하였다. 꼭 생리 시작 전에 변비가 심하게 오면서 아랫배가 뭉치면서 그때부터 어지럼증이 왔다가 생리가 끝나면 증세가 사라지는 것을 확인할 수가 있었다. 생리 전 증후군을 확인하고서 도핵승기탕으로 10년간 어지럼증이 호전되었다.

변병진단 교사 생활을 시작하면서 업무량이 많고 체력적으로 지치면서 낮에 과잉되게 활동하여 병이 온 大陽病으로 진단하였다. 과잉되게 활동하여 병이 온 것이 해결되지 않은 상태에서(大陽病不解) 생리 전에 아랫배가 뭉치고 변비가 있으면서 병이 오는 점을 보아(小腹急結) 한 달에 한 번씩 주기적으로 본인도 모르게 짜증이 났으며 (其人如狂) 이런 점으로 미루어 106조 桃核承氣湯을 처방하였고, 3개월 복용 후에 10년간 어지럼증이 완전하게 호전되었다.

【고문자 분석】

膀(방)　한나라 때에는 갈비 사이의 살을 뜻했다. 고기 月(육)과 곁 旁(방)이 사용된 이유이다. 그러므로 후대에 쓰였던 膀胱(방광)의 의미가 한나라 당시에는 존재하지 않았다.

胱(광)　《설문해자》에 보이지 않는다. 훗날 膀胱(방광)이라는 어휘를 위해 만들어졌다.

膀胱(방광)　이 단어는 보다 후대에 만들어진 어휘로 보인다. 장중경 시대에는
다른 글자로 쓰였을 가능성도 있다.

狂(광)　개 犭(견)에 임금 王(왕)을 두었다. 狂(광)에서 소리를 위해 사용된 王
(왕)의 원래 글꼴은 임금 王(왕)이 아니며 단지 외형이 비슷한, 지금은 사라진
글꼴('왕'의 발음으로, 개 짖는 소리를 나타냄)이었으나 후대에 편리성을 이유로 교
체된 것이다. 한나라 이전, 개들이 미친 상태로 집단 폐사한 역사가 있는데 狂
(광)은 그 당시 맨 처음 등장했었다. '미쳐 날뛰다'의 뜻이다.

---

107 ¹⁵ **傷寒八九日, 下之, 胸滿煩驚, 小便不利, 譫語, 一身盡重, 不
可轉側者, 柴胡加龍骨牡蠣湯主之.** 本云柴胡湯, 今加龍骨等.

상한 팔구일, 하지, 흉만번경, 소변불리, 섬어, 일신진중, 불
가전측자, 시호가용골모려탕주지. 본운시호탕, 금가용골등

傷寒(상한)의 증세가 8, 9일이 지났고 설사를 하게 했는데도 가슴이 [무
언가로] 가득 차고 머리에 열이 나며 짜증이 나고 놀라는가 하면 소변
이 날카롭지 않으며 헛소리를 한다. 온몸이 [기운이] 다해 무거우며
돌아눕기도 힘들다면 柴胡加龍骨牡蠣湯(시호가용골모려탕)으로 증상을
다스려야 한다. 본래는 '柴胡湯(시호탕)이며 오늘날 龍骨(용골) 등을 더했다'고 말하곤
한다.

【임상적 해설】

외부의 환경 중 차가운 기운에 민감하게 반응하게 되는 증세나 외부의 자극
에 민감하게 대응하며 긴장이 되는 상황(외부의 역동)이 8, 9일 주기로 지속된
후(傷寒八九日) 어느 정도 조절이 되고(下之) 가슴에 두려움이 가득차고, 짜증을

내며 놀랜 상태서 안간힘을 다해 참고 있고(胸滿煩驚), 소변이 시원치 않고(小便不利) 남이 알아듣지 못하는 소리나 융통성 없는 말을 혼자서 하며, 의심이 많아 반복적으로 확인하려고 하며(讝語) 온몸이 무거우며(一身盡重), 돌아눕기도 힘든 현상이 병의 원인으로 작용하는 환자의 어떤 질환에도(혹은 사고의 전환이 전혀 되지 않는 상태)(不可轉側者) 시호가용골모려탕으로 치유한다(柴胡加龍骨牡蠣湯主之).

【임상치험례】

불면증, 역류성 식도염 (여 54세, 158cm/50kg)

남동생이 갑자기 사망하게 되면서 그로 인해 딸이 신경 증세를 보이면서 시작되었다. 동생 사건으로 너무나 놀래서 그 후로 잠을 잘 수가 없고 소변도 잘 나오지를 않았다. 그 과정에서도 공부에 대한 열정은 강하여 낮에 대학원을 힘들게 다니고 있었다. 낮에는 다행히 공부에 집중하여 잡생각이 없었으나, 밤만 되면 멀리 떨어진 딸이 혹시나 잘못되지 않나 걱정과 근심이 많아져 딸의 전화에도 깜짝 놀라면서 잠을 이룰 수가 없게 되었다. 몸은 점점 무거워지고 피곤해지면서 전신이 아프고 힘들어졌다. 그래도 대학원 공부는 중단할 수 없다고 고집을 부리고 있는 상태였다.

변병진단 공부에 대한 열정이 강하여 대학원을 무리하게 다니면서 낮에 과잉되게 활동하여 병이 온 大陽病으로 진단하였다. 조문진단은, 남동생의 사망으로 인해서 충격을 받은 상황과 딸의 신경증세로 외부의 역동이 있는 상황에서(傷寒八九日), 낮에는 공부에 집중하여 어느 정도 괜찮으나(下之), 밤만 되면 딸에 대한 근심 걱정이 많아 잠을 이루지 못하면서(胸滿煩驚), 몸은 점점 무거워지면서 병이 온 점(一身盡重), 그 상황에서도 대학원에 대한 과정을 고집하고 병행하려는(讝語) 점을 고려하여 107조 柴胡加龍骨牡蠣湯을 처방하였고, 6개월 이상 복용 후에 불면증이 치료되면서 역류성 식도염도 호전되었다.

驚(경)　말이 놀라 날뛰는 모습을 나타내기 위해 말 馬(마)를 기본자소로 하였다. 위의 敬(경) 글꼴의 왼쪽 부분은 원래 개 종류의 짐승이며 오른쪽에 손동작 攵(복)이 있다. 敬(경)은 원래 짐승이 꼼짝 못하도록 엄하게 다스리는 모습으로 '제어하다'의 뜻을 나타낸다. 驚(경)에서는 놀란 말을 제어하기 위해 안간힘을 다하는 상황을 묘사하고 있다. 때문에 驚(경)은 급작스러운 상황의 발생과 그에 따른 경황없는 일련의 수습 과정 모두를 표현한 것이다.

讖語(섬어)　시대를 고증할 수 있는 문헌을 근거로 보면 약 8~9세기 경에 讖(섬)의 자형이 처음 등장한 것으로 볼 수 있다. 따라서 《상한론》 원본에 이 글자가 있었다고 보기는 힘들다. 讖(섬)은 《상한론》에서 사용한 어떤 글자를 대체해 등장한 것이거나 후대에 누군가에 의해 첨가되었을 수 있다. 讖(섬)의 의미에 대해서는 당나라 때 등장한 불교 언어학서 《一切經音義(일체경음의)》에서 '多言(다언)' 즉 '말이 많음'이라 풀고 있으며 이를 근거로 의서에서는 헛소리 등으로 해석하고 있다.

　讖(섬)의 어원을 추적해볼 때 한자어에서는 연관성을 찾기 어려우나 만주어에서 '말하다'의 기본 표현을 'sembi' 즉 '섬비'로 발음하고 있는데 여기서 '섬'의 의미가 시작된 것으로 보인다. 중원의 한족들 사이에서는 만주족을 경시하는 풍토가 있었기에 그들이 하는 말, 다시 말해 '섬'이라는 소리를 '알아들을 수 없는 말'로 치부했을 수 있다. 고대 한자어에서 胡言(호언)은 이민족의 언어를 경시하는 표현으로 쓰였는데, 여기서 胡(호)는 만주족을 위시한 알타이어 계통의 언어를 사용하는 민족을 일컫는 대표적 표현이다. 알타이어이기에 'sembi'에서 'sem'은 어간으로 변하지 않으며 'bi'는 어미로 다양하게 변화할 수 있다.

識語(섬어)라는 단어의 출현은 바로 이러한 문화적, 언어학적 맥락에서 이해할 수 있다. 알타이어의 유사음을 나타내기 위한 한자 조어 습관에 따라, 말이라는 뜻을 지닌 만주어의 '섬'을 차용하고 발음을 표현하기 위해 말 言(언)과 유사음 嚴(엄)으로 글자를 만든 것이다. 당연히 識(섬)은 알아들을 수 없는 말, 엉뚱한 말 등의 의미로 사용되었고, 이것을《상한론》에서는 환자의 헛소리, 신음 등을 표현하기 위해 선택한 것으로 보인다. 앞서 언급했듯이《상한론》에서의 識(섬)은 장중경이 헛소리, 신음 등을 나타내기 위해 당시 썼던 글자를 대신한 것일 수도 있고 후대에 첨가되었을 수도 있다.

轉(전) 수레 車(차)와 專(전)으로 구성되었다. 專(전)의 아랫쪽 寸(촌)은 손동작을 의미하며 그 위에 있는 것은 물레의 상형문이다. 결국 專(전)은 물레를 손으로 돌리는 모습으로 여기서 전문적인 기술의 의미가 만들어졌다. 동시에 專(전)은 '돌리다'는 의미도 있는데, 轉(전)이 專(전)을 자소로 취한 이유는 발음 외에 '돌리다'의 뜻도 나타내기 위해서이다. 轉(전)은 수레바퀴가 돈다는 뜻을 나타내는 글자로 여기서 '전용되다' '다른 방향으로 바뀌다'의 뜻이 만들어졌다.

側(측) 사람의 옆을 표현하기 위해 사람 亻(인)을 쓰고 있다. 발음을 위한 則(측)에는 특별한 의미가 없다.

---

112 [15] **傷寒, 脈浮, 醫以火迫劫**ᵗ陽**之, 必驚狂, 臥起不安者, 桂枝去芍藥加蜀漆牡蠣龍骨救逆湯主之.**

상 한, 맥 부, 의 이 화 박 겁 망 양 지, 필 경 광, 와 기 불 안 자, 계 지 거 작 약 가 촉 칠 모 려 용 골 구 역 탕 주 지

傷寒(상한)의 증세에서, 인체의 혈관을 따라 흐르는 피의 움직임이 넘

칠 때 치료를 하면서 불[을 사용하는 치료법으]로 억지로 증세를 바꾸려들면 몸을 따뜻하게 하는 기운을 망치게 된다. 반드시 경기를 하거나 미쳐 날뛰게 된다. 누웠다 일어났다 하며 편안해하지 못하는 경우 桂枝去芍藥加蜀漆牡蠣龍骨救逆湯(계지거작약가촉칠모려용골구역탕)으로 증상을 다스려야 한다.

【임상적 해설】

외부의 환경 중 차가운 기운에 민감하게 반응하게 되는 증세나 외부의 자극에 민감하게 대응하며 긴장이 되는 상황(외부의 역동)에(傷寒) 넘치게 활동하고 (脈浮) 치료를 하면서 화로서 억지로 압박을 주면(醫以火迫劫), 반드시 놀래면서 미쳐 날뛰게 된다(必驚狂). 누웠다 일어났다 불안하여 편안해하지 못하며 불안한 현상이 병의 원인으로 작용하는 환자의 어떤 질환에도(臥起不安者) 계지거작약가촉칠용골모려구역탕으로 치유한다(桂枝去芍藥加蜀漆牡蠣龍骨救逆湯主之).

부연 설명: 현대의 정신의학에서 정신병동에 감금시켜 치료하는 과정에서 제2차 충격으로 인하여 트라우마가 생기는 정신병에 활용한다.

【고문자 분석】

浮(부)   물 氵(수)와 사로잡을 孚(부)로 구성되어 있으며 孚(부)는 단순한 음성부호이다. 장중경 시대 당시 浮(부)는 '범람하다'의 의미를 지닌 氾(범)과 호환되고 있었다. 흔히 뜰 浮(부)라는 훈 때문에 단순하게 '물에서 뜨다'는 의미로 보고 있다. 《상한론》에서의 浮(부)는 범람하다는 뜻을 중심으로 풀어가야 한다. 범람이란 액체의 양이 일정한 범주, 용기를 넘어서는 상황을 의미한다. 장중경이 浮(부)를 사용한 이유는 핏줄 속의 피의 움직임이 범람, 즉 일정한 기준점을 넘어서고 있음을 나타내고자 했기 때문이다. 혈액이 핏줄 밖으로 넘쳐나온 형태는 아니기에 넘칠 氾(범)을 직접 사용하지는 않았다.

迫(박)　발걸음을 옮기는 모습 辶(착)을 통해 동작을 암시하였으며 발음을 위해 白(백)을 사용했다. '강제로 행동을 강요하다'로 해석한다.

狂(광)　개 犭(견)에 임금 王(왕)을 두었다. 狂(광)에서 소리를 위해 사용된 王(왕)의 원래 글꼴은 임금 王(왕)이 아니며 단지 외형이 비슷한, 지금은 사라진 글꼴('왕'의 발음으로 개 짖는 소리를 나타냄)이었으나 후대에 편리성을 이유로 교체된 것이다. 한나라 이전, 개들이 미친 상태로 집단 폐사한 역사가 있는데 狂(광)은 그 당시 맨 처음 등장했었다. '미쳐 날뛰다'의 뜻이다.

---

117 15 燒針令其汗, 針處被寒, 核起而赤者, 必發奔豚, 氣從小腹上衝心者. 炙其核上各一壯, 與桂支加桂湯. 更加桂支二兩也, 本云桂支湯, 今加桂五兩, 所以加桂者, 以能泄奔豚氣也.

소 침 령 기 한, 침 처 피 한, 핵 기 이 적 자, 필 발 분 돈, 기종소복상충심

자. 자 기 핵 상 각 일 장, 여 계 지 가 계 탕. 갱가계지이량야, 본운계지탕,

금가계오냥, 소이가계자, 이능설분돈기야

불에 태운 바늘[로 찌르면] 그 [환자]로 하여금 땀을 나게 한다. 침 자리가 차가운 기운을 입어[당해] 씨앗 [같은] 것이 일어나고 검붉어지면 반드시 달리는 돼지처럼 발작을 하게 된다. [몸 안의] 기운이 아랫배로부터 심장으로 치솟아 오르기 때문이다. 그 일어난 씨앗 [같은] 것 위에 각각 성인남성을 기준으로 하는 양의 뜸을 불로 굽고 桂枝加桂湯(계지가계탕)을 준다. 계지 두 냥을 더한다. 본래는 桂枝湯(계지탕)이라고 말하지만 지금은 계지 다섯 냥을 더하기 때문에 加桂湯(가계탕)이라 부른 것이다. 이것으로 달리는 돼지처럼 발작하는 기운을 [설사처럼] 빼버릴 수 있다.

【임상적 해설】

뜨거운 기운이 달아오르면서 찌르면 그로 하여금 땀을 내게 한다(燒針令其汗).

찌르는 부위가 차가운 기운을 입어(針處被寒) 그 부위가 씨앗 같은 것이 일어나고 검붉어져서 체력 소모가 심하면(核起而赤者), 반드시 달리는 돼지처럼 안절부절못하고(必發奔豚) 아래 배꼽부터 심장으로 치솟아 오르고(氣從小腹上衝心者) 그 일어난 종기 위에 뜸을 뜨고(炙其核上各一壯) 이런 현상이 병의 원인으로 작용하는 환자의 어떤 질환에도 계지가계탕으로 치유한다(與桂支加桂湯).

부연 설명: 현대의학에서 성형수술 후유증, 수술 후유증에 2차 감염으로 인한 후유증이 생기는 경우에 활용한다.

【임상치험례】

심계항진, 이명, 두통 (여 54세, 154cm/56kg)

10여 년 전에 머리 정수리 부위에 침을 맞고서 머리가 돌덩이처럼 굳어지는 현상이 왔다. 피로하고 두통이 심해서 침을 맞고서 침 부위가 종기처럼 부풀어 오르고 목 뒷부분도 굳어지고 갑자기 목소리가 나오지 않는 상태가 되었다 그 이후로 이명이 생기고 두통은 더 심해지고 특이하게도 복부 부위에서 꿈틀거리면서 가슴으로 두근거리며 가슴이 심하게 뛰는 증상이 발생했다. 침을 맞고서 상황이 급박하게 와서 몹시 당황스럽고 혼란스러운 상태가 되었다. 그날 이후로 찬 바람이 불면 머리부위로 찬바람이 그냥 들어오는 시린감을 느끼고 가슴에서 머리끝까지 팔딱팔딱 튀는 현상이 생겨서 힘들다. 10년 전부터 많은 치료를 하였으나 치료가 되지 않았다. 발생 시점부터 병력 청취를 하였다. 30여 년 전에 시력장애 아들을 출산하고서 너무나 힘들었다. 곧이어 그 충격으로 남편이 별세하였다. 혼자서 장애아들 뒷바라지를 위해서 갖은 고생을 다 하였다. 장애아들을 학교에 보내고 항상 동행해야 하는 힘든 상황이 되었다. 아들이 장애 학교에 간 사이에 공장 일을 하고, 밤에는 베이비시터를 겸하여 몸이 몹시 피로한 상태였다. 몸을 무리한 상태에서 피로가 누적된 상태였다. 그 상태에서 침을 맞게 되면서 면역이 극도로 저하된 상태서 침 맞은 부위가 염증이 유발되고 전체적인 몸 상태가 기능이 감퇴된 상태가 되면서 제반 증상이 발현되는 것 같다.

변병진단 아들을 출산하고 나서부터 혼자서 뒷바라지를 해오고, 키우는 과정에서 매우 무리를 한 점과 낮과 밤 없이 몸을 무리하게 일하여 병이 온 大陽病으로 진단하였다. 조문진단은, 침을 맞은 이후 맞은 부위가 부풀어 오르면서 그 침 맞은 부위가 시리고 두통이 오며(燒針令其汗, 針處被寒, 核起而赤者) 가슴에서 머리끝까지 팔딱팔딱 뛰는 현상이 생기는(必發奔豚) 점을 보아 117조 桂枝加桂湯을 처방하였고, 3개월 복용 후에 10년간 아팠던 두통 등 제반 증상들이 호전되었다.

【고문자 분석】

燒(소) 불 火(화)와 음을 위해 堯(요)를 사용하고 있다. 세 개의 흙 土(토)와 높은 축대 兀(올)로 구성된 堯(요)는 '넓은 대지 위의 높은 곳'을 뜻한다. 때문에 燒(소)는 일반적인 불과 달리 들판에 번지는 거대한 들불을 뜻한다. 불 火(화)는 단순한 불을 의미하지만 燒(소)는 물질을 적극적으로 태운다는 뜻이 있다.

奔(분) 글꼴의 윗부분은 사람이 달리는 모습의 변형이고 아랫부분은 발음을 나타내는 고대의 자소이다.

豚(돈) 고기 月(육)과 돼지 豕(시)의 합체로, 한나라 때에는 특별히 새끼돼지의 의미가 강조되었다.

壯(장) 도끼날의 상형문인 爿(장)은 사내를 의미하는 士(사)를 통해 젊고 강력한 힘을 나타냈다. 발음을 위한 널빤지 爿(장) 역시 단단함의 이미지를 위해 사용되었다. 성인남성을 의미하지만 한의에서는 쑥으로 뜨는 뜸을 의미한다. 뜸의 시술 계량법상 성인남성의 분량을 기준으로 하면서 壯(장)이 뜸의 뜻으로 전용되었다.

---

118 15 火逆下之, 因燒針煩燥者, 桂支甘艸龍骨牡蠣湯主之.

화 역 하 지, 인 소 침 번 조 자, 계 지 감 초 용 골 모 려 탕 주 지

● 불[을 사용하는 치료법으]로 인해 [나쁜 기운을] 돌발적으로 받아들여 [형성된 증세에서] 설사를 하게 한 경우에 불에 태운 바늘을 사용한 [치료법]으로 인해 머리에 열이 나고 짜증이 나며 [몸 내면이] 타는 듯하다면 桂枝甘草龍骨牡蠣湯(계지감초용골모려탕)으로 증상을 다스린다.

【임상적 해설】

불처럼 갑자기 흥분되는 것은 어느 정도 조절하였지만(火逆下之) 뜨거운 기운이 달아오르면서 찌르는 것으로 인해 짜증이 나면서 초조해하는 현상이 병의 원인으로 작용하는 환자의 어떤 질환에도(因燒針煩燥者) 계지감초용골모려탕으로 치유한다(桂支甘艸龍骨牡蠣湯主之).

부연 설명: 뒷골이 찌르듯이 아픈 신경성 고혈압 증후에 활용한다.

【임상치험례】

건선, 분노조절장애 (남 60세, 170cm/75kg)

3년 전부터 머리 뒷부위부터 엉덩이 부위까지 지루성 피부염이 시작되었다. 3년 전부터 중동에서 건설 본부장으로 일하게 되었다. 더운 지방에서 각 공사현장을 순회하면서 감독하였다. 중동으로 파견되기 전에는 국내에서 건설회사 핵심부서에서 근무하였지만, 나이가 들어가면서 좌천되다시피 해외 근무를 하게 되면서 은근히 열이 났다. 처음에는 해외로 가느

니 퇴직을 하려고 하였지만, 경제적 여건으로 어쩔 수 없이 가게 되었다. 중동에서 처음에는 열이 나고 성질이 나기 시작했다. 그럴 때마다 열이 오르고 뒷골이 당기고 짜증도 나고 초조해지기 시작했다. 3년이 지나면 자신의 신분이 변할 것이라는 초조감에 짜증이 계속 나기 시작했다. 그러면서 뒷머리부터 엉덩이 부위까지 건선이 퍼지기 시작했다. 잠시 귀국한 사이에 본 처방을 복용하고서 피부가 현저히 정상으로 되었다.

변병진단 3년 전 파견되면서 더운 지방에서 각 공사현장을 순회하면서 낮에 과잉되게 활동하여 온 大陽病으로 진단하였다. 더운 지방에 있으면서 초조함과 짜증이 나면서 열이 나고 성질이 나면서 병이 온 점을(因燒針煩燥者) 참고하여 118조 桂支甘艸龍骨牡蠣湯을 처방하였고 약 3개월 복용 후에 뒷골 당기는 증세는 호전되었다. 건선 증세는 완화되었으나 완전하게 호전되지는 못했다. 외국에 근무하는 경우라 끝까지 치료를 연결하지 못했다.

【고문자 분석】

煩(번)　불 火(화)와 머리 頁(혈)을 통해 화기가 머릿속으로 들어간 듯한 느낌을 표현하고 있다. 한나라 당시 특별히 머리에 열이 나는 두통 상태를 표현하던 글자이다. 후대에 흔히 '마음이 번거롭다'는 뜻으로 쓰이지만 문자 발생의 측면에서 보면 머리에 열이 나는 상황을 통해 '짜증나다' 등의 느낌이 파생하고 있음을 고려해야 한다.

燥(조)　불 火(화)와 발음을 위해 새소리 시끄러울 喿(소)를 사용하였다.《설문해자》에서는 이 글자를 '乾(건)'이라고 설명하면서 이를 '사물이 위로 솟구치는 모습'으로 풀고 있다. 때문에 燥(조)를 단순히 '乾燥(건조)하다'의 의미로 풀어서는 안 된다. 燥(조)는 화기로 인해 인체 내면의 기운이 위로 솟구치는 상태와 화기로 인해 인체 내면의 진액이 잦아들어 새들이 시끄럽게 울듯이 느낌이 어수선함을 묘사하는 글자로 풀이해야 한다. 이러한 맥락을 고려하면서 '타들어가다'로 풀어볼 수 있다.

---

123 [15] **大陽病,** 過經. **十餘日, 心下溫溫欲吐, 而胸中痛, 大便反溏, 腹微滿, 鬱鬱微煩, 先此時, 自極吐下者, 與調胃承氣湯.** 若不爾者, 不可與. □但欲嘔, 胃中痛, 微溏者, 此非柴胡湯證, 以嘔故知極吐也.

대양병, 과경. 십여일, 심하온온욕토, 이흉중통, 대변반당, 복미만, 울울미번, 선차시, 자극토하자, 여조위승기탕. 약불이자, 불가여. □단욕구, 위중통, 미당자, 차비시호탕증, 이구고지극토야

大陽(대양)이 악화되어 병이 된 증세에서 환자를 토하게 하면, 십여 일이 경과되고 심장 아래 부분이 따뜻해지면서 토하고 싶어 하고 가슴 속이 아파오면서 대변이 오히려 죽처럼 되고 배가 은근히 가득 차게 된다. 답답해지면서 은근히 머리에 열이 나고 짜증이 나는데, 이러기에 앞서 저절로 심하게 토하고 설사를 한 경우 調胃承氣湯(조위승기탕)을 준다. 만약 [토사가] 끝나지 않았으면 주어서는 안 된다. 구토를 하려 하고 위 속의 통증이 은근하고 대변이 죽처럼 되는 경우 이것은 시호탕[을 사용했을 때의] 증상이 아니다. 구역질을 하는 것을 통해 심하게 토했음을 알 수 있다.

【임상적 해설】

낮에 과도하게 행위를 하여 병이 되어 진행되면(大陽病) 10여 일 주기로 지속되며(過經 十餘日) 가슴 아래가 뜨끈뜨끈하여 울렁거리면서 토하고 싶어 하며 (心下溫溫欲吐) 가슴 부위가 아프며(而胸中痛) 대변은 오히려 죽처럼 무르며(大便反溏) 배는 움직이지 않은 상태서 더부룩하여 가스가 차며(腹微滿) 울적하고 답답함이 가득 차면 숨어서 짜증을 내며(鬱鬱微煩), 이러기에 앞서(先此時) 스스로 심하게 토하고 설사를 하는 현상이 병의 원인으로 작용하는 환자의 어떤 질

환에도(自極吐下者) 조위승기탕으로 치유한다(與調胃承氣湯).

【고문자 분석】

極(극)　왼쪽 자소 亟(극)은 발음을 나타내는데, 글자는 사람이 땅을 딛고 서 있고 머리 위에 지붕의 서까래가 놓여 있는 모습이다. 입 口(구)는 발음을 나타내는 유사음이다. 결국 亟(극)은 가장 높은 곳에 위치한 서까래의 뜻으로 훗날 나무 木(목)을 더해 의미를 보완했다. 여기서 '가장' '최고'의 뜻이 파생했다.

爾(이)　대나무로 촘촘히 짠 바구니 종류의 상형문으로 《설문해자》에서는 '아름다움'이라는 뜻으로 사용되었다. 장중경이 활동하던 시기에 이 글자는 2인칭 대명사로 차용되어 상대가 자신보다 낮은 계층일 때 사용했다. 우리말 '너'의 의미이다. 그러나 여기에 쓰인 각주는 후대의 의미를 반영해야 한다. 爾(이)가 而(이)로 가차되고 있으며 '끝나다'라는 독특한 의미로 쓰인다.

煩(번)　불 火(화)와 머리 頁(혈)을 통해 화기가 머릿속으로 들어간 듯한 느낌을 표현하고 있다. 한나라 당시 특별히 머리에 열이 나는 두통 상태를 표현하던 글자이다. 후대에 흔히 '마음이 번거롭다'는 뜻으로 쓰이지만 문자 발생의 측면에서 보면 머리에 열이 나는 상황을 통해 '짜증나다' 등의 느낌이 파생하고 있음을 고려해야 한다.

124　**15** **大陽病, 六七日, 表證仍在, 脈微而沈, 反不結胸, 其人發狂者, 以熱在下焦, 小腹當鞕滿, 小便自利者, 下血乃愈,** 所以然者, 以大陽隨症, 瘀熱在裏故也. **抵當湯主之.**

대양병, 육칠일, 표증잉재, 맥미이침, 반불결흉, 기인발광자, 이열재하초, 소복당경만, 소변자리자, 하혈내유, 소이연

자, 이대양수증, 어열재리고야. 저당탕주지

○ 大陽(대양)이 악화되어 병이 된 증세에서 6, 7일 후 표면 증상이 여전히 있고 인체의 혈관을 따라 흐르는 피의 움직임이 은근하고 가라앉는다. 반면에 가슴에 [나쁜 기운이] 엉기지 않지만 사람이 발광을 하는 경우 열이 下焦(하초)에 있기 때문이다. 마땅히 아랫배가 딱딱하고 가득 차게 되는데 소변이 저절로 날카롭게 되면 피 설사를 하게 되고 이내 몸과 마음이 낫는다. 이렇게 되는 이유는 인체를 따뜻하게 하는 기운이 증상과 함께 움직이기 때문으로 고여 있는 열이 안에 있기 때문이다. 抵當湯(저당탕)으로 증상을 다스려야 한다.

【임상적 해설】

낮에 과도하게 행위를 하여 병이 되어 진행되는 경우에(大陽病) 6, 7일 주기로 지속되면서(六七日) 피부의 증상이 여전히 있고(表證仍在) 몸의 움직임이 줄고 무기력하며 가라앉고(脈微而沈) 그러나 오히려 가슴에 엉기는 것은 없으며(反不結胸) 그런 사람이 심리적으로 발광을 하는 것은(其人發狂者) 열이 아래 부위에 있기 때문이다(以熱在下焦). 마땅히 아랫배가 딴딴하고 그득 차서 가스가 차며(小腹當鞕滿) 소변은 자연스럽게 잘 나오며(小便自利者) 피가 나오면 몸과 마음이 낫는다(下血乃愈). 이런 현상이 병의 원인으로 작용하는 환자의 어떤 질환에도 저당탕으로 치유한다(抵當湯主之).

【고문자 분석】

微(미) 발의 움직임을 나타내는 彳(척)과 손의 동작을 뜻하는 攵(복)이 있고 가운데에는 머리를 산발한 노인의 모습이 들어 있다. 《설문해자》는 '감추어진 상태로 운행하다'로 풀고 있는데, 문자의 구성을 고려해볼 때 이 글자는 노인의 느린 몸 상태나 동작 상태를 의미한다. 때문에 단순히 '미약하다' '미미하다'의 의미가 아니라 어떤 기운이 감추어진 상태에서 느리게 움직이고 있는 상황을 고려해 풀어야 한다. '은근하다'로 풀 수도 있다.

沈(침)　원래는 제물로 사용하는 소를 물에 빠뜨린 모습이지만, 한나라 당시에는 그 시대보다 고대의 이런 상황을 모르고 있었다. 때문에 《설문해자》에서는 沈(침)을 언덕 위에서부터 물이 쏟아져 내려 아래 지역이 물에 잠기는 모습으로 풀었다. 이런 까닭에 한나라 때에 沈(침)은 특정 기물이나 공간 밖으로 물이 넘치는 상황을 표현하는 浮(부)의 상대적 개념으로 주로 사용되었다. 《상한론》에서의 沈(침)은 인체의 혈관을 따라 흐르는 피의 흐름이 기준선보다 아래로 가라앉은 상태로 풀어야 한다.

隨(수)　발음을 위해 隋(수)가 사용되었다. 발음을 나타내는 유사음 左(좌)와 고기 月(육), 그리고 제단이 위치한 장소를 뜻하는 阝(부)로 구성되어 있다. 隋(수)는 제사 때 쓰고 남은 고기를 뜻하는 전용문자로서, 제례 후 이 고기를 탐하는 의도를 표현한 것이 隨(수)이다. 동작을 나타내기 위해 발걸음을 옮기는 모습인 辶(착)을 더하여 '뒤따르다'의 뜻이 되었다.

瘀(어)　《설문해자》에서는 積血(적혈) 즉 '쌓인 피'로 풀고 있다. 병 疒(녁)에 발음을 위해 於(어)를 쓰고 있다. 於(어)는 장소를 나타내는 어휘로 瘀(어)가 특정 장소에 피가 고여 생기는 증상임을 암시한다.

---

125 [15] **大陽病, 身黃, 脈沈結, 小腹鞕,** 小便不利者, 爲無血也. **小便自利, 其人如狂者,** 血證諦也. **抵當湯主之.**

대 양 병, 신 황, 맥 침 결, 소 복 경, 소변불리자, 위무혈야. 소 변 자 리, 기 인 여 광 자, 혈증체야. 저 당 탕 주 지

● 大陽(대양)이 악화되어 병이 된 증세에서 온몸이 누런 흙색이 되고 인체의 혈관을 따라 흐르는 피의 움직임이 가라앉으면서 엉긴다. 또 아랫배가 딱딱해지면서 소변이 날카롭지 않은 경우는 피가 없는 것이다. 소변이 저

절로 날카롭게 되고 그 사람이 미친 것처럼 되면 피와 관련된 증상임이 분명하다. 抵當湯(저당탕)으로 증상을 다스려야 한다.

【임상적 해설】

낮에 과도하게 행위를 하여 병이 되어 진행되는 경우에(大陽病) 온몸이 누런 흙색으로 피부가 착색이 되고(身黃) 움직임이 가라지면서 맺히는 모습이며(脈沈結) 아랫배가 단단해지며(小腹鞭) 소변은 자연스럽게 잘 나오지 않는 사람은(小便不利者) 마치 미친 것처럼 되는 현상이 병의 원인으로 작용하는 환자의 어떤 질환에도(其人如狂者) 저당탕으로 치유한다(抵當湯主之).

부연 설명: 여성의 자궁질환에 적극 활용한다.

【임상치험례】

자궁출혈 (여 41세, 160cm/58kg)

23년 동안 백화점에서 근무하였다. 문제없이 잘 지내왔다. 업무 평가가 좋아서 중요한 부서로 옮기면서 자궁출혈이 시작되었다. 2014년도에 백화점 매장별 장르 섹션의 총괄팀장을 맡았다. 1년 매출이 약 500억 정도의 판매량 신장에 대한 압박과 스트레스를 심하게 받게 되었다. 백화점 매장마다 부지런하게 발로 다니면서 관리를 하게 되고 겸해서 관리 태스크포스팀을 관리하면서 이중으로 부담을 느끼게 되었다. 일하고 힘들 때마다 자궁에 출혈이 심하게 나오기 시작했다. 그럴 때마다 병원에서 소파수술을 받아 왔다. 이제는 소파수술로도 힘든 상태가 되었고, 자궁적출을 권유받게 되었다. 적출 수술은 기피하고 싶어서 대안으로 본원을 찾게 되었다. 확실히 매장총괄팀장을 맡으면서 업무량이 증가하여 무리가 왔고, 매출에 대한 압박으로 신경이 예민하여 매사에 과민하게 반응을 하고, 얼굴도 누렇게 변하고 몸이 저녁때만 되면 가라지는 현상이 나오고 항상 매출에 대한 압박감에 시달리고 있었다. 그리고 자궁에 출혈이 될 시에는 전조 증상으로 아랫배가 항상 단단하고 뭉치면서 기분 나쁠 정도로 통증이 왔었다.

변병진단 백화점 매장총괄팀장을 맡으면서 늘어난 업무량으로 인해서 무리하게 되어 병이 온 것으로 보아 大陽病으로 진단하였다. 낮에 크게 행위를 하여 병이 진행되는 경우에(大陽病) 얼굴이 누렇게 변하고(身黃) 몸이 저녁때만 되면 가라지는 현상이 나오고 매출에 대한 압박으로 맺혀있고 (脈沈結) 자궁 출혈 시 전조 증상으로 아랫배가 항상 단단하고 뭉치는 점 (小腹鞕)을 보아 125조 抵當湯을 처방하였고 3개월 복용 후에 자궁적출수술 없이 완전하게 자궁출혈이 호전되었다.

【고문자 분석】

諦(체)　한나라 때에는 '살피다'의 뜻으로 사용되었다. 말할 言(언)과 황제 帝 (제)를 통해 '황제의 언급을 조심스레 실행한다'는 의미를 표현했다. 당나라 이후 불교가 성행하면서 諦(체)는 '분명하다' '확실하다'의 의미를 갖게 되었다. 《상한론》에서는 후대의 각주이므로 '분명하다' '확실하다'의 뜻으로 해석해야 문맥이 통한다.

---

126 ¹⁵ **傷寒, 有熱, 小腹滿, 應小便不利, 今反利者,** ⁽ᵉ⁾有血也. **當可下之,** 不可餘藥. **宜抵當丸.**

상 한, 유 열, 소 복 만, 응 소 변 불 리, 금 반 리 자, 위 유 혈 야. 당 가 하지, 불 가 여 약. 의 저 당 환

傷寒(상한)의 증세에서 열이 있고 아랫배가 가득 차면 소변이 날카롭지 않아야 마땅하다. 이제 오히려 날카로워졌다면 [엉긴] 피가 있는 상황이다. 마땅히 설사를 하게 할 수 있다. 다른 약은 안 된다. 抵當丸(저당환)이 적합

260

하다.

【임상적 해설】

외부의 환경 중 차가운 기운에 민감하게 반응하게 되는 증세나 외부의 자극에 민감하게 대응하며 긴장이 되는 상황(외부의 역동)에서(傷寒) 열이 있고(有熱) 아랫배가 그득하여 가스가 차면(小腹滿) 소변이 시원하지 않아야 마땅하나(應小便不利) 이제 오히려 소변이 시원하게 나오게 되면 (今反利者) 당연히 아래로 내려준다(當可下之). 이런 현상이 병의 원인이 되는 환자의 어떤 질환에도 저당환이 치유한다(宜抵當丸).

辨大陽病 結胸

변대양병 결흉

*　　辨大陽病 結胸

변 대 양 병 결 흉

【임상적 해설】

낮에 과도한 행위가 악화되어 병으로 된 상태에서 다시 가슴에 엉기는 증세가 있어, 이를 세밀하게 분석하고 분류한다(辨大陽病 結胸).

【동기 이론과 변병진단】

結胸이란 가슴에 상처가 풀리지 않고 맺힌 것이다. 이는 가슴에 나쁜 기억인 트라우마, 상처가 맺혀 질병이 발생하는 원인이 된다. 結胸은 大陽病을 바탕으로 한다. 본래 누구보다 잘하고 싶고 뛰어나고 싶어서 경쟁심과 승부욕을 발휘하여 적극적으로 과잉된 활동을 하였으나, 성취가 좌절되어 가슴에 트라우마, 상처가 맺혀서 질병의 원인이 되는 것이다.

이런 트라우마는 사랑을 쟁취하거나 사람들과 함께하고픈 사랑 소속 욕구가 좌절되어 공포와 두려움이 가슴에 내재되어 점점 근심과 걱정의 위협감으로 다가온다.

이러한 공포와 두려움은 자기가 무시당하는 것으로 느끼거나 굴욕감과 모욕감으로 인식하여 피해의식에 빠져 스스로 자기를 비하하거나 자책한다. 또한,

자기 피해의식으로 인하여 내면의 감정을 표출하지 못하고 사람들과의 관계도 기피하고 바깥 활동을 꺼려하며 일반적인 사회생활도 거부한다. 결국 과거의 상처를 가슴에 담고서 풀어내지를 못하고 곱씹으면서 인내하고 버티지만 내면에서 억울함으로 응어리가 맺힌다.

결국 結胸病은 사랑 소속 욕구가 충족되지 못하여 다른 사람들로부터 존중을 받지 못하는, 즉 자기 존중 욕구인 자존감이 좌절되거나 저지되어 위협으로 다가올 때 질병이 발생한다.

【환자 체크포인트】

◆ 사람들에게 억울한 일을 당하여 가슴에 응어리가 쌓여서 질병이 발생했는가?

◆ 사람들에게 무시당하여 자존심이 상하여 가슴에 상처가 될 때 질병이 발생했는가?

◆ 가슴에 쌓인 감정을 표출하지 못하면 명치 부위가 체하거나 막히는 경우가 있는가?

---

134 ¹⁵ **大陽病, 脈浮而動數,** 浮則爲風, 數則爲熱, 動則爲痛, 數則爲虛. **頭痛, 發熱, 微盜汗出, 而反惡寒者, 表未解也. 醫反下之, 動數變遲, 脇內拒痛, 短氣躁煩, 心中懊憹, 陽氣內陷, 心下因鞕, 則爲結胸, 大陷胸湯主之. 若不大結胸, 但頭汗出, 餘處無汗, 劑頸而還, 小便不利, 身必黃也. 宜大陷胸丸.**

대양병, 맥부이동수, 부칙위풍, 수칙위열, 동칙위통, 수칙위허. 두통, 발열, 미도한출, 이반오한자, 표미해야. 의반하지, 동수변지, 협내거통, 단기조번, 심중오뇌, 양기내함, 심하인경, 칙위결흉, 대함흉탕주지. 약부대결흉, 단두한출, 여처무한,

제경이환, 소변불리, 신필황야. 의대함흉환

　　大陽(대양)이 악화되어 병이 된 증세에서 인체의 혈관을 따라 흐르는 피의 움직임이 넘치고 움직임이 여러 차례가 된다. 넘치게 되면 계절과 온도의 특성을 보유한 다양한 상태의 외부 기운이 몸 안으로 들어가게 되고, [넘침이] 여러 차례가 되면 열이 난다. 움직임이 있으면 아프게 되고 [움직임이] 여러 차례가 되면 [몸 안에 있어야 할 기운이] 비게 된다. 머리가 아프고 [그것이 원인이 되어] 열을 나게 하며 은근히 도둑처럼 땀이 나면서 오히려 외부의 차가운 기운을 민감하게 느끼면 표면 [증상이] 점진적으로 질서 있게 호전되어가지 않은 것이다. 이에 [그럼에도] 치료를 하면서 반대로 설사를 하게 하면 [인체의 혈관을 따라 흐르는 피의 움직임이] 여러 차례이던 것이 느리게 변하며 옆구리 안쪽이 극도로 아프다. 호흡이 짧아지면서 조급해지고 머리에 열이 나면서 짜증이 나고 마음속에 가슴을 아프게 하는 걱정과 뇌를 아프게 하는 걱정이 생겨난다. 몸을 따뜻하게 하는 기운이 안에서 함몰되면서 심장 아래가 이로 인해 딱딱해지는데 바로 結胸(결흉: 병이 가슴에 엉켜 있음)이 되는 것이다. 大陷胸湯(대함흉탕)으로 증상을 내려야 한다. 만약 커다란 結胸(결흉)은 아니지만 머리에서만 땀이 나고 다른 곳에는 땀이 없고 목에서 끊어져[목을 경계로] [증상이] 다시 돌아오고 소변이 날카롭지 않으면 온몸이 반드시 누런 흙빛이 된다. 大陷胸丸(대함흉환)이 적합하다.

【임상적 해설】

낮에 과도하게 행위를 하여 병이 된 경우에(大陽病) 움직임이 넘치고 행동이 부산하고 산만하며(脈浮而動數) 머리 부위가 아프고(頭痛) 열이 나고(發熱) 움직이지 않을 때 밤에 식은땀이 나고(微盜汗出) 오히려 예전에 느끼지 못했던 추위에 민감한 사람은(而反惡寒者) 피부질환이 아직도 해결되지 않은 것이다(表未解也). 치료를 하여 오히려 조절이 되면(醫反下之) 행동이 부산하고 산만하던 것이 무겁고 느리게 행동이 변하며(動數變遲) 옆구리 안쪽이 거부할 정도로 극도로 아프고(脇內拒痛), 짧게 숨을 쉬면서 답답해하고 조급하고 안절부절못하며 짜증을 낸다(短氣躁煩). 내면의 감정을 표출하지 못하여 마음속에 항상 괴로움과 걱정을 품게 되며(心中懊憹), 따뜻한 낮에는 숨이 막혀 답답해서 실내에 은둔하게 되며 (陽氣內陷) 가슴 아래에 어떠한 원인으로 인하여 단단해지며 소화장애가 오는 것은(心下因鞕) 가슴에 응어리가 맺힌 것으로 즉, 결흉이다(則爲結胸). 이런 현상이 병의 원인으로 작용하는 환자의 어떤 질환에도 대함흉탕으로 치유한다(大陷胸湯主之). 만약에 가슴에 크게 엉기지 않고(若不大結胸) 다만 머리에만 땀이 나고(但頭汗出) 다른 부위에는 땀이 없고(餘處無汗) 목이 굳어져 풀려고 목을 돌리는 행위를 하고(劑頸而還) 소변이 시원치 않고(小便不利) 온몸이 반드시 누런 흙빛의 피부가 칙칙하게 변하는 현상이 병의 원인으로 작용하는 환자의 어떤 질환에도(身必黃也) 대함흉환으로 치유한다(宜大陷胸丸).

부연 설명: 억울하고 배신감으로 인한 정신적 억압을 바깥으로 표출하지 못하고 가슴에 두려움과 적개심을 품고서 대외활동을 잘 하지 못하는 우울증, 조울증, 분노조절장애 등에 활용한다.

【임상치험례】

조울증, 불면증 (여 29세, 160cm/56kg)

대학 졸업 후에 간호사 생활을 시작하면서 우울증이 심하게 왔다. 3교대로 근무하면서 몸이 힘들었다. 동기생들에게 항상 경쟁심과 동시에 열등감도 가졌다. 무엇보다 괴롭히는 선배들에 대한 분노를 표현하지 못하고 답답하여 죽고 싶다는 생각을 자주 하게 되었다. 차츰 대인관계가 힘들어지고 혼자 지내는 시간이 많아졌다. 혼자서 술을 마시는 시간이 많아졌다. 술을 먹지 않으면 잠이 오지 않았다. 간호사 생활 3년 동안 선배들이나 선임들의 지시나 억압에 억울하여 가슴에 항상 적개심이 쌓이게 되었다. 간호업무는 과도하게 많고 심리적 스트레스로 인하여 감정의 기복은 심해지고 명치 부위가 항상 막히듯이 갑갑하고 동료들과 어울리지 못하여 혼자서 술을 즐겨하고, 그래야만 겨우 잠을 청할 수가 있었다. 초등학교 시절 아버지의 도박으로 가산을 탕진하여 지방에서 서울로 피신하여 도망을 오게 되었다. 그때부터 아버지를 원망하고 적개심을 키워 왔다. 3남매 중에 둘째로써 항상 피해의식으로 참고 인내하고 억울함을 가슴에 담고 살았다. 간호사 생활의 과도한 업무로 몸은 피곤하고 정신적인 스트레스가 가중되어 감정의 기복이 심해지고, 대인관계가 단절되어 혼자 지내고, 불면증이 심해져 술에 의존하여 잠을 겨우 자게 되었다. 점점 알코올에 의존하는 중독성향으로 변하게 되었다. 대함흉탕으로 가슴에 맺힌 답답함이 풀어지고 어깨가 뭉쳐진 것도 해소가 되면서 잠을 자게 되었다. 자연적으로 술을 찾는 경우도 없어지고, 마음이 편안하게 되었다. 치료 중에 추석 때 사촌 오빠에게 안 좋은 일을 당하는 사건이 발생했다. 또다시 피해의식과 분노가 치밀어서 한동안 힘들었지만 예전처럼 심하게 증세가 악화되지 않고 정상적인 상태를 유지하여 치료를 종료하였다.

변병진단 간호사 생활을 하면서 업무에서의 과도함과 선배와 선임에 대한 억울함으로 심리적 스트레스가 가슴에 쌓여있는 大陽病 結胸으로 진단하였다. 간호사 업무 3년 동안 매우 무리하였고(大陽病) 3교대를 하면서 움직임이 넘치고(脈浮而動數) 괴롭힌 선배들에게 분노가 일어나고(短氣躁煩) 이러한 스트레스를 혼자 지내면서 표현하지 못해서 매우 답답함이 많았고(心中懊憹) 동료들과 어울리지 못하면서 대인관계가 단절되고(陽氣內陷) 가슴 아래가 단단해지면서 소화장애가(心下因鞕)오는 것을 보아 134조 大陷胸湯을 처방하였고 5개월 복용 후에 호전되었다. 이후 트라우마를 받을 상황을 다시 맞이하였으나, 증상이 발전되지 않고 호전되었다.

【임상치험례】

우울증, 피부질환 (여 34세, 158cm/52kg)

30세까지 면세점에서 근무하다가 의류 관련 일을 하게 되었다. 처음에는 사업이 잘되었다. 돈도 잘 벌고 잘나가는 시절이 있었지만 결국 사업에 실패하고 다시 면세점에서 근무하게 되었다. 주변의 시선을 의식하면 자존심이 매우 상했다. 보란 듯이 성공하여 무언가를 보여주려고 했는데 뜻 대로 되지 않았다. 주변 사람들이 자기를 조소하고 비아냥거리지나 않나 자꾸 의식한다. 그래도 꾹 참고 일을 열심히 했다. 예전에 면세점에서 매출 신장에 최고의 능력가로 인정을 받았다. 그렇지만 다시 시작하는 상황에서 주변의 기대와 상사의 기대에 못 미치는 상황이 전개되면서 불안하고 초조해졌다. 그래도 인내하고 버티고 있었다. 그러나 점점 상사의 압박이 죄여오고 말 한마디에 상처를 받고 위축되어 무기력감에 빠지기 시작하였다. 자신감도 떨어지고 몸도 마음도 무거워지고 가슴만 답답해지고 우울감에 빠져들었다. 주변 사람들과 접촉하는 것도 두렵고 혼자 지내고 싶은 생각이 많아지며 자주 집에 칩거하게 되었다. 예전처럼 잘할 줄 알았는데 막상 현실에서 잘 안 되니까 자신감을 잃고 우울감에 빠지고 말았다. 그러면서 얼굴과 전신의 피부에서 발진상태가 발생했고 피부에 반점처럼 흉하게 번지기 시작했다. 피부까지 안 좋아지니 살아갈 의욕을 잃고 말았다. 어린 시절 아버지의 외도로 부모가 이혼하게 되었다. 아버지에 대한 원망과 어머니에 대한 연민으로 항상 가슴에 응어리를 담고 살아가고 있었다. 대함흉탕으로 가슴이 답답한 증상이 사라지고, 점점 자신감을 회복하여 다시 면세점에서 근무하게 되었다. 피부도 점점 호전되어 깨끗하게 변했다.

변병진단 사업에 실패 후 주변의 시선을 의식하면서 자존심이 매우 상했고, 뜻대로 되지 않아서 가슴에 응어리가 맺혀 있는 大陽病 結胸으로 진단하였다. 실패 이후, 다니게 된 직장에서 상사의 압박에 위축이 되면서 무기력감에 빠지고 (動數變遲) 실패나 본인의 힘든 점에 대하여서 말을 하지 못하고 혼자 계속 안고 가게 되고 (心中懊憹) 주변 사람들과 접촉하는 것이 두려워 혼자 지내게 되며 집에 칩거하게 되고 (陽氣內陷) 가슴 아래에 단단하게 답답함이 있고 소화장애가 있는 점을(心下因鞭) 보아 134조 大陷胸湯을 처방하였고 6개월 복용 후에 피부질환이 점점 좋아지면서 제반 증상들이 호전되었다.

【고문자 분석】

盜(도)　맨 아래는 그릇 皿(명)이다. 물 氵(수)는 입에서 흘리는 침을 의미한다. 사람이 입을 크게 벌리고 있는 欠(흠)이 옆에 있다. 전체적으로 그릇에 담긴 음식물을 탐내 침을 흘리는 모습으로 '몰래' '훔치다' '탐내다' 등의 뜻을 나타낸다. 여기서 '극도로 긴장하다'의 의미도 파생했다.

變(변)　손동작 攵(복)을 통해 움직임을 암시했다. 두 개의 실 糸(사) 사이에 말할 言(언)은 직조 과정을 명령하고 살피는 모습을 나타낸다. 전체적으로 직조 과정을 실시간으로 변화시켜 가는 과정을 담은 글자이다.

拒(거)　손 扌(수)로 동작을 암시하고 발음을 위해 巨(거)를 사용하였다. 巨(거)는 건축에 사용하는 측량도구를 쥐고 있는 모습이 변형된 것으로, 무조건적인 거부가 아니라 특정 근거에 의한 거부임을 표현한 것이다.

還(환)　발걸음을 옮기는 모습 辶(착)을 통해 동작을 암시하였다. 오른쪽 자소는 음을 나타낸다. 중요한 부분은 가운데의 사각형으로, 이것의 음은 '환'이다. 즉 '환'의 음을 통해 글자의 음을 나타냈으며 나머지는 후대에 첨부된 글꼴들이다. 한자에는 원의 글꼴이 존재하지 않는데 이 사각형은 원의 변형으로, 후대에 등장한 둥글 圓(환)의 원형이다. 원의 모습을 통해 '되돌아가다'의 의미를 나타내고 있다.

---

135 [15] **傷寒六七日, 結胸熱實, 脈沈而緊, 心下痛, 按之石鞕者, 大陷胸湯主之.**

상한육칠일, 결흉열실, 맥침이긴, 심하통, 안지석경자, 대함흉탕주지

● 傷寒(상한)의 증세가 6, 7일이 지난 뒤 結胸(결흉 : 병이 가슴에 엉겨 있음)이 되고 열이 가득 차며 인체의 혈관을 따라 흐르는 피의 움직임이 가라앉으면서 바짝 조이고 심장 아래가 아프며 누르면 돌처럼 단단한 경우 大陷胸湯(대함흉탕)으로 증상을 다스린다.

【임상적 해설】

외부의 환경 중 차가운 기운에 민감하게 반응하게 되는 증세나 외부의 자극에 민감하게 대응하며 긴장이 되는 상황(외부의 역동)이 6, 7일 주기로 지속이 되며(傷寒六七日) 가슴에 엉기며 열이 가득 차며(結胸熱實) 움직임은 가라앉으면서 긴장하여 바짝 조이고(脈沈而緊) 가슴 아랫부위가 아프며(心下痛) 오랫동안 눌러서 앉아있으면 돌처럼 단단하게 굳어지는 현상이 병의 원인으로 작용하는 환자의 어떤 질환에도(按之石鞕者) 대함흉탕으로 치유한다(大陷胸湯主之).

부연 설명: 억울함을 가슴에 담고 참고 인내하는 환자 중에 탈장이나 치질 등의 증상에 활용한다.

【고문자 분석】

沈(침)　원래는 제물로 사용하는 소를 물에 빠뜨린 모습이지만, 한나라 당시에는 그 시대보다 고대의 이런 상황을 모르고 있었다. 때문에《설문해자》에서

는 沈(침)을 언덕 위에서부터 물이 쏟아져 내려 아래 지역이 물에 잠기는 모습으로 풀었다. 이런 까닭에 한나라 때에 沈(침)은 특정 기물이나 공간 밖으로 물이 넘치는 상황을 표현하는 浮(부)의 상대적 개념으로 주로 사용되었다. 《상한론》에서의 沈(침)은 인체의 혈관을 따라 흐르는 피의 흐름이 기준선보다 아래로 가라앉은 상태로 풀어야 한다.

緊(긴)　　실 糸(사)와 신하 臣(신), 손 又(우)로 구성되어 있다. 臣(신)은 발음을 나타냄과 동시에 밀접함의 뜻도 나타낸다. 전체적으로 실을 손으로 바짝 동여 매는 모습의 문자로 '바짝 조임' '긴박함' 등을 의미한다.

鞕(경)　　硬(경)의 속자인 이 문자는 돌 石(석)을 통해 단단함을 암시한다. 돌을 때릴 때 나는 '깡' '깽' 등의 소리를 묘사하기 위해 更(경)을 소리 부호로 선택했다. 鞕(경)의 왼쪽에 있는 가죽 革(혁)은 질긴 가죽을 나타내며 돌 石(석)의 의미와 호환된다. 후대에 만들어진 속자로서 의미상으로 차이가 없고 판본학적인 상태만 나타낸다.

---

136 ¹⁵ **傷寒十餘日, 熱結在裏, 復往來寒熱者, 與大柴胡湯. 但結胷, 無大熱,** 無大熱者, 此爲水結在胷脅也. **惟頭微汗出者, 大陷胸湯主之.**
상 한 십 여 일, 열 결 재 리, 복 왕 래 한 열 자, 여 대 시 호 탕. 단 결 흉, 무 대 열, 무대열자, 차위수결재흉협야. 유 두 미 한 출 자, 대 함 흉 탕 주 지

◉　傷寒(상한)의 증세가 십여 일이 지난 뒤 열이 안에 엉겨 있고, 차가운 온도에 민감하거나 [그것이 원인이 되어] 열을 나게 하는 상황이 반복되는 경우 大柴胡湯(대시호탕)을 주어야 한다. 結胸(결흉: 병이 가슴에 엉겨 있음)만이 있고 큰 열은 없으며 큰 열이 없는 것은 물이 흉부와 옆구리에 엉겨 있기 때문이다. 머리에만 은근한 땀이 나는 경우 大陷胸湯(대함흉탕)으로 증상

을 다스려야 한다.

외부의 환경 중 차가운 기운에 민감하게 반응하게 되는 증세나 외부의 자극
에 민감하게 대응하며 긴장이 되는 상황(외부의 역동)이 10여 일 주기로 지속이
되며(傷寒十餘日) 열이 안에서 엉겨있고(熱結在裏) 다시 추위도 민감하고 더위
에도 민감하여 왔다 갔다 하는 상황이 반복되는 현상이(復往來寒熱者) 병의 원
인으로 작용하는 환자의 어떤 질환에도 대시호탕이 치유한다(與大柴胡湯). 다
만 가슴에 엉김이 있으나(但結胸) 큰 열이 없고(無大熱者) 오직 머리에서 움직
이지 않았을 때도 땀이 나는 현상이 병의 원인으로 작용하는 환자의 어떤 질
환에도(惟頭微汗出者) 대함흉탕으로 치유한다(大陷胸湯主之).

부연 설명: 가슴에 억울함과 분노가 오랫동안 쌓여서 내면에 열을 받는 상황
으로 조울증, 우울증, 분노조절장애 등의 질환에 활용한다.

【임상치험례】

수족다한증, 조울증(남 28세, 175cm/80kg)

개인 사업을 시작하면서 긴장하면 손발에 땀이 많이 나는 상태로 인해서
사람들을 만나기가 힘들 정도였다. 24세의 어린 나이에 본인의 사업을 시
작하였다. 유년 시절부터 손발에 땀이 많았었다. 히스토리를 들어보니 어
머니가 연년생인 누나만 편애를 하여 섭섭함과 억울함이 많았다. 이러한
가슴 속의 응어리로 한이 되어서 참고 버티며 인내했다. 결국 어머니와의
다툼으로 관계를 단절하고 20세 이후 분가하였다. 분가를 하고 나서 사촌
동생 2명과 친구 1명을 본인 집과 회사에서 돌봐주고 있었다. 외부 역동
시 긴장하고, 소화장애가 오면서 몸이 굳어졌다.

변병진단 젊은 나이에 사업체도 직접 운영하고, 사촌 동생 2명과 친구 1명

을 거느리는 사실상 가장의 역할을 하는 점과 오래전부터 어머니에 대한 섭섭함과 억울함으로 가슴에 엉김이 있는 大陽病 結胸으로 진단하였다. 외부 역동시 긴장을 하고(傷寒十餘日), 더위와 추위가 반복해서 오면서(復往來寒熱者) 오래전부터 어머니에 대한 분노가 내면의 열 받는 상황이 응결되었고(熱結在裏) 이런 점을 고려하여 136조 大柴胡湯을 처방하였고 6개월 복용 후에 호전되었다. 손발의 땀도 호전되었지만 어머니에 대한 적개심이 해소되어 용서를 빌고 화해를 하였다.

---

137 [15] **大陽病, 重發汗而後下之, 不大便五六日, 舌上燥而渴, 日晡所小有潮熱, 發心胸大煩, 從心下至少腹, 鞭滿而痛, 不可近者, 大陷胸湯主之.**

대양병, 중발한이후하지, 부대변오육일, 설상조이갈, 일포소소유조열, 발심흉대번, 종심하지소복, 경만이통, 불가근자, 대함흉탕주지.

138 [15] **少結胸者, 正在心下, 按之則痛, 脈浮滑者, 小陷胸湯主之.**

소결흉자, 정재심하, 안지칙통, 맥부활자, 소함흉탕주지

● 　大陽(대양)이 악화되어 병이 된 증세에서 거듭해서[심하게] 땀을 나게 한 후 설사를 하게 하면 5, 6일 동안 대변을 보지 못하며 혀 위가 바짝 마르고 물을 적극적으로 마시려든다. 오후 네 시 즈음에 [그것이 원인이 되어] 약간의 축축한 열을 나게 하면서 심장과 가슴 부위에서 크게 열이 나며 짜증이 나고, 심장 아래에서부터 아랫배까지 단단해지면서 [무언가로] 가득 차고 아파서 가까이 하지[만지지] 못하게 하는 경우 大陷胸湯(대함흉탕)으로 증상을 다스려야 한다.

● 　약간의 結胸(결흉 : 병이 가슴에 엉겨 있음)이 딱 심장 아래에 있어 누르면 아

프면서 인체의 혈관을 따라 흐르는 피의 움직임이 넘치며 미끄러지듯 하다면 小陷胸湯(소함흉탕)으로 증상을 다스려야 한다.

【임상적 해설】

137. 낮에 과도하게 행위를 하여 병이 되면(大陽病) 거듭해서 땀을 나게 한 후 혹 땀을 나는 행위를 한 후 조절이 어느 정도 되고(重發汗而後下之) 대변을 5, 6일정도 못 보고(不大便五六日) 혀가 바짝 마르면서 갈증도 느끼며(舌上燥而渴) 오후 4시 즈음에 약간의 축축한 열이 나며(日晡所小有潮熱) 크게 분노를 표출하며(發心胸大煩) 명치 부위에서 아랫배까지 단단하게 뭉치고 그득하게 가스가 차면서 통증을 호소하며 (從心下至少腹鞕滿而痛) 가까이 만지지 못하게 하는 현상이 병의 원인으로 작용하는 환자의 어떤 질환에도(不可近者) 대함흉탕으로 치유한다(大陷胸湯主之).

138. 가슴에 약간의 엉김이 있는 사람은(少結胸者) 가슴 아래를 똑바르게 맞추기 위하여 몸을 가지런히 하려하며(혹은 매사에 정도만 지키려고 하는 상태)(正在心下) 오랫동안 눌러서 앉으면 아프며(按之則痛) 움직임이 넘치면 미끄러지듯 중심축이 무너져 쓰러지려고 하는 현상이 병의 원인으로 작용하는 환자의 어떤 질환에도(脈浮滑者) 소함흉탕으로 치유한다(小陷胸湯主之).

부연 설명:

◆ 137조 : 억울함과 배신감으로 가슴에 응어리가 맺혀서 분노를 폭발하는 분노조절장애에 활용한다.

◆ 138조 : 억울함으로 가슴에 응어리가 맺혀서 자주 쓰러지려 하는 간질, 틱장애 등에 활용한다.

【임상치험례】

간질(수면 중 대발작) (남 26세, 174cm/75kg)

고등학교 3학년 때 학교에서 엎드려 자던 중에 처음으로 발작이 시작되었다. 양약으로 계속 복용하여 완치된 줄 알았는데 다시금 증세가 나타났다. 2~3년 전부터 증세가 심하게 나타났다. 3년 전부터 홈페이지 제작사를 차려서 대표로 있다. 젊은 나이에 엄청난 업무를 담당하고 있었다. 고3 때도 입시를 준비하면서 밴드를 운영하여 기타리스트 리더를 겸하여 과중하게 몸을 무리하였다. 유년 시절부터 부모 사이가 안 좋았다. 아버지의 망나니 같은 행패와 행위에 몹시 분개하고 적개심을 키워왔다. 정도를 벗어나는 행동을 보면 참지를 못한다. 아버지의 비정상적인 행위에 복수심까지도 가슴에 품고 살아가고 있다. 중학교 때 성추행을 한 선생님을 고발하여 감옥까지 보낸 기억도 가지고 있었다. 하여튼 불의를 본다거나, 예의에 벗어난 행동을 한 사람을 본다거나 하면 몹시 분개하였다. 항상 반항아로 살아왔다. 3년 전에 회사를 차리면서 간질이 심하게 다시 재발하였다. 현재 회사를 성공시켜 정도를 벗어난 아버지에게 복수하겠다는 앙심을 가슴에 담고 있었다. 본인은 항상 바르고 인간답게 살아가고 싶어하며 몸을 많이 무리하고 난 밤에는 수면 중에 발작이 온다. 수면 중에 전조증상이 혀끝 부위가 자극이 오면서 조금 자고 일어나면 발작이 심하게 온다. 토하고 침이 나오고 왼쪽 팔이 굳어지고 얼굴 한쪽 부위가 돌아가는 대발작이 심하게 나타난다. 발작으로 잠을 제대로 잘 수가 없어서 술을 먹고 취해서 자곤 한다.

변병진단 고3 첫 발병 시 기타리스트와 리더를 겸하면서 몸을 무리하였고, 이후 다시 발병하였을 때 당시도 홈페이지 제작사를 차려서 대표 업무를 하면서 엄청난 업무를 담당하고 있었고, 그러면서 가슴에는 아버지에 대한 적개심이 있는 大陽病 結胸으로 진단하였다. 불의에 어긋나거나 예의에 어긋난 행동을 보면 참지 못하고 본인은 항상 바르게 살아가고 싶어 하며(正在心下) 몸을 많이 무리하고 난 밤에는 특히 발작이 오는 점(脈浮滑 者)을 보아 138조 小陷胸湯을 처방하였고, 6개월 복용 후에 간질 발작 증세가 호전되었다.

【고문자 분석】

近(근)　발걸음을 옮기는 모습 辶(착)을 기본자소로 하고, 의미와는 상관없이 발음을 위해 도끼 斤(근)을 사용하여 '가깝다'의 뜻을 나타냈다.

浮(부)　물 氵(수)와 사로잡을 孚(부)로 구성되었으며 孚(부)는 단순한 음성부호이다. 장중경 시대 당시 浮(부)는 '범람하다'의 의미를 지닌 氾(범)과 호환되고 있었다. 흔히 뜰 浮(부)라는 훈 때문에 단순하게 '물에서 뜨다'는 의미로 보고 있다. 《상한론》에서 浮(부)의 의미는 범람하다는 뜻을 중심으로 풀어가야 한다. 범람이란 액체의 양이 일정한 범주, 용기를 넘어서는 상황을 의미한다. 장중경이 浮(부)를 사용한 이유는 핏줄 속의 피의 움직임이 범람, 즉 일정한 기준점을 넘어서고 있음을 나타내고자 했기 때문이다. 혈액이 핏줄 밖으로 넘쳐 나온 형태는 아니기에 넘칠 氾(범)을 직접 사용하지는 않았다.

滑(활)　물 水(수)와 뼈 骨(골)을 통해 액체와 매끄러운 표면의 물체가 빚어내는 매끄러운 촉감을 표현하고 있다. 骨(골)은 발음을 보조하는 역할이다.

141　[15] 病在陽, 應以汗解之, 反以冷水潠之, 若灌之, 其熱被劫不得去, 彌更益煩, 肉上粟起, 意欲飮水, 反少渴者, 服文蛤散. 若不差者, 與五苓散. 寒實結胸, 無熱證者, 與三物小陷胸湯. 白散亦可服.

병재양, 응이한해지, 반이랭수손지, 약관지, 기열피겁부득

거, 미갱익번, 육상속기, 의욕음수, 반소갈자, 복문합산. 약

불차자, 여오령산. 한실결흉, 무열증자, 여삼물소함흉탕. 백

산역가복

● 증세가 악화되어 이루어진 병이 인체 내부의 체온을 유지시키는 따뜻
한 기운 부분에서 진행된다면 마땅히 땀으로써 증상을 점진적으로 질
서 있게 호전시켜가야 한다. 반대로[억지로] 차가운 물을 환자에게 뿜
거나 환자에게 억지로 마시게 하면 그 열이 강제로 몰아냄을 당하게
되지만 나가지 못한다. [열이] 퍼짐이 더해지고 머리에 열이 심하게
나며 짜증이 나고 근육 위에 소름이 돋는다. 마음으로는 물을 마시고
싶어 하지만 반대로 물을 적극적으로 마시고 싶은 [생각이] 적은 경우
는 文蛤散(문합산)을 복용해야 한다. 만약 차도가 없다면 五苓散(오령산)
을 주어야 한다. 차가운 기운이 가득해지며 結胸(결흉: 병이 가슴에 엉겨 있
음)이 되지만 열의 증상이 없다면 三物小陷胸湯(삼물소함흉탕)을 주어야
한다. 백산도 복용할 수 있다.

【임상적 해설】

따뜻한 환경(주로 낮에)에서 증세가 악화되어 병이 이루어지면(病在陽) 마땅히
땀으로써 증상을 점진적으로 질서 있게 호전 시켜야 한다(應以汗解之). 반대로
차가운 물을 환자에게 뿜거나 억지로 마시게 하면(反以冷水潠之, 若灌之) 그 열
이 강제로 몰아냄을 당하게 되지만 열이 나가지 못하게 된다(其熱被劫不得去).
열이 퍼짐이 더해지고 짜증도 더해지고(彌更益煩) 살갗 위에 소름이 돋듯이 좁
쌀처럼 일어난다(肉上粟起). 물을 마시고 싶어 하지만(意欲飲水) 오히려 물을 적
극적으로 먹지는 않고 갈증을 조금 느끼는 현상이 병의 원인으로 작용하는
환자의 어떤 질환에도(反少渴者) 문합산으로 치유한다(服文蛤散). 만약 차도가
없다면(若不差者) 오령산으로 치유한다(與五苓散). 차가운 기운이 가득해지며
가슴에 엉기고(寒實結胸) 열증이 없다면(無熱證者) 소함흉탕으로 치유한다(與三

物小陷胸湯).

부연 설명: 가슴에 응어리가 맺혀서 풀리지 않는 경우에 오는 피부질환에 활용한다.

【고문자 분석】

應(응)　서로 '응' 하며 응대하는 소리를 표현했다. 아래쪽 마음 心(심)으로 의사교환을 표현했다. 위에 있는 부분은 고대에 '응'의 발음을 지닌 자소였다. 여기서 '마땅히'의 뜻이 파생했다.

潠(손)　입에 물을 머금었다 뿜는 동작을 나타낸다. 물 水(수)와 발음을 위해 巽(손)을 사용했다. 巽(손)은 물을 뿜을 때의 소리를 형용한 것으로 의미와는 관련이 없다.

彌(미)　먼 목표물을 쏠 수 있는 활 弓(궁)을 통해 '멀다'의 뜻을 취했다. 발음으로 유사음 爾(이)를 썼다. 爾(이)는 촘촘하게 짠 대바구니를 가리키며, 무언가를 담는 성격 때문에 '넉넉하다'의 뜻도 지닌다. 따라서 彌(미) 역시 '두루' '넉넉하다' 등의 뜻을 지닌다.

粟(속)　나락 米(미)를 통해 좁쌀의 속성을 나타냈다. 발음을 위해 유사음 西(서)를 채택했으며 이는 뜻과는 상관이 없다.《상한론》에서는 '소름'을 뜻한다.

物(물)　소 牛(우)와 도축 도구인 勿(물)을 통해 제례에 쓰일 소를 형상화하였다. 중요한 물건이기에 모든 물건을 일반적으로 지칭하는 명사로 채택되었다.

144 ¹⁵ 婦人中風七八日, 續得寒熱, 發作有時, 經水適斷者, 此爲熱入血室. 其血必結, 故使如瘧狀, 發作有時, 小柴胡湯主之.

부인중풍칠팔일, 속득한열, 발작유시, 경수적단자, 차위열입혈실. 기혈필결, 고사여학상, 발작유시, 소시호탕주지

● 결혼한 여성이 중풍이 된 상황이 7, 8일 지속되면서 외부의 차가운 온도에 민감하게 반응하거나 [그것이 원인이 되어] 열을 나게 하는 상황이 이어진다. 때로 발작을 하는데 마침 이 시기에 월경이 끊어지는 경우는 열이 혈실로 들어간 것이다. 그 피는 반드시 엉기므로 [증상이 환자로] 하여금 견디기 어렵게 하면서 고통스러운 학질의 모습이 된다. 수시로 발작을 하는데 小柴胡湯(소시호탕)으로 증세를 다스려야 한다.

【임상적 해설】

여성이 뇌졸중으로 인하여 중추신경계의 손상으로 오는 후유증(즉, 반신마비증을 말한다.)으로 7, 8일 주기로 지속이 되며(婦人中風七八日) 연이어 추위에도 민감하고 더위에도 민감하여 왔다 갔다 하며(續得寒熱) 증세가 나타나는 시간이 일정하며(發作有時) 생리가 멈추거나 불순 한 사람은(經水適斷者) 그 피가 반드시 엉기므로(其血必結) 환자로 하여금 학질처럼 감기 증세의 상태가 된다(如瘧狀). 증세가 나타나는 일정한 시간이 있다(發作有時). 이러한 현상이 병의 원인으로 작용하는 환자의 어떤 질환에도 소시호탕으로 치유한다(小柴胡湯主之).

【고문자 분석】

瘧(학) 병 疒(녁)과 발음을 위한 虐(학)으로 구성되어 있다. 虐(학)은 호랑이가 입을 벌리고 있는 모습의 변형인 虍(호) 아래 물어뜯기고 있는 짐승의 모습을 담아 '거칠게 다루다' '학대하다'의 뜻을 담고 있다. 瘧(학)은 수습이 불가능할 정도의 고통스런 병세를 표현한 글자이지만 한나라 때는 학질이라는 단어가 생성되기 전임을 고려해야 한다.

146 [15] 傷寒六七日, 發熱, 微惡寒, 支節煩疼, 微嘔, 心下支結, 外證未去者, 柴胡桂支湯主之.

상한육칠일, 발열, 미오한, 지절번동, 미구, 심하지결, 외증미거자, 시호계지탕주지

傷寒(상한)의 증세가 6, 7일이 지난 후 [그것이 원인이 되어] 열을 나게 하고 외부의 차가운 기운에 은근히 민감하게 반응하고 지체의 관절에 [머리에 열이 나듯] 열이 나며 짜증이 나고 속으로 아플 때, 은근히 구역질이 날 때, 심장 아래가 [전체가 아닌] 지엽적으로 [무언가가] 엉길 때, 외부 증세가 사라지지 않을 때는 柴胡桂枝湯(시호계지탕)으로 증상을 다스려야 한다.

【임상적 해설】

외부의 환경 중 차가운 기운에 민감하게 반응하게 되는 증세나 외부의 자극에 민감하게 대응하며 긴장이 되는 상황(외부의 역동)이 6, 7일 주기로 지속되며(傷寒六七日) 열이 나고(發熱) 움직임이 미약할 때 추위에 민감하고(微惡寒) 지체의 관절 부위가 아프면서 짜증이 나고(支節煩疼) 움직임이 미약할 때, 속이 더부룩하여 소화장애가 오며(微嘔) 가슴 아래가 약간 엉기며(心下支結) 바깥에 나가면 공포와 두려움이 확실하게 나타나는 증상이 아직도 사라지지 않는 현상이 병의 원인으로 작용하는 환자의 어떤 질환에도(外證未去者) 시호계지탕으로 치유한다(柴胡桂支湯主之).

【고문자 분석】

支(지) 위의 十(십)은 나뭇가지이며, 아래의 손 又(우)는 손으로 나뭇가지를 잡고 있는 모습이다. 중심, 줄기에서 나온 곁가지를 의미한다.

節(절) 대나무의 마디를 표현하기 위해 竹(죽)을 썼다. 卽(즉)은 발음으로 쓰

이며 특별한 의미는 없다.

煩(번)　불 火(화)와 머리 頁(혈)을 통해 화기가 머릿속으로 들어간 듯한 느낌을 표현하였다. 한나라 당시 특별히 머리에 열이 나는 두통 상태를 표현하던 글자이다. 후대에 흔히 '마음이 번거롭다'는 뜻으로 쓰이지만 문자 발생의 측면에서 보면 머리에 열이 나는 상황을 통해 '짜증나다' 등의 느낌이 파생하고 있음을 고려해야 한다.

疼(동)　한나라 당시 이 글자는 등장하지 않았다. 유사한 글자 痛(통)은 한나라 당시 病(병)의 증상을 의미했으므로 침상에 누운 환자의 모습이 담긴 疒(녁)이 사용되었다. 甬(용)은 음을 나타내는 글자로서 환자의 신음소리를 표현하기 위한 것이다. 후대 한자에서 疼(동)은 주로 은근하고 깊은 아픔을 표현하는 데 반해, 痛(통)은 직접적인 통증을 뜻하는 경우가 많다. 《상한론》에 보이는 疼(동)은 후대에 첨가된 것으로 보이는데, 특별히 痛(통)과 쓰임새가 다르므로 해석에 유의해야 한다.

---

147 ¹⁵ **傷寒五六日, 已發汗, 而復下之, 胸脅滿, 微結, 小便不利, 渴而不嘔, 但頭汗出, 往來寒熱, 心煩者,** 此爲未解也. **柴胡桂支乾姜湯主之.**

상한오육일, 이발한, 이복하지, 흉협만, 미결, 소변불리, 갈이불구, 단두한출, 왕래한열, 심번자, 차위미해야. 시호계지건강탕주지

傷寒(상한)의 증세가 5, 6일 지난 후 이미 땀을 냈지만 다시 설사를 하게 하면 흉부와 옆구리에 [무언가가] 가득하면서 은근히 [무언가가] 엉긴다. 소변이 날카롭지 않고 물을 적극적으로 마시려들지만 구역질은

하지 않고 머리에만 땀이 나면서 외부의 차가운 온도에 대해 민감하게 반응하고 열이 나는 현상이 반복되면서 마음에 짜증이 나는 경우는 점진적으로 질서 있게 호전되어 갔던 것이 아니다. 柴胡桂枝乾姜湯(시호계지건강탕)으로 증세를 다스려야 한다.

【임상적 해설】

외부의 환경 중 차가운 기운에 민감하게 반응하게 되는 증세나 외부의 자극에 민감하게 대응하며 긴장이 되는 상황(외부의 역동)이 5, 6일 주기로 지속이 되며(傷寒五六日) 이미 땀을 내어서(已發汗) 다시 어느 정도 조절이 되었지만(而復下之) 두려움과 위협감으로 가슴과 옆구리 부위가 가득하고(胸脅滿), 움직임이 미약한 상태서는 약간 엉기고(微結) 소변이 시원하지 않고(小便不利) 갈증을 느끼나 소화장애는 없으며(渴而不嘔), 머리 부위에만 땀이 나고(但頭汗出) 추위에도 민감하고 더위에도 민감하여 왔다 갔다 하며(往來寒熱) 분노 및 짜증을 잘 내는 경우는(心煩者) 이는 아직 해결되지 않은 것이다(此爲未解也). 이런 현상이 원인으로 작용하는 환자의 어떤 질환에도 시호계지건강탕으로 치유한다(柴胡桂支乾姜湯主之).

【고문자 분석】

心(심) 고대문자의 글꼴은 심장을 실제 해부하여 만든 단면도 그림이다. 심방과 심실의 모습이 지금의 모습으로 변모했다.《상한론》에서는 해부학적인 심장을 의미하는 것이라기보다는 가슴 부위를 통합적으로 지칭한다고 보아야 한다.

煩(번) 불 火(화)와 머리 頁(혈)을 통해 화기가 머릿속으로 들어간 듯한 느낌을 표현하고 있다. 한나라 당시 특별히 머리에 열이 나는 두통 상태를 표현하던 글자이다. 후대에 흔히 '마음이 번거롭다'는 뜻으로 쓰이지만 문자 발생의 측면에서 보면 머리에 열이 나는 상황을 통해 '짜증나다' 등의 느낌이 파생하고 있음을 고려해야 한다.

---

148 [15] **傷寒五六日, 頭汗出, 微惡寒, 手足冷, 心下滿, 口不欲食, 大便鞕, 脈細者,** 此爲陽微結, 必有表, 復有裏也. 脈沈亦有裏也. 汗出爲陽微, 假令純陰結, 不得復有外證, 悉入在裏, 此爲半在裏半在外也, 脈雖沈緊, 不得爲少陰病, 所以然者, 少陰不得有汗, 今頭汗出, 故知非少陰也. **可與小柴胡湯, 設不了了者, 得屎而解.**

상한오육일, 두한출, 미오한, 수족랭, 심하만, 구불욕식, 대변경, 맥세자, 차위양미결, 필유표, 복유리야. 맥침역유리야. 한출위양미, 가령순음결, 부득복유외증, 실입재리, 차위반재리반재외야, 맥수침긴, 부득위소음병, 소이연자, 소음부득유한, 금두한출, 고지비소음야. 가여소시호탕, 설불료료자, 득시이해

傷寒(상한)의 증세가 5, 6일이 지난 후 머리에서 땀이 나면서 은근하게 차가운 온도에 민감하게 반응하고 손발이 차며 [차가운 기운에 민감해하는 상황과 달리 자체적으로 온도가 낮음] 심장 아래에 [무언가가] 가득하며 입은 먹고 싶지 않고 대변은 단단하며 인체의 혈관을 따라 흐르는 피의 움직임이 세밀하면 이것은 인체를 따뜻하게 하는 기운이 은근하게 엉긴 것으로 반드시 외부 증상이 있은 뒤에 내부 증상이 시작된다. 인체의 혈관을 따라 흐르는 피의 움직임이 가라앉으면 또한 내부 증상이 있게 된다. 땀이 나는 것은 인체를 따뜻하게 하는 기운이 은근히 [강해진 것이다.] 가령 단순히 인체를 차갑게 하는 기운이 엉긴 것이라면 외부 증상이 다시 나타나지 않고 모두 안으로 들어와 내면에 자리하게 된다. 이 경우 반은 내면에 자리한 것이고 반은 외부에 자리한 것이다. 인체의 혈관을 따라 흐르는 피의 움직임이 비록 가라앉고 바짝 조인다 해도 '강하지는 않으나 인체를 차갑게 하는 기운이 악화되어 만든 병'인 少陰(소음)병일 수 없다. 그러한 이유는 少陰(소음)[병]은 땀이 날 수 없기 때문으로 지금은 머리에 땀이 나고 있기에 少陰(소음)[병]이 아님을

알 수 있다. 小柴胡湯(소시호탕)을 줄 수 있다. 만일 [증세가 점진적으로 질서 있게 호전되어] 완결 짓지 않은 상태로 [치료가] 끝나는 경우일 때 대변을 보게 되면 점진적으로 질서 있게 호전된다.

【임상적 해설】

외부의 환경 중 차가운 기운에 민감하게 반응하게 되는 증세나 외부의 자극에 민감하게 대응하며 긴장이 되는 상황(외부의 역동)이 5, 6일 주기로 지속이 되며(傷寒五六日) 머리 부위에서 땀이 나며(頭汗出) 움직임이 미약할 때 추위에 민감하며(微惡寒) 손발은 차가우며(手足冷) 가슴 아래가 그득하여 답답하면서 (心下滿) 음식을 먹고 싶지가 않으며(口不欲食) 대변은 단단하고(大便鞕) 움직임은 사소한 것에도 생각이 많아지며 예민해지는 현상이 병의 원인으로 작용하는 환자의 어떤 질환에도(脈細者) 소시호탕으로 치유한다(可與小柴胡湯). 만일 완결짓지 않은 상태서 치료가 끝나는 경우일 때 대변을 보게 되면 점진적으로 질서 있게 호전되어 간다(設不了了者, 得屎而解).

부연 설명: 가슴에 억울함이 쌓여서 오는 소화기 장애에 활용한다.

【임상치험례】

식도협착증 (여 83세, 153cm/50kg)

농사일을 하며 지내는 이 환자는 10년 전 조카며느리가 음해를 하여 억울하게 당했다. 그때 충격을 받고서 아들이나 며느리에게도 창피해서 말 못하고 혼자서 가슴앓이를 했다. 아무에게도 말 못하고 혼자서 꾹 참고 지냈다. 그 이후로 그 일만 생각하면 가슴이 꽉 막히듯이 답답하고 심하게 구토를 하고 음식을 전혀 먹지를 못하고 갑자기 목 안이 꽉 막히는 증세가 발생했다. 음식을 전혀 먹지를 못하여 체중이 10킬로그램이나 감소했다. 병원에서 식도협착증 진단을 내려 매년 내시경으로 뚫어주는 시술을 받고 있다. 소시호탕을 복용하고서 가슴에 맺힌 상태가 조금씩 풀어지면서 음식을 먹기 시작했다. 체하는 증세와 소화장애도 없어졌다. 차츰 식도 부위의 협착도 조금씩 풀어지기 시작하여 시술을 받지 않을 정도로 호전되었다.

변병진단 10년 전 조카며느리에게 억울하게 음해를 당한 이후 가슴에 엉김이 생겨 병이 온 것으로 보아 大陽病 結胸으로 진단하였다. 조카며느리에게 압박을 당하면서, 외부의 자극인 역동이 오랫동안 지속이 되면서(傷寒五六日) 가슴 아래가 그득하여 답답하면서(心下滿) 음식을 먹고 싶지가 않으며(口不欲食) 아들이나 며느리에게 부끄러운 마음에 말도 하지 못하고 생각이 많아지며 예민해지는 현상이 병의 원인으로 작용한 점을 보아(脈細者) 小柴胡湯을 처방하였다. 3개월 복용 후에 가슴에 맺히는 것이 호전되면서 소화장애가 호전되고 식도 부위의 협착도 호전되었다.

【고문자 분석】

細(세)   실 糸(사)를 통해 세밀함을 암시했다. 오른쪽 자소는 밭 田(전)이 아니라 '심'의 음을 지닌 고대글꼴의 변형이다. 갓난아이 이마 위의 말랑말랑한 숨골을 나타내는 글꼴로 '섬약하다'의 뜻을 지녔기에 음성 자소로 선택되었다. 작고 세밀하거나 섬약함을 의미한다.

純(순)   고급 비단을 지칭하는 표현으로, 실 糸(사)를 기본자소로 썼다. 군사 주둔지 屯(둔)으로 발음을 나타냈다. 屯(둔)은 또 '확실한' '완벽한'의 뜻도 담고 있다. '순수하다'의 뜻이 여기서 파생한 것이다.

屎(시)   똥을 표현하기 위해 사람 人(인)과 호환되는 尸(시) 아래에 나락 米(미)를 두었다. 음식이 대변으로 변하는 과정을 암시한다.

149 ¹⁵ 傷寒五六日, 嘔而發熱者, 柴胡湯證具, 而以他藥下之, 柴胡證仍在者, 復與柴胡湯, ^{此雖已下之, 不爲逆也.} 必蒸蒸而振, 却發熱, 汗出而解. 若心下滿而鞕痛者, ^{此爲結.} 大陷胸湯主之. 但滿而不痛者, ^{此爲痞.} 柴胡不中與之, 宜半夏瀉心湯.

상한오육일, 구이발열자, 시호탕증구, 이이타약하지, 시호증잉재자, 복여시호탕, 차수이하지, 불위역야. 필증증이진, 각발열, 한출이해. 약심하만이경통자, 차위결. 대함흉탕주지. 단만이불통자, 차위비. 시호부중여지, 의반하사심탕

傷寒(상한)의 증세가 5, 6일이 지난 후 구역질을 하고 [그것이 원인이 되어] 열을 나게 하고 柴胡湯(시호탕)[을 주었을 때 일어나는 치료] 증상이 모두 있는 경우, 다른 약으로 설사를 하게 하는데도 柴胡湯(시호탕) [을 주었을 때 일어나는 치료] 증상이 여전히 있다면 다시 柴胡湯(시호탕)을 주어야 한다. 이것은 이미 설사를 하게 했기 때문에 [나쁜 증세로] 돌발적으로 이어지지 않는 것이다. [다시 柴胡湯(시호탕)을 주면] 틀림없이 온몸이 열기로 가득하고 [몸도] 떨게 되면서 [그것이 원인이 되어] 열을 나게 하는데 땀이 나면 점진적으로 질서 있게 호전되어 간다. 만약 심장 아래에 [무언가가] 가득하고 딱딱하면서 아프면 이것은 증상이 엉긴 것이다. 大陷胸湯(대함흉탕)으로 증상을 다스려야 한다. 그러나 [무언가가] 가득하지만 아프지 않으면 이것은 [마음이] 답답해지는 증상이다. 柴胡湯(시호탕)은 주기에 적합하지 않다. 半夏瀉心湯(반하사심탕)이 적합하다.

【임상적 해설】

외부의 환경 중 차가운 기운에 민감하게 반응하게 되는 증세나 외부의 자극에 민감하게 대응하며 긴장이 되는 상황(외부의 역동)이 5, 6일 주기로 지속이 되며(傷寒五六日) 속이 더부룩한 소화장애가 있으며 열이 나는 경우에(嘔而發熱者) 소시호탕증을 모두 갖추고 있다(柴胡湯證具). 다른 약으로 어느 정도 조절

이 되어도(而以他藥下之) 소시호탕증이 여전히 존재하는 사람은(柴胡證仍在者) 다시 한번 소시호탕을 투여한다(復與柴胡湯). 그러면 반드시 온몸이 열기로 펄펄 끓어오르며 떨게 되면서(必蒸蒸而振) 열을 발산시켜 물러가게 함으로(却發熱) 땀이 나면서 점진적으로 질서 있게 호전되어간다(汗出而解). 만약에 가슴 아래가 그득하고 단단하게 굳어지면서 아픈 현상이 병의 원인으로 작용하는 환자의 어떤 질환에도(若心下滿而鞕痛者) 대함흉탕으로 치유한다(大陷胸湯主之). 다만 가슴 아래가 그득하기만 하고 아프지가 않는 사람은(但滿而不痛者) 소시호탕을 주기에 적합하지는 않다(柴胡不中與之). 이런 현상이 병의 원인으로 작용하는 환자의 어떤 질환에도 반하사심탕으로 치유한다(宜半夏瀉心湯).

부연 설명: 大陽病 結胸 환자 중에 억울함과 배신감으로 분노 및 적개심이 쌓이면 소화장애가 동반되는 공황장애, 불안장애, 우울증, 조울증, 신체화장애 등에 다양하게 활용한다.

【임상치험례】

공황장애, 소화장애, 가슴 답답함 (남 47세, 177cm/83kg)

3년 전 각별히 사랑하는 어머님이 뇌졸중으로 쓰러지신 후에 가슴이 답답해 오면서 공황발작이 시작되었다. 같은 시기에 국제기구에서 업무를 하고 있었는데, 관련 업무에 종사하는 사람들이 사기성으로 접근하여 품위를 떨어뜨리는 행위로 몹시 자존심이 상했다. 이 문제로 정상적인 거래로 만들려고 애를 썼으나 주변의 모함으로 억울한 일을 당했다. 그러나 성공에 대한 욕구가 매우 강하여 만 3년 만에 정상적인 기구로 성장을 시켰다. 그러나 그 과정에서 받은 인간적인 모멸감으로 매우 지쳐 죽고 싶은 마음이 생길 정도였다. 부인마저 이혼을 요구하여 기댈 곳 없이 집도 없이 사무실에서 기거하는 초라한 생활을 하게 되었다. 어머님 문제, 국제기구에서 억울한 사건들, 부부간의 문제가 겹치면서 극도의 우울감과 불안감에 휩싸였다. 그래도 어떻게든 억울함을 해소하기 위해서 각고의 노력으로 몸을 무리하게 하였다. 그 이후로 신경만 쓰면 명치 부위가 체하고, 가스가 차서 터질 듯이 아프고, 스트레스로 인하여 탈모도 진행이 되고, 가슴이 답답하여 술을 먹지 않으면 잠을 잘 수가 없는 날들이 많았다. 그러던 중 모든 것을 정상화된 후에도 가슴이 터질 듯이 아프고 숨이 막혀 왔다. 죽을 것만 같은 공포에 무서움을 느낄 정도였다. 반하사심탕을 복용하고서 먼저 명치 부위에 막히고 체하는 증세가 사라지면서 가스가 차고 터질 것 같은 현상들이 점점 줄어들었다. 그리고서 가슴이 답답하고 막히는 상태가 서서히 풀어져 갔다

변병진단 이 환자는 모친이 뇌졸중으로 쓰러졌던 시기에 국제기구에서 규모가 큰일을 하면서 사람들에게 상처를 받고 가슴에 엉김이 생긴 大陽病 結胸으로 진단하였다. 외부의 역동이 오랜 기간 지속되어 왔으며(傷寒五六日), 더부룩한 소화장애가 있으면서 사기성에 대한 모멸감에 열 받는 상황으로(嘔而發熱者) 가슴 아래가 그득하기만 하고 아프지가 않은 증상을 보고(但滿而不痛者) 149 조문의 半夏瀉心湯을 처방하였다. 半夏瀉心湯을 6개월 이상 복용하고서 먼저 명치 부위에 막히고 체하는 증세가 사라지면서 가스가 차고 터질 것 같은 현상들이 점점 줄어들었다. 그리고서 가슴이 답답하고 막히는 상태가 서서히 풀어져 갔다.

【임상치험례】

우울증, 분노조절장애 (여 49세, 156cm/57kg)

20년 전 남편과 이혼을 하고 서울에 와서 힘든 일을 하다가, 몇 년 전부터 알게 된 남자로부터 약 10년간 도움을 받으면서 의지하며 살게 되었다. 사업체를 같이 하면서 성공을 하려고 노력하고 남자에게도 헌신을 다했다. 그 남자를 너무 좋아했고, 그리하여 그 남자의 술, 여자, 가정에 대

해서도 다 이해하고 헌신을 다했다. 그러나 최근 자신을 기만하고 속이면서 거짓말을 하는 것에 대해서 반발심이 생겼다. 그러다 싸움이 잦아지니 연락이 없어지고, 같이 하는 사업체에 대해서도 문제가 생기며, 관계가 단절되면서 분하고 억울하여 배신감과 적개심이 생겼다. 이런 문제에 대해서 계속해서 생각할수록, 명치 부위가 막히고 열이 달아오르면서 체한다고 하였다.

변병진단 여자 혼자서 사업체를 운영하면서 몸을 무리하였고 헌신했던 남자에게 배신감이 들면서 가슴에 엉김이 생긴 大陽病 結胸으로 진단하였다. 외부의 역동이 오랜 기간 지속되어 왔으며(傷寒五六日) 더부룩한 소화장애가 있으면서 얼굴로 열이 달아오르고(嘔而發熱者) 가슴 아래가 그득하기만 하고 아프지가 않은 증상을 보고(但滿而不痛者) 149 조문의 半夏瀉心湯을 처방하였고 6개월 복용 후에 호전되었다. 그 남자는 자연스레 잊고서 새로운 남자와 정상적인 결혼생활을 하게 되었다.

【고문자 분석】

他(타)　별개의 타인을 지칭하기 위해 만든 글자로 사람 亻(인)과 발음을 위해 어조사 也(야)를 썼다.

蒸(증)　맨 위의 풀 艹(초)는 식물류를 의미하며 구체적으로는 대마를 일컫는 것으로 알려져 있다. 맨 아래는 불 灬(화)이고, 가운데는 양손으로 불을 붙인 대마 뭉치를 쥐고 있는 모습이다. 불빛을 이용하여 조명기구로도 사용했으나 후대에는 열기와 연기로 훈증을 하는 상황을 묘사하는 데 사용된다.

蒸蒸(증증)　열기가 온몸에 가득한 모습을 일컫는 형용사이다.

振(진)　　손 扌(수)를 두어 손동작을 나타냈으며, 발음을 위해 辰(진)을 두었다. 손으로 크게 흔드는 동작에서 진동의 의미를 나타내고 있다.

---

152 ¹⁵ **大陽中風, 下利嘔逆,** 表解者, 乃可攻之. **其人漐漐汗出, 發作有時, 頭痛, 心下痞鞕, 滿引脅下痛, 乾嘔, 短氣, 汗出, 不惡寒者,** 此表解裏未和也. **十棗湯主之.**

대 양 중 풍, 하 리 구 역, 표해자, 내가공지. 기 인 칩 칩 한 출, 발 작 유 시, 두 통, 심 하 비 경, 만 인 협 하 통, 건 구, 단 기, 한 출, 불 오 한 자, 차표해리미화야. 십 조 탕 주 지

● 　大陽(대양)이 악화되어 병이 된 증세에서 중풍이 되어 설사가 날카롭고 구역질이 돌발적으로 이어진다면 표면 증상이 점진적으로 질서 있게 호전되어 갈 경우 증세를 정교하게 다룰 수 있다. 그 사람은 축축할 정도로 땀이 나며 때로 발작을 한다. 머리가 아프며 심장 아래가 답답하고 단단하다. [그 증상이] 가득히 당겨져서 옆구리 아래까지 아프다. 마른 구역질이 나며 호흡이 짧아지면서 땀이 나지만 외부의 차가운 기운에 대해 민감하게 반응하지 않는다면 외부 증세는 점진적으로 질서 있게 호전되어 가지만 내부는 조화되지 못한 상황이다. 十棗湯(십조탕)으로 증상을 다스려야 한다.

【임상적 해설】

낮에 과도하게 행위를 하여 병이 되고, 뇌졸중으로 인하여 중추신경계의 손상으로 오는 후유증, 즉. 반신마비가 있고(大陽中風) 설사가 나고 갑자기 속이 더부룩하면서 소화장애가 오며(下利嘔逆) 그런 사람이 축축할 정도로 땀이 나며(其人漐漐汗出) 증세가 나타나는 것이 일정한 시간이 있으며(發作有時), 머리 부위가 아프고(頭痛) 가슴 아래에 막히고 단단해지면서 체하고(心下痞鞕) 가득하여 당겨져서 옆구리 아래까지 아프다(滿引脅下痛). 속이 비어 있을 때에 속이 더부룩하고 소화장애가 오며(乾嘔) 짧게 호흡하면서 숨이 답답하며(短氣), 땀

이 나지만(汗出), 추위에는 민감하지 않은 현상이 병의 원인으로 작용하는 환자의 어떤 질환에도(不惡寒者) 십조탕으로 치유한다(十棗湯主之).

부연 설명: 大陽病 結胸 환자 중에 중풍환자 즉, 중추신경계 손상으로 척수질환 환자의 후유증에 활용한다.

【임상치험례】

척수염, 하지마비, 감각장애 (남 53세, 167cm/76kg)

자동차 부품 수출입 회사를 운영하면서 식당도 같이 운영을 하면서 피로가 과중했다. 그러던 중 세무조사를 받게 되었다. 현금을 형제들에게 맡겨두고 조사가 끝난 후 돌려받기로 약속했는데, 형제들의 배신으로 마음에 상처를 받고서 억울해했다. 그 과정에서도 말을 조리 있게 따지지 못하고 정신적으로 심한 스트레스를 받았다. 인간적인 배신과 적개심으로 몹시 힘들었다. 왼쪽 허벅지 부위에서부터 당기면서 엉덩이 부위가 시리고 찬 느낌으로 감각을 느끼지 못했다. 다리가 저려서 걷는 것이 불편할 정도가 되었다. 병원에서 횡단성 척수염으로 진단을 받고 여러 시술을 받았지만 전혀 호전이 없었다. 발병 후부터 복부 가스가 차고 옆구리가 당기듯이 심하게 아프고 소화가 전혀 되지 않았다. 명치 부위가 막히고 두통이 심하게 왔다. 다리가 저리고 감각이 마비되어 정상적으로 걷는 것이 힘들고, 소화장애가 오면서 복부에 가스가 차서 옆구리가 심하게 당기듯이 아픈 현상으로 고통을 받고 있었다.

변병진단 자동차 수출입 회사를 직접 운영하며 식당 또한 운영을 같이 해오면서 피로가 과중된 상황에서 세무조사를 받게 되었는데, 그 과정에서 형제들에게서 배신을 당하면서 가슴에 엉김이 생긴 大陽病 結胸으로 진단하였다. 과도하게 행위를 하여 병이 오고 신경계의 손상으로 시리고 찬 느낌으로 감각을 느끼지 못하고 다리가 저린 점(大陽中風), 속이 더부룩하면서 소화장애가 오며(下利嘔逆) 가슴 아래에 막히고 단단해지면서 체하고 (心下痞鞭) 가득하여 당겨져서 옆구리 아래까지 아픈 점을 보아(滿引脅下痛) 152조 十棗湯을 처방하였고 6개월 복용 후에 완치는 아니지만 증세가 매우 호전되었다.

【고문자 분석】

縶(칩)   물기를 나타내기 위해 물 水(수)를 쓰고 발음을 위해 執(집)을 썼다. 執(집)은 사람이 형틀에 손을 묶인 상태로 체포된 모습이다. '물을 머금고 있다'는 의미도 나타낸다.

逆(역)   고대글꼴에서 屰(역)은 소 牛(우)가 거꾸로 되어 있는 모습이다. 도살한 소를 거꾸로 하여 제물로 받아들이던 행위에서 '맞아들이다' '받아들이다' '이어지다'의 의미를 차용하고 있었다. 발걸음을 뜻하는 辵(착, 辶)을 두어 동작을 나타냈다. 이 글자는 하나의 동작에 대해 이어지는 즉각적이고 돌발적인 반응을 의미하며 여기서 후대의 '순조롭지 않다'는 의미가 파생했다.《상한론》에서도 여전히 '맞아들이다' '받아들이다' '이어지다'로 해석해야 하는데, 하나의 동작에 대해 이어지는 돌발적인 반응으로서의 의미를 살려야 한다.

---

153 [15] **大陽病, 醫發汗, 遂發熱, 惡寒, 因復下之, 心下痞,** 表裏但虛, 無陽則陰獨. **陰陽氣竝竭. 復加燒針, 因胸煩,** 面色青黃, 膚瞤者難治, 今色 微黃, 手足溫者易愈.

대 양 병, 의 발 한, 수 발 열, 오 한, 인 복 하 지, 심 하 비, 표 리 단 허, 무 양 칙 음 독. 음 양 기 병 갈. 복 가 소 침, 인 흉 번, 면 색 청 황, 부 순 자 난 치, 금 색 미 황, 수 족 온 자 이 유

154 ¹⁵ 心下痞, 按之濡, 其脈^{關上}浮者, 大黃黃連瀉心湯主之.

심하비, 안지유, 기맥관상부자, 대황황련사심탕주지

155 ¹⁵ 心下痞, 而復惡寒, 汗出者, 附子瀉心湯主之.

심하비, 이복오한, 한출자, 부자사심탕주지

156 ¹⁵ 本以下之故. 心下痞, 與瀉心湯. 痞不解, 其人渴而口燥煩, 小便
不利者, 五苓散主之. 一方云, 忍之一日乃愈.

본이하지고. 심하비, 여사심탕. 비불해, 기인갈이구조번, 소변
불리자, 오령산주지. 일방운, 인지일일내유

⊙ 大陽(대양)이 악화되어 병으로 된 증세에서 치료를 통해 땀이 나도록
했으나 곧이어 [그것이 원인이 되어] 열을 나게 하고 외부의 차가운
기운에 대해 민감하게 반응한다. 이에 다시 설사를 하게 하자 심장 아
래가 답답해지는 것은 표면과 내면 모두에 [있어야 할 기운이] 비어 있고 몸을 따
뜻하게 하는 기운이 없어지면 몸을 차게 하는 기운만 홀로 된다. 몸을 차게 하는 기운과
몸을 따뜻하게 하는 기운이 함께 소진되었기 때문이다. 다시 불에 달군 침을 놓으
면 그로 인해 가슴에 [머리에 열이 나듯] 짜증을 느끼면서 얼굴색이 파랗
고 누런 흙색이 되고 피부가 움찔거리는 경우 치료가 어렵다. 지금[이제] 얼굴색이 은근
한 누런 흙색이 되면서 손발이 따뜻해지는 경우 쉽게 몸과 마음이 치유된다.

⊙ 심장 아래가 답답하며 누르면 흐물흐물하다. 그 인체의 혈관을 따라
흐르는 피의 움직임이 관맥 부위 넘치는 경우 大黃黃蓮瀉心湯(대황황련사
심탕)으로 증상을 다스려야 한다.

⊙ 심장 아래가 답답하면서 다시 외부의 차가운 기운에 민감하게 반응하
고 땀이 나는 경우 附子瀉心湯(부자사심탕)으로 증상을 다스려야 한다.

⊙ 본래 설사를 하게 하였기에 심장 아래가 답답할 경우 瀉心湯(사심탕)을 준다.
답답함이 점진적으로 질서 있게 호전되어 가지 않으면 그 사람은 물을
적극적으로 마시고 싶어 하면서 입은 타고 머리에 열이 나며 짜증스러
워진다. 소변이 날카롭지 않은 경우 五苓散(오령산)으로 증상을 다스린

다. 또 다른 치료법에서 "증상을 하루 참으면 곧 몸과 마음이 낫는다"고도 말한다.

【임상적 해설】

153. 낮에 과도하게 행위를 하여 병이 되어(大陽病) 치료를 통해 땀을 나게 하였으나(醫發汗) 곧이어 열이 나고(遂發熱) 추위에 민감하며(惡寒) 그로 인해 다시금 조절하였으나(因復下之) 가슴 아래가 막히면서 체하며(心下痞) 다시 뜨거운 기운이 달아오르면서 찌르는 것이 가중되면(復加燒針) 그로 인해 가슴이 답답해하며 짜증을 내고(因胸煩)

154. 가슴 아래가 막히면서 체하고(心下痞) 오랫동안 앉아있으면 젖을 듯이 액체가 흐르고(按之濡) 움직임이 넘치는 현상이 병의 원인으로 작용하는 환자의 어떤 질환에도(其脈浮者) 대황황련사심탕으로 치유한다(大黃黃連瀉心湯主之).

155. 가슴 아래가 막히고 체하면서(心下痞) 다시금 추위에 민감하며(而復惡寒) 땀을 흘리면(汗出者) 부자사심탕으로 치유한다(附子瀉心湯主之).

156. 가슴 아래가 막히고 체하면(心下痞) 사심탕으로 치유한다(與瀉心湯). 가슴 아래가 막히고 체하는 증세가 아직도 점진적으로 해결이 되지 않는(痞不解) 그런 사람이 갈증을 느끼고 짜증이 나면 입이 건조하여 많이 먹고(其人渴而口燥煩) 소변이 시원하게 나오지 않으면(小便不利者) 오령산으로 치유한다(五苓散主).

부연 설명: 억울함과 배신감으로 가슴에 응어리가 쌓인 大陽病 結胸 환자 중에 유독 스트레스 시에 명치 부위가 자주 체하는 환자에게 활용한다.

【임상치험례】

극심한 두통(뇌 혈관종 수술후유증) (여 26세, 161cm/47kg)
은행원으로 일하는 이 환자는 업무를 하는 중에 갑자기 언어가 생각하는 대로 나오지를 않았다. 떠오르는 단어나 말이 제대로 나오지 않고, 숫자를 컴퓨터에 제대로 입력을 할 수 없었다. 병원에서 스트레스로 인한 뇌출혈로 혈관종 뇌수술을 하였다. 수술은 성공적으로 잘 마무리가 되었다. 그러나 그 이후로 정상적인 업무를 과하게 하던지 스트레스가 가중되면 극심한 두통으로 고통을 겪고 있었다. 병원에서는 수술 후유증이 아니라고 하면서 해결할 방법이 없는 답답한 상황이었다. 은행에 입사하기 전에 대학 시절에 앵커를 꿈꾸면서 준비를 하고 있었다. 그러나 아버지가 운영하는 사업이 기울면서 평생 꿈인 앵커의 꿈을 접고 원치 않던 은행에 3년 전부터 근무하게 되었다. 은행 업무를 잘 수행하고 있었지만 평생의 꿈이던 앵커에 대한 미련을 버리지 못하고 있었다. 그러나 이러한 내면의 감정을 가족들에게 말하지 않고 혼자서 삭히면서 생활했다. 과중한 업무나 스트레스가 주어지면 가슴이 답답함으로 항상 힘들어했다. 그럴 때마다 가슴 부위 밑에 명치 부위가 막히고 소화가 안 되었다. 그러던 중에 뇌 부위에 혈관종이 응급으로 왔고 수술을 하게 되었다. 수술 후에도 이런 패턴의 증세는 여전했다. 명치 부위가 막히고 답답한 증상은 더욱 심해지면서 두통이 극심하게 다가왔다. 사심탕을 복용하고서 명치 부위가 막히는 현상이 사라지고 두통도 진정이 되었다.

변병진단 은행 업무를 과하게 하거나 스트레스가 가중되면 극심한 두통을 호소하고, 수술 이후 병원에서 후유증이 아니라고 하여 해결할 수가 없어 답답해 있는 상황과, 아버지의 사업이 기울면서 평생 꿈을 접고 경제적 이유로 은행에 원치 않게 일을 하게 된 상황을 보아 가슴에 엉김이 생긴 大陽病 結胸으로 진단하였다. 가슴 부위 밑에 명치 부위가 막히고 소화가 안 되는 점을 보아(心下痞) 大黃黃蓮瀉心湯을 처방하였고 3개월 복용 후에 명치 부위 체하는 증세가 사라지면서 극심한 두통도 온전하게 호전되었다.

【고문자 분석】

獨(독)　개가 자기만의 영역에 집착하는 이미지에서 '독립' '따로'의 뜻을 취했다. 개 犭(견)이 사용된 이유이다. 발음을 위해 蜀(촉)을 썼다. 蜀(촉)의 위와 오른쪽 글꼴은 눈이 강조된 누에의 몸체이며 벌레 虫(충)으로 의미를 보완했다. 개와 벌레처럼 개별적인 생물을 통해 독립적인 이미지를 표현하고 있다.

煩(번)　불 火(화)와 머리 頁(혈)을 통해 화기가 머릿속으로 들어간 듯한 느낌을 표현하고 있다. 한나라 당시 특별히 머리에 열이 나는 두통 상태를 표현하던 글자이다. 후대에 흔히 '마음이 번거롭다'는 뜻으로 쓰이지만 문자 발생의 측면에서 보면 머리에 열이 나는 상황을 통해 '짜증나다' 등의 느낌이 파생하고 있음을 고려해야 한다.

痞(비)　병 疒(녁)을 통해 질병을 암시할 수 있다. 부정할 否(부)는 발음을 위해 사용되었다. 똑같이 부정을 나타내는 부사 不(불)은 단정적인 부정을 의미하지만, 否(부)는 언제나 긍정을 전제로 한 상대적 부정, 선택적 부정의 의미로 사용된다. 때문에 痞(비) 안에 否(부)를 사용한 이유는 '정상적이지 못한 상태로서의 증상'임을 강조하기 위해서이다. 특히 否(부)는 不(불)과 입 口(구)로 구성되어 있는데 이는 마음속의 부정적 감정을 입으로 표현하고자 함을 암시한다. 이러한 자소 구성을 통해 마음에 얽힌 답답함이나 맺힘 등의 증상을 표현하였다.

按(안)　손 扌(수)를 써서 손동작과의 관련을 나타내고 있다. 편안할 安(안)은 무녀가 제례 공간에 머물고 있는 모습으로 비인간계로부터 안정을 얻어내려는 노력을 의미하기 위해 고안된 글자이다. 여기서 安(안)은 발음을 위한 역할과 동시에 '제압하고 안정화시키다'의 의미도 있다. 按(안)은 손 등의 구체적 행동을 통해 상황을 누르거나 안정시키는 뜻을 나타낸다.

濡(유)　물 氵(수)와 음을 위해 유사음 需(수)를 썼다. 需(수)는 고대에 비를 부르는 무당의 모습으로, 환자의 몸이 땀으로 적셔지는 상황을 강조하기 위해 濡(유)를 선택했다. 땀에 젖은 상황에서 '부들부들해지다'의 뜻이 파생했다.

浮(부)　물 氵(수)와 사로잡을 孚(부)로 구성되었으며 孚(부)는 단순한 음성부호이다. 장중경 시대 당시 浮(부)는 '범람하다'의 의미를 지닌 氾(범)과 호환되고 있었다. 흔히 뜰 浮(부)라는 훈 때문에 단순하게 '물에서 뜨다'는 의미로 보고 있다. 《상한론》에서의 浮(부)의 의미는 범람하다는 뜻을 중심으로 풀어가야 한다. 범람이란 액체의 양이 일정한 범주, 용기를 넘어서는 상황을 의미한다. 장중경이 浮(부)를 사용한 이유는 핏줄 속의 피의 움직임이 범람, 즉 일정한 기준점을 넘어서고 있음을 나타내고자 했기 때문이다. 혈액이 핏줄 밖으로 넘쳐 나온 형태는 아니기에 넘칠 氾(범)을 직접 사용하지는 않았다.

忍(인)　아래쪽 마음 心(심)으로 심리 상태를 표현했다. 칼날 刃(인)으로 음을 표시함과 동시에 칼날 같은 위협을 마음으로 견딘다는 의미도 전한다.

---

157 ¹⁵ 傷寒, 汗出, 解之後, 胃中不和, 心下痞鞕, 乾噫食臭, 脅下有水氣, 腹中雷鳴下利者, 生姜瀉心湯主之.

상한, 한출, 해지후, 위중불화, 심하비경, 건희식취, 협하유수기, 복중뇌명하리자, 생강사심탕주지

- 傷寒(상한)의 증세에서 땀이 나고 점진적으로 질서 있게 호전되어간 뒤 위 내부가 조화되지 못하며 심장 아래가 답답하고 단단하고 마른 트림이 나면서 [먹은] 음식에서 악취가 나오고 갈비 아래에 물 기운이 있으며 배 안에서 천둥이 울고 설사가 날카로울 경우 生薑瀉心湯(생강사심탕)으로 증상을 다스려야 한다.

【임상적 해설】

외부의 환경 중 차가운 기운에 민감하게 반응하게 되는 증세나 외부의 자극에 민감하게 대응하며 긴장이 되는 상황(외부의 역동)에(傷寒) 땀이 나고서(汗出) 점진적으로 질서 있게 호전된 후에(解之後) 위 부위가 조화롭지 못하고 불편하며(胃中不和) 가슴 아래가 막히고 체하면서 단단해지고(心下痞鞕) 속이 빈 상태서 트림을 자주하여 음식 썩은 냄새가 나며(乾噫食臭) 옆구리 아래에 물 성분으로 숨이 막히듯 답답하게 재채기 콧물이 심하며(脅下有水氣) 복부에서는 천둥이 치는 소리처럼 꾸룩꾸룩거리며 설사를 하는 현상이 병의 원인으로 작용하는 환자의 어떤 질환에도(腹中雷鳴 下利者) 생강사심탕으로 치유한다(生姜瀉心湯主之).

부연 설명: 大陽病 結胸 환자 중에 소화기 질환으로 자주 체하면서 알레르기성 비염에 활용한다.

【고문자 분석】

噫(희)　입 口(구)와 발음을 나타내는 意(의)를 통해 트림을 나타냈다. 意(희)는 '끄윽' '억' 하는 소리의 의성음 역할도 한다.

臭(취)　코 自(자)와 개 犬(견)을 통해 보이지 않는 냄새를 표현했다.

水(수)　개울의 흐르는 물줄기를 표시한 모습이다. 가운데 선은 물줄기를, 좌우의 필획들은 물결을 의미한다. 물이라는 액체의 성격과 함께 흐름의 동적인 면도 나타내고 있다. 때문에 해석을 할 때에는 상황을 고려해야 한다.

氣(기)　한나라 때에는 쌀 米(미)를 자소로 하는 문자 氣(기)가 없었다. 고대의 글꼴은 气(기)인데,《설문해자》에서는 구름이 흐르는 모습을 그린 상형문이라

298

풀고 있다. 즉 바람 등 눈에 보이지는 않으나 움직이고 있는 기운(에너지)을 묘사한 글자이다. 후대문헌에서 호흡의 들고 나는 숨을 의미하기도 하며 몸 전체의 기운을 나타내기도 한다.

雷(뇌)　비 雨(우)로 날씨를 표현했다. 아래 田(전)은 밭이 아니라 우박 알갱이의 그림으로서 거친 폭풍우가 내리는 날씨를 의미한다.

鳴(명)　입 口(구)와 새 鳥(조)로 '울다' '울리다'의 뜻을 만들었다.

---

158 **15** 傷寒, 中風, 醫反下之, 其人下利, 日數十行, 穀不化, 腹中雷鳴, 心下痞鞕而滿, 乾嘔, 心煩不得安, 醫見心下痞, 謂病不盡, 復下之, 其痞益甚, 此非結熱. 但以胃中虛, 客氣上逆, 故使鞕也. 甘艸瀉心湯主之.

상한, 중풍, 의반하지, 기인하리, 일수십행, 곡불화, 복중뇌명, 심하비경이만, 건구, 심번부득안, 의견심하비, 위병부진, 복하지, 기비익심, 차비결열. 단이위중허, 객기상역, 고사경야. 감초사심탕주지

傷寒(상한)에서 중풍이 되어 치료를 통해 반대로[억지로] 설사를 하게 하면 그 사람은 설사가 날카롭게 된다. 하루에도 수십 번 설사를 하며 곡물은 소화되지 않고 뱃속에서는 천둥이 운다. 심장 아래가 답답하고 단단하며 [무언가]가 가득하다. 마른 구역질이 나며 머리에 열이 나고 짜증이 나며 안정을 얻지 못한다. 치료를 하며 심장 아래가 답답함을 보고 증세가 악화되어 이루어진 병이 다 낫지 않았다고 여겨 다시 설사를 하게 하면 그 답답함이 더욱 심해진다. 이것은 [증상이] 엉기어 [그것이 원인이 되어] 열을 나게 하는 것은 아니다. 단지 위 안의 [있어야 할 기운이] 비어 있고

[몸 밖의] 다른 기운이 위로 돌발적으로 이어지는 것으로 [이런 증상은 위를] 딱딱하게 만들게 된다. 甘草瀉心湯(감초사심탕)으로 증상을 다스려야 한다.

【임상적 해설】

외부의 환경 중 차가운 기운에 민감하게 반응하게 되는 증세나 외부의 자극에 민감하게 대응하며 긴장이 되는 상황(외부의 역동)에(傷寒) 뇌졸중으로 인하여 중추신경계의 손상으로 오는 후유증 (즉, 반신마비증)으로(中風) 치료를 통해 오히려 증세가 어느 정도 조절이 된(醫反下之)그 사람이 설사를 하는데(其人下利) 곡물이 소화되지 않은 상태의 대변을 하루에도 설사를 수십 회를 하며(日數十行, 穀不化) 배 안에서 천둥치는 소리처럼 꾸룩꾸룩하며(腹中雷鳴) 가슴 아래가 막히면서 체하고 단단하며 그득 차고(心下痞鞕而滿) 속이 비어 있을 때에도 속이 더부룩하여 소화장애가 오면(乾嘔) 분노 및 짜증을 내며 불안해하며 안정을 얻지 못한다(心煩不得安). 가슴 아래가 막힌 것을 보고서 치료를 하였으나(醫見心下痞) 이것을 일컬어 병이 아직도 다 낫지 않았다고 여겨(謂病不盡), 다시 가슴 아래 막힌 것을 치료하여 어느 정도 조절을 하였다고 여겼으나(復下之) 그 가슴 아래에 막히는 증세는 더욱더 심하다고 하는 현상이 병의 원인으로 작용하는 환자의 어떤 질환에도(其痞益甚) 감초사심탕으로 치유 한다(甘艸瀉心湯主之).

부연 설명: 大陽病 結胸 중풍 환자. 즉, 중추신경계의 손상으로 인한 후유증에 자주 체하는 소화장애와 설사를 자주 하는 환자에게 활용한다.

【임상치험례】

중풍후유증, 반신마비 및 사지무력증 (남 57세, 154cm/64kg)

선천적으로 발달장애 및 지능 장애가 있는 환자였다. 장애인 특별대우로 육체노동을 하고 있었다. 무거운 물건을 들고 포장을 하는 일을 무리하게 하고 있었다. 장애인이라 늘 무시당하고 부당한 대우를 받았다. 힘들게 일을 하고도 잔업을 시켜서 분하고 억울함을 호소하였지만 개선이 되지 않았다. 오히려 분노가 올라와도 담당관에게 지적을 당할까봐 안절부절못하면서 꾹 참고 일을 했다. 시멘트를 힘들게 나르는 중에 간질 증상처럼 쓰러진 이후에 팔다리가 마비되고 힘을 쓰지를 못했다. 늘 소화가 안 되고 몸이 힘들면 하루에도 설사를 수차례하고, 심하게 체하는 증상이 자주 왔다. 병원에서 간질약을 처방받고서 복용을 해도 사지무력증과 소화 불량은 더욱더 심해져 갔다. 다리가 끌릴 정도로 보행이 힘들어졌고, 팔다리에 힘이 빠져서 거동도 쉽지 않았다. 병원에서 간경화증 증세가 보인다고 하여 한약 복용하기를 꺼려하였다. 겨우 설득하여 감초사심탕을 시작으로 복용을 한 이후에 일단 설사가 멈추고 소화가 되기 시작하면서 식사를 하기 시작했다. 차츰 팔다리에 무력증도 조금씩 나아지기 시작했다. 그러나 간경화증에 한약 복용을 두려워하여 치료가 마무리되지 못하고 중간에 중단되었다. 아쉬운 환자 케이스다.

변병진단 육체노동을 많이 하면서 힘들게 무거운 물건을 들고 포장하는 일을 과잉되게 하고 있었는데, 장애인이라 무시당하고 부당한 대우를 받고 있고 그에 대해서 억울함을 호소하지도 못하여서 가슴에 엉김이 생긴 大陽病 結胸으로 진단하였다. 장애인이면서 잔업에 시달려 늘 긴장하는 외부의 역동이 있고(傷寒), 중추신경계의 손상이 있는데(中風), 설사를 하루에도 수차례하고(其人下利), 소화장애가 계속해서 있으면서(乾嘔) 분노가 올라오면서 불안해하면서 안정을 취하지 못하는 점과(心煩不得安), 억울하여 가슴 아래가 막히는 것을 보고(心下痞硬而滿) 158조 甘草瀉心湯을 처방하였다. 3개월 복용 후에 호전되었으나, 간경화로 한약 복용을 삼가라는 양의사 권유로 한약 복용을 중단하여 완벽히 치료하지 못하고 중간에 중단되었다.

心(심)   고대문자의 글꼴은 심장을 실제 해부하여 만든 단면도 그림이다. 심방과 심실의 모습이 지금의 모습으로 변모했다.《상한론》에서는 해부학적인 심장을 의미하는 것이라기보다는 가슴 부위를 통합적으로 지칭한다고 보아야 한다.

煩(번)   불 火(화)와 머리 頁(혈)을 통해 화기가 머릿속으로 들어간 듯한 느낌을 표현하고 있다. 한나라 당시 특별히 머리에 열이 나는 두통 상태를 표현하던 글자이다. 후대에 흔히 '마음이 번거롭다'는 뜻으로 쓰이지만 문자 발생의 측면에서 보면 머리에 열이 나는 상황을 통해 '짜증나다' 등의 느낌이 파생하고 있음을 고려해야 한다.

---

159 [15]   傷寒, 服湯藥, 下利不止, 心下痞鞭, 服瀉心湯已, 復以他藥下之, 利不止, 醫以理中與之, 利益甚, 理中者, 理中焦, 此利在下焦. 赤石脂禹餘粮湯主之. 復不止者, 當利其小便.

상한, 복탕약, 하리부지, 심하비경, 복사심탕이, 복이타약하지, 리부지, 의이리중여지, 리익심, 리중자, 리중초, 차리재하초. 적석지우여량탕주지. 복부지자, 당리기소변

傷寒(상한)의 증세에서 탕약을 복용했는데도 설사의 날카로움이 그치지 않고 심장 아래가 답답하면서 단단하다. 瀉心湯(사심탕) 복용이 끝났으나 다시 다른 약으로 설사를 하게 하니 [설사의] 날카로움이 그치지 않고 있다. 치료를 하며 증상에 理中(리중)으로 [탕약을] 주었으나 [설사의] 날카로움이 갈수록 더하다. 理中(리중)이라는 말은 中焦(중초)를 다스린다는 뜻으로 이는 [설사의] 날카로움이 下焦(하초)에 있기 때문이다. 赤石脂禹餘粮湯(적석지우여량탕)으로 증상을 다스려야 한다. 그래도 [설사가] 다시 멈추지 않으면

그 소변이 날카로워지도록 만들어야 한다.

【임상적 해설】

외부의 환경 중 차가운 기운에 민감하게 반응하게 되는 증세나 외부의 자극에 민감하게 대응하며 긴장이 되는 상황(외부의 역동)에(傷寒) 탕약을 복용하고서(服湯藥) 설사가 그치지 않으며(下利不止) 가슴 아래에 막히고 체하며 단단해지는 현상이 병의 원인으로 되는 질환에(心下痞鞕) 사심탕 복용으로 이미 끝났으나(服瀉心湯已), 다시 다른 약으로 어느 정도 조절을 해야 한다(復以他藥下之). 설사가 그치지 않으면(利不止) 이중탕으로 치료한다(醫以理中與之). 이중탕으로 치료해도 설사가 갈수록 더욱더 심해지는 현상이 병의 원인으로 작용하는 환자의 어떤 질환에도(利益甚) 적석지우여량탕으로 치유한다(赤石脂禹餘粮湯主之).

부연 설명: 大陽病 結胸 환자 중에 심한 설사로 인한 제반 질환에 활용한다.

---

161 [15] **傷寒, 發汗, 若吐, 若下, 解後, 心下痞鞕, 噫氣不除者, 旋復代赭湯主之.**

상 한, 발 한, 약 토, 약 하, 해 후, 심 하 비 경, 희 기 부 제 자, 선 복 대 자 탕 주 지

⦿ **傷寒(상한)의 증세에서 [그것이 원인이 되어] 땀을 나게 한다. 토하기도 하고 설사도 하다가 점진적으로 질서 있게 호전되어 간 후에 심장 아래가 답답하고 단단해지면서 트림을 하는 기운이 제거되지 않는 경우 旋復代赭湯(선복대자탕)으로 증상을 다스려야 한다.**

【임상적 해설】

외부의 환경 중 차가운 기운에 민감하게 반응하게 되는 증세나 외부의 자극에 민감하게 대응하며 긴장이 되는 상황(외부의 역동)에(傷寒) 땀을 흘리는 행위를 하고(發汗) 만약에 음식 냄새에 민감하여 음식물이 위로 올라오기도 하고

(若吐), 만약에 아래로 설사를 하게 되는 증세로(若下) 소화기 상태가 점진적으로 해결이 된 후에도(解後) 가슴 아래가 막히고 체하여 단단해지고(心下痞鞭) 딸꾹질로 호흡이 힘들어 숨이 막히는 증상이 제거되지 않은 현상이 병의 원인으로 작용하는 환자의 어떤 질환에도(噫氣不除者) 선복화대자석탕으로 치유한다(旋復代赭湯主之).

부연 설명: 大陽病 結胸 환자 중에 딸꾹질이 심하여 생기는 제반 질환에 활용한다.

【고문자 분석】

噫(희)　입 口(구)와 발음을 나타내는 意(의)를 통해 트림을 나타냈다. 意(희)는 '끄윽' '억' 하는 소리의 의성음 역할도 한다.

氣(기)　한나라 때에는 쌀 米(미)를 자소로 하는 문자 氣(기)가 없었다. 고대의 글꼴은 气(기)였는데,《설문해자》에서는 구름이 흐르는 모습을 그린 상형문이라고 풀고 있다. 바람 등 눈에 보이지는 않으나 움직이고 있는 기운(에너지)을 묘사한 글자라고 보면 된다. 후대문헌에서는 호흡의 들고 나는 숨을 의미하기도 하며 몸 전체의 기운을 나타내기도 한다.

---

163 [15] **大陽病, 外證未除, 而數下之, 遂協熱, 而利下不止, 心下痞鞭, 表裏不解者, 桂支人參湯主之.**

대양병, 외증미제, 이수하지, 수협열, 이리하부지, 심하비경, 표리불해자, 계지인삼탕주지

● 大陽(대양)이 악화되어 병이 된 증세에서 외면의 증상이 제거되지 않아 여러 번 설사를 하게 한 경우 이어서 [여러 관련 증상이] 합해져서 열

을 만들고 [설사가 날카롭게 되고] 설사가 멈추지 않으며 심장 아래가 답답하며 단단해지면서 외면과 내면이 점진적으로 질서 있게 호전되지 않는 경우 桂枝人蔘湯(계지인삼탕)으로 증상을 다스려야 한다.

【임상적 해설】

낮에 과도하게 행위를 하여 병이 되어(大陽病) 바깥으로 나가면 공포와 두려움이 확실하게 나타나는 증상이 점진적으로 해결이 되지 않고(外證未解) 이러한 상황을 수차례 조절하였으나(而數下之) 연이어 합쳐서 열이 나면서(遂協熱) 설사가 그치지 않으며(而利下不止) 가슴 아래에 막히고 단단해지면서 체하고(心下痞鞕) 신체의 바깥 부분인 피부질환과 내부의 질환이 점진적으로 해결이 되지 않은 현상이 병의 원인으로 작용하는 환자의 어떤 질환에도(表裏不解者) 계지인삼탕으로 치유한다(桂支人蔘湯主之).

부연 설명: 인체의 소화불량, 설사증 등 내부의 질환이 있는 동시에 피부질환이 발생하는 질환에 활용한다.

---

164 ¹⁵ **傷寒, 大下後, 復發汗, 心下痞, 惡寒者,** 表未解也, **不可攻痞, 當先解表, 表解乃可攻痞.** 解表宜桂支人蔘湯, 攻痞宜大黃黃連瀉心湯.

상 한, 대 하 후, 복 발 한, 심 하 비, 오 한 자, 표 미 해 야, 불 가 공 비, 당 선 해 표, 표 해 내 가 공 비. 해표의계지인삼탕, 공비의대황황련사심탕

傷寒(상한)의 증세에서 크게 설사를 한 후에 [원 증세가] 다시 땀을 나게 하며 심장 아래가 답답하면서 차가운 기운에 민감하게 반응하는 경우는 표면 증상이 점진적으로 질서 있게 호전되어 가지 않는 것이다. 그 답답한 증상을 다루어서는 안 된다. 마땅히 먼저 표면 증상을 점진적으로 질서 있게 호전시켜 가야 한다. 표면 증상이 점진적으로 질서 있게 호전되어 가면 곧 답답한 증상을 다룰 수 있다. 표면 증상이 점진적으로 질서 있게 호전

되어 가게 하려면 桂枝人蔘湯(계지인삼탕)이 적합하며, 답답한 증상을 정교하게 다루는 데는 大黃黃蓮瀉心湯(대황황련사심탕)이 적합하다.

【임상적 해설】

외부의 환경 중 차가운 기운에 민감하게 반응하게 되는 증세나 외부의 자극에 민감하게 대응하며 긴장이 되는 상황(외부의 역동)을(傷寒) 조절을 하여 크게 내려놓은 뒤(大下後), 다시금 땀을 흘리는 행위를 하고 나서(復發汗) 심장 아래가 답답하고 막히면서(心下痞) 차가운 기운에 민감하게 반응하는 경우는(惡寒者) 그 막히고 체하는 증상을 다루어서는 안 된다(不可攻痞). 마땅히 먼저 피부 증상을 점진적으로 질서 있게 호전시켜가야 한다(當先解表). 피부 증상이 점진적으로 질서 있게 호전되면(表解乃) 곧바로 막히고 체하는 증상을 정교하게 다룰 수가 있다(可攻痞). 이런 현상이 병의 원인으로 작용하는 환자의 어떤 질환에서 피부질환을 해결할 때는 계지인삼탕(解表宜桂支人蔘湯), 막히고 체하는 것을 정교하게 다룰 때는 대황항련사심탕으로 치유한다(攻痞宜大黃黃連瀉心湯).

부연 설명: 大陽病 結胸 환자 중에 자주 체하는 소화장애로 인한 피부질환에 활용한다.

---

168 [15] **傷寒, 若吐, 若下後, 七八日不解,** 熱結在裏. **表裏俱熱, 時時惡風, 大渴, 舌上乾燥而煩, 欲飲水數升者,** 白虎加人蔘湯主之.

상한, 약토, 약하후, 칠팔일불해, 열결재리. 표리구열, 시시오풍, 대갈, 설상건조이번, 욕음수수승자, 백호가인삼탕주지

傷寒(상한)의 증세에서 토하기도 하고 설사를 한 뒤 7, 8일이 지나도 점진적으로 질서 있게 호전되어 가지 않으며, 열이 안에 엉겨 있기 때문이다. 표면과 내면 모두 열이 있어 때때로 계절과 온도의 특성이 부여된 다양한 종류의 바람에 민감해하며, 심하게 적극적으로 물을 마시려들고

혀 위가 마르고 타는 듯하며 머리에 열이 나고 짜증이 나면서 물을 몇
되나 마시려고 하는 경우 白虎加人蔘湯(백호가인삼탕)으로 증상을 다스
려야 한다.

【임상적 해설】

외부의 환경 중 차가운 기운에 민감하게 반응하게 되는 증세나 외부의 자극
에 민감하게 대응하며 긴장이 되는 상황(외부의 역동)에(傷寒) 만약에 음식 냄새
에 민감하여 음식물이 올라오려 하고(若吐), 만약에 설사를 한 후(若下後) 7, 8
일이 지난 후에도 점진적으로 호전되지 않으며(七八日不解) 피부와 내면 모두
열이 있어(表裏俱熱) 때때로 손발이 저리는 신경계 증상에 민감하게 반응하고
(時時惡風), 크게 갈증이 나며(大渴) 혀 부위가 바짝 마르면서 분노 및 짜증을
내며(舌上乾燥而煩) 물을 몇 되나 마시려고 하는 경우의 현상이 병의 원인으로
작용하는 환자의 어떤 질환에도(欲飮水數升者) 백호가인삼탕으로 치유한다(白
虎加人參湯主之).

부연 설명: 大陽病 結胸 환자 중에 분노가 심하면서 피부질환이 있는 경우에
활용한다.

【임상치험례】

건선(장밋빛 비강진), 우울증 (여 29세, 167cm/56kg)

호주 교환학생을 마치기 전에 약 30일간 무리하게 세계여행을 하고 귀국
했다. 그해 겨울 한국에서 처음 발진하였고 피부과에서 치료받고 호전되
었다. 그 후 5년 후에 30도를 넘는 땡볕인 현장에서 기술직 감독 일을 일
주일 넘게 한 이후에 심하게 전신으로 번졌다. 몸통 앞면에 흉하게 건선
이 발병했다. 그동안의 과정에서 병력 청취를 하였다. 첫 번째 발병 시에
여행 중에 동반자 중 한 동료에게 심하게 스트레스받아서 짜증이 많이 났
다. 꾹 참고 한 달을 지내면서 열이 오르고 피부에 발진이 시작되었다. 두

번째 현장 감독을 수행할 시에 상사로부터 심하게 압박을 받고도 말을 못 하고 참았다. 그러던 중에 가정사 문제로 부모가 이혼할 단계까지 오게 되었다(모친이 의부증이 심하여 본원에서 궐음병 백호탕으로 집착증이 치료되었다). 부모에 대해서 심하게 스트레스를 받아오던 중에 결혼할 남자친구가 부모의 갈등과 배우자의 피부 상태를 보고서 결별을 선언하였다. 그 남자친구에게 섭섭했지만 한마디 말도 못 하고 참았다. 이 모든 것이 겹쳐서 피부가 뒤집어졌다. 흉할 정도로 붉은 반점이 심해지고 피부 전체가 껍질 같은 흰 각질이 떨어져 나오는 상태였다. 괜히 짜증 나고 분하고 화가 치밀었다 계속 입이 마르고 갈증이 났다. 갈증이 나서 매일 술을 마시게 되고 피부 전체는 벌겋게 화끈거릴 정도로 발진되었다. 백호가인삼탕으로 갈증이 사라지고 그러면서 분노, 짜증, 화가 점차 사라지게 되었다. 피부건선도 거짓말같이 깨끗하게 사라졌다. 어머니도 의부증이 치료되어 다시금 부모가 결합하였고 의리 없는 남자친구도 깨끗하게 잊어버리고 새롭게 생활을 시작하게 되었다. 무엇보다 피부건선이 사라지면서 여성의 우울감이 말끔히 해소되었다.

변병진단 여러 번의 무리한 활동과 그 와중의 상처로 인해서 발병하였다. 처음 여행을 무리하게 갔을 당시에는 한 동료에게 심하게 스트레스를 받으면서 한 달간 참고 지내면서 열이 오르고 피부에 발진이 시작되었고, 두 번째 현장 감독을 수행할 시에 상사에게 심하게 압박을 받고 말을 못 하면서 버티면서 참았다고 하였다. 그러던 중 가정사 문제로 부모에게 심하게 스트레스를 받고, 결혼할 남자친구와 부모의 갈등과 이별의 과정에서 스트레스를 받아서 가슴에 엉김이 생겨 병이 온 大陽病 結胸으로 진단하였다. 여행 시에 동료에 대한 스트레스, 현장 감독 시에 상사에 대한 압박, 남자친구의 이별 과정 등 외부의 역동이 있고(傷寒), 피부에 열이 오르면서 발진이 일어나고, 내부에도 지속적인 짜증과 화가 치밀고(表裏俱

熱) 크게 갈증이 나면서(大渴) 혀 부위가 바짝 마르면서 분노 및 짜증을 내는 점을(舌上乾燥而煩) 보아 168 조문의 白虎加人蔘湯을 처방하였고, 6개월 복용 후에 피부발진 상태가 말끔히 사라지면서, 분노도 호전되어 새로운 생활을 시작할 수 있었다.

【고문자 분석】

燥(조) 불 火(화)와 발음을 위해 새소리 시끄러울 喿(소)를 사용하였다.《설문해자》에서는 이 글자를 '乾(건)'이라고 설명하면서 이를 '사물이 위로 솟구치는 모습'으로 풀고 있다. 때문에 燥(조)를 단순히 '乾燥(건조)하다'의 의미로 풀어서는 안 된다. 燥(조)는 화기로 인해 인체 내면의 기운이 위로 솟구치는 상태와 화기로 인해 인체 내면의 진액이 잦아들어 새들이 시끄럽게 울듯이 느낌이 어수선함을 묘사하는 글자로 풀이해야 한다. 이러한 맥락을 고려하면서 '타들어가다'로 풀어볼 수 있다.

煩(번) 불 火(화)와 머리 頁(혈)을 통해 화기가 머릿속으로 들어간 듯한 느낌을 표현하고 있다. 한나라 당시 특별히 머리에 열이 나는 두통 상태를 표현하던 글자이다. 후대에 흔히 '마음이 번거롭다'는 뜻으로 쓰이지만 문자 발생의 측면에서 보면 머리에 열이 나는 상황을 통해 '짜증나다' 등의 느낌이 파생하고 있음을 고려해야 한다.

升(승) 손잡이가 달린 곡식 계량도구 상형문의 변형 글자이다. '되' '말'로 해석한다.

169 ¹⁵ 傷寒, 無大熱, 口燥渴, 心煩, 背微惡寒者, 白虎加人參湯主之.

상한, 무대열, 구조갈, 심번, 배미오한자, 백호가인삼탕주지

● 傷寒(상한)의 증세에서 커다란 열은 없지만 입이 타고 물을 적극적으로 마시려 하면서 머리에 열이 나고, 짜증이 나면서 등이 은근히 차가움을 민감하게 감지하는 경우 白虎加人參湯(백호가인삼탕)으로 증상을 다스려야 한다.

【임상적 해설】

외부의 환경 중 차가운 기운에 민감하게 반응하게 되는 증세나 외부의 자극에 민감하게 대응하며 긴장이 되는 상황(외부의 역동)에서(傷寒) 큰 열은 없지만(無大熱) 입이 건조하여 음식과 물을 적극적으로 먹으려고 하며(口燥渴), 분노를 표출하며(心煩) 등 부위에서 은근히 추위에 민감한 현상이 병의 원인으로 작용하는 환자의 어떤 질환에도(背微惡寒者) 백호가인삼탕으로 치유한다(白虎加人參湯主之).

부연 설명: 大陽病 結胸 환자 중에 억울함과 적개심이 쌓여서 분노가 조절이 안 되는 경우에 활용한다.

【임상치험례】

분노조절장애, 조울증, 폭식증 (여 23, 156cm/65kg)

대학 졸업 후 첫 직업으로 인테리어 디자이너로 일하게 되었다. 회사 막내로 근무하면서 모든 일을 다 맡아 했다. 디자인 설계부터 현장까지 온갖 잡무도 담당했다. 특히 남자 직원들이 자기에게 업무를 떠맡기는 행태에 늘 불만이 많았다. 회사 내에서 압박을 받고 그래도 참고 참았다. 스트

레스를 받은 날에는 표현은 못 하고 혼자서 억울함을 자주 삼켰다. 무서울 정도로 음식을 폭식하고 술을 마시기 시작했다. 매일 적개심으로 복수심을 키워갔다. '내가 언젠가는 성공해서 보란 듯이 보여줄 것이다.'라고 다짐을 하였다. 폭식과 음주로 소화장애가 생겨서 자주 토하기도 하였다. 유년 시절에 아버지의 외도로 엄마가 힘들어하는 모습을 보고 남자에 대한 적개심이 가슴에 자리 잡고 있었다. 아버지에 대한 원망이 다른 남자들로 전이가 되었다. 피해의식에 쌓여 남성들의 지시나 억압에 참고 있던 분노가 어느 날 폭발했다. 회사에서 남성 직원들에게 욕설을 퍼붓고 회사 집기들을 다 던지고 부숴버렸다. 결국, 퇴사를 하였고 그 일로 엄마가 한없이 우는 모습에 가슴이 아팠다. 아버지 때문에 엄마가 우는 모습에 상처를 받은 어린 시절을 떠올리며 힘들어했다. 백호가인삼탕을 복용하고서 폭식이 사라지고 술을 찾는 횟수가 줄었다. 차츰 가슴에 쌓인 분노와 적개심이 누그러졌다. 자신의 행위가 피해의식에서 출발한 것을 인식하게 되면서 후회하고 반성하였다. 이런 사실이 아버지로부터 형성된 것을 인식하게 되었다. 아버지가 비로소 잘못했다고 고백하면서 변한 모습에 마음이 가벼워졌다.

변병진단 첫 직장에 취직하면서 인테리어 디자이너를 하게 되었는데, 직장에서 막내와 여성으로서 성차별을 당하고 모든 업무를 떠맡게 되면서 억울함이 쌓이고 말을 하지 못함으로써 가슴에 엉김이 생겨 병이 온 大陽病 結胸으로 진단하였다. 조문 진단은, 첫 직장에서 남성에 대한 상대적인 압박을 받는 외부의 스트레스인 역동이 있고(傷寒), 크게 갈증이 나서 음주를 자주 하며 폭식도 심하게 하고, 분노와 짜증이 나는 점을 보아(口燥渴, 心煩) 169조 白虎加人蔘湯을 처방하였고 6개월 복용 후에 음주와 폭식이 줄고 점차 분노조절장애도 호전되었다.

心(심)   고대문자의 글꼴은 심장을 실제 해부하여 만든 단면도 그림이다. 심방과 심실의 모습이 지금의 모습으로 변모했다.《상한론》에서는 해부학적인 심장을 의미하는 것이라기보다는 가슴 부위를 통합적으로 지칭한다고 보아야 한다.

煩(번)   불 火(화)와 머리 頁(혈)을 통해 화기가 머릿속으로 들어간 듯한 느낌을 표현하고 있다. 한나라 당시 특별히 머리에 열이 나는 두통 상태를 표현하던 글자이다. 후대에 흔히 '마음이 번거롭다'는 뜻으로 쓰이지만 문자 발생의 측면에서 보면 머리에 열이 나는 상황을 통해 '짜증나다' 등의 느낌이 파생하고 있음을 고려해야 한다.

---

170 ¹⁵ **傷寒, 脈浮, 發熱無汗,** 其表不解者, 不可與白虎湯. **渴欲飲水, 無表證者, 白虎加人參湯主之.**

상한, 맥부, 발열무한, 기표불해자, 불가여백호탕. 갈욕음수, 무표증자, 백호가인삼탕주지

傷寒(상한)에서 인체의 혈관을 따라 흐르는 피의 움직임이 넘치고 [그것이 원인이 되어] 열을 나게 했지만 땀은 없으며 그 표면이 점진적으로 질서 있게 호전되어 가지 않을 때 白虎湯(백호탕)을 주어서는 안 된다. **물을 적극적으로 마시려드는 증세가 되면서 물을 마시고 싶어 하나 표면 증상은 없다면** 白虎加人蔘湯(백호가인삼탕)으로 증상을 다스려야 한다.

【임상적 해설】

외부의 환경 중 차가운 기운에 민감하게 반응하게 되는 증세나 외부의 자극에 민감하게 대응하며 긴장이 되는 상황(외부의 역동)에서(傷寒) 움직임은 과잉되게 넘치고(脈浮) 열은 나는데 땀이 나지 않으며(發熱無汗) 물을 적극적으로

마시고 싶어 하나(渴欲飮水) 피부 증상은 없는 현상이 병의 원인으로 작용하는 환자의 어떤 질환에도(無表證者) 백호가인삼탕으로 치유한다(白虎加人參湯主之).

---

172 [15] **大陽與少陽合病, 自下利者, 與黃芩湯, 若嘔者, 黃芩加半夏生姜湯主之.**

대 양 여 소 양 합 병, 자 하 리 자, 여 황 금 탕, 약 구 자, 황 금 가 반 하 생 강 탕 주 지

- 인체 내부의 정상적인 체온을 만드는 기운과 少陽(소양)이 합하여 증세 가 악화되어 병이 된 상황에서 저절로 설사가 날카롭다면 黃芩湯(황금 탕)을 주어야 한다. 만약 구역질을 하면 黃芩加半夏生薑湯(황금가반하생강 탕)으로 증상을 다스려야 한다.

【임상적 해설】

낮에 과도하게 행위를 하여 병이 되며 소양 즉, 口苦 咽乾 目眩의 증상이 합 쳐 진행되는 경우에(大陽與少陽合病) 저절로 설사가 나는 것이 병의 원인으로 작용하는 환자의 어떤 질환에도(自下利者) 황금탕으로 치유한다(與黃芩湯). 만 약에 속이 더부룩하고 소화장애가 원인이면(若嘔者) 황금가반하생강탕으로 치 유한다(黃芩加半夏生姜湯主之).

---

173 [15] **傷寒, 胸中有熱, 胃中有邪氣, 腹中痛欲嘔吐者, 黃連湯主之.**

상 한, 흉 중 유 열, 위 중 유 사 기, 복 중 통 욕 구 토 자, 황 련 탕 주 지

- 傷寒(상한)의 증세에서 흉부 속에 열이 있고 위 속에 나쁜 기운이 있으 며 복부 속이 아프며 구역질이 나고 토하려 하면 黃連湯(황련탕)으로 증 상을 다스려야 한다.

외부의 환경 중 차가운 기운에 민감하게 반응하게 되는 증세나 외부의 자극
에 민감하게 대응하며 긴장이 되는 상황(외부의 역동)에서(傷寒) 가슴에 늘 열이
있으며(胸中有熱) 위 속에 나쁜 기운이 있어서 답답해하며(胃中有邪氣), 배가 항
상 아프고 속이 더부룩한 소화장애나 음식 냄새에 민감하여 음식이 올라오려
고 하는 현상이 병의 원인으로 작용하는 환자의 어떤 질환에도(腹中痛欲嘔吐者)
황련탕으로 치유한다(黃連湯主之).

【고문자 분석】

邪(사)　　고대 산동 지역에 알타이어족에 속하는 '랑아'로 불리는 나라가 있었
는데 한나라 때에 '琅邪(랑사)'로 표기되고 있었다. 즉 邪(사)는 지역을 뜻하는
阝(읍)과 牙(아)를 사용한 글자로, 실제 발음은 '사'와 '아'의 중간음에 속하는
음가를 지녔다. 훗날 중국 한족들이 변방 알타이어족에 속하는 '랑아'를 비웃
으며 나라 이름에 사용된 邪를 '사악하다' '정상적이지 못하다' 등의 이미지
로 사용하였고 발음은 점차 '사'로 정착되었다.

氣(기)　　한나라 때에는 쌀 米(미)를 자소로 하는 문자 氣(기)가 없었다. 고대의
글꼴은 气(기)였는데,《설문해자》에서는 구름이 흐르는 모습을 그린 상형문이
라고 풀고 있다. 바람 등 눈에 보이지는 않으나 움직이고 있는 기운(에너지)을
묘사한 글자라고 보면 된다. 후대문헌에서는 호흡의 들고 나는 숨을 의미하기
도 하며 몸 전체의 기운을 나타내기도 한다.

---

174 ¹⁵ 傷寒八九日, 風溫相搏, 身體疼煩, 不能自轉側, 不嘔不渴,
脈浮虛而濇者, 桂支附子湯主之, 若其人大便鞕, ^{濟下心下鞕.}
小便不利者, 去桂加白朮湯主之.

상한 팔 구 일, 풍 온 상 박, 신 체 동 번, 불 능 자 전 측, 불 구 불 갈,
맥 부 허 이 색 자, 계 지 부 자 탕 주 지, 약 기 인 대 변 경, 제하심하경.
소 변 불 리 자, 거 계 가 백 출 탕 주 지

● 傷寒(상한)의 증세가 8, 9일이 지나 계절과 온도의 특성이 부여된 다양한 종류의 바람 기운에 민감해하며 체온이 일정한 상태로 높아져 있는 상태의 [두 가지 증세가] 서로 뒤엉켜 있어 온몸이 속으로 아프고 머리에 열이 나며 짜증스럽고, [그런 이유로] 스스로 돌아눕지도 못하지만 구역질도 안 하고 물을 적극적으로 마시려들지는 않으며 인체의 혈관을 따라 흐르는 피의 움직임은 넘치며, [있어야 할 기운이] 비어 있으면서 [마치 발효음식이 숙성되지 않아 맛이 순하지 않은 듯이] 껄끄러울 경우 桂枝附子湯(계지부자탕)으로 증상을 다스려야 한다. 만약 그 사람의 대변이 단단하고 배꼽, 심장 아래가 단단하다. 소변이 날카롭지 않으면 去桂加白朮湯(거계가백출탕)으로 증상을 다스려야 한다.

【임상적 해설】

외부의 환경 중 차가운 기운에 민감하게 반응하게 되는 증세나 외부의 자극에 민감하게 대응하며 긴장이 되는 상황(외부의 역동)이 8, 9일 주기로 지속되며(傷寒八九日) 저리는 신경계 증상과 습하게 하는 기운이 서로 뒤엉켜 있어(風濕相搏) 온몸이 아프고 짜증을 내면서(身體疼煩) 옆으로 스스로 드러눕지 못한다(不能自轉側). 더부룩한 소화장애도 갈증도 없으며(不嘔不渴) 움직임은 넘치게 하고 나면 있어야 할 것이 없는 것처럼 허전하며, 행동이 부자연스러워 정지된 상태서 움직이려고 할 때 힘들어하는 현상이 병의 원인으로 작용하는 환자의 어떤 질환에도(脈浮虛而濇者) 계지부자탕으로 치유한다(桂支附子湯主之).

만약 그 사람의 대변이 단단하고(若其人大便鞕) 소변을 시원하게 보지 못하는 현상이 원인으로 작용하는 환자의 어떤 질환에도(小便不利者) 계지거계가출탕으로 치유한다(去桂加白朮湯主之).

搏(박)　서로 치고받는 상황을 나타내는 글자이다. 손 扌(수)를 써서 손동작을 암시하고 있다. 오른쪽 자소의 위는 甫(보)이며 발음을 위해 사용했다. 치고받을 때의 '퍽' '팍' 등의 음을 나타낸다. 그 아래 손목 寸(촌)은 역시 손동작을 암시한다.

浮(부)　물 氵(수)와 사로잡을 孚(부)로 구성되어 있으며 孚(부)는 단순한 음성부호이다. 장중경 시대 당시 浮(부)는 '범람하다'의 의미를 지닌 氾(범)과 호환되고 있었다. 흔히 뜰 浮(부)라는 훈 때문에 단순하게 '물에서 뜨다'라는 의미로 알려졌다. 《상한론》에서의 浮(부)의 의미는 범람하다는 뜻을 중심으로 풀어가야 한다. 범람이란 액체의 양이 일정한 범주, 용기를 넘어서는 상황을 의미한다. 장중경이 浮(부)를 사용한 이유는 핏줄 속의 피의 움직임이 범람, 즉 일정한 기준점을 넘어서고 있음을 나타내고자 했기 때문이다. 혈액이 핏줄 밖으로 넘쳐 나온 형태는 아니기에 넘칠 氾(범)을 직접 사용하지는 않았다.

虛(허)　발음을 위한 자소인 호랑이 머리 虍(호) 아래에 구릉을 뜻하는 丘(구)의 변형 글꼴을 두었다. 한나라 이전의 문헌을 보면 虛(호)는 구릉에 위치한 거주지를 뜻했다. 호랑이 등 맹수의 출현으로 주거지가 황폐화되어 가는 상황이 연결되면서 '비어 있다' '있어야 할 상황이 존재하지 않는 상태'의 의미로 전용되었다.

牆(색)　《설문해자》에 이 글자는 보이지 않는다. 곡물을 저장하는 창고의 모습인 嗇(색)만 보인다. 《상한론》에서 사용한 牆(색)은 澁(삽)의 가차자이다. 떫을 澀(삽)의 글꼴은 아래에 두 개의 止(지)와 위에 두 개의 刃(인)으로 구성되어 있으나 위의 두 刃(인)은 사실 止(지)의 변형 글꼴이다. 따라서 두 개씩의 止(지)가 마주 보고 있는 모습인데, 止(지)는 흔히 '그치다'로 이해하고 있으나 원래는 발과 발가락의 상형문으로 '전진하다'의 뜻이다. 따라서 澀(삽)은 전진하려는 두 개의 발들이 서로 충돌하는 모습이며, 여기서 '매끄럽지 않다' '껄끄럽다'의 의미가 파생되었다. 물 氵(수)가 들어간 澀(삽) 역시 《설문해자》에 보이지 않으나 액체 또는 음식물의 맛이 제대로 숙성하지 못한 떫은 상태 등을 나타낸다. 즉 濇(색)은 澀(삽)을 가차한 글자로서, 의미는 음식물의 맛이 제대로 숙성하지 못한 떫은 상태의 이미지를 차용한 것이므로 혈관을 따라 흐르는 피의 움직임과 연결되어 있는 《상한론》에서는 마찬가지로 피의 움직임과 관련된 상태와 연결해 해석해야 한다.

濇(색)　다른 판본에서는 澁(삽)으로 쓰기도 한다. 물 氵(수)를 써서 진액과 관련 있음을 암시하고 있다. 진액이나 혈액이 부족하여 졸아드는 느낌을 나타내는 글자이다. 인색할 嗇(색)이나 탐욕스러울 歮(색) 모두 발음을 위해 사용되었다. 뜻과는 관련이 없다.

---

175 [15] **風濕相搏, 骨節煩疼, 掣痛不得屈伸, 近之則痛劇, 汗出, 短氣, 小便不利, 惡風不欲去衣, 或身微腫者, 甘艸附子湯主之.**
풍습상박, 골절번동, 체통부득굴신, 근지칙통극, 한출, 단기, 소변불리, 오풍불욕거의, 혹신미종자, 감초부자탕주지

계절과 온도의 특성을 보유한 다양한 상태의 외부공기를 민감하게 느끼게 하는 증상과 [온몸을 땀 등으로] 습하게 하는 기운이 서로 뒤엉켜 있어 뼈와 관절이 [머리에 열이 나듯이] 짜증스럽고 속으로 아프며 [동작이] 통증을 만들기에 굽히고 펼 수 없고, 환부에 [무언가를] 가까이 하면 통증이 극에 달하고 땀이 나면서 호흡을 짧게 한다. 소변은 날카롭지 않고 계절과 온도의 특성이 부여된 다양한 종류의 바람에 민감하게 반응하지만 옷을 벗고자 하지는 않는다. 혹시 몸이 은근히 붓

는 경우는 甘草附子湯(감초부자탕)으로 증상을 다스려야 한다.

【임상적 해설】

저리는 신경계 증상과 습하게 하는 기운이 서로 뒤엉켜 있어(風濕相搏) 뼈마디
가 짜증 날 정도로 아프며(骨節煩疼) 당기는 동작에서 통증이 오면 굽혔다 폈
다 할 수가 없고(掣痛不得屈伸), 환부를 건드리면 통증이 극에 달하고(近之則痛
劇) 땀이 나면서(汗出) 숨을 짧게 쉬면서 답답해하고(短氣), 소변을 시원하게 보
지 않으며(小便不利) 저리는 감각이 민감하지만 옷을 벗고자 하지는 않는다(惡
風不欲去衣). 혹시 몸이 은근히 붓는 현상이 병의 원인으로 작용하는 환자의 어
떤 질환에도(或身微腫者) 감초부자탕으로 치유한다(甘艸附子湯主之).

【고문자 분석】

濕(습)　물 氵(수)와 드러날 顯(현)의 왼쪽 자소를 통해 물기가 드러남을 나타
냈다. 즉 습기가 나타나고 있는 상황을 표현했다.

掣(제)　손동작을 강조하기 위해 손 手(수)를 자소로 하면서 발음을 위해 유
사음 制(제)를 썼다. 制(제)는 未(미)와 칼 刂(도)가 기본자소이다. 未(미)는 나무
꼭대기 부분의 식용이 가능한 여린 부위를 나타내는 글자로 맛 味(미)의 기본
형이다. 결국 制(제)는 식용 부위의 나무 끝을 칼로 잘라내는 모습으로, 여기
서 '제조하다' '만들다'의 뜻이 파생했다. 전체적으로 掣(제)는 나무를 당겨 먹
거리를 잘라내는 표현이며 여기에서 '당기다' '가까이 당겨 만들다' 등의 뜻이
파생했다.

腫(종)　고기 月(육)을 두어 인체와의 연관성을 암시했다. 무거울 重(중)은 발
음과 함께 피부가 부어 커진 상황을 묘사하였으며 특히 곪아 붓는 모습을 나
타내고 있다.

176 ¹⁵ **傷寒, 脈浮滑, 白虎湯主之.**

상한, 맥부활, 백호탕주지

◉ 傷寒(상한)의 증세에서 인체의 혈관을 따라 흐르는 피의 움직임이 넘치
면서 미끄러지면 白虎湯(백호탕)으로 증상을 다스려야 한다.

【임상적 해설】

외부의 환경 중 차가운 기운에 민감하게 반응하게 되는 증세나 외부의 자극
에 민감하게 대응하며 긴장이 되는 상황(외부의 역동)에서(傷寒) 넘치게 활동하
다가 미끄러지듯이 쓰러지려고 하는 현상이 병의 원인으로 작용하는 환자의
어떤 질환에도(脈浮滑) 백호탕으로 치유한다(白虎湯主之).

【고문자 분석】

浮(부) 물 氵(수)와 사로잡을 孚(부)로 구성되어 있으며 孚(부)는 단순한 음성
부호이다. 장중경 시대 당시 浮(부)는 '범람하다'의 의미를 지닌 氾(범)과 호환
되고 있었다. 흔히 뜰 浮(부)라는 훈 때문에 단순하게 '물에서 뜨다'라는 의미
로 알려졌다. 《상한론》에서의 浮(부)의 의미는 범람하다는 뜻을 중심으로 풀
어가야 한다. 범람이란 액체의 양이 일정한 범주, 용기를 넘어서는 상황을 의
미한다. 장중경이 浮(부)를 사용한 이유는 핏줄 속의 피의 움직임이 범람, 즉
일정한 기준점을 넘어서고 있음을 나타내고자 했기 때문이다. 혈액이 핏줄
밖으로 넘쳐 나온 형태는 아니기에 넘칠 氾(범)을 직접 사용하지는 않았다.

滑(활) 물 水(수)와 뼈 骨(골)을 통해 액체와 매끄러운 표면의 물체가 빚어내
는 매끄러운 촉감을 표현하고 있다. 骨(골)은 발음을 보조하는 역할이다.

177 ¹⁵ 傷寒解而後, 脈結代, 心動悸, 炙甘艸湯主之.

상한해이후, 맥결대, 심동계, 자감초탕주지

傷寒(상한)의 증세가 질서 있게 호전된 이후 인체의 혈관을 따라 흐르
는 피의 움직임이 엉기는 상황이 번갈아 나타나고 심장이 쿵쿵 뛰며
두려움이 생기는 경우 炙甘草湯(자감초탕)으로 증상을 다스려야 한다.

【임상적 해설】

외부의 환경 중 차가운 기운에 민감하게 반응하게 되는 증세나 외부의 자극
에 민감하게 대응하며 긴장이 되는 상황(외부의 역동)이 질서 있게 점진적으로
호전되어 간 후에도(傷寒解而後) 움직임이 과거에 맺히고 얽히는 상황이 번갈
아 나타나고(脈結代) 심장이 쿵쿵 뛰며 두근거리는 현상이 병의 원인으로 작용
하는 환자의 어떤 질환에도(心動悸) 자감초탕으로 치유한다(炙甘艸湯主之).

【고문자 분석】

結(결)　매듭을 나타내기 위해 실 糸(사)와 길할 吉(길)을 자소로 쓰고 있다.
직물 짜기가 끝나 직조물에 매듭을 짓는 상황을 묘사한다. 성공적인 마침을
뜻하기에 길할 吉(길)을 썼다.

代(대)　사람 亻(인)과 중간에 칼날이 달린 창 弋(익)으로 구성되었는데, 고대
문자에서는 사람의 목을 창 戈(과)로 베는 문자 伐(벌)과 같은 유형에 속했다.
타 종족을 정벌하고 통치를 대신한다는 의미를 담고 있어서 훗날 '대신하다'
'대를 잇다' '띄엄띄엄 계속되다' 등의 뜻으로 전용되었다.

動(동)　무거울 重(중)의 고대문자는 사람 人(인)과 동녘 東(동)의 구조가 합쳐
져 이루어진 형태였다. 여기서 東(동)은 본래 대나무 등으로 만든 바구니를 등
에 지고 다녔기에 '무겁다'의 의미가 파생했다. 어깨에 맨 무거운 보따리에 힘

을 가한다는 의미로 力(력)을 더했고 여기서 '움직이다'라는 의미가 파생했다.

心(심)　고대문자의 글꼴은 심장을 실제 해부하여 만든 단면도 그림이다. 심방과 심실의 모습이 지금의 모습으로 변모했다. 《상한론》에서는 해부학적인 심장을 의미하는 것이라기보다는 가슴 부위를 통합적으로 지칭한다고 보아야 한다.

悸(계)　《설문해자》는 '心動(심동)', 즉 '심장이 움직이다'로 풀고 있다. 심장은 항상 움직이고 있으므로 이런 표현은 심장의 움직임이 특별히 감지되는 상태를 강조하는 데 있다. 심장 忄(심)의 자소와 심장이 뛸 때의 소리를 나타내기 위해 季(계)를 사용했다. 고대어에서 심장이 두근거린다는 의미를 '悸悸然(계계연)'으로 표현하고 있다. K의 음가를 지닌 글자 季(계)를 사용한 것은 '꿍' 또는 '쿵' 계열의 심장소리를 나타내기 위해서이다.

辨陽明病

변양명병

【임상적 해설】

명백하고 정확하게 하려는 행위가 악화되어 병으로 된 증세를 세밀하게 분석하여 분류한다(辨陽明病).

---

180 [15] **陽明之爲病, 胃家實是也.**

양 명 지 위 병, 위 가 실 시 야

● 　陽明(양명)이 악화되어 병이 되는 것은 위[위, 대장, 소장]에 인체의 체온이 이상적인 체온보다 약한 상태에서 점차 올라가는 기운이 [빈틈없이] 가득하기 때문이다.

【임상적 해설】

명백하고 정확하게 하려는 행위가 점점 악화되어 병으로 된 상태에서(陽明之爲病), 스스로 만족하지 못하면 음식으로 위장에 가득 채우려고 하며(胃家實). 명백하고 정확하게 하는 것이 맞는지 반복적으로 확인한다(是也). 이런 현상이 병의 원인으로 작용하는 패턴을 진단하여 양명병으로 분류한다.

陽明病은 자신만의 제한된 방식의 영역에서 규칙과 공식을 동원하여 정확하고 분명하게 부합되게 하려고 하며, 매우 단정하고 규제되고 질서 잡힌 방식으로 스스로 만족할 만큼 이루려고 하나 충족되지 못할 때 질병의 원인이 된다(陽明之爲病, 胃家實是也). 또한, 정확하게 하려는 기준이 자신이 옳다고 집착하게 되어 완벽함과 동시에 완고하여 자신을 통제하려는 것도 질병의 원인이 된다(是也). 이는 자기 자신의 프레임 속에서 정확하고 분명하게 하여 스스로 만족할 만큼 이루어야 하며, 혹은 의심이 많아서 맞는지 반복해서 확인하며 이러한 것이 좌절되면 질병이 발생한다(陽明之爲病, 胃家實是也). 여기서 정확하고 분명하게 해야 마음이 편한 것은 상대적인 열등감에서 비롯된다. 이러한 열등감은 자신이 부족하고 모자란다는 생각이 지배적이다. 그래서 충족되지 못하면 마음의 공허감으로 다가와 생리적 욕구인 음식으로 채우려는 보상적 심리 상태가 된다(胃家實). 이는 강박증 성향과 일치하며 두려움과 불안으로 자기만의 규칙, 공식, 규제, 질서를 통하여 안전함을 가져가려는 욕구가 내면을 지배한다.

결국 陽明病은 세상으로부터 안전, 안정, 보호를 받고 두려움, 불안, 혼돈으로부터 해방되려고 하는 욕구가 지배하며, 자기만의 질서와 한계를 추구하여 강력한 안전과 보호 장치를 마련하고자 하는 안전욕구가 좌절되거나 충족되지 못하여 안전에 대한 위협으로 다가올 때 질병이 발생한다.

【환자 체크포인트】

◆ 모든 일을 분명하고 정확하게 하려고 하나 스스로 만족하지 못할 때 질병이 발생했는가?

◆ 자신이 정한 원칙이 맞는다는 것에 완고하게 집착하여 질병이 발생했는가?

◆ 스스로 안전함을 느끼지 못하면 불안과 두려움으로 의심이 늘어 반복적으로 확인했는가?

◆ 스스로 만족하지 못하면 공허감에 수시로 음식을 먹는 습관으로 인해 체중이 증가했는가?

---

208 ¹⁵ 陽明病, 脈遲, 雖汗出, 不惡寒者, 其身必重, 短氣腹滿而喘, 有潮熱, 有潮熱者, 此外欲解, 可攻裏也. 手足濈然汗出者, 汗出者, 此大便已鞕也. 大承氣湯主之.

¹⁴ 若汗多, 微發熱惡寒者, 外未解也, 其熱不潮, 未可與承氣湯, 若腹大滿, 不通者, 可與小承氣湯, 微和胃氣, 勿令至大泄下.

양 명 병, 맥 지, 수 한 출, 불 오 한 자, 기 신 필 중, 단 기 복 만 이 천, 유 조 열, 유조열자, 차외욕해, 가공리야. 수 족 즙 연 한 출 자, 한출자, 차대변이경야. 대 승 기 탕 주 지.

약 한 다, 미 발 열 오 한 자, 외 미 해 야, 기 열 부 조, 미 가 여 승 기 탕, 약 복 대 만, 불 통 자, 가 여 소 승 기 탕, 미 화 위 기, 물 령 지 대 설 하

陽明(양명)이 악화되어 병으로 된 증세에서 혈관을 따라 흐르는 피의 움직임이 느리며 비록 땀은 나지만 차가운 기운에 민감해하지 않는다면 그 몸은 반드시 무거우며 호흡이 짧아지고 배에 [무언가가] 가득하며 기침도 하고 [몸은] 젖어 열이 나고 [몸이] 젖으며 열이 나는 경우 외부 증상이 점진적으로 질서 있게 호전되어 가려는 것으로 내부 증상을 정교하게 다루어야 한다. 손발에서 축축하게 땀이 나는 경우 땀이 나는 것은 대변이 이미 굳어 있는 것이다. 大承氣湯(대승기탕)으로 증상을 다스려야 한다.

만약 땀이 많고 은근히 [증상이 이유가 되어] 땀을 나게 하고 [그 몸이] 차가운 기운에 민감해하면 외부 [증상이] 점진적으로 질서 있게 호전되어 가지 않았음이다. 열이 있으나 [몸이] 젖지 않았다면 承氣湯(승기탕)을 주지 말았어야 했다. 만약 배에 [무언가가] 크게 가득 차 있어 통하지 않으면 小承氣湯(소승기탕)을 줄 수 있다. 위의 기운을 은근하

게 조화시켜야 하지만 그게 설사를 하도록 하는 데까지 이르러서는 안 된다.

【임상적 해설】

낮에 분명하고 정확하게 하려는 것이 병이 되는 경우(陽明病), 움직임이 묵직하고 느리며(脈遲) 비록 땀이 나도(雖汗出) 추위에 민감해하지는 않은 사람은(不惡寒者) 그 몸은 반드시 무겁고(其身必重), 호흡이 짧아 숨차고 답답해하면서 배가 그득하여 가스가 차며, 움직일 때마다 숨이 가쁘며(短氣腹滿而喘) 손발에서 축축하게 땀이 나는 현상이 병의 원인으로 작용하는 환자의 어떤 질환에도(手足濈然汗出者) 대승기탕으로 치유한다(大承氣湯主之).

부연 설명: 陽明病 환자 중에 무겁고 느린 동작 상황이 무기력증과 우울증에 해당한다. 자기가 만족할 만큼 되지 않으면 불안해하는 강박 장애 등에 활용한다.

【임상치험례】

환청, 망상, 조현병 (여 19세, 163cm/56kg)

중학교 2학년 때 환청이 시작되었다. 환청은 자신을 괴롭히며 욕하기도 하고 성적 충동을 조장하는 멘트가 주를 이루었다. 중 2때부터 괴롭히는 남자애들과 몇 명의 여자 친구들이 왕따를 시켜서 몹시 힘들었다. 친구들의 괴롭힘에 점차 움츠러들고 혼잣말을 중얼거리곤 하였다. 때로는 친구들에게 소리친 적은 있었지만 주로 가슴 속에 담아두고 표현을 하지 못하였다. 점점 친구들에게 말을 하고 싶어도 해결이 안 되는 상황이라 결국 방어적으로 변하고 점점 혼자가 된다는 생각에 외로움과 불안감이 엄습하기 시작했다. 사람들의 시선과 마주치면 자신의 내면 생각들이 들킬 것 같아서 자신 있게 쳐다보지도 못하고 혼자 걸을 때, 사람들이 많은 곳에 있을 때, 자신이 약해 보일 때, 자신이 생각한 대로 되지 않을 때 욕하는 소리와 지시를 내리는 멘트가 들려왔다, 또한 좋아하는 남자를 본다든 지 생각만 해도 성적으로 수치스러운 논평 즉 "키스해라", "덮쳐라" 등의 환청이 들려왔다. 어린 시절에 부모가 싸움이 잦았다. 저렇게 싸우다가 아버지가 다른 여자를 만나서 이혼하면 어쩌나 하는 불안감이 늘 있었다. 평소 외모에 대한 콤플렉스가 심했다. 둥근 얼굴에 대한 열등감이 자신을 지배하여 타인에게 자신 있게 대하지 못했다. 불안하고 두려울 때마다 숫자를 세는 버릇이 있었다. 숫자를 세어서 21번까지 순조롭게 세어져야만 마음이 편해졌다. 이런 반복적인 숫자 세기를 징크스처럼 반복적으로 행하고 있었다. 이런 불안한 마음을 부모에게도 친구들에게도 말을 못하여 가슴이 답답하고 수치스러운 상태가 되면 얼굴로 열이 달아오르고 땀이 비 오듯이 흘러내렸다. 항상 주변 사람들보다 뒤처지고 빠르지 못하여 점점 왕따가 되었다. 대승기탕을 복용하고 환청은 점점 약해져 소멸되었다.

변병진단 친구들의 왕따, 남자에 대한 외모 콤플렉스로 자신에 대한 만족감이 채워지지 않아서 항상 답답하고 불안하였다. 숫자 세기 등 강박증에 시달리는 것으로 陽明病으로 진단하였다.

조문진단은, 움직임이 느려지고, 점차 움츠러들고(脈遲) 몸이 무거워지면서 부담감이 있고(其身必重), 항상 답답함이 있으면서(短氣腹滿而喘) 얼굴로 열이 달아오르고 땀이 비 오듯이 흘러내리는 점을(手足濈然汗出者) 보고 208조 大承氣湯을 처방하였고, 6개월 이상 복용 후에 환청이 점차 호전되었다.

【임상치험례】

강박장애, 숨 가쁨 (여 19세, 167cm/60kg)

3년 전 필리핀 어학연수를 갔다가 가슴이 답답하여 조기 귀국한 이후 집에서 나가지를 않았다. 3년 동안 신경정신과에서 수많은 진단과 치료를 받았지만 병명도 일정하지 않고 치료는 무망하였다. 공황장애, 조현병, 망상증, 불안장애, 우울증 등으로 약물치료와 상담을 병행하였지만 치료에는 전혀 호전이 없었다. 환자는 오직 가슴이 답답하다는 호소만 하였다. 언제 가슴이 답답하냐고 질문했을 때도 뚜렷하게 설명을 하지 못했다. 그리고 질문에 대한 이해도 느리고 질문을 하면 한참 있다가 답을 하였다. 인지 판단 능력이 떨어진 상태였다. 어학연수를 가기 전에는 무척 활발했다고 한다. 그런데 어학연수를 할 때 그룹에서 영어를 따라가지 못하고 소외당하는 기분이었다. 본인이 원하는 만큼 모든 것이 안 되는 상황에서 심리적으로 힘들어했다. 점점 마음은 초조하고 불안해졌다. 그룹 동료들과 호흡을 맞추지도 못하고 왕따를 당했다. 심한 열등감과 소외감을 느끼면서 자신감을 잃어갔다. 그룹에서 진도를 맞추지 못하는 상황에서 단체에서 이탈되어져 갔다. 모든 사고와 행동에서 한 박자가 느리고 행동이 굼뜨게 움직였다. 평소에 집에서도 등교 전에 머리를 손질하는 데에 약 1시간, 양치질도 약 30분이 걸렸고 손을 반복적으로 씻는 행위를 하였다. 문단속도 수십 차례 반복적으로 확인하였고, 걸어가다가 뒤에 물건이 보이면 뒤돌아가서 확인해야만 안심이 되었다. 집에서는 모친이 일일이 닦달을 하여 챙겨주어서 겨우겨우 버텼지만, 어학연수를 가서 처음으로 단체생활을 시작한 상황에서 반복적인 행동이 적응될 수가 없었다. 그러면서 그룹 지도자에게 매일 질타를 받으면서 더욱더 위축되고 불안감은 증가하면서 가슴이 답답하다고 하여 조기 귀국을 하였다. 그 이후로 학교생활과 대인 접촉을 무서워하였다. 외견상 보아도 멍한 상태로 정신이 나간 상태로 보였다. 객관적으로 보아 숨이 가빠 보이지는 않았다. 그러나 본인은 끊임없이 가슴이 답답하여 숨을 쉴 수가 없다고 호소를 하였다. 현재도 문단속, 가스 불 확인, 양치질 오래 하기, 손을 수십 번 씻기 등 강박증 증세가 있었다. 어린 시절부터 무엇이든지 분명하고 정확해야 했으며 자기가 만족할 만큼 되지 않으면 반복적으로 확인하였고, 모든 사고와 행동이 느려서 주변에서 답답하다고 지적을 하였다. 본인 의도대로 안 되면 폭식을 하여 체중이 점점 증가하여 몸이 둔하게 변했다. 음식을 포만감이 느낄 정도로 먹어서 복부가 더부룩하고 가스가 차면서 가슴이 답답하고 숨이 막힌다고 호소를 하였다. 그리고 긴장 상태가 되면 전신과 손발에 땀이 흥건하게 젖고는 하였다. 대승기탕을 복용하고서 일단 가슴이 답답하다는 호소는 사라졌다. 대변이 소통이 잘 되면서 복부 가스가 사라지고 몸이 가벼워지면서 머리도 맑아졌다. 행동도 빨라지고 인지 능력도 조금씩 호전되어 갔다. 그러면서 자기의 반복적인 사고와 행동에 대한 괴로움을 처음으로 인식하면서 치료를 도와주기를 간청하였다. 부모님이 전하는 말은 너무 고집스럽고 융통성이 없어서 항상 어려움을 겪는다고 호소를 하였다.

변병진단 공황장애, 조현병, 망상증, 불안장애, 우울증 등으로 약물치료와 상담을 병행하였지만 치료에는 전혀 호전이 없었다. 환자는 오직 가슴이 답답하다는 호소만 하는 상황이었다. 어학연수에서 자기가 만족할 만큼 되지 않은 점, 자기 방식대로 하려는 행위, 즉, 양치질, 문단속 확인, 길가에서 무언가를 자꾸만 확인하려는 행위 등 강박증 증세가 뚜렷하였다. 陽明病으로 진단하였다. 조문진단은, 발병 이후 잘 나오려 하지 않고 움직임과 대답 등이 느려지면서 몸이 무겁게 느껴지고(脈遲)(其身必重) 폭식으로 인해서 복부가 더부룩하고 가스가 차면서 가슴이 답답하고 숨이 막히고(短氣腹滿而喘) 긴장 상태가 되면 전신과 손발에 땀이 흥건하게 젖는 점을 보고(手足濈然汗出者)208조 大承氣湯을 처방했다. 1년 이상 복용하면서 가슴이 답답하다는 증세는 소실되었고, 현재도 치지시탕과 번갈아 복용하면서 지속적인 치료로 강박증 증세가 호전되어 가고 있다.

【고문자 분석】

遲(지)   자소로 쓰인 犀(서)는 코뿔소의 명칭이다. 속성을 나타내기 위해 소 牛(우)를 쓰고 음을 나타내기 위해 유사음 尸(시)를 맨 위에 사용했다. 중간에 있는 필획은 코뿔소의 외뿔과 얼굴 모습의 변형이다. 그 걸음걸이의 특징을 묘사하기 위해 발걸음을 옮기는 모습 辶(착)을 사용했다. 전체적으로 코뿔소의 묵직하고 느린 동작을 의미한다.

潮(조)   물 氵(수)와 아침 朝(조)로 구성되어 밀물과 썰물을 나타낸다. 朝(조)는 발음을 위해서도 사용했지만 물때가 아침저녁으로 움직임을 나타내기 위해서도 선택되었다. 아침 朝(조)는 태양 日(일)과 달 月(월)이 수풀 속에서 교차하는 동틀 무렵을 묘사한 그림이다. 日(일) 위아래의 十(십) 자는 풀 艸(초)를 위아래로 배열한 것으로, 태양이 수풀 속에서 막 떠오르는 장면을 강조하기 위해서였다. 潮(조)는 때로 습기가 많은 상태를 나타낸다.

濈(즙)   물기를 나타내기 위해 물 氵(수)를 썼다. 오른쪽 자소는 발음을 나타내기 위한 것으로서 전체적으로 '축축하다'의 뜻이다.

然(연)   고기 月(육)과 개 犬(견), 불 灬(화)로 구성된 이 글자는 개고기를 굽고 있는 상황을 묘사한다. 개고기를 굽는 냄새가 워낙 독특하여 실제로 보지 않아도 상황을 짐작할 수 있는 특성 때문에 '그러할'의 뜻으로 풀고 있다.

泄(설)   물 氵(수)와 30년을 의미하는 世(세)를 유사음으로 썼다. '새다' '설사하다'의 의미이다.

---

209 ¹⁵ **陽明病, 潮熱, 大便微鞕者,** ^{不鞕者, 不可與之,} **可與小承氣湯.** ·

330

¹⁴ 若不大便六七日, 恐有燥屎, 欲知之法, 少與小承氣湯, 湯入
腹中, 轉失氣者, 此有燥屎也, 乃可攻之, 若不轉失氣者, 此
但初頭鞕, 後必溏, 不可攻之, 攻之必脹滿, 不能食也, 欲飲
水者, 與水則噦, 其後發熱者, 必大便復鞕而少也, 以小承氣
湯 和之, 不轉失氣者, 愼不可攻也.

양명병, 조열, 대변미경자, 불경자, 불가여지, 가여소승기탕.

약부대변육칠일, 공유조시, 욕지지법, 소여소승기탕, 탕입
복중, 전실기자, 차유조시야, 내가공지, 약부전실기자, 차
단초두경, 후필당, 불가공지, 공지필창만, 불능식야, 욕음
수자, 여수칙홰, 기후발열자, 필대변복경이소야, 이소승기
탕 화지, 부전실기자, 신불가공야

陽明(양명)이 악화되어 병으로 된 증세에서 [몸이] 젖으며 열이 있고 대
변이 약간 단단한 경우 단단하지 않으면 주지 말아야 한다 小承氣湯(소승기탕)
을 줄 수 있다.

만약 대변을 보지 못한 지 6, 7일이면 타는 똥이 있을 수 있다. 그것을
아는 방법은 [이렇다]. 小承氣湯(소승기탕)을 조금 주면 탕이 뱃속으로
들어가서 [약효가] 돌아 공기를 놓친다면[방귀를 뀐다면] 이것은 타
는 똥이 있는 것이므로 증상을 정교하게 다룰 수 있다. 만약 [약효가]
돌지 않아 공기를 놓치지 않는다면[방귀를 뀌지 않는다면] 이 경우
[똥의] 첫 머리 부분은 단단하고 뒤에는 반드시 진흙처럼 되는데 증상
을 다루지 말아야 한다. 증상을 다루면 반드시 배에 [무언가가] 가득
하여 음식을 먹을 수 없다. 물만 마시고자 해도 물을 주면 딸꾹질을 하
게 되고 그 후에는 [증세가] 열을 내게 하여 대변은 반드시 다시 단단
해지면서 [양이] 적어진다. 이 경우 小承氣湯(소승기탕)으로 증상을 조
화시켜야 하며 만약 [약효가] 돌지 않아 공기를 놓치지 않는다면[방
귀를 뀌지 않는다면] 신중해야 하며 증상을 다루지 말아야 한다.

【임상적 해설】

분명하고 정확하게 하려는 것이 병이 되며, 그것이 만족하지 못하면 음식으로 채우며, 반복적으로 확인하려고 하는 것이 병이 된 것에서(陽明病) 몸이 젖으며 열이 있고(潮熱) 대변이 약간 단단한 현상이 병의 원인으로 작용하는 환자의 어떤 질환에도(大便微鞕者) 소승기탕을 투여한다(可與小承氣湯).

부연 설명: 陽明病에서 대변을 최장 2~3일 동안 보지 못하는 여러 질환에 활용이 가능하다.

【임상치험례】

구취증, 변비 (여 54세, 156cm/54kg)

7~8년 전부터 입에서 냄새가 심하게 났다. 썩은 악취가 나지만 본인은 정작 인지를 못 하고 있다. 가족이나 주변 사람들이 지적하게 되어 알게 되었다. 진료 중에 치료자에게도 느낄 정도였고, 진료실 전체가 악취로 가득 찰 정도로 심하였다. 심지어 남편과 자녀들이 '악마의 냄새'가 난다고 표현할 정도였다. 20년 동안 외국 생활(미국)을 하면서 늘 긴장을 했다. 말이 잘 통하지 않는 상황에서 자기 뜻대로 되지를 않아서 항상 우울하고 약간의 열등감과 모국에 대한 향수에 공허감이 많이 밀려왔다. 그럴 때마다 수시로 음식을 먹게 되고 배를 그득 채워야 마음이 든든했다. 밤까지 과식하게 되어 그로 인해 복부가 불편해 수면에 방해도 받게 되었다. 그런데 대변은 매일 보는 것이 아니고 3, 4일에 한 번 정도 보는 습관이 생겼다. 외국 생활 10여 년이 지나면서 점점 입에서 냄새가 나기 시작했다. 소승기탕을 복용하고서 대변을 1일 1회 보게 되면서 악취는 말끔히 사라졌다.

변병진단 20년 동안 외국 생활을 하면서 말이 잘 통하지 않아 자기 뜻대로 되지 않는 일이 많아 항상 우울하고 열등감이 생겨 심리적 공허감을 먹을 것으로 채우는 것으로 보아 陽明病으로 진단하였다. 조문진단은, 대변을 매일 보지 못하고 3, 4일에 한 번 정도 보는 점을 보아(大便微鞕者) 209조 小承氣湯을 처방하였고, 3개월 복용 후에 구취증이 완전하게 호전되었다.

【임상치험례】

속 울렁거림, 어지러움, 강박장애(불안장애) (여 51세, 161cm/60kg)

최초 발병 시 시어머니가 치과 치료를 정규 치과를 마다하고 동네 사람들의 말만 듣고 무면허 업자에게 하려고 하는 것에 답답해하였고, 치료 시에도 정확하게 시간을 지켜주지 못하는 것에 분노가 치밀었다. 평소에도 시어머니와 시누이에 대한 울분과 화를 참고 있었다고 했다. 두 번째 발병 시에는 친정의 상속문제로 친모에 대하여 몹시 섭섭하고 4녀 1남(본인은 셋째 딸)에 대한 상속처리가 말끔하게 정리가 되지를 않고 복잡한 상황에 답답함을 느꼈다. 시어머니와 친모에 대하여 '잘'하고자 애썼는데 이해와 인정을 받지 못하여 본인의 기대가 채워지지 않음으로 인해 적개심이나 섭섭함이 발생하였다. 그러한 스트레스 시에 음식을 계속 섭취하여 체중 증가와 메스꺼움이 발생했다. 그 외에도 남편과 시누이들 그리고 친정 식구들에 대하여 자기 방식대로 자신만의 생각, 의견의 틀에 맞지 않으면 심리적 거부감이 '메스꺼움'으로 나타난 경험이 종종 있었다.

변병진단 첫 발병 시, 치과 치료 시간을 맞추지 못하는 시어머니에 대한 답답함과 친정엄마에게서 상속문제가 말끔하게 정리되지 않고 복잡하게 상황이 돌아가는 것에 답답함을 느끼고, 시어머니 친모에게 본인의 노력이 인정받지 못하면서 기대가 채워지지 않고, 이러한 스트레스를 받았을 때 음식으로 계속하여 채우려는 점을 보아 陽明病으로 진단하였다. 조문진단은, 본인이 원하는 만큼 충족되지 못하여 불안감이 엄습하면 마음속에서 분노와 짜증이 올라오면서 온몸이 뜨겁게 더워지듯이 달아올랐다가

사라지는 현상이 나타나며(潮熱), 대변이 은근하게 단단해지는 상태(大便微
鞕)에서 속이 울렁거리고, 메스꺼움이 시작되었다. 그러면서 심리적으로
우울증에 빠져든다. 그리하여 209조 小承氣湯을 처방하였고 6개월간 복
용 후에 대변이 1일 1회 정상으로 배변을 하게 되면서 원인 불명(?)의 메
스꺼움과 어지럼증이 말끔히 호전되었다.

---

212 [15] **傷寒, 若吐若下後, 不解, 不大便五六日以上, 至十餘日, 日
晡所發潮熱, 不惡寒, 獨語如見鬼狀, 若劇者, 發則不識人,
循衣摸狀, 怵惕而不安, 微喘, 直視,** 脈弦者生, 濇者死, 微者, 但發
潮熱. **譫語者, 大承氣湯主之.** 若一服利則止後服.

상 한, 약 토 약 하 후, 불 해, 부 대 변 오 육 일 이 상, 지 십 여 일, 일
포 소 발 조 열, 불 오 한, 독 어 여 견 귀 상, 약 극 자, 발 칙 불 식 인,
순 의 모 상, 출 척 이 불 안, 미 천, 직 시, 맥현자생, 색자사, 미자, 단발
조열. 섬 어 자, 대 승 기 탕 주 지. 약일복리칙지후복

傷寒(상한)의 증세에서 토하기도 하고 설사도 한 후에 점진적으로 질서
있게 호전되어 가지 않으며 대변을 보지 못한 것이 5, 6일 이상에서 십
여 일까지 이른다. 오후 4시 즈음에 [몸이] 젖으며 열이 나지만 차가
운 기운에 민감해하지는 않는다. 마치 귀신을 본 듯이 혼자서 말을 하
는데 심할 경우 [증세가 열을] 나게 하면 사람을 알아보지 못한다. 옷
을 더듬고 침대를 문지르며 긴장하고 두려워하며 안정하지 못한다. 은
근히 기침도 하면서 [초점 없이] 앞만 보며 혈관을 따라 흐르는 피의 움직임
이 팽팽하면 살고 [혈관을 따라 흐르는 피의 움직임]이 좋아들면 죽는다. [팽팽하지도
좋아들지도 않고] 은근하면 [증세가 몸을] 젖게 하고 열을 나게 한다. 헛소리를 하면
大承氣湯(대승기탕)으로 증상을 다스려야 한다. 만약 복용 후 설사가 나면 [설
사가] 멈춘 뒤에 복용한다.

334

【임상적 해설】

외부의 환경 중 차가운 기운에 민감하게 반응하게 되는 증세나 외부의 자극에 민감하게 대응하며 긴장이 되는 상황(외부의 역동)에서(傷寒) 만약에 음식 냄새에 민감하며 음식이 올라오는 소화장애와 만약에 대변으로 아래로 내려보낸 후에도(若吐若下後) 점진적으로 질서 있게 호전되어 가지 않으며(不解) 대변을 보지 못한 것이 5, 6일 이상에서 10여 일까지 이른다(不大便五六日以上, 至十餘日). 오후 4시 즈음에 몸이 젖으며 열이 나지만(日晡所發潮熱) 추위에 민감해하지는 않는다(不惡寒). 마치 귀신을 본 듯이 혼자서 말을 하면서 심하면 멀리서도 사람을 잘 알아보지도 못한다(獨語如見鬼狀). 옷깃을 더듬으며 매만지고 침대 끝을 문지른다(循衣摸牀). 긴장되어 두려워하며 안정을 취하지 못한다(怵惕而不安). 움직이지 않아도 숨이 차고(微喘) 확인하기 위하여 눈을 뜨고 앞만 보며(直視) 알아듣지도 못하는 말을 하면서 의심이 많아서 거듭 확인하려는 현상들이 병의 원인으로 작용하는 환자의 어떤 질환에도(譫語者) 대승기탕으로 치유한다(大承氣湯主之).

부연 설명: 陽明病에서 대변이 5, 6일 이상 보지 못하면서 발생하는 환청, 망상증이 두드러지는 조현병에 활용한다.

【임상치험례】

조현병, 강박장애 (여 26세, 152cm/52kg)

17세 때 친구들에게 왕따를 당했다. 그때부터 손을 반복적으로 자주 씻는 행위가 시작되었다. 얼굴에 있는 점에 집착하면서 수술을 요구하였다. 수술을 해주었지만 그래도 마음에 안 든다면서 점에 대하여 계속 불만을 토로하였다. 그러면서 자기 몸에 수술하는 것처럼 자해행위를 계속하였다. 병원에서 23세까지 강박증에 대한 양약을 복용 중이었다. 결국, 학교는 포기하고 모친이 운영하는 공부방에서 함께 일하게 되었다. 그러던 중에 24세 때 할머니가 돌아가셨다. 유일하게 할머니랑 친하게 지내고 의지를 하였다. 할머니가 돌아가신 후에 갑자기 할머니가 보인다고 하면서 대화하듯이 중얼거리고 고함도 지르고 우는 현상이 생겼다. 급기야 고함을 지르다가 간질처럼 쓰러져 경련도 일으키고 했다. 귀신이 보이는 듯 허공에 대고 중얼거리고 모든 감정 표현을 혼자서 하고 있었다. 그러다 허기가 지면 음식을 엄청나게 폭식을 하고 늘 먹는 것을 찾았다. 진료 시에도 대구포 말린 것을 수시로 먹었다. 그렇게 많이 먹어도 대변은 7일 이상 보지 못하고 심한 변비증이 있었다. 고함을 지를 때는 얼굴로 열이 오르면서 쓰러지곤 하였다. 대승기탕을 복용하고서 대변을 1일 1회 보기 시작하면서 고함지르며 간질처럼 쓰러지는 현상은 없어지고, 환시와 환청이 있는 것처럼 혼자 중얼거리던 것이 소실되었다.

변병진단 반복적으로 손을 씻는 행위를 하고, 얼굴에 있는 점에 집착하고, 허기가 지면 계속해서 음식을 찾는 점을 보아 陽明病으로 진단하였다. 조문진단은, 할머니가 돌아가신 후(傷寒) 이러한 상황이 해결되지 않고(不解), 심한 변비증이 있으면서(不大便五六日以上, 至十餘日) 고함을 지를 때 얼굴로 열이 오르고(日晡所發潮熱) 환시 환청이 있어 혼자 중얼거리는(獨語如見鬼狀, 若劇者, 發則不識人) 점을 보아 212조 大承氣湯을 처방하였고, 9개월 이상 복용한 이후 고함을 지르면서 간질처럼 쓰러지는 증상과 환시 환청 증상 등이 호전되었다. 그러나 인지장애 증세는 답보상태였다.

【임상치험례】

조현병, 환청, 망상 (여 24세, 158cm/67kg)

연극영화과 1학년에 재학 중이던 2년 전 본인이 제출한 시나리오가 채택되었다. 연출을 맡게 되었는데 도저히 자신감이 없었다. 시간이 다가올수록 불안, 초조로 안절부절못하게 되었다. 할 수 없이 옆집에 사는 선배에게 도움을 요청했다. 그런데 도움을 준다는 선배는 차일피일 미루게 되고 불안감은 점점 증가하였다. 오히려 선배가 자기를 무능하다고 비난하는 말들을 주변에 퍼트린다고 생각을 하게 되었다. 선배에 대한 분노와 적개심이 올라왔다. 그러면서 선배가 옆에 있는 것처럼 중얼거리고 대화를 하였다. 화도 내고, 사과하기도 하고, 울기도 하고, 욕도 하고 고함도 질렀다. 그러면서 누군가 자꾸만 쫓아다닌다고 하면서 사람들을 피해 다녔다. 수시로 음식을 먹어 체중이 10킬로그램 이상 증가하였다. 그러면서 뚱뚱해서 자기를 흉을 본다고 주변 사람들을 의심의 눈초리로 쳐다보곤 하였다. 대변도 10일 이상 나오지를 않았고, 얼굴도 항상 상기가 되어있었다. 어린 시절에 안면 마비가 와서 제대로 치료가 안 되어서 얼굴이 비대칭이 되어있었다. 얼굴에 대한 열등감과 콤플렉스가 많아서 사람들에게 자신있게 다가가지 못하고 항상 주눅이 들어 있었다. 그래서 대외적인 활동보다 글쓰기를 좋아하여 상상의 시나리오에 몰입하였다. 그리하여 대학교도 영화과에 시나리오 창작과를 들어가게 되었다. 어린 시절부터 망상의 세계에서 꿈꾸는 생활이 많았다.

변병진단 연출을 맡게 되면서 자신감이 떨어지고, 선배의 도움을 제대로 받지 못하여 불안감은 증가하는 상황에서 스스로 부족함을 느끼고 안전 욕구가 저지되어서 불안감을 먹는 것으로 채우게 되면서 체중이 증가한 陽明病으로 진단하였다. 조문진단은, 연출을 맡아 스트레스를 받는 상황의 외부 역동이 주어진 상태에서 (傷寒) 선배가 도와주지 않은 상태로 연출 문제가 해결되지 않고(不解) 대변을 10일 이상 보지를 못하고(不大便 5, 6 日 以上) 혼자 중얼거리고 대화를 하면서 화도 내고 울기도 하는 점(獨語如 見鬼狀)을 보아 212조 大承氣湯을 처방하였고 6개월 이상 복용한 이후에 대변을 정상대로 보게 되면서 이러한 증상들이 호전되었다.

【고문자 분석】

日(일)　태양의 상형문으로 하루를 의미한다.

晡(포)　날 日(일)을 두어 시간과 관련 있음을 나타냈다. 발음을 위해 甫(보)를 사용했지만 특별한 의미는 없다. 12간지 중 申(신) 시에 해당되며 오후 4시를 전후한 시각이다.

潮(조)　물 氵(수)와 아침 朝(조)로 구성되어 밀물과 썰물을 나타낸다. 朝(조)는 발음을 위해서도 사용되었지만 물때가 아침저녁으로 움직이는 것을 나타내기 위해서도 선택되었다. 아침 朝(조)는 태양 日(일)과 달 月(월)이 수풀 속에서 교차하는 동틀 무렵을 묘사한 그림이다. 日(일) 위아래의 十(십) 자는 풀 艹(초)를 위아래로 배열한 것으로, 태양이 수풀 속에서 막 떠오르는 장면을 강조하기 위해서였다. 때로 潮(조)는 습기가 많은 상태를 나타내기도 한다.

鬼(귀)　글꼴 윗부분은 가면이다. 고대에 사체를 다루는 사람들은 두려움을 감추기 위해 가면을 썼는데, 그 모습에서 죽은 사람의 혼령 이미지를 표현했다. 사람 儿(인) 오른쪽의 작은 삼각형은 개인을 의미하는 자소로 사사로울 私(사)의 원형이다. 혼령이 각개 인간의 개별적인 것임을 암시한 것이다.

循(순)　발걸음을 나타내는 彳(척)과 발음을 위한 유사음인 방패 盾(순)이 기본자소이다. 방패를 들고 순회하는 모습으로 여기서 '순회하다' 등의 뜻이 만들어졌다.

摸(모)　손동작을 나타내기 위해 손 扌(수)를, 발음을 위해 유사음 莫(막)을 썼다. 손으로 만지작거리는 행동을 묘사했다.

忧(출)　마음↑(심)으로 심리 상태를 표현했다. 오른쪽은 '술'의 발음을 가진 고대글꼴이며 막대에 공을 달아 돌리는 놀이도구로 마음의 어수선한 상태를 표현한 글자이다. 심란한 마음 상태를 묘사하고 있다.

惕(척)　이 글자의 고대음은 '턱'이다. 이 소리는 단단한 물체가 튈 때 내는 소리 '탁' '툭'을 대신하는 의성어이다. 이 글자는 이러한 음성을 빌어 근육이 놀라 튀는 상황을 묘사하고 있다. 놀라는 상황은 심리적인 상황이므로 마음 ↑(심)을 자소로 하였으며, '턱'의 음가를 전달하기 위해 유사한 발음 易(역)을 음성부호로 사용하였다. 또 易(역)은 '변한다'는 뜻을 갖고 있어 마음이 변하고 있음을 나타내기도 한다.

---

219 [15] 三陽合病, 腹滿身重, 難以轉側, 口不仁, 面垢譫語, 遺尿, 發汗, 譫語, □□□下之則額上生汗, 手足逆冷, 若自汗出者, 白虎湯主之.

삼양합병, 복만신중, 난이전측, 구불인, 면구섬어, 유뇨, 발한, 섬어, □□□하지칙액상생한, 수족역랭, 약자한출자, 백호탕주지

세 개의 陽(양:三陽(삼양)이란 大陽(대양), 少陽(소양), 陽明(양명)을 말함)이 합하여 악화되면서 병이 되는 경우, 배가 [무언가로] 가득하며 몸은 무거워 옆으로 돌아눕기도 어렵다. 입이 순하지 않으며 [어눌하며] 얼굴은 지저분[한 모습이] 되고 헛소리를 한다. 오줌을 흘리며 [증세들이 원인이 되어] 땀을 나게 한다. 헛소리를 하고 (세 글자가 생략됨) 설사를 하게 하면 이마 위에서 생땀이 [억지로] 솟아나며 이어서 손발이 차가워진다. 만약 저절로 땀이 나오면 白虎湯(백호탕)으로 증상을 다스려야 한다.

【임상적 해설】

대양병, 양명병, 소양병이 합하여 진행되는 경우에 즉, 脈浮 頭項强痛而惡寒, 胃家實是也, 口苦 咽乾 目眩의 증상이 합하여 진행되는 경우에(三陽合病) 배가 가득 차서 가스가 생기며 온몸이 무거워서(腹滿身重) 옆으로 돌아눕기가 힘들어 하고(難以轉側)(혹 사고의 전환이 어렵고) 입 주변이 감각이 무뎌지고(口不仁), 얼굴이 지저분하고 두꺼워져서 남이 알아듣지 못하는 자신만의 말을 하고 (面垢讝語) 소변이 저절로 나오며(遺尿), 땀을 흘리는 행위를 하고(發汗) 고집스럽고 자기의 원칙만을 말하는 현상이 온다(讝語). 만약에 이런 증상을 조절하면, 이마에 땀이 나고(下之則額上生汗), 손발이 이어서 차가워지고(手足逆冷), 만약 저절로 땀이 나는 현상들이 병의 원인으로 작용하는 환자의 어떤 질환에도(若自汗出者) 백호탕으로 치유한다(白虎湯主之).

부연 설명: 지독한 강박증 환자로서 자기의 원칙과 기준이 정확하고 분명한 환자에게 적용한다. 의심이 많으며 반복 확인하며 고집스럽고 융통성이 없어서 대인관계와 사회생활이 힘든 환자에게 활용한다.

【임상치험례】

강박장애, 난독증 (남 30세, 168cm/70k)

지독한 강박증 환자였다. 어린 시절부터 고집이 세고 융통성은 전혀 없었다, 모든 일이 분명하고 정확하게 되어야만 했다. 반복적으로 확인하는 버릇이 심했다. 불을 껐는지 꼭 20번을 머리를 쳐들고 계속 반복적으로 확인해야만 마음이 놓였다. 특히 언어 관련 강박증이 심했다. 앞에 공부한 내용이 완벽하게 기억이 안 되면 다시 앞으로 반복 확인해야만 직성이 풀렸다. 그러니 공부를 제대로 할 수가 없었다. 더구나 책에 나오는 문맥을 이해하지 못했다. 단어 한 글 한 글자를 떼어서 이해하려고 하여 전혀 책을 보지도 못하고, 대화에서도 상대에 대한 말을 이해하지 못하는 중증 강박증이 되었다. 공부는 더 할 수가 없어 태권도 특기생으로 하기로 마음을 먹었다. 태권도를 무척 열심히 하였다. 그러나 사범이 시키는 지시가 이해가 안 되고 소통이 안 되어 심리적으로 괴로웠다. 그래도 이 길이 살길이라 여겨 피나는 운동을 하고, 그에 필요한 지식을 철학과 원리로 컴퓨터를 통해 배우는 생활을 반복하였다. 약 2년을 반복하고 나니 난독증은 더욱더 심해졌고, 몸은 심하게 손상되어 전신 통증과 전신 관절 통증이 참을 수 없을 정도로 힘들었다. 입술은 부르트고 목 안은 바짝바짝 타들어 가고 시력은 극도로 악화되어 눈앞이 뿌옇게 보였다. 몸을 움직이지 못하여 굴신도 못 하고 음식은 여전히 많이 먹고서 배가 불러와 몸은 무거워서 움직이기 힘들고, 음식 맛도 제대로 느끼지 못하여 무감각하고, 얼굴에 대한 콤플렉스가 심하게 생겼다. 무엇보다 상대에 대한 소통과 공감이 전혀 되지 않았다. 자기 사고가 너무 강직하여 타인의 말과 행동을 전혀 이해하지 못하였다. 고집이 너무 심해 자신의 말만 주장하고 대인관계가 전혀 되지 않았다. 책의 문장이나 광고 문구, 게시물도 전혀 이해하지 못하고 상대방의 말도 이해를 못 하며 자기 프레임에 맞는 사고로만 이해하려고 하였다.

변병진단 지독한 강박증 환자로 모든 일이 분명하고 정확하게 되어야만 하고 반복적으로 확인하는 버릇이 강한 점을 보아 陽明病으로 진단하였다. 태권도를 열심히 하고(大陽病), 운동에 필요한 지식을 스스로 숙지하려고 공부도 매우 열심히 집중하고(少陽病), 음식을 계속해서 채우려고 한 점과 (三陽合病) 난독증 강박증이 있고(讝語) 음식을 많이 먹고서 배가 불러와 몸이 무거워져서 움직이기 힘들어하고(腹滿身重), 자신의 사고가 너무나도 강직해서 타인의 말과 행동을 이해하지 못하는 점을(難以轉側) 보아 219조 白虎湯을 처방하였다. 최초 치료 시에는 처방도 우여곡절이 많았다. 전혀 증상의 호전이 없었다. 최근 2년 전부터 양명병의 삼양합병의 백호탕으로

투여하여 현실을 조금씩 인식하기 시작하고 문맥 이해와 소통도 조금씩
완만하게 호전되어 가는 중이다. 정말 어려운 중증 강박증 환자이다.

【고문자 분석】

仁(인)　사람 亻(인)과 심장 心(심)이 변형된 글꼴 二(이)가 합쳐진 모습으로 사
람의 기본 심성을 표현하였다.《설문해자》에서는 친할 親(친)으로 풀고 있지
만《상한론》에서는 '상황이 순조롭다'로 풀 수 있다.

垢(구)　'더럽다'는 의미 표현을 위해 흙 土(토)로 먼지, 더러움을 나타냈다.
발음으로 유사음 后(후)를 썼다.

遺(유)　발걸음을 옮기는 모습 辶(착) 위에 귀할 貴(귀)가 있다. 貴(귀)는 고대
화폐인 조개 貝(패)를 기본자소로 하고 있는데, 이는 화폐를 담는 상자의 모습
이다. 옮기는 과정에서 귀중품 상자를 잃어버린 상황을 묘사한 것이 遺(유)로,
'유실되다'의 뜻이 여기서 파생했다.

尿(뇨)　사람 人(인)과 호환되는 尸(시) 아래 물 水(수)를 두어 소변을 표현했다.

逆(역)　고대글꼴에서 屰(역)은 소 牛(우)가 거꾸로 되어 있는 모습이다. 도살
한 소를 거꾸로 하여 제물로 받아들이던 행위에서 '맞아들이다' '받아들이다'
'이어지다'의 의미를 차용하고 있었다. 발걸음을 뜻하는 辵(착, 辶)을 두어 동
작을 나타냈다. 이 글자는 하나의 동작에 대해 이어지는 즉각적이고 돌발적인
반응을 의미하며 여기서 후대의 '순조롭지 않다'는 의미가 파생했다.《상한론》
에서도 여전히 '맞아들이다' '받아들이다' '이어지다'로 해석해야 하는데, 하나
의 동작에 대해 이어지는 돌발적인 반응으로서의 의미를 살려야 한다.

220 [15] **二陽幷病, 大陽證罷, 但發潮熱, 手足漐漐汗出, 大便難而讝**
語者, 下之則愈, 宜大承氣湯.

이양병병, 대양증파, 단발조열, 수족칩칩한출, 대변난이섬

어자, 하지칙유, 의대승기탕

○ 두 개의 陽(양)[大陽(대양), 少陽(소양)]이 함께 악화되어 병이 된 상태에서 인체 내부의 정상적인 체온을 만드는 기운의 문제로 만들어진 증상은 끝났어도 [몸이] 젖으며 열을 내고 손발이 축축한 상태로 땀이 나고 대변이 어려우며 헛소리를 하는 경우 설사를 하게 하면 몸과 마음이 낫는다. 大承氣湯(대승기탕)이 적합하다.

【임상적 해설】

양명병과 대양병이 합하여 병이 진행되는 경우에 즉, 脈浮 頭項强痛而惡寒, 胃家實是也의 증상이 합하여 진행되는 경우에(二陽幷病) 대양병의 증상이 끝나고(大陽證罷) 다만 몸이 젖으며 열이 발생하고(但發潮熱) 손발이 축축한 상태로 땀이 나고(手足漐漐汗出) 대변 보기가 어려우며 알아듣지를 못하는 말을 하고 의심이 많아서 반복해서 확인하려고 하는 사람은(大便難而讝語者) 대변을 원활하게 하게 되면 몸과 마음이 치유가 된다(下之則愈). 이러한 현상이 병의 원인으로 작용하는 환자의 어떤 질환에도 대승기탕이 적합하다(宜大承氣湯).

【고문자 분석】

漐(칩) 물기를 나타내기 위해 물 水(수)를 쓰고 발음을 위해 執(집)을 썼다. 執(집)은 사람이 형틀에 손을 묶인 상태로 마치 체포된 모습이다. 아울러 '물을 머금고 있다'는 의미도 나타낸다.

221 ¹⁵ 陽明病, 脈浮而緊, 咽燥, 口苦, 腹滿而喘, 發熱, 汗出, 不惡
寒, 反惡熱, 身重, 若發汗則躁, 心憒憒反讝語, 若加溫針, 必
怵惕煩躁, 不得眠, 若下之, 則胃中空虛, 客氣動膈心中懊憹,
舌上苔者, 梔子豉湯主之.

양명병, 맥부이긴, 인조, 구고, 복만이천, 발열, 한출, 불오
한, 반오열, 신중, 약발한칙조, 심궤궤반섬어, 약가온침, 필
출척번조, 부득면, 약하지, 칙위중공허, 객기동격심중오뇌,
설상태자, 치자시탕주지.

222 若渴欲飲水, 口乾舌燥者, 白虎加人蔘湯主之.

약갈욕음수, 구건설조자, 백호가인삼탕주지.

223 若渴欲飲水, 小便不利者, 猪苓湯主之.

약갈욕음수, 소변불리자, 저령탕주지

陽明(양명)이 악화되어 병으로 된 증세에서 혈관을 따라 흐르는 피의
움직임이 넘치며 바짝 조이고 목구멍이 타며 입이 [여러 증세로] 괴롭
다. 배가 [무언가로] 가득하며 게다가 기침을 한다. [그런 것이 원인이
되어] 열을 나게 하니 땀이 난다. 차가운 기운에 민감해하지는 않고 오
히려 열에 민감해하며 몸이 무겁다. 만약 땀을 나게 하면 조급해하고
마음이 어수선해지면서 오히려 헛소리를 한다. 만일 따뜻한 침을 가하
면 반드시 마음이 어수선해지고 근심하며 머리에는 열이 나고 조급해
한다. 잠을 이루지 못하는데 설사를 하게 하면 위 속에 [있어야 할 기
운이] 비게 되어 다른 [좋지 않은] 기운이 횡격막을 움직여 가슴속에
고뇌와 고민이 자리하도록 하게 되는데 혀 위에 태까지 끼는 경우는
梔子豉湯(치자시탕)으로 증상을 다스려야 한다.

만약 물을 적극적으로 마시려들며, 실제로 물을 마셔도 입은 마르고
혀가 타는 경우 白虎加人蔘湯(백호가인삼탕)으로 증세를 다스려야 한다.

344

● 　만약 물을 적극적으로 마시려들고 실제로 물을 마시지만 소변이 날카
　롭지 않은 경우는 猪苓湯(저령탕)으로 증상을 다스려야 한다.

【임상적 해설】

221. 분명하고 정확하게 하려는 것이 병이 되며, 그것이 만족하지 못하면 음
식으로 채우며, 반복적으로 확인하려고 하는 것이 병이 된 것에서(陽明病) 움
직임이 넘치면 바짝 조이며 긴장하며(脈浮而緊), 목 안이 마르고 입 주변이 부
르트고(咽燥 口苦) 배가 그득하여 가스가 차며 움직이면 숨이 찬다(腹滿而喘).
열이 나며(發熱) 땀도 나고(汗出) 추위는 민감하지 않으며(不惡寒) 오히려 열에
민감해하며(反惡熱) 몸이 무거워진다(身重). 만약에 땀을 흘리는 움직임을 하고
나면 조급해하고(若發汗則躁) 마음에 소중한 것을 잃을까 봐 불안하면 오히려
알아듣지 못하는 말을 하고 의심이 많아서 반복적으로 확인하려는 버릇이 생
기고(心憒憒反譫語) 만약에 열감으로 인한 찌르는 상황이 가해지면(若加溫針) 반
드시 마음이 어수선해지고 근심이 많아지며 짜증도 나고 조급해하며 안절부
절 못하여(必怵惕煩躁) 잠을 이루지를 못한다(不得眠). 만약에 이런 것이 조절이
되면(若下之) 위 안이 텅텅 비어 허전하고 허기가 지게 되며(則胃中空虛) 손님을
맞이하듯이 필요 이상으로 친절하게 대하여 이로 인해 숨이 막히면서 호흡이
답답해하며 마음속에 고뇌와 근심이 있어도 내면을 표출하지 못하고(客氣動膈
心中懊憹) 혀에는 태가 끼이는 현상이 병의 원인으로 작용하는 환자의 어떤 질
환에도(舌上苔者) 치자시탕으로 치유한다(梔子豉湯主之).

222. 만약에 갈증을 느껴 물을 자꾸 마시려고 하고(渴欲飮水) 입은 마르고 혀
도 바짝 마르고 음식이나 물을 자꾸 먹으려고 하면(口乾舌燥者) 이런 현상이 원
인으로 작용하는 환자의 어떤 질환에도 백호가인삼탕으로 치유한다(白虎加人
蔘湯主之).

223. 만약에 갈증을 느껴 물을 자꾸 마시려고 하면서(若渴欲飮水) 소변이 시원

하게 나오지 않으면(小便不利者) 이런 현상이 원인으로 작용하는 환자의 어떤 질환에도 저령탕으로 치유한다(猪苓湯主之).

부연 설명: 陽明病에서 열등감으로 피해의식에 젖어서 자신감이 결여된 강박증 상황에서 상대에게 말을 못 하고 괴로워하는 우울증, 조울증, 불안장애, 강박증, 수면장애, 조현병 등 신경정신과 질환 환자에게 다양하게 활용한다.

【임상치험례】

조현병, 환청 (남 28세, 176cm/86kg)

5년 전 군대에서 근무할 때부터 징조가 보였다. 군대 생활에 적응을 잘 못 한다고 느끼면서 정신과 치료를 받고 싶었으나 사회적 인식을 의식하여 미루었다. 군대 생활을 분명하고 정확하게 해야 하며 자신이 원하는 만큼 이루어지지 않으면 불안하여 반복적으로 확인하는 강박증 성향이 많았다. 자기 규칙, 자기 공식대로 해야만 하는데 단체생활에서 불가능하여 늘 지적당하고 문제아 취급을 당했다. 군대에서 항상 할 말은 많으나 참고 지냈다. 그런 중에 선임에게 맞고서 상관이 없는 사람들에게도 폭언하게 되었다. 그 이후로 군대에서 사람들에 대한 두려움이 생겼고 트라우마가 생겼다. 그럭저럭 겨우 제대를 하게 되었다. 그러나 사람들을 만나기가 꺼려지고 두려웠다. 그래서 제대 후 사이비종교에 심취하게 되었다. 성경에 몰입하여 성경대로 모든 자기 생활이 이루어지지 않은 상태가 불안하면서 자책과 죄책감에 빠져들었다. 성경책에 나오는 현상대로 환청이 들리고 계시가 내려오는 환시가 보이고 자기를 지시하고 질책하는 환청과 망상에 빠져버렸다. 유년 시절부터 융통성이 없는 매우 고지식한 청년이었다. 유년 시절 아버지의 도박으로 전 재산을 탕진한 이후에 장남으로 항상 부담감과 안전에 대한 욕구가 강했다. 자신이 원하는 만큼 이루어지지 않으면 폭식하는 경향이 있었다. 복용하는 양약도

폐약하고 치자시탕을 복용하고서 환청과 망상증이 치료되면서 공무원시험을 준비하게 되었다.

변병진단 군대 생활에서 자신이 원하는 대로 되지 않으면 불안해하고, 제대 후 성경대로 되지 않는 자기 생활에 불만을 가지고 불안해하며, 어릴 적 장남으로 부친에 대한 압박으로 불안해하며 자기 식대로 되지 않으면 불안해하며 음식으로 채우는 성향의 강박증을 보고서 陽明病으로 진단하였다. 조문진단은, 군대에서 상사에게 자신의 내면을 말하지 못하고 가슴앓이를 하고(客氣動膈 心中懊憹) 성경책대로 살아가지 못하는 자신이 늘 불안하고 안절부절못하는 점 (必怵惕煩躁) 성경 말씀이 너무나 소중한 내용인데 이대로 살지 못하면 소중한 삶을 잃을까 봐 상대가 알아듣지도 못하는 말도 하고 혼자 중얼거리는 점(心憒憒反譫語)을 참고하여 221조 치자시탕을 투여하였고, 6개월 이상 복용 후에 환청 망상증이 호전되어서 공무원시험을 준비하게 되었다.

【임상치험례】

조울증, 강박장애 (여 22세, 164cm/54kg)

고3 때 연극과에 지원했으나 원하는 대학에 진학하지 못하고 재수를 하게 되었다. 그러나 재수 때 부친이 사망하면서 공허함을 느끼고 허전함이 커졌다. 이듬해에는 삼수하면서 다시 연기에 매진하는 중이었다. 세 자매의 막내딸로 귀여움을 독차지하면서 자랐고 부러울 게 없이 유복하게 살았는데 갑작스러운 부친의 사망으로 집안 환경이 많이 힘들어졌다. 부친의 부재로 인한 공허함으로 남자에 대한 집착이 생기게 되었고 조증이 발병하였다. 환청, 환시, 망상으로 남자에 대한 집착이 강했다. 조증 시 과대망상증이 많았고, 주로 남자에 대한 망상이 많았다. 남자에 대한 내면의 감정을 돌발적으로 표출하였다. 연기가 자신이 원하는 만큼 채워지지 않으면 음식으로 채웠다. 또한, 열등감과 피해의식이 매우 강했다.

변병진단 갑작스러운 환경변화로 인해서 불안감이 생기고 열등감 피해의
식이 강하고, 자신이 원하는 만큼 채워지지 않으면 음식으로 채우려고 하
는 점을 보아 陽明病으로 진단하였다. 연기에 몰입하면서 긴장이 되고(脈
浮而緊) 불안감으로 인해서 계속해서 확인하려고 하고(心憒憒反讝語) 잠을
깊이 자지 못하며(不得眠) 원하는 만큼 채워지지 않으면 공허함을 음식으
로 채우려 하고(則胃中空虛) 속마음을 쉽게 이야기하지 못하고 참으면서
답답해하는 점(客氣動膈心中懊憹)을 참고하여 221조 梔子豉湯을 처방하였
고, 6개월 이상 복용 후에 조울증이 호전되었다.

【임상치험례】

우울증, 강박장애 (여 26세, 165cm/63kg)

청소년기에도 증상이 좋지 않았다. 성인이 되고 나서 더욱 악화되어 심한
우울증으로 정신과를 다녔다. 초등학교 6학년 때부터 고등학교 3학년까
지 왕따를 당했다. 유년 시절 부모의 사업 실패로 부모 간의 갈등에 항상
위협을 느끼며 공포 불안을 경험했다. 또한, 가난이 항상 열등감으로 여겨
져 움츠러들였다. 학창시절 이러한 열등감으로 우울하고 불안했다. 원래
는 영화배우가 꿈이었으나, 경제 상황이 좋지 않아서 바로 취직을 하였다.
그러나 동생은 연극영화과에 진학하게 되면서 상대적인 열등감을 다시
느꼈다. 고교 졸업 후 아르바이트로 지내면서 심한 열등감을 느꼈다. 그리
고 심리적 공허함이 오면 폭식을 하여서 체중이 20킬로그램가량 증가하
였다. 불안감으로 인해서 강박적 사고가 있었고, 내면의 말을 잘 안 하게
되었다고 한다.

변병진단 열등감으로 항상 움츠러들어 있었고 불안감으로 강박적 사고가

있으며, 심리적 공허함을 폭식으로 채우려고 하는 陽明病으로 진단하였다. 힘들고 바쁜 아르바이트를 하면서 항상 긴장되어 있고 우울함과 무기력함으로 움츠러들어 있으며(發汗則躁) 심리적 공허함으로 폭식을 하고(則胃中空虛) 숨이 막히고 답답하면서 내면의 속마음을 이야기하지 못하는 점(客氣動膈心中懊憹)을 보아 221조 梔子豉湯을 처방하였고, 6개월 이상 복용 후에 호전되었다.

【임상치험례】

조현병, 환청, 망상 (남 23세, 170cm/93kg)

중학교 때 친구들로부터 따돌림을 당하면서 시작되었다. 항상 공부에 대한 열등감에 시달렸다. 친한 친구들에게서도 왕따를 당하면서 학교생활이 불안하고 두려웠다. 친한 친구들과 어울리지 못하는 상황을 아무에게도 말 못 하고 꾹 참았다. 공부도 친구도 자기가 원하는 대로 안 되어 불안했다. 그럴 때마다 갈증과 허기에 콜라와 음식을 폭식하게 되었다. 체중이 점점 증가하여 100킬로그램 이상이 되었다. 외모에 대한 콤플렉스까지 겹치면서 대인관계에 어려움을 겪었다. 자신감을 잃어가고 은둔생활을 하게 되면서 게임에 몰입하게 되었다. 게임의 세계와 현실이 분간이 안 되어서 망상증이 심해졌다. 혼자 중얼거리는 환청과 망상이 겹쳐서 나왔다. 그때부터 조현병으로 진단을 받고서 치료를 받았지만 환청이나 망상은 호전이 없고 오히려 식욕이 증가하여 콜라나 음료수를 온종일 벌컥벌컥 마시고 음식도 폭식 수준으로 변하여 체중이 증가하였다. 몸이 둔해지니 정신도 희미해져 인지 능력까지 떨어지면서 늘 멍청하게 지내왔다. 어린 시절부터 누나와 여동생 사이에서 외동아들로 기대를 한껏 받았다. 아버지는 "항상 무엇이 되어야 한다.", "어떻게 해야 한다." 하는 부담감을 계속 주었다. 누나와 여동생은 공부를 잘해 상대적으로 무시를 당하였다. 누나가 압박을 할 때마다 아버지의 압박감이 투사가 되어 심한 분노와 적대감을 가지게 되었다. 아버지와 누나만 보면 불안하고 안절부절 못하였다. 아버지와 누나를 의식하여 공부나 미래에 대해 구상을 하나 막상 앞에서는 말을 못 하는 상황이 많았다. 그래서 강박적으로 매일 계획을 짜고 다시 또 짜는 강박증 증세가 생겼다. 생명공학과에 입학하였지만 매일 계획을 짜는 강박적 행위만 반복하여 학업을 진행할 수 없었다. 매일 계획이 이루어지지 않으면 불안한 심리적 공백을 콜라와 음료수, 음식으로 채워 나갔다.

변병진단　공부에 대한 열등감에 시달리면서, 유일하게 친한 친구 그룹에서마저 왕따를 당하면서 불안하고 두려워하는 상황에서 음식으로 계속해서 채우려고 하는 것과 누나와 아버지의 압박에 의해 강박적으로 매일 설계하는 것을 보아 陽明病으로 진단하였다. 조문진단은, 아버지와 누나에 대한 심리적 압박감으로 말도 하지 못하고 내면의 억울한 감정만 쌓여가는 열등감과 피해의식에 젖어 있는 점을 보아 치자시탕증은 존재한 상태에서, 식욕이 증가하고 콜라 등 음료수를 계속해서 마시려고 하는 점을(渴欲飮水) 보아 白虎加人蔘湯을 처방하였다. 白虎加人蔘湯으로 약 1년 이상 복용 후에 갈증이 줄었고 음식 먹는 습관이 조절되면서 체중도 감소하였다. 그러면서 환청과 망상증도 호전되었다. 정상적으로 회복되어 복학하게 되었다.

【임상치험례】

자궁이형성증, 강박증, 비만증 (여 33세, 166cm/51kg)

4년 전 서울에서 지방으로 이사를 하게 되면서 혼자 지내는 시간이 많았다. 만날 사람이 없고 혼자 지내는 시간이 많아지면서 가슴이 답답하고 우울감이 커졌다. 또한 혼자 외롭게 지내면서 남편에 대한 갈등과 원망이 늘었다. 심리적 허전함을 밤에 혼자서 음주로 달랬다. 64킬로그램까지 체중이 증가했다. 4년 동안 남편과의 관계가 정리가 안 되어 답답했다. 이혼을 시도하여도 남편이 허용하지 않는 상황에 가슴이 답답했다. 외로움에 공허감을 술과 안주로 채워 나갔다. 허전하면 배를 채우는 습관이 있었다. 그러던 중에 산부인과 진단에서 자궁경부암 전단계인 자궁이형성증 진단을 받고 정신적 충격을 받았다. 결국 이혼하고 요가와 절식으로 체중을 급격하게 조절했다. 그래도 술과 음식에 대한 갈망은 줄어들지 않았다.

변병진단 지방으로 이사를 하게 되면서 혼자 지내는 시간이 많아지게 되고, 심리적 허전함을 느껴 음식으로 채우려고 하는 陽明病으로 진단하였다. 남편에 대한 갈등과 원망이 생기며 허전함을 계속해서 술을 마시려고 하는 점을(渴欲飮水) 보아 222조 白虎加人蔘湯을 처방하였다. 본방으로 3개월 복용 후에 식욕이 조절되고 술을 찾는 심리적 충동이 없었다. 술에 대한 강박적 충동이 사라졌다. 자궁에 대한 염증도 깨끗해졌다.

【임상치험례】

눈 밑 떨림, 비염 및 코골이, 소변불리증 (남 46세, 172cm/99kg)

약 15년 전부터 수사관 생활을 시작했다. 사건을 맡으면 반드시 완벽하게 마무리해야만 마음이 편했다. 사건 마무리가 안 되면 늘 불안하고 물과 음식으로 배를 채웠다. 사건이 완벽하게 처리되지 않으면 심리적 압박감으로 소변을 자주 보는 버릇이 생겼다. 조서를 꾸밀 때 자기 의도대로 안 되면 불안해서 습관적으로 입이 바짝 타면서 물을 많이 먹게 되었다. 그리고는 소변을 자주 보았다. 심할 때는 낮에 약 10회 이상, 밤에도 깨어서 최소 3번 이상 가게 된다. 체중도 20대에는 70킬로그램이었는데 107킬로그램 까지 체중이 증가하였다. 매일 허기가 지고 밥을 먹고 물을 먹은 만큼 소변이나 대변이 많이 나오는 것 같다. 긴장하면 눈가 밑이 파르르 떨리고 코는 항상 막히고 잠을 잘 때 코골이가 심해 수면무호흡증이 심하다. 그리고 밤에 소변보는 횟수가 잦아 숙면을 취하지 못하여 머리가 항상 멍하고 피로가 많이 밀려온다.

변병진단 수사관 생활을 하면서 사건을 완벽하게 마무리하지 않으면 불안함이 생겨 불안감을 해소하기 위해서 끊임없이 음식으로 채우려고 하는 陽明病으로 진단하였다. 자신의 의도대로 되지 않으면 습관적으로 입이 바짝 타면서 물을 많이 마시게 되고(若渴欲飲水) 심리적 압박감으로 소변을 자주 보려고 하는 버릇이 생긴 점(小便不利者)을 보고 223조 猪苓湯을 처방하였다. 본 방을 6개월 이상 복용하여 갈증이 줄고 폭식도 조절되면서 소변보는 횟수가 줄어들었다. 점점 코골이, 코막힘, 수면무호흡증도 호전되었다. 당연히 체중도 감소하기 시작하였다.

【고문자 분석】

浮(부)　물 氵(수)와 사로잡을 孚(부)로 구성되어 있으며 孚(부)는 단순한 음성 부호이다. 장중경 시대 당시 浮(부)는 '범람하다'의 의미를 지닌 氾(범)과 호환되고 있었다. 흔히 뜰 浮(부)라는 훈 때문에 단순하게 '물에서 뜨다'라는 의미로 알려졌다. 《상한론》에서의 浮(부)의 의미는 범람하다는 뜻을 중심으로 풀어가야 한다. 범람이란 액체의 양이 일정한 범주, 용기를 넘어서는 상황을 의미한다. 장중경이 浮(부)를 사용한 이유는 핏줄 속의 피의 움직임이 범람, 즉 일정한 기준점을 넘어서고 있음을 나타내고자 했기 때문이다. 혈액이 핏줄 밖으로 넘쳐 나온 형태는 아니기에 넘칠 氾(범)을 직접 사용하지는 않았다.

緊(긴)　실 糸(사)와 신하 臣(신), 손 又(우)로 구성되어 있다. 臣(신)은 발음을 나타냄과 동시에 밀접함의 뜻도 나타낸다. 전체적으로 실을 손으로 바짝 동여매는 모습의 문자로 '바짝 조임' '긴박함'의 의미로 사용된다.

苦(고)   《설문해자》에서는 영지 종류의 오래된 버섯에서 느껴지는 쓴맛을 일컫는다고 설명하였다. 오랠 古(고)와 풀 艹(초)를 통해 이미지를 묘사했다.

躁(조)   발 足(족)을 통해 온몸을 움직이는 모습을 상징했다. 오른쪽은 발음을 위한 자소로 나무 木(목) 위에 세 개의 입 口(구)가 있다. 새들이 모여 조잘거리는 소리를 묘사하고 있다. 전체적으로 몸을 조급하고 부산하게 움직이는 모습을 말한다.

憒(궤)   《설문해자》는 亂(난), 즉 어지러움으로 풀고 있다. 마음 忄(심)과 귀중품상자 貴(귀)를 두어 마음속에서 소중하게 생각하는 것으로 인해 일어나는 어수선함을 표현하고 있다.

讝語(섬어)   시대를 고증할 수 있는 문헌을 근거로 보면 약 8~9세기 경에 讝(섬)의 자형이 처음 등장한 것으로 볼 수 있다. 따라서《상한론》원본에 이 글자가 있었다고 보기는 힘들다. 讝(섬)은《상한론》에서 사용한 어떤 글자를 대체해 등장한 것이거나 후대에 누군가에 의해 첨가되었을 수 있다. 讝(섬)의 의미에 대해서는 당나라 때 등장한 불교 언어학서《一切經音義(일체경음의)》에서 '多言(다언)' 즉 '말이 많음'이라 풀고 있으며 이를 근거로 의서에서는 헛소리 등으로 해석한다.

　讝(섬)의 어원을 추적해볼 때 한자어에서는 연관성을 찾기 어려우나 만주어에서 '말하다'의 기본 표현을 'sembi' 즉 '섬비'로 발음하고 있는데 여기서 '섬'의 의미가 시작된 것으로 보인다. 중원의 한족들 사이에서는 만주족을 경시하는 풍토가 있었기에 그들이 하는 말, 다시 말해 '섬'이라는 소리를 '알아들을 수 없는 말'로 치부했을 수 있다. 고대 한자어에서 胡言(호언)은 이민족의 언어를 경시하는 표현으로 쓰였는데, 여기서 胡(호)는 만주족을 위시한 알타이어 계통의 언어를 사용하는 민족을 일컫는 대표적 표현이다. 알타이어이기에 'sembi'에서 'sem'은 어간으로 변하지 않으며 'bi'는 어미로 다양하게 변화할 수 있다.

讝語(섬어)라는 단어의 출현은 바로 이러한 문화적, 언어학적 맥락에서 이해할 수 있다. 알타이어의 유사음을 나타내기 위한 한자 조어 습관에 따라, 말이라는 뜻을 지닌 만주어의 '섬'을 차용하고 발음을 표현하기 위해 말 言(언)과 유사음 嚴(엄)으로 글자를 만든 것이다. 당연히 讝(섬)은 알아들을 수 없는 말, 엉뚱한 말 등의 의미로 사용되었고,《상한론》에서는 이것을 환자의 헛소리, 신음 등을 표현하기 위해 선택한 것으로 보인다. 앞서 언급했듯이《상한론》에서의 讝(섬)은 장중경이 헛소리, 신음 등을 나타내기 위해 당시 썼던 글자를 대신한 것일 수도 있고 후대에 첨가되었을 수도 있다.

怵(출)　마음 忄(심)으로 심리 상태를 표현했다. 오른쪽은 '술'의 발음을 가진 고대글꼴이며 막대에 공을 달아 돌리는 놀이도구이다. 이는 마음이 어수선하고 심란한 상태를 표현한 글자이다.

惕(척)　이 글자의 고대음은 '턱'이다. 이 소리는 단단한 물체가 튈 때 내는 소리 '탁' '툭'을 대신하는 의성어이다. 이 글자는 이러한 음성을 빌어 근육이 놀라 튀는 상황을 묘사하고 있다. 놀라는 상황은 심리적인 상황이므로 마음 忄(심)을 자소로 하였으며, '턱'의 음가를 전달하기 위해 유사한 발음 易(역)을 음성부호로 사용하였다. 또 易(역)은 '변한다'는 뜻을 갖고 있어 마음이 변하고 있음을 나타내기도 한다.

懊(오)　마음 괴로워할 懊(오)는《설문해자》에 보이지 않는다. 마음 忄(심)을 통해 심리 상태를 표현하고 발음을 위해 奧(오)를 사용하였다. 奧(오)는 심적 고통으로 나오는 '오!'와 같은 소리를 묘사한다. 동시에 건축물에서 제례와 관련한 내밀한 공간의 뜻도 있어 마음속 깊은 곳에 존재하는 고뇌를 강조하기 위해서도 사용되었다.《상한론》에 실린 글자는 후대에 만들어져 첨가된 것으로 보인다.

懹(뇌)　《설문해자》에 보이지 않는다. 괴로워할 惱(뇌)의 대체자인데, 惱(뇌)는 심리 상태를 나타내기 위해 마음忄(심)을 썼다. 오른쪽 자소는 후대 문자인 腦(뇌)의 초문으로서 뇌의 상형문이다. 위의 巛(천)은 뇌의 주름을 상징하며 아래 글꼴은 두개골 안에 담긴 뇌의 존재를 의미한다.《상한론》에 보이는 懹(뇌)는 마음忄(심)과 발음을 위한 유사음 農(농)으로 구성되어 있다. 惱(뇌)와 懹(뇌) 모두 후대의 글자들이며 선후 관계는 명확하지 않다.

---

228 ¹⁵ **陽明病, 下之, 其外有熱, 手足溫,** 小結胸. **心中懊憹, 飢不能食, 但頭汗出者, 梔子豉湯主之.**

양 명 병, 하 지, 기 외 유 열, 수 족 온, 소결흉. 심 중 오 뇌, 기 불 능 식, 단 두 한 출 자, 치 자 시 탕 주 지

◉　陽明(양명)이 악화되어 병으로 된 증세에서 설사를 하게 하였는데 그 외부에 열이 있고 손발은 따뜻하다. 작은 結胸(결흉)이다. 마음속에 고뇌와 근심이 있어 배가 고파도 음식을 먹을 수 없고 머리에만 땀이 나는 경우 梔子豉湯(치자시탕)으로 증상을 다스려야 한다.

【임상적 해설】
분명하고 정확하게 하려는 것이 병이 되며, 그것이 만족하지 못하면 음식으로 채우며, 반복적으로 확인하려고 하는 것이 병이 된 것에서(陽明病) 어느 정도 조절이 된 상태에도(下之) 바깥에 나가면 열이 오르고(其外有熱) 손발은 따뜻하고(手足溫) 마음속에 고뇌와 근심이 있어서 내면의 감정을 표출하지 못하고 (心中懊憹) 배가 고파도 음식을 먹을 수 없고(飢不能食) 머리에만 땀이 나는 현상이 병의 원인으로 작용하는 환자의 어떤 질환에도(但頭汗出者) 치자시탕으로

치유한다(梔子豉湯主之).

【임상치험례】

틱장애, 강박장애 (남 30세, 174cm/80kg)

고등학교 때 처음 틱증상이 발병하였다. 그리고 취업을 한 이후 직장생활을 하면서 틱증상이 악화되어 음성틱까지 발전하여 불편을 호소하였다. 병력 청취를 해보니 고등학교 시절 친구와의 관계에서 자신 있게 다가가지 못하고 눈치를 보며, 열등감에 빠져 긴장하고 불안할 때 근육 틱장애가 발병하였다. 이후 여자 친구와 교제하게 되면서, 시간 약속 등에 대하여 지적을 받으면서 자신 있게 자신의 말을 표현하지 못하고, 눈치를 보는 등 열등감에 빠지거나 긴장을 할 때는 증상이 악화되었다. 직장생활에서도 업무를 잘 해내지 못하였을 때, 지적을 받는 것에 대해 예민하게 걱정을 하게 되면서 불안 초조해지고, 이러한 열등감이 원인이 되어 강박증상까지 있었다. 항상 자신의 말을 제대로 표현하지 못해서 답답함과 짜증이 있었다.

취업 이후 음식이 자꾸 당겨서 과식하게 되니 체중 또한 증가하였다.

변병진단 열등감으로 항상 부족함을 느끼고, 이 공허함을 음식으로 채우려고 하는 점을 보아 陽明病으로 변병하였다. 조문진단은, 외부에서 계속 짜증이 나는 상황이 해결되지 않으며(外有熱) 가슴 속에 답답함이 있고, 하고 싶은 말을 제대로 하지 못하는 점(心中懊憹)을 확인할 수 있었다. 그리하여 228조 梔子豉湯을 처방하였고, 3개월 복용 후에 가슴 속 짜증과 강박증이 줄어들면서 심리적 긴장 완화로 틱증상도 호전되었다.

【고문자 분석】

懊(오)　마음 괴로워할 懊(오)는《설문해자》에 보이지 않는다. 마음 ↑(심)을

통해 심리 상태를 표현하고 발음을 위해 奧(오)를 사용하였다. 奧(오)는 심적
고통으로 나오는 '오!'와 같은 소리를 묘사한다. 동시에 건축물에서 제례와 관
련한 내밀한 공간의 뜻도 있어 마음속 깊은 곳에 존재하는 고뇌를 강조하기
위해서도 사용되었다.《상한론》에 실린 글자는 후대에 만들어져 첨가된 것으
로 보인다.

懊(뇌) 《설문해자》에 보이지 않는다. 괴로워할 惱(뇌)의 대체자인데, 惱(뇌)
는 심리 상태를 나타내기 위해 마음忄(심)을 썼다. 오른쪽 자소는 후대 문자
인 腦(뇌)의 초문으로서 뇌의 상형문이다. 위의 巛(천)은 뇌의 주름을 상징하
며 아래 글꼴은 두개골 안에 담긴 뇌의 존재를 의미한다.《상한론》에 보이는
懊(뇌)는 마음忄(심)과 발음을 위한 유사음 農(농)으로 구성되어 있다. 惱(뇌)와
懊(뇌) 모두 후대의 글자들이며 선후 관계는 명확하지 않다.

---

229 [15] **陽明病, 發潮熱大便溏, 小便自可, 胷脅滿不去者, 柴胡湯主
之.**

양 명 병, 발 조 열 대 변 당, 소 변 자 가, 흉 협 만 불 거 자, 시 호 탕 주
지

⦿ **陽明(양명)이 악화되어 병으로 된 증세에서 [그것이 원인이 되어] [몸
이] 젖으며 열을 내고 대변은 진흙처럼 되고 소변은 스스로 가늘 수 있
으며 흉부와 옆구리에 [무언가가] 가득하며 사라지지 않는 경우 柴胡
湯(시호탕)으로 증상을 다스려야 한다.**

【임상적 해설】

분명하고 정확하게 하려는 것이 병이 되며, 그것이 만족하지 못하면 음식으로
채우며, 반복적으로 확인하려고 하는 것이 병이 된 것에서(陽明病), 몸이 젖으
며 열이 나고 대변은 진흙처럼 무르게 나오고(發潮熱大便溏) 소변은 스스로 잘

보며(小便自可) 두려움과 위협으로 가슴과 옆구리가 쪼이고 가득 찬 증세가 사라지지 않는 현상이 병의 원인으로 작용하는 환자의 어떤 질환에도(胷脅滿不去者) 소시호탕으로 치유한다(柴胡湯主之).

부연 설명: 陽明病 환자 중에 공포 및 두려움과 위협으로 불안감을 호소하는 강박증에 활용한다.

【임상치험례】

강박장애, 분노조절장애, 공황장애 (여 40세, 165cm/60kg)

추석 명절 때 시동생이 난동을 부렸다. 어린 시절 아버지에 대한 트라우마가 겹치면서 엄청난 분노가 폭발하였다. 가슴이 터질 듯이 답답하고 열이 달아오르고 숨을 쉴 수가 없었다. 어린 시절부터 아버지가 음주만 하면 자신을 폭행했다. 아버지에 대한 분노와 적개심에 쌓여서 온갖 욕을 하면서 분개를 하였다. 어린 시절 너무나 무섭고 두려워서 공포에 떨었다. 그러던 중 아버지가 자살하였다. 자살한 아버지가 너무나 원망스럽고 적개심이 심하게 내재해 있었다. 복수를 못 하고 죽은 것에 대하여 억울하게 생각할 정도로 분노로 쌓였다. 그 이후로 '자살', '죽음'이라는 단어가 자신을 괴롭혔다. 모든 일에서 조금만 자신이 원하는 대로 되지 않으면 자살하고 싶다는 생각이 충동적으로 떠올랐다. 그리고는 실제로 본인이 자살하면 어떨까 하는 두려움과 공포가 엄습하였다. 시동생이 난동을 부린 상황이 아버지가 투사되어 자살하고 싶은 마음과 죽여 버리겠다는 분노가 치밀었다. 그 이후로 모든 일에 자살과 죽음이라는 강박적 사고와 충동으로 괴로워한다. 그 단어가 떠오르면 얼굴로 열이 확 달아오르고 가슴과 옆구리가 가득 쪼이면서 공포와 두려움과 불안증이 밀려온다. 그러면 안절부절못하여 몹시도 괴로워한다.

변병진단 자살과 죽음이라는 강박적 사고로 인해서 계속해서 괴로워하는 陽明病으로 진단하였다.

조문진단은, 자살이라는 단어가 떠오르면 얼굴로 열이 확 달아오르고(發潮熱大便溏), 가슴과 옆구리가 가득 쪼이면서 공포와 두려움과 불안증이 몰려오는 점을(胃脅滿不去者) 보아 229조 小柴胡湯을 처방하였고 6개월 이상 복용 후로 조금씩 호전되어 가고 있다.

【임상치험례】

강박장애, 피해망상 (남 27세, 178cm/102kg)

어린 시절부터 공부에 대한 열정은 많으나 성적이 오르지 않아 힘들어하였다. 노력한 만큼 성적이 오르지 않아 항상 불안감이 컸다. 학년이 올라갈수록 학업이 뜻대로 되지 않아서 열등감이 생기고 자신감을 잃어갔다. 선생님께 꾸중을 자주 듣게 되고 친구들한테 상대적으로 소외감을 느끼고 점점 외톨이가 되었다. 공부를 잘하는 친구들에게 부러움과 시기 질투심 분노가 쌓여갔다. 그래도 공부를 잘해야 잘살고 훌륭한 사람이 되고 성공할 수 있다는 일념은 변함이 없었다. 그럭저럭 모 대학에 입학하게 되었다. 학과 공부 자체가 따라가기에 너무나 역부족이었다. 점점 열등감이 심해지면서 피해의식이 깊어져 갔다. 수업시간에도 교수가 자기를 무시하지 않나, 친구들이 자기를 업신여기지 않나 하는 망상증에 빠져들기 시작했다. 그래서 주변 친구나 사람들에게 시선을 제대로 맞추지 못하였다. 주변에서 잡담을 나누면 자기에 관해 이야기를 하는 듯이 느껴지고 자꾸 의식이 되면서 피해망상증에 빠져들게 되었다. 그러던 중에 마음에 드는 여학생을 보게 되었다. 항상 그 여자 주변을 맴돌면서 고백을 하려고 작정했지만 맘대로 되지 않았다. 낮이나 밤이나 앉으나 서나 항상 그 여학생만 생각하게 되었다. 매일 눈을 뜨면 그 여학생과의 성적인 장면이 떠올라 정상적인 일상생활을 할 수가 있었다. 이런 성적인 사고가 혹시나 다른 사람들이 알아 버릴 것 같은 착각에 빠지기도 하여 그럴 때마다 공포와 두려움이 엄습하였다. 가슴과 옆구리가 오그려지면서 얼굴로 무안을 당한 것처럼 열이 화끈 달아오르는 현상이 반복되었다. 주변 사람들, 가족들 그리고 그 여학생에게 이런 불순한 생각들이 들킬까 봐 안절부절못하고 두려움에 떨었다. 무른 대변과 소변을 자주 보고, 성적인 강박적 사고가 끊이지를 않았다.

변병진단 어린 시절부터 스스로 노력한 만큼 성적이 오르지 않아 항상 불안감이 컸고, 학업이 뜻대로 되지 않아 열등감이 있었다. 이후 대학교 입학 후에도 학과 공부를 따라가기에 부족함을 느끼면서 열등감이 심해지기 시작하였다. 결정적으로 좋아하던 여학생에게도 부족함을 느껴 다가가지 못하는 상황으로 병이 온 것으로 스스로 부족함을 느껴 계속해서 확인하고 채우려고 하는 陽明病으로 진단하였다.

조문진단은, 분명하고 정확하게 하려고 하여 강박적 사고가 들고(陽明病) 강박적 사고가 들면 얼굴이 무안을 당한 것처럼 열이 화끈 달아오르고 대변은 자주 무르게 보러 다니고(發潮熱大便溏) 소변도 자주 보고(小便自可), 가슴과 옆구리가 오그라드는 증상을 보아(胷脅滿不去者) 229조 小柴胡湯을 처방하였다. 6개월 이상 복용 후에 이러한 증상들이 점점 호전되었다.

【고문자 분석】

溏(당) 《설문해자》보다 앞선 시기의 어휘 사전인《爾雅(이아)》에서는 이 글자가 진흙 淖(뇨)의 뜻을 갖고 있다고 해석한다. 글자에서 卓(탁)과 唐(당)의 자소는 음의 유사성 때문에 혼용된 것이며, 물 氵(수)는 이 글자가 묽은 진흙 반죽의 모습을 지녔음을 나타낸다.

231 ¹⁵ 陽明病, 中風, 脈弦, 浮大, 而短氣, 腹都滿, 脅下及心痛, 久按之氣不通, 鼻乾不得汗, 嗜臥, 一身及面目悉黃, 小便難, 有潮熱, 時時噦, 耳前後腫, 刺之小差, 外不解, 病過十日, 脈續浮者, 與小柴胡湯.

양명병, 중풍, 맥현, 부대, 이단기, 복도만, 협하급심통, 구안지기불통, 비건부득한, 기와, 일신급면목실황, 소변난, 유조열, 시시홰, 이전후종, 자지소차, 외불해, 병과십일, 맥속부자, 여소시호탕.

232 ¹⁵ 脈但浮, 無餘症者, 與麻黃湯. 若不尿, 腹滿加噦者, 不治.

맥단부, 무여증자, 여마황탕. 약불뇨, 복만가홰자, 불치

● 陽明(양명)이 악화되어 병으로 된 증세에서 중풍이 되어 혈관을 따라 흐르는 피의 움직임이 팽팽하면서 넘치고 강해지면서 호흡이 짧아지며 배는 전체가 [무언가로] 가득하고 옆구리 아래에서 가슴에 이르기까지 아프다. 오래 누르면 기운이 통하지 않으며 코는 마르고 땀은 나지 않는다. 눕기를 좋아하고 온몸과 얼굴, 눈이 모두 누런 흙색이며 소변이 어렵다. [몸이] 젖으며 열이 있고 때때로 딸꾹질을 한다. 귀 앞뒤가 붓고 [침으로] 찌르면 조금 차도가 있지만 외부가 점진적으로 질서 있게 호전되어 가지 않고 병이 난 후 10일이 지나 혈관을 따라 흐르는 피의 움직임이 계속 넘치게 되는 경우라면 小柴胡湯(소시호탕)을 주어야 한다.

● 혈관을 따라 흐르는 피의 움직임이 넘치기만 하고 다른 병의 증세가 없으면 麻黃湯(마황탕)을 주어야 한다. 만약 소변을 보지 못하고 배가 [무언가로] 가득하면서 딸꾹질이 더해진 경우라면 고칠 수 없다.

【임상적 해설】

231. 분명하고 정확하게 하려는 것이 병이 되며, 그것이 만족하지 못하면 음

식으로 채우며, 반복적으로 확인하려고 하는 것이 병이 된 것에서(陽明病), 뇌졸중으로 인하여 중추신경계의 손상으로 오는 후유증(즉, 반신마비증을 말한다)에서(中風) 몸이 팽팽하게 긴장되어 있으면서(脈弦), 과잉행위를 크게 한다(浮大). 호흡을 짧게 하면서 숨이 답답해하고(而短氣) 배는 전부 그득하다(腹都滿). 그러면서 옆구리 아래쪽부터 가슴까지 통증이 오고(脅下及心痛) 오랫동안 앉아있으면 답답해하며 통하지 않는다(久按之氣不通). 코안이 마르고(鼻乾) 땀은 나지를 않는다(不得汗). 눕기를 좋아하고(嗜臥) 온몸과 얼굴 눈까지 누런 흙색으로 착색이 되며(一身及面目悉黃) 소변 보기를 힘들어하고(小便難) 몸이 젖으며 열이 나고(有潮熱) 때때로 딸꾹질을 하고(時時噦) 귀 앞뒤가 붓고(耳前後腫) 찌르면 조금 차도가 있지만(刺之小差) 외부의 증세가 점진적으로 해결이 안 되고(外不解), 병이 난 후 10여 일이 되어도 진정하지 않고(病過十日) 계속 움직임이 과잉행위를 하는 현상이 병의 원인으로 작용하는 환자의 어떤 질환에도(脈續浮者) 소시호탕을 투여한다(與小柴胡湯).

232. 단지 움직임이 넘치기만 하고(脈但浮) 다른 병의 증세가 없다면(無餘症者) 이런 현상이 병의 원인으로 작용하는 환자의 어떤 질환에도 마황탕을 투여한다(與麻黃湯).

부연 설명: 陽明病 환자 중에 뇌졸중 후유증으로 반신마비 환자에게 활용한다.

【고문자 분석】

弦(현)　활 弓(궁)에 실타래 玄(현)을 써서 현악기 연주에 사용하는 활을 의미하고 있다. 여기서 탄력, 잡아당김, 팽팽함 등의 의미가 파생했다.

236 ¹⁵ **陽明病, 發熱汗出者,** ^{此爲熱越.} **不能發黃也, 但頭汗出, 身無汗, 劑頸而還, 小便不利, 渴引水漿者,** ^{此爲瘀熱有裏.} **身必發黃, 茵蔯蒿湯主之.**

양 명 병, 발 열 한 출 자, 차위열월. 불 능 발 황 야, 단 두 한 출, 신 무한, 제 경 이 환, 소 변 불 리, 갈 인 수 장 자, 차위어열유리. 신 필 발 황,인 진 호 탕 주 지

● 陽明(양명)이 악화되어 병으로 된 증세에서 [그것이 원인이 되어] 열을 나게 해서 땀이 나오면 여기서는 열이 정도를 넘어서야 함을 말한다. [몸이] 누런 흙색으로 변하지는 않는다. 머리에서만 땀이 나고 몸에는 땀이 없으며 [땀이 나는 현상이] 목에서 멈추고 돌아오며 소변이 날카롭지 않고 물을 적극적으로 마시려고 하면서 물과 [짭짤한] 장이 끌리는 경우 이것은 응어리진 열이 안에 있는 것이다. 몸이 반드시 누런 흙색으로 변한다. 茵蔯蒿湯(인진호탕)으로 증상을 다스려야 한다.

【임상적 해설】

분명하고 정확하게 하려는 것이 병이 되며, 그것이 만족하지 못하면 음식으로 채우며, 반복적으로 확인하려고 하는 것이 병이 된 것에서(陽明病) 열이 나고 땀이 나면(發熱汗出者) 몸이 누런 흙색으로 변하지 않는다(不能發黃也). 단지 머리에서만 땀이 나고(但頭汗出) 몸에는 땀이 없으며(身無汗) 목이 불편하여 자꾸만 돌리려 하는 행위를 하며(劑頸而還) 소변을 시원하게 보지 못하며(小便不利) 갈증을 느끼어 물과 장(국 종류)이 끌리는 사람은(渴引水漿者) 몸이 반드시 누런 흙색으로 변한다(身必發黃). 이런 현상이 병의 원인으로 작용하는 환자의 어떤 질환에도 인진호탕으로 치유한다(茵蔯蒿湯主之).

부연 설명: 陽明病에서 피부가 착색이 되는 피부질환에 활용한다.

여드름, 강박장애 (여 25세, 163cm/56kg)

미국에서 대학 생활을 무사히 마친 후 인턴 생활을 시작하면서 증상이 시작되었다. 원래는 유명한 대학의 경제학과를 졸업하고서, 경험을 넓히기위하여 전공과는 동떨어진 유전자, 생명공학 연구소에 인턴을 하게 되면서 스트레스가 작용하였다. 본인이 예상했던 것보다 적성에 맞지도 않고 능력이 달리는 것 같아서 월급을 받는다는 것에 대하여 죄책감이 들기 시작했다. 3개월 정도 인턴 생활을 하게 되면서 자기가 원하는 만큼 성과가 나지 않자 불안감이 가중되고 주변 연구원들에게 눈치를 보게 되었다. 연구원 인턴 생활에 만족하지 못하는 공허감을 음식으로 채우는 습성이 생겼다. 체중이 7킬로그램 증가하였고 생리도 나오지 않았다. 심리적으로 불안감이 몰려오면서 얼굴에 발진이 시작되었다. 화농성 염증처럼 곪고 여드름이 심하게 번졌다. 인턴 생활 중에 본인이 모르는 업무가 나오면 불안 초조하여 진땀이 나고 목은 바짝 타들어 가 물을 계속 마시게 되고 혹시나 모르는 내용을 질문하면 어쩌나 하는 긴장감에 어질어질할 때도 많았고 소변을 보는 것도 잊어버릴 정도로 긴장의 연속이었다. 결국에는 인턴 생활을 그만두고 영구 귀국하게 되었다. 귀국 후 한국의 컴퓨터 회사에 취직한 후에도 미국의 인턴 생활 때와 비슷한 트라우마가 반복되어 괴로움을 느끼고 있다. 컴퓨터 프로그램을 제대로 완벽하게 하지 못하면 불안해하는 강박증이 엄습하였다. 치자시탕으로 강박으로 인한 불안감을 치료한 후에 인진호탕으로 얼굴 피부 여드름을 치료하였다.

변병진단 인턴 생활에서 예상보다 성과가 나오지 않는다는 것을 느끼면서 스스로 부족함을 느끼고 이러한 심리적 불안감과 공허함을 음식으로 채우려고 하는 陽明病으로 진단하였다. 조문진단은 목이 바짝 타들어 가서 물을 계속해서 찾고(渴引水漿者), 화농성 염증처럼 얼굴 피부에 여드름이 나는 것을 보아(身必發黃) 236조 茵蔯蒿湯을 처방하였다. 최초 1개월은 치자시탕으로 불안감을 해소하고 인진호탕으로 약 6개월간 복용 후에 얼굴 피부 여드름이 치료되었다.

---

237 [15] **陽明證, 其人喜忘者, 必有蓄血,** ^{所以然者,本有久瘀血,故令喜忘.} **屎雖難, 大便反易, 其色必黑者, 宜抵當湯, 下之.**

양 명 증 , 기 인 희 망 자 , 필 유 축 혈 , 소 이 연 자 , 본 유 구 어 혈 , 고 령 희 망 . 시 수 난 , 대 변 반 이 , 기 색 필 흑 자 , 의 저 당 탕 , 하 지

◉ 陽明(양명)이 [악화되어 병으로 된] 증세에서 그 사람이 자주 [무언가를] 잊어버리면 반드시 [혈관을 따라 흐르는 피의 움직임 속에] 쌓인 피가 있는 것이다. 그러한 이유는 본래 오래 응어리진 피가 있었기에 [그 피가 그 사람으로] 하여금 자주 잊어버리게 했기 때문이다. 똥은 비록 [만들어지기가] 어려우나[단단하나] 대변을 보기는 쉽다. 그리고 그 [대변의] 색이 반드시 검을 것인데 抵當湯(저당탕)이 적합하다. 설사를 하게 한다.

【임상적 해설】

분명하고 정확하게 하려는 것이 병이 되며, 그것이 만족하지 못하면 음식으로 채우며, 반복적으로 확인하려고 하는 것이 병이 된(陽明病) 사람이 자주 잊어버리는 것은 (其人喜忘者), 반드시 피가 축적된 것이다(必有蓄血). 똥은 비록 어려우나 대변은 보기가 쉽다(屎雖難, 大便反易). 그리고 대변의 색이 반드시 검을 것이다(其色必黑者). 이런 현상이 병의 원인으로 작용하는 환자의 어떤 질환에도 저당탕으로 치유한다(宜抵當湯).

【고문자 분석】

忘(망) 마음 心(심)과 없을 亡(망)을 써서 망각의 의미를 나타냈다. 亡(망)은 발음도 나타낸다.

238 [15] **陽明病, 下之, 心中懊憹而煩, 胃中有燥屎者, 宜大承氣湯.**

若有燥屎者, 可攻, 腹微滿, 初頭鞕, 後必溏者, 不可攻之.

양명병, 하지, 심중오뇌이번, 위중유조시자, 의대승기탕.

약유조시자, 가공, 복미만, 초두경, 후필당자, 불가공지

陽明(양명)이 악화되어 병으로 된 증세에서 설사를 하게 하면 마음속에 고뇌와 근심이 일고 머리에 열이 나며 짜증스러운데, 위 안에 타는 똥이 있으면 大承氣湯(대승기탕)이 적합하다. 만약 타는 똥이 있다면 정교하게 다룰 수 있다. 배가 은근히 [무언가로] 가득하면 [똥의] 첫머리가 단단하지만 뒤에는 반드시 진흙처럼 될 터인데 그런 경우라면 증상을 다루어서는 안 된다.

【임상적 해설】

분명하고 정확하게 하려는 것이 병이 되며, 그것이 만족하지 못하면 음식으로 채우며, 반복적으로 확인하려고 하는 것이 병이 된 것이(陽明病) 어느 정도 조절이 되었는데(下之) 마음속에 고뇌와 근심으로 내면의 마음을 바깥으로 표출하지 못하여 짜증이 나며(心中懊憹而煩) 위 안에 건조하고 마른 똥이 있는 현상이 병의 원인으로 작용하는 환자의 어떤 질환에도(胃中有燥屎者) 대승기탕을 투여한다(宜大承氣湯).

부연 설명: 陽明病에서 5일 이상 변비인 경우에 활용한다.

---

241 [15] **大下後, 六七日不大便, 煩不解, 腹滿痛者, 此有燥屎也,** 所以然者, 本有宿食故也. **宜大承氣湯.**

대하후, 육칠일부대변, 번불해, 복만통자, 차유조시야, 소이연자, 본유숙식고야. 의대승기탕

그게 설사를 한 후 6, 7일이 지나 대변을 보지 못하고 머리에 열이 나

366

며 짜증스럽고 점진적으로 질서 있게 호전되어 가지 않으며 배에 [무언가가] 가득하고 아픈 경우 이것은 타는 똥이 있는 것이다. 그렇게 되는 이유는 원래 [위장에] 머무르고 있는 음식이 있기 때문이다. 大承氣湯(대승기탕)이 적합하다.

【임상적 해설】

크게 아래로 내려서(大下後) 6, 7일이 지나도 대변을 보지 못하고(六七日不大便) 분노 및 짜증이 점진적으로 질서 있게 해결이 되지 않고(煩不解), 배가 그득하여 가스가 차면서 통증이 오는 경우에는(腹滿痛者) 이것은 건조하고 마른 똥이 있는 것이다(此有燥屎也). 이런 현상이 병의 원인으로 작용하는 환자의 어떤 질환에도 대승기탕이 적합하다(宜大承氣湯).

【고문자 분석】

宿(숙) 자소로 쓰인 百(백)은 본래 자리깔개의 상형문이다. 집에서 사람이 깔고 자는 것이라 집 宀(면)과 사람 亻(인)을 더했다. 여기서 '머물다' '숙박하다'의 뜻이 파생했다.

---

243 15 **食穀欲嘔者, 屬陽明也, 吳茱萸湯主之.** 得湯反劇者, 屬上焦也.
식 곡 욕 구 자, 속 양 명 야, 오 수 유 탕 주 지. 득탕반극자, 속상초야

● 곡물을 먹고 구역질을 하려고 하는 경우는 陽明(양명)이 악화되어 병으로 된 증세에 속한다. 吳茱萸湯(오수유탕)으로 증상을 다스려야 한다. 탕약을 먹고 반대로 더 심해지는 경우는 상초에 속한다.

【임상적 해설】

평상시 먹던 음식을 먹으려 해도 구역질하려 하고 속이 더부룩하여 소화장애가 있는 경우에(食穀欲嘔者)는 분명하고 정확하게 하려는 것이 병이 되며, 그것이 만족하지 못하면 음식으로 채우며, 반복적으로 확인하려고 하는 것이 병이

된 것인 양명병(屬陽明也)에 속한다. 이런 현상이 병의 원인으로 작용하는 환자의 어떤 질환에도 오수유탕으로 치유한다(吳茱萸湯主之).

부연 설명: 陽明病에서 음식을 먹고서 구토와 메스꺼움에 대한 강박증에 활용한다.

【임상치험례】

구토, 어지럼증 (여 20세, 154cm/62kg)

기숙학원에서 공부하는 중에 불편한 삼촌과 식사 후에 심하게 토하고 어지러워 쓰러지고 말았다. 삼촌이 찾아와서 식사 중에 집안 사정을 알면서 재수를 하는 본인에게 심하게 질타를 하였다. 초등학교 5학년 때 부모가 이혼하였다. 엄마와 살다가 엄마가 재혼하는 바람에 아버지와 할머니 집에서 삼촌과 고모랑 지냈다. 항상 눈치를 보게 되고 특히 삼촌이 늘 엄하게 대했다. 친가 식구들이 자신을 무시하고 아들인 동생만을 챙길 것을 강요했다. 그래서 속내를 말 못 하고 참고 지냈다. 친구 사이에서도 왕따를 당했다. 스트레스로 인해서 내면의 감정을 표출하지 못하면 먹는 것으로 풀었다. 삼촌이 무시하면서 무섭게 대하면 거부감이 발동하여 구토하였다. 이후로도 먹는 음식마다 토하고 심하게 어지러웠다. 吳茱萸湯을 복용 후에 구토가 사라지고 음식을 정상대로 먹기 시작하였고 어지럼증도 사라지면서 불안증이 해소가 되었다.

변병진단 어렸을 때 집안 사정으로 인해 삼촌에게 압박을 당하고 친구 사이에서 왕따 경험으로 인해 불안감이 심하고 내면의 감정을 표출하지 못하여 스트레스를 받으면 먹을 것으로 채우려고 하는 陽明病으로 진단하였다.
조문진단은, 음식을 먹으려고 할 때마다 토하고 심하게 어지러워하는 점과(食穀欲嘔者) 구토에 대한 강박증을(屬陽明也) 보여서 243조 吳茱萸湯을 처방하였고 3개월 복용 후에 구토에 대한 강박증과 어지럼증이 호전되었다.

---

248 ¹⁵ **大陽病, 三日, 發汗不解, 蒸蒸發熱者, 屬胃也, 調胃承氣湯主之.**

대양병, 삼일, 발한불해, 증증발열자, 속위야, 조위승기탕주지

● 大陽(대양)이 악화되어 병으로 된 증세에서 3일이 지나 [그것이 원인이 되어] 땀을 나게 하면서 점진적으로 질서 있게 호전되어 가지 않고 찌듯이 열을 나게 하는 경우 [원인이] 위에 자리하고 있는 것이다. 調胃承氣湯(조위승기탕)으로 증상을 다스려야 한다.

【임상적 해설】

낮에 크게 행위를 하여 병이 되어(大陽病) 삼일이 되었고(三日), 땀을 흘리는 상황이 해결되지 않고(發汗不解), 끓는 듯한 열이 나는 것은 위에서 막혀서 그러한 것이다(蒸蒸發熱者, 屬胃也). 조위승기탕으로 증상을 다스려야 한다(調胃承氣湯主之).

---

260 ¹⁵ **傷寒, 七八日, 身黃如橘子色, 小便不利, 腹微滿者, 茵蔯蒿湯主之.**

상한, 칠팔일, 신황여귤자색, 소변불리, 복미만자, 인진호탕주지

● 傷寒(상한)의 증세에서 7, 8일이 지나 몸이 귤 색깔처럼 누렇게 되고 소변이 날카롭지 않으며 배에 [무언가가] 은근히 가득한 경우 茵蔯蒿湯

(인진호탕)으로 증상을 다스려야 한다.

【임상적 해설】

외부의 환경 중 차가운 기운에 민감하게 반응하게 되는 증세나 외부의 자극에 민감하게 대응하며 긴장이 되는 상황(외부의 역동)이 7, 8일 주기로 지속이되며(傷寒, 七八日) 몸이 귤 색깔처럼 누런 흙색처럼 칙칙하고(身黃如橘子色) 소변이 시원하게 나오지를 않고(小便不利) 배가 은근하게 그득하여 가스가 차는현상이 병의 원인으로 작용하는 환자의 어떤 질환에도(腹微滿者) 인진호탕으로 치유한다(茵蔯蒿湯主之).

부연 설명: 陽明病의 아토피성 피부염, 피부발진, 두드러기 등 피부질환에 활용한다.

【임상치험례】

이명 (남 52세, 175cm/78kg)

2개월 전부터 함께 거주하는 동료와의 갈등으로 인해 이명이 발생했다. 아침 출근길에 머리에서 고주파 소리 같은 것이 들리기 시작했다. 2년 전부터 지방에서 근무하게 되었다. 직장동료 4명이 동거하면서 본인이 총무를 맡게 되었다. 총무 업무에 대해서 동료 한 사람과 사사건건 마찰이 발생했다. 공동 회비 납부도 일정 시간 내에 내지 않고 본인이 지출한 내역서에 대해 이의를 달면서 마찰이 생기기 시작했다. 동료가 정확하고 분명하게 원칙과 규율을 지키지 않아 항상 불만이었다. 그래서 마음이 편하지못했지만 불편해도 꾹 참았다. 그 사람 보기가 싫고 말하기도 싫어서 이어폰을 끼고 노래나 영화감상만 즐겼다. 2년 동안 그 동료만 보면 긴장이되었다. 그리고 소변이 시원하게 나오지를 않았다. 이상하게 오후만 되면몹시 피곤하고 안색이 칙칙하게 변하는 것을 느낄 정도로 극도로 지치는현상이 자주 왔다. 매사에 업무에도 완벽하고 철저하게 원칙을 지키는 성격의 소유자다. 그래서 회사 내에서도 성실하게 근무한지도 오래되었고 잘한다는 평가도 받는다. 하지만 2년 동안 그 동료로 인해서 스트레스가 쌓이면 먹는 것으로 풀었다. 그래서 체중도 늘고 복부에 가스도 자주 찬 다. 그러던 중에 이명이 발생했다.

변병진단 총무 업무를 보면서 본인은 정확하게 하려 하지만, 동료가 원칙 과 룰을 지키지 않는 것이 계속해서 걸리고, 그 동료만 보면 긴장이 되었 다. 매사 업무에 완벽하고 철저하게 원칙을 지키는 등 계속해서 확인하려 고 하고 스트레스를 받으면 음식으로 채우려고 하는 陽明病으로 진단하 였다. 조문진단은, 동료로 인한 긴장을 오랫동안 해오고(傷寒, 七八日), 피부 도 칙칙하게 변하고(身黃如橘子色), 소변도 시원치 않고(小便不利) 체중이 늘 면서 복부에 가스가 차는 점을 보아(腹微滿者) 260조 茵蔯蒿湯을 처방하 였다. 6개월간 복용 후에 이명이 호전되었다.

【고문자 분석】

橘(귤)   《설문해자》에 이미 존재하고 있는 글자로, 장강 유역에서 자생하던 귤을 나타낸다. 나무 木(목)에 발음을 위해 矞(율)을 썼다. 矞(율)은 뾰족한 도 구를 이용하여 물건에 구멍을 뚫는 모습을 나타냈으며, 창 矛(모)를 기본자소 로 썼다. 아래는 구멍이 뚫린 물건의 모습으로서 작은 사각형이 그 구멍을 표 현한 것이다. 橘(귤)이 특별히 矞(율)을 자음으로 쓴 것은 귤 표면의 특이함을 강조하기 위함이다.

---

261 ¹⁵ **傷寒, 身黃發熱者, 梔子檗皮湯主之.**
상 한, 신 황 발 열 자, 치 자 벽 피 탕 주 지

⦿   傷寒(상한)의 증세에서 몸이 누런 흙색이고 [그런 이유로] 열을 내는 경

우 梔子蘗皮湯(치자벽피탕)으로 증상을 다스려야 한다.

【임상적 해설】

외부의 환경 중 차가운 기운에 민감하게 반응하게 되는 증세나 외부의 자극에 민감하게 대응하며 긴장이 되는 상황(외부의 역동)에(傷寒) 몸이 누런 흙색이고 열이 오르는 현상이 병의 원인으로 작용하는 환자의 어떤 질환에도(身黃發熱者) 치자벽피탕으로 치유한다(梔子蘗皮湯主之).

부연 설명: 陽明病의 아토피성 피부염, 피부발진, 두드러기 등 피부질환에 활용한다.

【임상치험례】

아토피성 피부염, 위염 (남 26세, 180cm/79kg)

1년 전에 회사에 입사하였다. 첫 직장이라 잘해야 한다는 압박감을 가졌다. 늘 긴장감에 쌓여서 한 치의 실수도 하면 안 된다는 압박감에 소화장애가 오기도 했다. 야근까지도 하면서 업무에 완벽성을 기하려고 했다. 업무를 진행하면서 허기가 지면 음식을 수시로 먹게 되면서 체중이 6킬로그램 이상 증가하였다. 업무는 점점 가중되고 체중은 늘면서 피로열이 올라오고 급기야 전신에 아토피성 피부염이 발생하였다. 피부 톤이 바뀌어서 갈색으로 착색이 되었고 소양감도 심해졌다.

변병진단 회사에 입사한 이후, 첫 직장이라 잘해야 한다는 압박감을 가지며 업무에 완벽성을 가하려고 계속해서 확인하려고 하고, 불안감에 허기가 지면 음식으로 꾸준하게 채우려고 하는 陽明病으로 진단하였다. 조문진단은, 첫 직장에서 잘해야 한다는 외부의 역동이 있고(傷寒) 피부의 톤이 갈색으로 착색이 되면서 피로열이 오르면서 소양감이 생긴 점을 보아 (身黃發熱者) 261조 梔子蘗皮湯을 처방하였고, 6개월간 복용 후에 아토피성 피부염이 호전되었다.

辨少陽病

변소양병

辨少陽病

변 소 양 병

【임상적 해설】

낮에 작은 행위가 악화되어 병으로 된 증세를 세밀하게 분석하고 분류한다(辨少陽病).

---

263 ¹⁵ 少陽之爲病, 口苦, 咽乾, 目眩也.

소 양 지 위 병, 구 고, 인 건, 목 현 야

◉ 少陽(소양)이 악화되어 병이 된 경우 입이 [여러 증세로] 괴롭고 목이
  마르고 눈은 어지럽다.

【임상적 해설】

낮에 작은 행위가 악화되어 점점 병으로 된 상태에서(少陽之爲病) 입술이 부르
트고(口苦) 목 안이 건조하고(咽乾) 눈이 침침하면서 어지럽다(目眩也). 이런 현
상이 병의 원인으로 작용하는 패턴으로 진단하여 소양병으로 분류한다.

부연 설명: 낮에 자그마한 무언가에 눈으로 집중하여 발생한다.

【동기 이론과 변병진단】

구고, 인건, 목현의 신체적 변화는 내면의 심리적 욕구가 작은 무언가에 집중하였을 때 발생하는 현상으로 여긴다. 주로 낮에 호기심, 학습, 탐구 작업에 집중하면 口苦, 咽乾, 目眩이란 질병의 발생 원인이 된다(少陽病). 이는 탐구와 표현의 자유로 기본 욕구 충족의 필수요건이다. 그래서 무언가를 알고 싶고 이해하고 싶은 욕구로 집중하다 보면, 신체적으로 입술이 부르트고, 목 안이 건조하고, 눈앞이 침침해지는 현상이 발생한다(口苦, 咽乾, 目眩).

결국 少陽病은 기본 인지 욕구가 좌절되었을 때 질병이 발생하여 전반적인 신체기능 저하, 권태, 의욕 상실, 소화장애, 불능식 등 병리적 현상이 발생한다.

【환자 체크포인트】

◆ 학습이나 지식 습득에 집중하여 전반적인 신체기능이 저하되어 질병이 발생했는가?

◆ 오랫동안 집중을 한 후 입술이 부르트고, 목 안이 마르고, 눈이 침침한 현상이 발생했는가?

【고문자 분석】

苦(고)　《설문해자》에서는 영지 종류의 오래된 버섯에서 느껴지는 쓴맛을 일컫는다고 설명하였다. 오랠 古(고)와 풀 艹(초)를 통해 이미지를 묘사했다.

眩(현)　자소 눈 目(목)은 이 글자의 의미가 시각적인 현상이나 증상과 관련이 있음을 나타낸다. 발음을 나타내는 玄(현)은 실타래의 끝 부분으로, 가느다란 실들이 어리어리하게 보임을 나타내는 표현이다. 흔히 '검을 현'이라고 읽지만 '검을'은 사실 '가물거리다'의 변형이다. 색깔이 아닌 어지러움이나 어리어리한 시각적 증상을 나타낸다.

266 ¹⁵ **本大陽病不解, 轉入少陽者, 脅下鞭滿, 乾嘔, 不能食, 往來寒熱, 尚未吐下, 脈沈緊者, 與小柴胡湯.**

본 대 양 병 불 해, 전 입 소 양 자, 협 하 경 만, 건 구, 불 능 식, 왕 래 한 열, 상 미 토 하, 맥 침 긴 자, 여 소 시 호 탕

◉ 大陽(대양)이 악화되어 병으로 된 증세에서 점진적으로 질서 있게 호전되어 가지 않고 少陽(소양)의 증세로 변환되어 들어간 경우라면 옆구리 아래가 단단하고 [무언가로] 가득하다. 마른 구역질을 하며 음식을 먹지 못한다. 차가운 기운과 열기가 왔다 갔다 하지만 아직 토하거나 설사를 하지 않았으나 혈관을 따라 흐르는 피의 움직임은 가라앉고 바짝 조이는 경우 小柴胡湯(소시호탕)을 주어야 한다.

【임상적 해설】

본래 대양병의 증상이 점진적으로 질서 있게 호전되어 해결되지 않고(本大陽病不解), 소양병으로 진행이 되는 경우에는(轉入少陽者) 옆구리 아래로 딱딱하고 그득하게 가득차고(脅下鞭滿) 소화장애가 있으며 음식을 먹지 못하고(乾嘔不能食), 추위 더위 모두 민감하여 왔다 갔다 하고(往來寒熱) 오히려 음식 냄새에 민감하여 올라오거나 설사를 하며(尚未吐下) 움직임은 가라앉고 바짝 조이듯이 긴장한 모습이다(脈沈緊者). 이런 현상이 병의 원인으로 작용하는 환자의 어떤 질환에도 소시호탕을 투여한다(與小柴胡湯).

【임상치험례】

메니에르 증후군, 이명 (여 44세, 161cm/50kg)

논술교사로 일하고 있는 이 환자는 1년 전부터 어지러움과 이명증이 발생했다. 10년 전부터 유능한 논술교사로서 수능 시에는 집중적으로 몰입하여 일했다. 1년 전 수능을 앞두고 학생들의 자소서와 논술에 대한 지도를 열정적으로 하다, 너무 무리하였는지 속이 더부룩하고 음식도 맛이 없고

감기에 걸려서 가래도 생기고 몸이 가라지고 지쳐 버렸다. 몇 개월 동안 논술 문제지를 계속 집중해서 보게 되니 눈이 침침해지고 입술이 부르트고 목 안이 바짝바짝 타들어 갔다. 수능을 끝내 놓고도 몸은 회복되지 않고 악화 되어갔다. 증상이 점점 악화되어 어지러움과 귀에서 소리가 나기 시작했다.

변병진단 수능을 앞두고 학생들의 자소서와 논술에 대한 지도를 열정적으로 하면서 과도한 집중으로 인해서 입술이 부르트고 목 안이 바짝 타들어 가고 눈앞이 침침해지는 少陽病으로 진단하였다. 조문진단은, 논술지도를 열심히 하는 것이 해결되지 않은 상황에서(本大陽病不解), 속이 더부룩하여 음식도 맛이 없고(乾嘔, 不能食) 감기에 걸리면서 몸이 가라지고 긴장하는 점을 보아(脈沈緊者) 266조 小柴胡湯을 처방하였고 3개월 복용 후에 호전되었다. 그 후에도 매년 수능시험 때만 되면 증상이 반복됐다. 그럴 때마다 소시호탕을 투여하면 증세는 말끔하게 회복되었다.

【고문자 분석】

沈(침) 원래는 제물로 사용하는 소를 물에 빠뜨린 모습이지만, 한나라 당시에는 그 시대보다 고대의 이런 상황을 모르고 있었다. 때문에 《설문해자》에서는 沈(침)을 언덕 위에서부터 물이 쏟아져 내려 아래 지역이 물에 잠기는 모습으로 풀었다. 이런 까닭에 한나라 때에 沈(침)은 특정 기물이나 공간 밖으로 물이 넘치는 상황을 표현하는 浮(부)의 상대적 개념으로 주로 사용되었다. 《상한론》에서의 沈(침)은 인체의 혈관을 따라 흐르는 피의 흐름이 기준선보다 아래로 가라앉은 상태로 풀어야 한다.

緊(긴) 실 糸(사)와 신하 臣(신), 손 又(우)로 구성되어 있다. 臣(신)은 발음을 나타냄과 동시에 밀접함의 뜻도 나타낸다. 전체적으로 실을 손으로 바짝 동여

매는 모습의 문자로 '바짝 조임' '긴박함'의 의미로 사용된다.

辨大陰病

변대음병

*   **辨大陰病**
    변대음병

【임상적 해설】

밤에 과도한 행위가 악화되어 병으로 된 증세를 세밀하게 분석하고 분류한다
(辨大陰病).

273 ¹⁵ **大陰之爲病, 腹滿而吐, 食不下, 自利益甚, 時腹自痛, 若下**
之, 必胷下結鞕.
대음지위병, 복만이토, 식불하, 자리익심, 시복자통, 약하
지, 필흉하결경

*   大陰(대음)이 악화되어 병이 된 경우 배에 [무언가가] 가득하고 토하며
    먹어도 내려가지 않는다. 저절로[약을 쓰지 않고] [설사가] 날카로우
    며 갈수록 심해지고 때로 배가 저절로 아프다. 만약 설사를 하게 하면
    반드시 흉부 아래에 단단함이 엉긴다.

【임상적 해설】

밤에 과도한 행위가 악화되어 점점 병으로 된 상태에서(大陰之爲病) 복부가 그

득하여 가스가 차면서 음식이 위로 올라오며(腹滿而吐) 음식은 잘 내려가지 않으며(食不下) 스스로 내려보내려고 하는 행위가 더욱더 심해지며(自利益甚) 때때로 배가 스스로 아프며(時腹自痛) 만약에 설사를 하게 되면(若下之) 반드시 가슴 아래에 단단하게 뭉쳐진다(必胸下結鞕). 이런 현상이 병의 원인으로 작용하는 패턴으로 진단하여 大陰病으로 분류한다.

부연 설명: 밤에 큰 행위. 즉, 과식, 과로, 과도한 성행위 등으로 발생한다. 현대인들의 야간에 활동하는 시간이 많아지면서 환자가 증가하는 패턴이다.

【동기 이론과 변병진단】

大陰病은 어떤 행위로 인하여 복부가 더부룩한 현상이 질병의 원인이 된다(腹滿而吐, 食不下). 복부에 가스가 차는 신체적인 행위는 과식, 장시간 좌식, 과도한 성행위 등의 생리적 욕구로 인하여 발생한다. 또한, 복부에 가스가 유발되는 심리적 요소는 외부의 문제를 지나치게 의식하여 신체적으로 과긴장을 초래하는 현상으로 진행이 된다. 외부의 상황에 과긴장을 한다는 것은 타인의 평가가 매우 중요하게 작용하여 자기 가치 평가가 타인의 가치 판단에 달려있다고 믿고 있는 것이다. 결국 모든 사람들에게 좋은 이미지의 사람이 되려는 경향은 과긴장이라는 심리적 소모를 일으킨다. 이러한 심리적 소모를 일으키는 동기로는 타인의 호의적인 평가와 다른 사람들부터 존중을 받고 싶은 욕구를 가지는 것이다. 자아존중 욕구가 충족되면 자신감이 생긴다. 그러나 욕구 충족이 저지되면 타인에 의해서 자기가 인정을 받지 못한다고 여겨서 열등감이나 무력감, 나약함을 느낀다(若下之, 必胸下結鞕). 그래서 자기존중 욕구가 충족하지 못하면 과식이나 과도한 성행위 등 생리적 욕구로 이를 채워서 복부에 가스가 차서 배가 아픈 현상이 유발된다(自利益甚, 時腹自痛). 결국 大陰病은 자아존중 욕구가 충족되지 못하고 저지되면 보상심리가 발동하여 과식, 과도한 성행위 등의 생리적 욕구가 발동되고 연이어 심리적으로 과욕, 과도한 긴장으로 질병이 발생한다.

【환자 체크포인트】

◆ 과식이나 장시간 앉아있는 행위로 복부에 가스가 차면서 질병이 발생했는가?

◆ 모든 사람에게 좋은 평가를 받기 위해서 과도한 긴장으로 질병이 발생했는가?

◆ 몸과 마음의 과긴장으로 음식이 내려가지 않아서 소화장애가 자주 발생했는가?

【고문자 분석】

利(리)　벼 禾(화)와 칼 刂(도)가 더해져 추수 도구를 나타냈다. 한나라 때에는 주로 날카로운 금속 공구의 뜻으로 사용되었다. 여기서 '날카롭다'의 의미가 만들어졌고 추수 도구의 모양에서 '수확' '이익'의 의미도 만들어졌다. 점차 '유리하다' '이익이 되다'의 뜻이 형성되었다. 또 '날카롭다'의 의미에서 설사병 痢(리)가 만들어졌고 후대문헌에서 利(리)가 痢(리)와 호환되는 상황이 만들어졌다. 단독으로 쓰일 때는 '설사하다'의 뜻으로 풀어야 한다. 때로《상한론》에서 '설사하다'의 의미로 쓰이는 下(하)와 연결될 때는 보어의 역할을 하기 때문에 '날카롭다'로 풀어야 한다.

結(결)　실타래의 매듭을 짓는 동작을 나타낸다. 실 糸(사)와 발음을 나타내기 위해 유사음 吉(길)을 사용하였다.

鞕(경)　硬(경)의 속자인 이 문자는 돌 石(석)을 통해 단단함을 암시한다. 돌을 때릴 때 나는 '깡' '깽' 등의 소리를 묘사하기 위해 更(경)을 소리 부호로 선택했다. 鞕(경)의 왼쪽에 있는 가죽 革(혁)은 질긴 가죽을 나타내며 돌 石(석)의 의미와 호환된다. 후대에 만들어진 속자로서 의미상으로 차이가 없고 판본학적인 상태만 나타낸다.

---

279 [15] **本大陽病, 醫反下之, 因爾腹滿時痛者,** 屬大陰也. **桂支加芍藥湯主之, 大實痛者, 桂支加大黃湯主之.**

본 대 양 병, 의 반 하 지, 인 이 복 만 시 통 자, 속 대 음 야. 계 지 가 작 약 탕 주 지, 대 실 통 자, 계 지 가 대 황 탕 주 지

원래 大陽(대양)이 악화되어 병이 된 증세였으나 치료를 통해 반대로 [억지로] 설사를 하게 하여, 그로 인해 배에 [무언가로] 가득하고 때로 아픈 경우 大陰(대음)에 속한다. 桂枝加芍藥湯(계지가작약탕)으로 증상을 다스려야 한다. 크게 [나쁜 기운이] 가득하여 아픈 경우는 桂枝加大黃湯(계지가대황탕)으로 증상을 다스려야 한다.

【임상적 해설】

원래 대양병의 증세였으나(本大陽病) 치료를 통해 오히려 어느 정도 조절이 되었으나(醫反下之) 다른 특정한 사람이나 상황으로 인해서 배가 그득하여 가스가 차고 때때로 아픈 현상이 병의 원인으로 작용하는 환자의 어떤 질환에도 (因爾腹滿時痛者) 계지가작약탕으로 치유한다(桂支加芍藥湯主之). 배에 크게 가득차서 살이 찌면서 아픈 현상이(實痛者) 병의 원인으로 작용하는 환자의 어떤 질환에도 계지가대황탕으로 치유한다(桂支加大黃湯主之).

【임상치험례】

궤양성 대장염, 복부통증, 혈변 (남 34세, 176cm/70kg)

2010년도 군대에서 장교로 근무를 하게 되면서 발병하였다. 장교 근무 시에 저녁마다 회식으로 늦게 식사를 하게 되었다. 군 생활이라 식사를 급하게 하게 되었고, 과식하게 되었다. 훈련 시에도 대변을 자주 보게 되었

고, 설사와 혈변 복통이 시작되었다. 당시 배가 고프면 밤에도 빵을 단숨에 4개씩 먹고서 가스가 찬 상태서 취침하기도 하였다. 그래서 체중도 86 킬로그램까지 늘었다. 복통이 심하여 궤양성 대장염이라는 진단을 받게 되었다. 병원에서 치료가 힘든 병이라 관리를 잘하라고 하여 유지를 하는 상태였다. 최근에 회사 상사와 함께 미국 출장을 가게 되었다. 심리적으로 긴장한 상태에서 비행기 기내식을 먹고서 심한 복통과 설사로 무척 힘든 출장을 경험했다. 도저히 견딜 수가 없어서 본원에서 치료받기를 원했다. 병력 청취를 해보니 군대 생활 이전부터 시작되었다. 미국 유학 생활을 약 9년간 하였다. 그 당시에 식사 후에 바로 앉아서 공부하고 바로 취침하는 생활로 간간이 복부가 가스가 차고 통증도 오면서 설사도 자주 하였던 기억이 있었다. 계지가작약탕을 7개월 복용 후에 복통, 설사, 혈변, 복부 가스가 있는 궤양성 대장염이 치료되었다.

변병진단　미국 유학 생활을 하면서 식사 후 장시간 앉아있는 습관과 군대에서 저녁에 과식 후에 바로 취침을 하게 되는 상황으로 인해서 복부에 가스가 차고, 심리적인 긴장을 많이 한 과긴장 상태로 인해서 병이 온 것으로 보아 大陰病으로 진단하였다. 조문진단은, 복부에 가스가 차고 복통이 있는 점을 보아(因爾腹滿時痛者) 279조 桂枝加芍藥湯을 처방하였고, 7개월 복용 후에 모든 증상이 호전되었다.

【임상치험례】

두드러기, 한포진 (여 28세, 168cm/55kg)

7년 전 겨울에 대학생 때 스키장에 갔다가 처음 한랭성 두드러기가 발병하였다. 그러다 5년 전 취직을 하였다. 앉아있는 시간이 많아지면서 변을 보아도 가스가 자주 찼다. 7년 전 처음 발병 당시를 재차 청취하여 보니 대학 시절 야식을 자주 먹고 과긴장 후 복부 가스가 많이 찼다. 그리고 추위에 접촉 시 두드러기가 발병하였다. 평소 타인의 평가와 이미지에 신경을 많이 쓰고 긴장을 많이 한다.

변병진단 장시간 앉아있음과 늦은 저녁 식사로 인해서 복부에 가스가 많이 차서 병이 발생한 것으로 보아 大陰病으로 진단하였다. 조문진단은, 복부에 가스가 차고 약간의 통증이 있는(因爾腹滿時痛者) 점을 확인할 수 있었다. 그리하여 279 조문의 桂枝加芍藥湯을 처방하였다. 3개월 복용 후에 두드러기와 한포진이 호전되었다.

【임상치험례】

소화장애 (남 48세, 172cm/64kg)

소화장애를 호소하였다. 가스가 많이 차고 팽만감이 있으면서 방귀 횟수가 많았다. 그리고 이 증상이 심해지면 구토 몸살 두통까지도 왔다. 병력을 청취하여 보니 8년 전 음식점을 운영하면서부터 심해졌다. 밤에 늦게까지 근무를 한 뒤 새벽에 식사를 하였다. 식습관도 불규칙하고 가끔 폭식까지 하는 날이 있었다. 식사 후 바로 잠을 자서 숙면을 취하지 못하는 경우도 많았다.

변병진단 장시간 앉아있음과 늦은 저녁 식사로 인해서 복부에 가스가 많이 차서 병이 발생한 것으로 보아 大陰病으로 진단하였다. 조문진단은 복부에 가스가 차고 약간의 통증이 있는(因爾腹滿時痛者) 점을 확인할 수 있었다. 그리하여 桂枝加芍藥湯을 처방하였고 3개월간 복용 후에 호전되었다.

건선, 지루성 피부염 (여 16세, 169cm/65kg)

중국에서 태어나서 10살 때까지 생활하다가 귀국하였다. 최초 발생 시기는 7세 때부터 시작되었다. 7세 때 한국유치원에서 중국유치원으로 전학을 하게 되었다. 새로운 환경에 긴장하게 되고 음식도 중국식을 많이 먹게 되었다. 머리 부위에 콩 크기만 한 종기가 시작되면서 전신으로 피부가 건선으로 변하였다. 피부가 껍질처럼 각질화되고 가려워 피와 진물이 온몸을 감싸 보기가 매우 흉하게 되었다. 10세까지 중국에서 한약으로 3년간 치료를 받고서 어느 정도 호전은 되었다. 그러나 근원적인 치료는 안 되었고 그런 상태서 한국으로 귀국하게 되었다. 중국에서도 학기가 시작될 때마다 수시로 장 트러블이 있었다. 배가 아프고 복부가 더부룩하여 소화장애가 심했다. 장 트러블과 피부 관계의 관련을 전혀 인식하지 못하는 상황이었다. 한국에서 학교에 다녀도 똑같은 상황이 되어 중국에서 한약을 공수받아 치료하는 중이었다. 그래도 치료가 되지를 않고 더욱더 심해지고 있었다. 예전에 치료한 피부병 환자를 통하여 본 한의원을 찾게 되었다. 중학교 입학한 14세부터 현재 16세까지 증상이 반복적으로 심해진 상태가 되었다. 보호자가 한국 한의학을 불신하는 마인드가 있었다. 하지만 질병의 원인을 찾고, 근원적으로 치료해야 재발하지 않고 근본적으로 치유될 수가 있다고 설명을 해주었다. 7세 때 중국유치원으로 전학하면서 낯선 환경에 긴장하였고, 특히 중국 음식이 한식보다는 소화에 장애를 주는 음식들이 많아 복부에서 해결되지 않아서 발생한 피부염이라 설명을 해주었다. 장 트러블과 복부 가스가 원인으로 작용한 신체의 현상이었다. 음식으로 인해 복부가 더부룩한 패턴의 원인을 대음병으로 진단하고 음식으로 가득 채우는 행위, 복부에 통증, 체중이 약 6년 사이에 20킬로그램 증가한 점을 보고서 대실통(大實痛)으로 진단하여 계지가대황탕을 처방하였다. 8개월 복용 후 복부 가스, 복부 통증이 점차 사라지고 건선과 지루성 피부염이 완전하게 소실되었다. 중의학보다 한국의 변병진단을 바탕으로 하는 상한론 처방이 우수하다는 것을 여실히 증명해준 케이스이다.

변병진단 중국 음식을 즐겨 먹고, 낯선 환경에 긴장하면서 장 트러블과 복부 가스로 인해서 병이 온 大陰病으로 진단하였다. 조문진단은 복부에 가스가 차고 통증이 있으면서(因爾腹滿時痛者), 살이 찌고 오랫동안 쌓여서 심해지고 복부통증이 심해진 점을(大實痛者) 보아 279조 桂枝加大黃湯을 처방하였고 8개월 복용 후에 건선과 피부염이 말끔히 호전되었다.

【임상치험례】

하체부종 (여 26세, 153cm/58kg)

3년 전 사무직으로 입사를 한 이후, 회사에서 장시간 앉아서 일하면서 다리 부종이 생겼다. 부종의 정도가 심하여 아침에 신은 신발이 저녁에는 들어가지 않을 정도였다. 또한, 야근으로 인해 저녁에 늦게 식사를 하였다. 업무를 잘해야 한다는 생각에 항상 긴장하고 일을 하였다. 그리하여 압박을 많이 받고 복부에 가스가 많이 찼다.

변병진단 장시간 앉아있음과 늦은 저녁 식사로 인해서 복부에 가스가 많이 차서 병이 발생한 것으로 보아 大陰病으로 진단하였다. 조문진단은 복부에 가스가 가득 차고, 다리가 심하게 붓는 현상과 통증이 심한(因爾腹滿時痛者 大實痛者) 점을 보아 桂枝加大黃湯을 처방하였다. 3개월 복용 후에 하체 부종이 호전되었다.

【임상치험례】

황반병 (여 54세, 152cm/65kg)

온종일 앉아서 근무하는 생산직 일을 하였다. 15년간 장시간 앉아서 일하였고 늦게 집에 오면 식사도 늦은 시간에 하게 되었다. 소화도 힘들고 복부에 가스는 차고 배변이 약 7일 이상 원활하지 않을 때가 많았다. 그리고 심한 불면증도 함께 앓고 있었다. 그래서 체중이 65킬로그램까지 점점 증가하고 있었다. 그런 중에 2년 전부터 시력에 이상이 왔다. 상대방이 멍이 들은 것처럼 보이고 시야가 좁아져 보이기 시작했다. 병원에서 동공에 물이 차서 시력에 이상이 생기는 황반증이라는 진단을 받았다. 주사로 물을 빼는 시술만 반복하여 재차 재발이 되곤 하였다. 황반증이 발병한 원인은 복부에 가스가 차고 소화가 되지 않고 특히 대변을 7일 이상 보지 못한 점으로 보고서 계지가대황탕을 복용하고서 시야가 정상으로 돌아오고 황반증 완치 판정을 받게 되었다.

변병진단 앉아서 근무하는 생산직에 15년간 근무한 점과, 늦은 시간 식사를 하면서 복부에 가스가 많이 차고 배변이 원활하지 않은 점을 보아 大陰病으로 진단하였다. 조문진단은 복부에 가스가 가득 차고 통증이 심하고 대변이 7일 이상 불통하는(因爾腹滿時痛者 大實痛者) 점을 보아 桂枝加大黃湯을 처방하였다. 6개월 복용 후에 대변이 정상으로 돌아오고, 시야가 점차 회복되면서 황반증 완치 판명을 받았다. 사실 황반병이 계지가대황탕으로 치료가 될 것으로 확신은 없었다. 다만, 질병의 원인이 되는 대음병과 복부 가스, 대변불통을 보고서 투여하여 황반병도 호전될 수가 있었다. 다시 한번, 변병진단과 조문진단의 상한론이 탁월함을 실감하는 사례라고 여긴다.

【고문자 분석】

實(실)　　지붕 宀(면)과 패물상자 毌(관), 고대에 화폐로 사용되던 조개 貝(패)로 이루어진 이 글자의 원뜻은 부유함이었다. 여기서 '가득 차다' '실하다' 등의 의미가 파생했다.

辨少陰病

변소음병

* **辨少陰病**

  변 소 음 병

【임상적 해설】

밤에 작은 행위가 악화되어 병으로 된 증세를 세밀하게 분석하여 분류한다(辨少陰病).

---

281 ¹⁵ **少陰之爲病, 脈微細, 但欲寐也.**

소 음 지 위 병 , 맥 미 세 , 단 욕 매 야

⦿　　少陰(소음: 인체의 체온을 떨구는 상대적으로 약한 기운)이 악화되어 병이 된 증
세에서 혈관을 따라 흐르는 피의 움직임이 은근하고 세밀하며 잠을 자
려고만 한다.

【임상적 해설】

밤에 작은 행위가 악화되어 점점 병으로 된 상태에서(少陰之爲病) 몸으로 움직
이는 활동량이 점점 줄어들고 사소한 생각이 많아지며(脈微細), 그러한 근심과
염려로 밤에 수면에 방해를 받게 되며, 또한 그로 인해 잠이 부족하면 무기력
한 증상이 악화하고 잠만 자려고 한다(但欲寐也). 이런 현상이 병의 원인으로

작용하는 패턴을 진단하여 소음병으로 분류한다.

【동기 이론과 변병진단】

少陰病은 몸으로 움직이는 것을 싫어하여 활동량이 줄어들면서 사소한 생각이 많아지고 염려와 걱정으로 수면에 방해를 받으면서 무기력해지는 것이 질병의 원인이 된다(脉微細, 但欲寐). 사소한 생각들이 지나치게 많다는 것은 머릿속에 너무나 많은 경우의 수를 고려함으로 염려와 걱정이 가중된다. 이런 염려와 걱정이 수면을 방해하게 되고 숙면을 취하지 못하여 더욱더 피로는 쌓이고 무기력해진다. 그러면서 낮에는 무기력하여 자꾸만 졸려 자려고 하고 운동량은 줄고 밤에는 잠을 깊이 자지 못하는 악순환의 연속으로 무기력증 상태로 빠져든다.

 이런 염려와 걱정은 안정, 안전, 보호받으려는 욕구이며 또한 두려움과 불안 등 강력한 보호 장치를 받으려는 안전욕구가 강하게 내재되는 내면의 상태다. 한편 스스로 독립적으로 사랑과 소속감을 가져가려고 하는 것(大陽病 脈浮)보다는 다른 사람들에게 의지하여 사랑받거나 소속감을 느끼려는 또 다른 형태의 사랑 쟁취 방식의 사랑 소속감의 욕구가 저변에 깔린 복합적인 동기를 내포하고 있다. 결국 少陰病은 안전과 보호받으려는 욕구가 저지되어 사랑과 소속감 욕구가 좌절되어 위협으로 다가오면 질병이 발생하는 복합적 동기 욕구 형태이다.

【환자 체크포인트】

◆ 활동량과 움직임이 줄어들고 사소한 생각이 많아지면서 질병이 발생했는가?
◆ 밤에 염려와 걱정으로 잠자는 시간이 줄고 깊게 자지 못하면서 질병이 발생했는가?
◆ 잠을 충분하게 못 자면서 무기력해지고 졸려서 잠을 자꾸만 자려고 하는가?

微(미)   발의 움직임을 나타내는 彳(척)과 손의 동작을 뜻하는 攵(복)이 있고
가운데에는 머리를 산발한 노인의 모습이 들어 있다.《설문해자》는 '감추어진
상태로 운행하다'로 풀고 있는데, 문자의 구성을 고려해볼 때 이 글자는 노인
의 느린 몸 상태나 동작 상태를 의미한다. 때문에 단순히 '미약하다' '미미하
다'의 의미가 아니라 어떤 기운이 감추어진 상태에서 느리게 움직이고 있는
상황을 고려해 풀어야 한다. '은근하다'로 풀 수도 있다.

細(세)   실 糸(사)를 통해 세밀함을 암시했다. 오른쪽 자소는 밭 田(전)이 아니
라 '심'의 음을 지닌 고대글꼴의 변형이다. 갓난아이 이마 위의 말랑말랑한 숨
골을 나타내는 글꼴로 '섬약하다'의 뜻을 지녔기에 음성 자소로 선택되었다.
작고 세밀하거나 섬약함을 의미한다.

寐(매)   잠을 뜻하는 이 글자는 원래 집 宀(면) 아래 나무침대 爿(장)과 꿈 夢
(몽)으로 구성되었다. 그러다가 夢(몽)의 글꼴이 복잡해 첫 음이 유사한 未(미)
로 대체했다.

---

301 15 **少陰病, 始得之, 反發熱, 脈沈者, 麻黃細辛附子湯主之.**
소음병, 시득지, 반발열, 맥침자, 마황세신부자탕주지

少陰(소음)이 악화되어 병이 된 증세에서 처음에 그 병을 얻을 때 오히
려 [증세가 원인이 되어] 열을 나게 하고 혈관을 따라 흐르는 피의 움
직임이 가라앉는 경우 麻黃細辛附子湯(마황세신부자탕)으로 증상을 다스
려야 한다.

【임상적 해설】
움직임이 줄어들고, 사소한 생각에 근심과 염려로 수면이 방해를 받아서 오는

병에서(少陰病) 처음에 그 병을 얻을 때(始得之) 오히려 평소에 없던 열이 달아오르고 피로감을 호소하며(反發熱) 움직임이 지쳐서 가라앉는 모습의 현상이 병의 원인으로 작용하는 환자의 어떤 질환에도(脈沈者) 마황세신부자탕으로 치유한다(麻黃細辛附子湯主之).

부연 설명: 少陰病 환자중에 사소한 생각으로 근심과 염려로 인하여 피로열이 오르고 무기력한 우울증, 기분장애, 불안장애 등에 활용한다.

【임상치험례】

공황장애, 무기력증 (남 37세, 178cm/71kg)

처음 공황장애 증상을 느낀 때는 고등학교 2학년 때 야간자율학습 시간이었다. 그 당시에 갑자기 어지럽고, 누웠을 때 가슴 쪽으로 열감이 스멀스멀 올라오는 느낌과 전신에 기운이 빠지면서 쓰러질 것 같았다. 그 이후에 그런대로 잘 지내왔다. 28세 때 직업훈련학원에서 컴퓨터 그래픽 수강을 밤늦게까지 하게 되면서 눈부심, 어지러움, 두통 등이 발생했다. 그 당시 학원을 그만두려고 하였으나 학원 측의 만류로 인한 심리적 갈등으로 호흡곤란증도 경험했다. 최근 몇 년 전에 취미가 전공으로 전환되어 기타 강습소 학원을 열게 되었다. 그리고 밤에는 야간업소에 가서 기타연주가로 활동하게 되었다. 그때부터 본격적으로 공황장애 증상이 심하게 오기 시작했다. 기타 강습을 하게 되면서 움직임이 줄고 세심하게 가르쳐야 하는 상황이 되었고, 특히 밤에는 수면시간을 줄여가면서 야간 기타 연주를 하게 되면서 무기력해지고, 누우면 숨이 차오르고, 감기 열처럼 달아오르고, 밀폐된 공간, 사람들이 많은 곳에 가면 답답해하면서 현기증이 나기 시작했다. 점점 머리는 멍해지고, 낮 밤으로 가르치는 기타 강습도 힘들어지고, 야간에 기타 연주할 때에도 쓰러질 것 같은 현상에 매우 당황하고 힘들어하였다.

변병진단 기타 강습을 하게 되면서 움직임이 줄어들고 세심하게 가르쳐야 하는 상황과 수면시간을 줄여가면서 야간에 기타 연주를 하게 되어 계속해서 피로가 오고 무기력해지는 少陰病으로 진단하였다. 조문진단은 처음 병을 얻을 때 오히려 피로열이 감기 열처럼 달아오르고(少陰病, 始得之 反發熱) 무기력해지는 점을 보아(脈沈者) 301조 麻黃附子細辛湯을 처방하였고 6개월 복용 후에 무기력증과 공황장애 등이 호전되었다. 그 이후에도 신체에서 조그마한 증세, 즉 저리고 꿈틀거리는 현상만 보여도 건강에 대한 염려로 불안해하였다. 그럴 때마다 마황부자세신탕을 투여하면 증세가 깔끔하게 사라지곤 하였다.

【임상치험례】

우울증(무기력증), 두통, 불안장애 (여 20세, 163cm/61kg)

15세 때 11월에 친척 집에서 지내다가 집으로 오려고 할 때부터 두통이 심하게 발병되면서 지금까지 지속하고 있다. 그때 집으로 온다는 게 부담으로 다가오면서 싫었다. 연유를 추적해보니 부친이 모 종교에 심취하여 가족들에게 종교를 강요하였다. 그로 인해 부모 간에 불화가 심해졌고 본인도 그에 대한 스트레스로 밤마다 걱정하고 근심이 많았다. 또한 오빠는 원하는 대로 해주면서 정작 본인에게는 마음대로 하고 싶은 미술, 음악 등을 하지 못하게 하는 상황에 상대적 박탈감과 서러움으로 밤마다 울고 잠을 설쳤다. 그 당시에 우울증으로 병원치료와 상담 치료도 받았다. 심한 두통과 우울증은 계속 진행이 되었다. 최근에 대학입시에 실패하고 재수를 시작하면서 밤늦게까지 앉아서 공부하고 대학 시험에 대한 불안 걱정으로 잠을 설치게 되면서 두통과 무기력증으로 공부를 계속 진행할 수가 없는 상태가 되었다. 아침에 일어나기가 힘들고 몸은 쫙 가라지고 감기 같은 열감이 계속 떠올라서 머리는 혼탁하여 아프고 머리는 혼미하여 정신을 차릴 수가 없을 정도로 심해지기 시작하였다.

변병진단 어렸을 당시 부친의 종교 문제로 부모 간의 불화를 겪으면서 안정적이지 못한 유년 시절을 거치고, 이후 두통이 계속되다가, 최근 대학입시에 실패하고 재수를 하게 되면서 밤늦게까지 공부하고 시험에 대한 불안 걱정으로 잠을 설치게 되면서 무기력증과 두통이 악화한 것으로 보아 少陰病으로 진단하였다. 조문진단은 발병 시 감기 같은 열감이 계속 떠오르고(少陰病, 始得之, 反發熱), 아침에 일어나기 힘들고 몸은 쫙 가라지는 점을 보아(脈沈者) 301조 麻黃附子細辛湯을 처방하였고 3개월 복용 후에 무기력증과 두통이 호전되었다.

【고문자 분석】

沈(침)　　원래는 제물로 사용하는 소를 물에 빠뜨린 모습이지만, 한나라 당시에는 그 시대보다 고대의 이런 상황을 모르고 있었다. 때문에《설문해자》에서는 沈(침)을 언덕 위에서부터 물이 쏟아져 내려 아래 지역이 물에 잠기는 모습으로 풀었다. 이런 까닭에 한나라 때에 沈(침)은 특정 기물이나 공간 밖으로 물이 넘치는 상황을 표현하는 浮(부)의 상대적 개념으로 주로 사용되었다. 《상한론》에서의 沈(침)은 인체의 혈관을 따라 흐르는 피의 흐름이 기준선보다 아래로 가라앉은 상태로 풀어야 한다.

---

302 15 **少陰病, 得之二三日, 麻黃附子甘草湯, 微發汗.** 以二三日無裏

證, 故微發汗也.

소음병, 득지이삼일, 마황부자감초탕, 미발한. 이이삼일무리

증, 고미발한야

少陰(소음)이 악화되어 병이 된 증세에서 병을 얻은 지 2, 3일에 麻黃附子甘草湯(마황부자감초탕)을 [쓰면] 은근하게 [탕이 원인이 되어] 땀을 나게 한다. 2, 3일은 내면 증상이 없기 때문에 은근히 땀을 내게 되는 것이다.

【임상적 해설】

움직임이 줄어들고, 사소한 생각에 근심과 염려로 수면에 방해를 받으면서 오는 병에서(少陰病) 병을 얻은 지 2, 3일 주기로 지속되며(得之二三日) 마황감초부자탕을 투여하여(麻黃附子甘草湯) 은근하게 땀이 나게 해주면 치유가 가능한 어떤 질환에도 투여한다(微發汗).

부연 설명: 少陰病에서 움직임이 적어서 무기력한 경우에 땀을 나게 하고 움직이게 해주어야 하는 경우에 활용한다.

【임상치험례】

무기력증, 피로 (남 40세, 173cm/93kg)

컴퓨터 프로그래머인 이 환자는 잠을 자도 피로가 풀리지 않고 기운이 나지 않아 심리적으로 무기력했다. 운동을 싫어하여 움직임이 적었고, 체중이 많이 증가했다. 컴퓨터 프로그래머라는 직업 특성상 항상 앉아서 모니터만 보고 프로그래밍을 했다. 최근 수면 직전에 사소한 생각들이 많아져서 숙면을 취하지 못했다.

변병진단 움직이는 것을 싫어하고, 직업 특성상 움직임이 적고 사소한 생각으로 숙면을 취하지 못하는 少陰病으로 진단하였다. 활동량이 적은 것을 보아 조금 땀을 나게 하여 치료하는 점을 보아(微發汗) 302조 麻黃附子甘草湯을 처방하였고, 1개월 복용 후에 무기력증이 호전되었다.

【임상치험례】

가려움증 (여 62세, 163cm/63kg)

옷가게를 운영하는 이 환자는 10년 전 처음으로 가려움증이 시작되었고 1년 전부터 급격히 증상이 심해졌다. 당시 딸과 옷가게를 시작하였는데 주로 카운터에 앉아서 돈 계산을 했다. 즐겨 다니던 등산도 가지 못하고 움직임이 급격하게 줄었다. 가게에서 활동량도 줄고 늘 꾸벅꾸벅 졸았다. 또한 옷가게를 하면서 수면 패턴에 변화가 왔다. 가게를 마치고 새벽 3시에서 5시 사이에 취침하고, 아침 9시에 기상하는 습관으로 수면시간이 줄고 숙면을 취하지 못했다. 그 때문에 낮에는 늘 카운터에 앉아서 졸았다. 그리고 딸이 이혼하면서 옷가게를 시작한 것이어서 딸만 보면 걱정이 되고 옷가게에 대해서도 잘못되면 어쩌나 하는 염려가 많았다.

변병진단 옷가게를 하면서 수면시간 부족과 딸 걱정 등으로 숙면을 취하지 못하여 무기력해지고, 등산 등을 하지 못하고 활동량이 줄면서 병이 온 것으로 보아 少陰病으로 진단하였다.

조문진단은, 활동량이 준 것을 보아 조금 땀을 나게 하여 치료해야 하는 점을 보아(微發汗) 302조 麻黃附子甘草湯을 처방하였고, 2개월간 복용 후에 피부 가려움증이 호전되었다.

【고문자 분석】

微(미)　발의 움직임을 나타내는 彳(척)과 손의 동작을 뜻하는 攵(복)이 있고 가운데에는 머리를 산발한 노인의 모습이 들어 있다.《설문해자》는 '감추어진 상태로 운행하다'로 풀고 있는데, 문자의 구성을 고려해볼 때 이 글자는 노인의 느린 몸 상태나 동작 상태를 의미한다. 때문에 단순히 '미약하다' '미미하다'의 의미가 아니라 어떤 기운이 감추어진 상태에서 느리게 움직이고 있는 상황을 고려해 풀어야 한다. '은근하다'로 풀 수도 있다.

---

303 [15] **少陰病, 得之二三日, 以上心中煩不得臥者, 黃連阿膠湯主之.**
소음병, 득지이삼일, 이상심중번부득와자, 황련아교탕주지

◉   少陰(소음)이 악화되어 병이 된 증세에서 병을 얻은 지 2, 3일이 넘어 마
음속에 짜증이 나고 누울 수가 없는 경우 黃蓮阿膠湯(황련아교탕)으로 증
상을 다스려야 한다.

【임상적 해설】

움직임이 줄어들고, 사소한 생각에 근심과 염려로 수면에 방해를 받으면서 오
는 병에서(少陰病) 병을 얻은 지 2, 3일 주기로 지속되며(得之二三日) 2, 3일이
넘어서도 늘 마음속에 짜증이 나고 편하게 누워서 자지 못하는 현상이 병의
원인으로 작용하는 환자의 어떤 질환에도(以上心中煩不得臥者) 황련아교탕으로
치유한다(黃連阿膠湯主之).

부연 설명: 少陰病에서 분노와 짜증으로 잠을 이룰 수가 없어서 생기는 증상
에 조울증, 수면장애, 분노조절장애 등에 활용한다.

【임상치험례】

불면증, 수전증 (남 32세, 181cm/74kg)

10년 전 군 복무 시절에 갑자기 모친이 돌아가셨다. 그때 충격으로 미래
에 대한 불안과 걱정으로 밤을 지새웠다. 특별 휴가로 장례를 치르면서도
꼬박 밤을 새웠다. 그 후부터 자는 사이클을 잃어버렸다. 군대에 복귀해서
도 밤마다 어머님 생각에 눈물이 나고 서글픔이 밀려왔다. 그러나 군 복
무 때문에 마음대로 나갈 수도 없는 상황이 답답했다. 꼼짝할 수도 없다
는 생각에 괜히 짜증이 나고 답답했다. 밤에 자려고 누워도 편하게 누울
수가 없을 정도로 답답함과 짜증이 올라왔다. 편하게 자지를 못하여 매일
소주 2병 정도를 먹고서 술기운으로 겨우 잠드는 습성이 생겼다. 제대 후
에 무역업을 하게 되었다. 밤에 외국하고 연락하는 업무를 하게 되면서
10년 동안 불면증으로 고생을 하는 중이다. 매일 소주 2병 정도를 마셔서
그런지 최근에는 손이 떨리는 수전증이 왔다. 덜컥 겁이 나서 치료를 적

극적으로 해야 하겠다고 마음을 먹었다. 황련아교탕을 복용하고서 가슴 답답함이 사라지고 자연스레 편하게 눕게 되고 잠을 푹 자게 되었다. 수면이 정상으로 돌아오고, 술을 먹지도 않으면서 자연스레 수전증도 정상이 되었다.

변병진단 발병 시점에 군대에서 모친의 사망으로 미래에 대한 불안과 걱정으로 밤을 지새우면서 숙면을 취하지 못하고, 제대 후에도 무역업을 하게 되면서 야간에 업무를 보게 되어 수면에 방해를 받고, 사소한 생각을 계속하는 少陰病으로 진단하였다. 조문진단은, 사소한 생각으로 병이 온 것이 더욱 악화되고(少陰病, 得之二三日), 군대에서 마음대로 할 수가 없는 상황에 짜증이 많았다. 그 시절 짜증이 나고 누울 수가 없는 것을(以上心中煩不得臥者) 보고 303조 黃連阿膠湯을 처방하였고, 약 5개월 복용 후에 수면이 정상적으로 돌아오면서 술을 찾지 않고 자연히 수전증이 호전되었다.

【임상치험례】

조울증, 우울증 (남 23세, 170cm/49kg)

1년 전 처음 사건 여자 친구가 다른 남자와 사귀기 위해 결별을 선언했다. 그 사건 이후에 자존감이 급격하게 떨어졌다. 외모에 대한 콤플렉스가 올라오면서 급격한 우울감에 빠졌다. 실제 고1부터 탈모가 진행되어 외모 콤플렉스가 심했다. 이렇게 낳은 부모님을 원망하기 시작했다. 특히 아버지에 대한 분노가 심하게 올라왔다. 어릴 때부터 부모들의 다툼이 잦았다. 여자 친구에게서 이별을 통보받은 후 분하고 우울해서 잠도 제대로 못 잤다. 자신에 대한 못난 생각과 다른 남자와 사귀기 위해서 헤어진 여자 친구로 분노가 치밀었다. 그리고 부모에 대한 원망이 겹쳐서 가슴이 답답하여 잠을 이룰 수가 없었고 누울 수가 없었다. 밤새도록 화가 치밀어서 물건을 던지고 소동을 피웠다. 그리고는 울고 지쳐서 우울감에 빠지고는 했다. 결국 자살 시도를 하게 되었다. 예전에 군대에서도 상급자의 괴로움에 못 견뎌서 불면증이 심하게 왔었다. 며칠을 자지도 못하여 결국 쓰러지고 말았다. 국군통합병원에서 정신과에 입원하게 되었다. 군대에서 적응하지 못하여 의가사 제대를 하게 되었다. 편의상 공익근무요원으로 근무하게 되었다. 민원인이 외모에 대한 언급에 밤새 잠을 이루지를 못하였다. 그 과정에서 여자 친구를 사귀게 되었는데 그마저도 자기를 무시하고 떠나버렸다. 조울증이 심해졌다.

변병진단 여자 친구와 헤어진 후, 그 사건에 대한 사소한 생각을 계속해서 하면서 부모님에 대한 원망과 자신이 못났다고 생각에 가슴이 답답하여 잠을 이룰 수 없고, 우울감이 온 少陰病으로 진단하였다. 조문진단은, 다른 남자와 사귀기 위해서 결별을 선언한 여자 친구에 대한 분노로 누울 수가 없어 숙면을 취하지 못하여(以上心中煩不得臥者) 우울감이 온 것으로 보아 303조 黃連阿膠湯을 처방하였다. 黃連阿膠湯을 6개월간 복용하고서 분노가 점점 줄고 잠을 조금씩 이루게 되었다. 처음 내원 시에 치유자인 나에게도 냉소적인 태도로 한약으로 자신의 외모와 분노를 어떻게 치유할 수가 있냐고 공격적으로 대했던 환자였다. 그러나 6개월 복용 후에는 아버지에 대한 원망 그리고 떠나간 여자 친구에 대한 분노가 일시에 사라지고 자신감을 회복하였다. 심지어 남의 탓을 하게 된 자신이 못난 사람이라고 인식하게 되고, 당연히 모든 것은 자신의 문제라면서 당당하게 살아가겠다고 선언을 하였다. 감동적인 변화였다. 그 후 무사히 공익근무를 마치게 되었고 대학교도 복학을 하게 되었다.

【고문자 분석】

煩(번) 불 火(화)와 머리 頁(혈)을 통해 화기가 머릿속으로 들어간 듯한 느낌을 표현하고 있다. 한나라 당시 특별히 머리에 열이 나는 두통 상태를 표현하던 글자이다. 후대에 흔히 '마음이 번거롭다'는 뜻으로 쓰이지만 문자 발생의 측면에서 보면 머리에 열이 나는 상황을 통해 '짜증나다' 등의 느낌이 파생하고 있음을 고려해야 한다.

臥(와) 臣(신)은 눈동자가 강조된 사람의 눈이다. 여기에 사람 人(인)을 더해 사람이 옆으로 누워 바라보는 모습을 그렸다. 특별히 이 글자는 잠을 잔다는 뜻의 寢(침)과 구별되는데, 자지도 않고 쉬거나 누워 있는 상태를 나타내기 위해 만들어졌다.

---

304 ¹⁵ **少陰病, 得之一二日, 口中和, 其背惡寒者, 附子湯主之.**

소 음 병 , 득 지 일 이 일 , 구 중 화 , 기 배 오 한 자 , 부 자 탕 주 지

● **少陰(소음)이 악화되어 병이 된 증세에서 병을 얻은 지 1, 2일에 입 안은 조화롭고[입병 등이 나지 않고] 그 등이 외부의 차가운 온도에 대해 민감하게 반응하는 경우 附子湯(부자탕)으로 증상을 다스려야 한다.**

【임상적 해설】

움직임이 줄어들고, 사소한 생각에 근심과 염려로 수면에 방해를 받으면서 오는 병에서(少陰病) 병을 얻은 지 1, 2일 주기로 지속이 되고(得之一二日) 입안이 늘 침이나 음식으로 고여 있으며(口中和), 그러한 사람의 등 부위가 차가운 온도에 민감하게 반응하는 현상이 병의 원인으로 작용하는 환자의 어떤 질환에도(其背惡寒者) 부자탕으로 치유한다(附子湯主之).

【고문자 분석】

和(화) 이 글자는 《설문해자》에 보이지 않는다. 단지 입 口(구)가 왼쪽에, 벼 禾(화)가 오른쪽에 위치한 글꼴만이 존재한다. 그리고 이 글꼴은 사실 龢(화)의 생략형이다. 龢(화)의 왼쪽에 보이는 피리 龠(약)은 대나무 관을 입으로 불고 있는 모습이다. 자소 중간에 위치한 세 개의 입 口(구)는 대나무 관의 구멍

402

을 입체적으로 그린 상태이다. 즉 龢(화)는 소리의 조화로움을 뜻하는 글자로, 발음을 나타내기 위해 벼 禾(화)를 빌어왔다. 후대에 쓰기가 번거로워 龠(약)의 생략형으로 입 口(구) 하나만을 남겼다. 이것이 최초에 등장했던 입 口(구)가 왼쪽에, 벼 禾(화)가 오른쪽에 위치한 글꼴의 내력이다. 그 후 입 口(구)와 벼 禾(화)의 위치가 바뀌게 되었고, 의미 또한 '조화로움' '정상 상태' 등을 가리키게 되었다.

---

305 15 **少陰病, 身體痛, 手足寒, 骨節痛, 脈沈者, 附子湯主之.**
소음병, 신체통, 수족한, 골절통, 맥침자, 부자탕주지

少陰(소음)이 악화되어 병이 된 증세에서 몸 전체와 각 부분이 아프며 손발이 외부의 차가운 온도에 민감하게 반응하고 뼈와 관절이 아프며 혈관을 따라 흐르는 피의 움직임이 가라앉는 경우 附子湯(부자탕)으로 증상을 다스려야 한다.

【임상적 해설】

움직임이 줄어들고, 사소한 생각에 근심과 염려로 수면에 방해를 받으면서 오는 병에서(少陰病) 몸 전체가 아프며(身體痛) 손발이 차가우며(手足寒) 뼈와 관절이 아프며(骨節痛) 움직임이 가라앉는 현상이 병의 원인으로 작용하는 환자의 어떤 질환에도(脈沈者) 부자탕으로 치유한다(附子湯主之).

【임상치험례】

수족냉증, 생리통 (여 17세, 164cm/51kg)

어린 시절부터 손발이 너무 차서 얼음장 같다고 하였다. 월경도 초경부터 극심한 통증에 시달렸다. 특히 고1 때부터 수족냉증과 생리통이 더욱 심해졌다. 공부하는 시간을 늘리기 위해서 새벽 2시 30분까지 공부하고 오전 7시에 기상하는 패턴을 유지했다. 수면시간이 무척 줄었고 공부한다고

앉아있는 시간이 많아지면서 낮에는 늘 졸려 했다. 친구들이 기면증을 의심할 정도로 수업시간에 졸았다. 입시에 대한 걱정과 염려는 많아지고 숙면을 못 취하고 운동량은 급격히 줄면서 무기력증에 빠지게 되었다. 그러면서 몸은 가라지고 손발은 차지고 생리를 할 때는 허리뿐만 아니라 전신이 몸살처럼 아프기 시작했다.

변병진단 고등학교에 올라오면서 수면시간이 많이 줄고, 입시에 대한 걱정과 염려로 숙면을 못하면서 무기력증에 빠지게 된 점을 보아 움직임이 미약해지고, 사소한 생각들이 많아진 少陰病으로 진단하였다. 조문진단은, 생리 시 허리뿐만 아니라 전신이 몸살처럼 아프고(身體痛), 손발이 차지면서(手足寒) 뼈와 관절이 아프면서(骨節痛) 움직임이 가라앉는 점을(脈沈者) 보아 305조 附子湯을 처방하였고 3개월간 복용 후에 호전되었다.

【임상치험례】

손 떨림, 요실금, 복부냉증, 위염 (여 50세, 159cm/59kg)

지방의회에 근무하면서 속기사 업무를 담당하고 있었다. 주 업무가 손으로 워드를 치는 것으로 매일 야근을 해서라도 보고서를 정리해야 할 때가 많았다. 낮에는 온종일 앉아 근무하고 야근도 많아 수면의 질이 현저히 저하되었다. 속기록을 하거나 의회보고서를 작성하기 위해 야근을 하는 날에는 손 떨림 증상이 더욱 심해지고 전신 관절이 심하게 아파왔다.

변병진단 업무로 인해서 야근해야 하는 날들이 많아지고 야근 시에는 수면의 질까지 떨어지면서 병이 온 少陰病으로 진단하였다. 조문진단은, 전신의 관절이 아프고(身體痛), 워드를 치는 일로 인해 손으로 업무를 많이 하는 점을(手足寒) 보아 305조 附子湯을 처방하였고, 3개월간 복용 후에 손 떨림 증상과 이외 증상들이 호전되었다.

沈(침) 원래는 제물로 사용하는 소를 물에 빠뜨린 모습이지만, 한나라 당시
에는 그 시대보다 고대의 이런 상황을 모르고 있었다. 때문에《설문해자》에서
는 沈(침)을 언덕 위에서부터 물이 쏟아져 내려 아래 지역이 물에 잠기는 모
습으로 풀었다. 이런 까닭에 한나라 때에 沈(침)은 특정 기물이나 공간 밖으
로 물이 넘치는 상황을 표현하는 浮(부)의 상대적 개념으로 주로 사용되었다.
《상한론》에서의 沈(침)은 인체의 혈관을 따라 흐르는 피의 흐름이 기준선보다
아래로 가라앉은 상태로 풀어야 한다.

---

306 ¹⁵ 少陰病, 下利, 便膿血者, 桃花湯主之.

소음병, 하리, 변농혈자, 도화탕주지

◉ 少陰(소음)이 악화되어 병이 된 증세에서 설사가 날카롭고 고름피를 변
으로 보는 경우 桃花湯(도화탕)으로 증상을 다스려야 한다.

【임상적 해설】

움직임이 줄어들고, 사소한 생각에 근심과 염려로 수면에 방해를 받으면서 오
는 병에서(少陰病) 설사가 나며(下利) 대변에서 고름과 피가 섞여 나오는 현상
이 병의 원인으로 작용하는 환자의 어떤 질환에도(便膿血者) 도화탕으로 치유
한다(桃花湯主之).

【고문자 분석】

便(변) 《설문해자》에서 이 글자는 '편안하다'의 뜻으로 소개되고 있는데 이
는 똥, 오줌과는 상관없는 글자이다. 한나라 당시 똥 糞(분)이 사용되고 있었는
데, 첫 자음이 모두 입술소리인 까닭에 후대에 와서 동음인 便(변)으로 대체되
었다.

307 [15] **少陰病, 二三日至四五日, 腹痛, 小便不利, 下利不止, 便膿血者, 桃花湯主之.**

소음병, 이삼일지사오일, 복통, 소변불리, 하리부지, 변농혈자, 도화탕주지

● 少陰(소음)이 악화되어 병이 된 증세에서 2~3일에서 4~5일까지 이르러 배가 아프고 소변은 날카롭지 않으나 설사의 날카로움이 멈추지 않으며 고름피를 변으로 보는 경우는 桃花湯(도화탕)으로 증상을 다스려야 한다.

【임상적 해설】

움직임이 줄어들고, 사소한 생각에 근심과 염려로 수면에 방해를 받으면서 오는 병에서(少陰病) 2, 3일에서 4, 5일 주기로 지속되며(二三日至四五日) 배가 아프고(腹痛) 소변을 시원하게 보지 못하며(小便不利) 설사가 멈추지 않고 나오며(下利不止) 대변에 고름과 피가 섞여 나오는 현상이 병의 원인으로 작용하는 환자의 어떤 질환에도(便膿血者) 도화탕으로 치유한다(桃花湯主之).

부연 설명: 少陰病에서 크론씨병처럼 심한 궤양성 대장증후군에 활용한다.

---

309 [15] **少陰病, 吐利, 手足逆冷, 煩躁欲死者, 吳茱萸湯主之.**

소음병, 토리, 수족역랭, 번조욕사자, 오수유탕주지

● 少陰(소음)이 악화되어 병이 된 증세에서 토하면서 [설사가] 날카롭고 손발의 온도가 돌발적으로 낮아지는 상황이 이어지고 머리에 열이 나며 짜증스럽고 조급하며 죽고 싶어 하는 경우 吳茱萸湯(오수유탕)으로 증상을 다스려야 한다.

【임상적 해설】

움직임이 줄어들고, 사소한 생각에 근심과 염려로 수면에 방해를 받으면서 오는 병에서(少陰病) 냄새에 민감하여 구역질을 내며 설사를 하고(吐利), 손발이 갑자기 차가워지며(手足逆冷) 짜증이 나면 조급해하여 안절부절못하면서 죽고 싶을 정도로 힘들어하는 현상이 병의 원인으로 작용하는 환자의 어떤 질환에도(煩躁欲死者) 오수유탕으로 치유한다(吳茱萸湯主之).

부연 설명: 少陰病에서 레이노병처럼 수족냉증에 활용한다.

【임상치험례】

급성호흡곤란증후군, 레이노병, 은둔형 외톨이 (여 29세, 154cm/43kg)

23세 때 취업 준비로 밤늦도록 공부하면서 취업에 대한 걱정과 불안이 많았다. 불안과 우울함에 몸은 피로가 쌓이고 감기 뒤에 폐렴 증세로 입원하게 되었다. 그 당시에 죽음에 대한 공포가 밀려와 잠을 설치기도 하고 두려움이 엄습하였다. 그 이후로 건강이 극도로 악화되어 손발이 싸늘하게 식어가고 가슴이 마치 죽을 것만 같은 불안과 두려움에 몹시 힘들어하였다. 겨우겨우 양약으로 버텨오다가 은행에 취직되어 근무하게 되었다. 최근에 영국으로 휴가를 갔다가 지하철에서 소매치기를 당하면서 무서움에 쓰러지고 말았다. 만 하루 만에 급히 귀국하였고 병원에서 치료했으나 진전이 없었다. 손발은 싸늘하게 식어가고 토하고 설사도 하면서 가슴이 답답하여 꼭 죽을 것만 같아 사람들을 기피하였다. 약 3년 동안 바깥출입을 하지 않은 상태였다. 병원에서 급성 호흡증후군, 레이노병, 은둔형 외톨이라고 병명은 잔뜩 받았지만, 증세는 나아지지 않았다. 원래 어린 시절부터 겁이 많고 소심하여 불안과 두려움이 많았다. 애지중지 보호받았고 큰 어려움 없이 지내다가 취업이란 상황에서 불안과 두려움으로 수면 상태의 질이 저하되면서 저항력이 떨어졌다. 수시로 잘 체하고 배탈도 잦았고 전신에 냉증이 심했다.

변병진단 취업 준비를 하면서 밤늦도록 공부를 해 수면시간이 줄어들고, 취업 준비로 불안 우울감이 심해졌고, 최근에 영국에서 소매치기를 당하여 그 두려움에 수면에 방해를 받게 되어 병이 온 것으로 보아 少陰病으로 진단하였다. 조문진단은, 토하고 설사도 하면서(吐利) 손발이 싸늘하게 식어갔고(手足逆冷), 그러면서 가슴이 답답하여 죽을 것만 같다고 한 점을 (煩躁欲死者) 보아 308조 吳茱萸湯을 처방하였다. 吳茱萸湯을 6개월간 복용하고서 소화기 증세가 일단 사라지고, 손발이 따뜻해지고, 가슴이 답답하여 힘들어하는 증세가 없어졌다. 그래서 외출도 하게 되고, 사회생활도 정상으로 하게 되어 은행에 재취업을 하고서 지내다가 최근에 결혼도 하여 출산도 하였다는 소식이 전해왔다.

【고문자 분석】

逆(역) 고대글꼴에서 屰(역)은 소 牛(우)가 거꾸로 되어 있는 모습이다. 도살한 소를 거꾸로 하여 제물로 받아들이던 행위에서 '맞아들이다' '받아들이다' '이어지다'의 의미를 차용하고 있었다. 발걸음을 뜻하는 辵(착)을 두어 동작을 나타냈다. 이 글자는 하나의 동작에 대해 이어지는 즉각적이고 돌발적인 반응을 의미하며 여기서 후대의 '순조롭지 않다'는 의미가 파생했다.《상한론》에서도 여전히 '맞아들이다' '받아들이다' '이어지다'로 해석해야 하는데, 하나의 동작에 대해 이어지는 돌발적인 반응으로서의 의미를 살려야 한다.

煩(번) 불 火(화)와 머리 頁(혈)을 통해 화기가 머릿속으로 들어간 듯한 느낌을 표현하였다. 한나라 당시 특별히 머리에 열이 나는 두통 상태를 표현하던 글자이다. 후대에 흔히 '마음이 번거롭다'는 뜻으로 쓰이지만 문자 발생의 측면에서 보면 머리에 열이 나는 상황을 통해 '짜증나다' 등의 느낌이 파생하고 있음을 고려해야 한다.

躁(조) 발 足(족)을 통해 온몸을 움직이는 모습을 상징했다. 오른쪽은 발음을 위한 자소로 나무 木(목) 위에 세 개의 입 口(구)가 있다. 새들이 모여 조잘거리는 소리를 묘사하고 있다. 전체적으로 몸을 조급하고 부산하게 움직이는 모습을 나타낸다.

---

310 ¹⁵ **少陰病, 下利咽痛, 胸滿心煩者, 猪膚湯主之.**

소 음 병 , 하 리 인 통 , 흉 만 심 번 자 , 저 부 탕 주 지

● **少陰(소음)이 악화되어 병이 된 증세에서 설사가 날카롭고 목이 아프며 흉부가 [무언가로] 가득하며 마음에 짜증이 나는 경우 猪膚湯(저부탕)으로 증상을 다스려야 한다.**

【임상적 해설】

움직임이 줄어들고, 사소한 생각에 근심과 염려로 수면에 방해를 받으면서 오는 병에서(少陰病) 설사를 하면서 목이 아프고(下利咽痛) 가슴이 두려움으로 가득하고, 짜증 및 분노를 표출하는 현상이 병의 원인으로 작용하는 환자의 어떤 질환에도(胸滿心煩者) 저부탕으로 치유한다(猪膚湯主之).

【임상치험례】

언어장애, 인후불리증 (남 30세, 173cm/70kg)
과거에 불안장애와 건강염려증으로 회역산을 오랫동안 복용하여 완치된 환자였다. 잘 지내오던 중에 결혼할 여성과 동거를 하게 되었다. 수개월 전에 요도 부위에 염증이 생겨서 항생제를 복용하면서 이상 현상이 발생했다. 예전에도 건강에 대한 염려증이 심해서 자기 몸에 조그마한 이상이 생기면 확대 해석을 해서 죽음에 대한 공포를 가지는 습성이 있었다. 요

도염 감염이 에이즈가 아닌가 하여 두려움에 밤에 잠도 잘 못 잔다고 하였다. 그리고 생각에 생각이 꼬리를 물고서 동거하는 여성에 대해 의심까지 하게 되면서 불안과 동시에 분노가 치밀었다. 갈수록 근육에 경직이 오기 시작하더니 혀가 굳어지고 목이 아프기 시작하였다. 인후 부위가 굳어지고 발음이 잘 안 되고 말을 더듬으면서 말이 원활하게 나오지 않았다. 혹시 이러다가 영원히 언어장애인이 되지 않나 하는 건강 염려증에 휩싸여 공포와 두려움에 가슴이 답답하고 괜히 짜증이 나기 시작했다.

변병진단 단순한 요도 감염을 확대 해석하여 에이즈까지 걱정하고 이후 같이 동거하는 여성에 대한 의심까지 이어지면서 사소한 생각에 빠져 병이 온 少陰病으로 진단하였다. 혀가 굳어지고 목이 아프기 시작하면서(下利咽痛) 가슴에 건강에 대한 두려움과 공포로 가득하고 동시에 분노가 치밀어 오르면서 병이 온 점을(胸滿心煩者) 보아 310조 猪膚湯을 처방하였다. 3개월간 복용 후에 혀가 굳어지는 증세는 호전되었고 그 후 불안장애는 회역산, 회역탕으로 소음병 환자에 건강염려증을 꾸준하게 관리하고 있다.

【고문자 분석】

心(심)   고대문자의 글꼴은 심장을 실제 해부하여 만든 단면도 그림이다. 심방과 심실의 모습이 지금의 모습으로 변모했다.《상한론》에서는 해부학적인 심장을 의미하는 것이라기보다는 가슴 부위를 통합적으로 지칭한다고 보아야 한다.

煩(번)   불 火(화)와 머리 頁(혈)을 통해 화기가 머릿속으로 들어간 듯한 느낌을 표현하였다. 한나라 당시 특별히 머리에 열이 나는 두통 상태를 표현하던 글자이다. 후대에 흔히 '마음이 번거롭다'는 뜻으로 쓰이지만 문자 발생의 측면에서 보면 머리에 열이 나는 상황을 통해 '짜증나다' 등의 느낌이 파생하고 있음을 고려해야 한다.

---

311 ¹⁵ **少陰病, 二三日, 咽痛者, 可與甘草湯, 不差, 與桔梗湯.**

　소음병,　이삼일,　인통자,　가여감초탕,　불차,　여길경탕

◉　　少陰(소음)이 악화되어 병이 된 증세에서 2, 3일 후 목이 아픈 경우 甘草
　　湯(감초탕)을 줄 수 있다. 차도가 없으면 桔梗湯(길경탕)을 준다.

【임상적 해설】

움직임이 줄어들고, 사소한 생각에 근심과 염려로 수면에 방해를 받으면서 오
는 병에서(少陰病) 2, 3일 주기로 지속이 되며(二三日) 목이 아픈 현상이 병의
원인으로 작용하는 환자의 어떤 질환에도(咽痛者) 감초탕을 투여하고(可與甘草
湯) 차도가 없으면(不差) 길경탕을 투여한다(與桔梗湯).

---

314 ¹⁵ **少陰病, 下利, 白通湯主之.**

　소음병,　하리,　백통탕주지

◉　　少陰(소음)이 악화되어 병이 된 증세에서 설사가 날카로우면 白通湯(백
　　통탕)으로 증상을 다스려야 한다.

【임상적 해설】

움직임이 줄어들고, 사소한 생각에 근심과 염려로 수면에 방해를 받으면서 오
는 병에서(少陰病) 설사가 나는 현상이 병의 원인으로 작용하는 환자의 어떤
질환에도(下利) 백통탕으로 치유한다(白通湯主之).

부연 설명: 少陰病에서 설사가 주요 원인으로 작용하는 심한 환자로 무기력
증, 우울증, 기분장애 등에 적극 활용한다.

【임상치험례】

불면증, 안면부종, 무기력증 (여 72세, 155cm/52kg)

6개월 전에 무릎 수술을 받으면서 움직일 수가 없게 되었다. 그리고 막내 아들에 대한 걱정이 많아졌다. 아들이 사업에 실패하고 결혼생활도 원만하지 못하여 결국 이혼하게 되었다. 무릎 수술로 움직임은 줄고 막내아들에 대한 염려와 근심으로 생각이 많아져 잠을 제대로 이룰 수 없게 되었다. 움직이지 못하니 오히려 무료하여 낮에는 자꾸만 졸려 하고 밤에는 잠을 자지 못하는 생활이 계속되었다. 평소 대변이 1일 2, 3회 무르게 보는 것이 3, 4회로 더 심하게 되었다. 그리고 얼굴이 퉁퉁 부어서 형체를 모를 정도로 심하게 되었다.

변병진단 무릎 수술로 인해서 움직임은 줄어들고 막내아들에 대한 걱정으로 잠도 제대로 자지 못하게 되면서 낮에 졸려 하는 점을 보아 少陰病으로 진단하였다. 조문진단은, 평소에 대변을 무르게 보던 증상이 3~4회로 더욱 심해지면서 병이 악화된 점을(下利) 보아 314조 白通湯을 처방하였다. 6개월간 복용 후에 오래된 만성 설사증이 호전되면서, 불면증과 형체를 모를 정도의 안면부종이 깨끗하게 호전되었다.

---

315 [15] **少陰病, 下利, 脈微者, 與白通湯, 利不止, 厥逆無脈, 乾嘔煩者, 白通加猪膽汁湯主之.** 服湯脈暴出者死, 微續者生.

소음병, 하리, 맥미자, 여백통탕, 리부지, 궐역무맥, 건구번자, 백통가저담즙탕주지. 복탕맥폭출자사, 미속자생

少陰(소음)이 악화되어 병이 된 증세에서 설사가 날카롭고 혈관을 따라 흐르는 피의 움직임이 은근하면 白通湯(백통탕)을 준다. [설사의] 날카로움이 그치지 않고 정상과는 거꾸로 움직이는 기운 또는 호흡이 이어

지면서 혈관을 따라 흐르는 피의 움직임이 없으며 마른 구역질을 하고 머리에 열이 나며 짜증스러우면 白通加猪膽汁湯(백통가저담즙탕)으로 증상을 다스려야 한다. 탕을 복용하고 혈관을 따라 흐르는 피의 움직임이 폭발적으로 나오면 죽는다. 은근히 계속되면 산다.

【임상적 해설】

움직임이 줄어들고, 사소한 생각에 근심과 염려로 수면에 방해를 받으면서 오는 병에서(少陰病) 설사가 나며(下利) 움직임이 미약한 현상이 병의 원인으로 작용하는 환자의 어떤 질환에도(脈微者) 백통탕으로 치유한다(與白通湯). 설사가 그치지 않고(利不止) 갑자기 집중하여 몰입하면 거꾸로 열기가 달아오르고 움직임이 전혀 없이 게으르며(厥逆無脈) 속이 비면 더부룩하여 소화장애가 오면서 짜증을 내는 현상이 병의 원인으로 작용하는 환자의 어떤 질환에도(乾嘔煩者) 백통가저담즙탕으로 치유한다(白通加猪膽汁湯主之).

부연 설명: 少陰病에서 설사하면서 무기력하고, 우울증, 기분장애, 무기력증, 은둔형 외톨이 등에 해당하는 질환에 활용한다.

【임상치험례】

어지러움, 구토, 설사 (남 34세, 162cm/90kg)

컴퓨터 수리 기사로 매일 운전을 하고 컴퓨터 수리에만 집중했다. 컴퓨터 수리와 운전 시간 외에는 전혀 움직임 없이 게임에만 몰두를 했다. 게임에 몰입하다 보면 잠자는 시간도 놓치고 앉은 채로 음식을 먹어 체중은 증가했다. 몸이 항상 무기력하고 무거웠다. 온종일 컴퓨터에만 매달려 있고 전혀 움직임이라고는 없다. 체중은 증가했지만 주소증과는 무관했다. 늘 잠이 부족하여 낮에 운전 중에도 졸려 한다. 집중하면 미동도 없이 안 움직인다. 어렸을 때부터 1일 5, 6회 설사하는 증상이 있었다.

변병진단 컴퓨터 수리 기사로서 운전과 컴퓨터 수리에만 집중하고 그 외에는 게임에만 몰입하면서 움직임은 적고 숙면도 취하지 못하는 상황에서 병이 온 少陰病으로 진단하였다.

조문진단은, 설사가 1일 5, 6회 계속해서 이어져 온 것(下利)과 컴퓨터 수리와 운전 외에는 움직임이 전혀 없고(脈微者), 오직 게임에만 몰두하여 무척 게으른 생활의 연속으로 움직임이 전혀 없이 생활하였다(厥逆無脈). 이를 토대로 315조 白通湯을 처방하였고 2개월 치료 이후에 白通加猪膽汁湯을 1개월 복용하여, 설사 및 어지럼증과 무기력증이 호전되었다. 은둔형은 지속적으로 치료가 요망되나 사정상 종료되었다.

【고문자 분석】

微(미) 발의 움직임을 나타내는 彳(척)과 손의 동작을 뜻하는 攵(복)이 있고 가운데에는 머리를 산발한 노인의 모습이 들어 있다.《설문해자》는 '감추어진 상태로 운행하다'로 풀고 있는데, 문자의 구성을 고려해볼 때 이 글자는 노인의 느린 몸 상태나 동작 상태를 의미한다. 때문에 단순히 '미약하다' '미미하다'의 의미가 아니라 어떤 기운이 감추어진 상태에서 느리게 움직이고 있는 상황을 고려해 풀어야 한다. '은근하다'로 풀 수도 있다.

厥(궐) 이 글자는 한나라 이전부터 '그' '저' 등을 나타내는 지시대명사로 사용되고 있다.《상한론》해당 구문의 앞뒤를 가늠해 보아도 이 글자의 쓰임새는 자연스럽지 않다.《설문해자》에는 병 疒(녁) 자소를 지닌 瘚(궐)이 있는데, 쉬선은 이 글자를 逆氣(역기), 즉 '(어떤 상황에 이어서 돌발적으로 다른 상황이 이어져) 거꾸로 움직이는 기운 또는 호흡'으로 풀고 있다.《상한론》에 보이는 厥(궐)은 바로 이 瘚(궐)의 후대 가차자로, 다시 말해 오류인 것으로 추측된다.

逆(역) 고대글꼴에서 屰(역)은 소 牛(우)가 거꾸로 되어 있는 모습이다. 도살한 소를 거꾸로 하여 제물로 받아들이던 행위에서 '맞아들이다' '받아들이다' '이어지다'의 의미를 차용하고 있었다. 발걸음을 뜻하는 辵(착)을 두어 동작을 나타냈다. 이 글자는 하나의 동작에 대해 이어지는 즉각적이고 돌발적인 반응을 의미한다. 여기서 후대의 '순조롭지 않다'의 의미가 파생했다. 《상한론》에서도 여전히 '맞아들이다' '받아들이다' '이어지다'로 해석해야 하는데 하나의 동작에 대해 이어지는 돌발적인 반응으로서의 의미를 살려야 한다.

---

316 [15] **少陰病, 二三日不已, 至四五日, 腹痛, 小便不利, 四肢沈重, 疼痛, 自下利,** 自下利者, 此爲有水氣也. **其人或欬, 或小便利, 或下利, 或嘔者, 玄武湯主之.**

소음병, 이삼일불이, 지사오일, 복통, 소변불리, 사지침중, 동통, 자하리, 자하리자, 차위유수기야. 기인혹해, 혹소변리, 혹하리, 혹구자, 현무탕주지

少陰(소음)이 악화되어 병이 된 증세에서 2, 3일이 지나도 그치지 않고 4, 5일에 이르러 배가 아프고 소변이 날카롭지 않다. 사지가 가라앉고 무거우며 속으로 은근히 아프고 겉으로도 아프며 저절로[약을 쓰지 않아도] 설사가 날카롭다. 저절로 설사가 날카롭다면 이것은 물의 기운이 있는 것이다. 그 사람이 혹은 깊은 기침을 하기도 하고, 혹은 소변이 날카롭기도 하고, 혹은 설사가 날카롭기도 하고, 혹은 구역질을 하면 玄武湯(현무탕)으로 증상을 다스려야 한다.

【임상적 해설】

움직임이 줄어들고, 사소한 생각에 근심과 염려로 수면에 방해를 받으면서 오는 병에서(少陰病) 2, 3일이 주기로 지속되어도 그치지 않고(二三日不已) 4, 5일에 이르러(至四五日) 배가 아프고(腹痛) 소변이 시원하게 나오지 않으며(小便不利) 사지가 가라앉고 무거우며(四肢沈重) 속으로도 겉으로도 아프고(疼痛) 스스

로 설사를 하는 이런 사람이(自下利) 혹 기침을 하거나(其人或欬) 혹 소변이 시원하게 나오거나(或小便利) 혹은 설사를 하거나(或下利) 혹은 속이 더부룩하여 소화장애가 있는 현상이 병의 원인으로 작용하는 환자의 어떤 질환에도(或嘔者) 현무탕으로 치유한다(玄武湯主之).

---

317 ¹⁵ **少陰病, 下利清穀, 裏寒外熱, 手足厥逆, 脈微欲絶, 身反不惡寒, 其人面色赤, 或腹痛, 或乾嘔, 或咽痛, 或利止, 脈不出者, 通脈回逆湯主之.**

소음병, 하리청곡, 리한외열, 수족궐역, 맥미욕절, 신반불오한, 기인면색적, 혹복통, 혹건구, 혹인통, 혹리지, 맥불출자, 통맥회역탕주지

● 少陰(소음)이 악화되어 병이 된 증세에서 깨끗한[소화 안 된] 곡물을 날카롭게 설사하는 것은 내면이 차갑고 외면에 열이 있기 때문으로 손과 발에 돌발적으로 다른 상황이 이어져 거꾸로 움직이는 기운이 [차 있고] 혈관을 따라 흐르는 피의 움직임이 은근하여 끊어질 듯하며 몸은 반대로 차가운 기운에 민감해하지 않는다. 그 사람의 얼굴색은 검붉고 혹은 배가 아프고 혹은 마른 구역질을 하고 혹은 목이 아프다. 혹은 [설사의] 날카로움이 그치지만 혈관을 따라 흐르는 피의 움직임이 나오지 않는 경우 通脈回逆湯(통맥회역탕)으로 증상을 다스려야 한다.

【임상적 해설】

움직임이 줄어들고, 사소한 생각에 근심과 염려로 수면에 방해를 받으면서 오는 병에서(少陰病) 소화되지 않은 상태의 설사를 하며(下利清穀) 내면이 차갑고 바깥에 나가면 열이 있으며(裏寒外熱) 손발을 집중해서 많이 쓰고(手足厥逆), 잘 움직이지 않으려고 하고 외부와 관계를 단절하려 하고(脈微欲絶) 몸은 반대로 추위에 민감하지 않은(身反不惡寒) 그런 사람이 얼굴은 붉고(其人面色赤) 혹은

416

배가 아프고(或腹痛) 혹은 속이 비어 있을 때 더부룩하여 소화장애가 있으며 (或乾嘔) 혹은 목이 아프고(或咽痛) 혹은 설사가 그치고(或利止) 바깥으로 나오려고 하는 움직임이 전혀 없는 현상이 병의 원인으로 작용하는 환자의 어떤 질환에도(脈不出者) 통맥회역탕으로 치유한다(通脈回逆湯主之).

부연 설명: 少陰病에서 무기력하고 우울하면서 전혀 움직임이 없는 은둔형 외톨이 등에 활용한다.

【고문자 분석】

厥(궐) 이 글자는 한나라 이전부터 '그' '저' 등을 나타내는 지시대명사로 사용되고 있다.《상한론》해당 구문의 앞뒤를 가늠해 보아도 이 글자의 쓰임새는 자연스럽지 않다.《설문해자》에는 병 疒(녁) 자소를 지닌 癝(궐)이 있는데, 쉬선은 이 글자를 逆氣(역기), 즉 '(어떤 상황에 이어서 돌발적으로 다른 상황이 이어져) 거꾸로 움직이는 기운 또는 호흡'으로 풀고 있다.《상한론》에 보이는 厥(궐)은 바로 이 癝(궐)의 후대 가차자로, 다시 말해 오류인 것으로 추측된다.

逆(역) 고대글꼴에서 屰(역)은 소 牛(우)가 거꾸로 되어 있는 모습이다. 도살한 소를 거꾸로 하여 제물로 받아들이던 행위에서 '맞아들이다' '받아들이다' '이어지다'의 의미를 차용하고 있었다. 발걸음을 뜻하는 辵(착)을 두어 동작을 나타냈다. 이 글자는 하나의 동작에 대해 이어지는 즉각적이고 돌발적인 반응을 의미한다. 여기서 후대의 '순조롭지 않다'의 의미가 파생했다.《상한론》에서도 여전히 '맞아들이다' '받아들이다' '이어지다'로 해석해야 하는데 하나의 동작에 대해 이어지는 돌발적인 반응으로서의 의미를 살려야 한다.

微(미) 발의 움직임을 나타내는 彳(척)과 손의 동작을 뜻하는 攵(복)이 있고 가운데에는 머리를 산발한 노인의 모습이 들어 있다.《설문해자》는 '감추어진 상태로 운행하다'로 풀고 있는데, 문자의 구성을 고려해볼 때 이 글자는 노인의 느린 몸 상태나 동작 상태를 의미한다. 때문에 단순히 '미약하다' '미미하다'의 의미가 아니라 어떤 기운이 감추어진 상태에서 느리게 움직이고 있는 상황을 고려해 풀어야 한다. '은근하다'로 풀 수도 있다.

絶(절)   기본자소 실 系(사)와 오른쪽의 色(색)은 사실 사람이 칼을 들고 실을 끊는 모습의 변형이다. 여기서 '끊다'의 뜻이 만들어졌으며 이는 색깔과는 아무 관련이 없다.《상한론》에서는 연결되던 흐름의 단절을 의미한다.

---

318 ¹⁵ **少陰病, 其人或欬, 或悸, 或小便不利, 或腹中痛, 或泄利下重者, 回逆散主之.**

소음병, 기인혹해, 혹계, 혹소변불리, 혹복중통, 혹설리하중자, 회역산주지

● 少陰(소음)이 악화되어 병이 된 증세에서 그 사람이 혹 깊은 기침을 하고 혹은 [가슴이 쿵쿵거리며] 두려워하고, 혹은 소변이 날카롭지 않고, 혹은 뱃속이 아프며 혹은 설사가 날카로우며 설사가 무거우면[위중하면] 回逆散(회역산)으로 증상을 다스려야 한다.

【임상적 해설】

움직임이 줄어들고, 사소한 생각에 근심과 염려로 수면에 방해를 받으면서 오는 병에서(少陰病) 그 사람이 혹은 기침을 하고(其人或欬) 혹은 가슴이 두근거리거나 근육이 떨리면서 불안해하고(或悸) 혹은 소변이 시원하게 나오지 않으며(或小便不利) 혹은 배가 늘 아프고(或腹中痛) 혹은 설사가 나오면 아래가 무거운 현상이 병의 원인으로 작용하는 환자의 어떤 질환에도(或泄利下重者) 회역산으로 치유한다(回逆散主之).

부연 설명: 少陰病의 가슴이 두근거리거나 근육이 떨리면서 불안해하는 불안장애, 공황장애, 신체화장애, 건강염려증, 틱장애, 수면장애 등 신경정신과 질환에 다양하게 활용한다.

【임상치험례】

우울증, 불안장애 (여 35세, 150cm/36kg)

주부인 환자가 우울증으로 내원하였다. 3개월 전 감기약의 부작용으로 불면과 불안이 시작되었고 악화되어 우울증이 온 상황이었다. 발생 시점을 청취하여 보니 시어머니를 8년간 모시면서 친하게 지냈는데, 3개월 전 시어머니의 폐암 4기 진단 소식을 들으며 걱정과 염려로 인해서 일상생활이 힘들었다. 또 남편이 폐결절을 아들이 천식 진단을 받아 혹 폐암이 발병하지 않을까 걱정이 많았다. 또한, 친모도 심장 수술을 받은 상황이라 걱정에 잠을 이루지 못했다. 가슴이 두근거리고, 불안 우울감을 호소하였다.

변병진단 시어머니의 폐암 진단과 그로 인해 남편과 자녀가 유전되지 않을까 하는 괜한 생각에 걱정과 불안으로 인해서 건강염려증까지 온 상황과 이러한 걱정으로 밤에 잠을 이루지 못하는 것으로 보아 少陰病으로 진단하였다. 조문진단은, 가슴이 두근거리면서 불안해하는 젖을(悸) 확인할 수 있었다. 그리하여 318조 回逆散을 처방하였고 3개월간 복용 후에 불안증과 불면증이 호전되었다.

【임상치험례】

공황장애, 불안장애 (여 39세, 165cm/49kg)

주부인 이 환자는 2달 전 커피를 마신 후 지인들을 만나 이야기를 하던 중 갑자기 분노가 오르고 욕이 나오려고 하며 바닥이 깜깜해지면서 어지러움을 느꼈다. 그리고 가슴이 두근거리고 불안했다. 병력을 청취해보니,

결혼 이후 사업하는 남편으로 인해서 불안 걱정이 많았다. 처음 결혼 시에 남편이 빚에 대해서 숨기고 결혼을 하였고, 시댁과도 갈등이 많았다. 현재는 남편의 사업이 사정이 좋아졌으나 잘못되면 어쩌나 하는 불안감에 항상 시달린다. 공황발작이 있고 난 뒤에 본인이 정신병으로 진행되면 어쩌나 하는 불안과 예기불안 및 건강염려증도 생겼다. 유년 시절 아버지의 폭행과 그로 인한 어머니의 가출로 친척 집을 전전하면서 살았고, 아버지의 알코올 중독으로 폐인이 되어가는 모습에 본인도 불안감이 컸다. 평소 소심하고 근심과 걱정, 염려가 많았다.

변병진단 유년 시절부터 아버지의 폭행으로 인한 어머니의 가출로 불안정한 환경에서 성장하면서 불안과 두려움이 많았고, 남편 사업에 대한 미래의 불안으로 사소한 근심 걱정으로 인해서 잠을 이루지 못하는 점을 보아 少陰病으로 진단하였다. 남편 사업에 대한 불안감, 본인이 정신병으로 진행되면 어쩌나 하는 건강염려증으로 그럴 때마다 가슴 두근거림(悸)을 확인할 수 있었다. 그리하여 318조 回逆散을 처방하였고 6개월간 복용 후에 가슴 두근거림, 불안증이 완화되면서 공황장애가 호전되었다.

【임상치험례】

이명, 불안장애 (여 55세, 158cm/54kg)

1년 전 언니의 병간호를 하던 중 언니의 위장 관련 이야기를 들은 이후 건강에 대한 걱정으로 수면을 방해받았다. 그 몇 달 후 언니의 사망으로 충격을 받고 본인의 건강에 대한 걱정이 더욱 심해지면서 잠을 자지 못하고 가슴 두근거림이 심해졌다. 이후 이명도 발생하였고 일상생활에 영향을 줬다. 그 당시부터 현재까지 가슴 떨림이 심하고 눈물도 많아져 조금만 움직여도 숨이 차다고 하였다. 그리고 숙면을 이루지 못하면 위의 증상들이 더욱 악화되었다.

변병진단 언니의 병간호와 죽음으로 인하여 자신의 건강에 대한 걱정과 불안으로 수면에 방해를 받은 것이 원인이 되어 병이 온 것을 보아 少陰病으로 변병하였다. 조문진단은, 마음이 불안하고, 자꾸만 눈물이 나고, 가슴 떨림이 심한(悸) 점을 확인할 수 있었다. 그리하여 318조 回逆散을 처방하였고, 6개월간 복용 후에 가슴 떨림 및 불안감이 줄면서 이명이 호전되었다.

【임상치험례】

환청, 틱장애, 불안장애 (여 12세, 148cm/38kg)

원래 어릴 때부터 틱장애가 있었다. 콧잔등이를 위로 치켜뜨고 양미간에 주름을 만드는 행동을 반복적으로 하고 있었다. 특이하게도 엄마와 있을 때는 틱증세가 나타나지 않았다. 그러던 중 내원하기 3개월 전에 영어숙제를 하면서 평소에 안 하던 짜증 섞인 말투가 나오기 시작했다. 마음속에 엄마에게 욕이 나오고 누군가 자꾸만 시킨다고 하였다. 자기 안에 나쁜 아이가 있어서 자신에게 자꾸만 시킨다고 하였다. 학교에서 음악 수업 후에 선생님에게서 전화가 왔다. 음악 시간에 피리를 부는데, 피리를 전혀 불지도 못하고 책상 정리만 하였다. 손발이 심하게 떨리고 숨이 안 쉬어지고 땀이 나면서 환청에서 욕하는 소리가 갑자기 심해져 공포를 느꼈다. 이후에 집에만 오면 자기 방을 정리를 안 하면 못견뎌하였다. 정리를 안 하면 욕하는 아이가 때릴 것 같아서 무섭다고 하였다. 자신의 마음과는 반대되는 말을 하는 환청이 주를 이룬다. 소리는 주로 가족에 대하여 말을 한다. 자신은 욕을 전혀 해본 적도 없으나 소리는 애들이 하는 세상 온갖 욕을 다하고 듣기가 너무 힘들다. 이야기를 들어보니 아빠는 집에 잘 안 들어왔는데 어쩌다가 아빠가 들어오면 부모가 방에서 크게 싸운다. 부모가 싸울 때는 너무 조용해서 엄마가 죽은 것은 아닌가 하는 두려움이 늘 있었다고 하였다. 엄마가 죽는다고 한 것은 아닌데도 수시로 엄마가 죽을 것만 같은 두려움을 느끼고 살았다. 18세인 언니는 자신과 잘 놀아주고 재밌는 말도 해주고 의지가 되는 사람인데 올해 고3을 앞두고서 공부 때문에 같이 할 시간이 없었다. 언니와 엄마도 아버지 문제로 자주 싸웠다. 언니도 아버지에 대한 분노와 적개심이 대단하였다(1년 후에 언니도 수능시험을 앞두고 불안증으로 인하여 공부를 진행할 수가 없었다. 마찬가지로 회역산으로 호전시켜 무사히 대학에 진학할 수가 있었다). 아버지에 대한 언니의 그런 말들로 인해서 엄마가 언니와 싸우다가 죽는 것은 아닌가 하는 생각에 두렵고 무서웠다. 부모의 결혼생활을 청취하였을 때, 아빠는 집에 잘 들어오지 않았고 어쩌다 들어와도 항상 엄마와 싸워서 불안했다.

변병진단 아빠와 엄마가 싸우면 엄마가 죽지 않나 노심초사하며 방 앞에서 불안해하고, 언니와 엄마가 싸울 때도 엄마와 언니가 죽지나 않을까 두려워하였다. 아빠가 집에 오지 않으면서 밤마다 불안한 마음이고 엄마가 힘들어서 죽을 것이라는 사소한 생각들이, 일어나지 않은 일로 염려와 걱정을 하게 되어 병이 온 少陰病으로 진단하였다. 조문진단은, 환청과 틱장애를 유발한 원인은, 엄마가 아빠와 언니랑 싸울 때 엄마가 죽을까 봐서 두려움과 무서움이 많았다. 음악 수업 후에 손발이 심하게 떨리고 숨이 안 쉬어지고 심장도 두근거리고 무서움과 두려움이 오면 틱장애도 심하게 왔다. 정황상 아빠의 부재, 엄마의 죽을 것 같은 상황, 언니가 공부 때문에 위안을 받지 못하는 상황에 불안해하면서 두려움이 엄습한 점을(悸) 보아 318조 回逆散을 처방하였고 6개월간 복용 후에 환청이나 틱장애가 완전하게 호전되었다. 예쁘고 해맑은 소녀의 얼굴에서 공포와 두려움이 사라지고, 모처럼 환한 얼굴이 지금도 생생하게 떠오른다. 아빠는 이 모든 것이 자기로부터 발생한 상황이라 깊이 반성하여 집으로 매일 들어오게 되었고, 엄마와도 사이좋게 지내게 되었다. 그 후에 모처럼 네 가족이 여행을 가게 되었고, 그 여행지에서 서로가 진실 게임을 하며, 마음을 터놓

고 대화하는 흐뭇한 시간을 가지게 되었다고, 엄마가 기쁜 마음으로 전해
주었다. 어쩌면 회역산이란 처방이 한 가족의 행복을 안겨주었다.

【고문자 분석】

欬(해)　기침을 의미하는 이 글자가 발음을 위해 사용한 亥(해)는 고대 어음
에서 깊은 목구멍소리를 지니고 있다. 즉 고대음에서는 H의 음가보다는 K의
음가에 가깝다. 기침을 할 때 내는 소리를 나타내기 위해 亥(해)를 음성부호로
채택한 것이다. 기침은 입에서 나오는 상황이므로 입을 크게 벌린 모습인 欠
(흠)을 사용했다.

悸(계)　《설문해자》는 '心動(심동)', 즉 '심장이 움직이다'로 풀고 있다. 심장
은 항상 움직이고 있으므로 이런 표현은 심장의 움직임이 특별히 감지되는
상태를 강조하고자 쓴 것이다. 심장 忄(심)의 자소와 심장이 뛸 때의 소리를 나
타내기 위해 季(계)를 사용했다. 고대어에서는 심장이 두근거린다는 의미를
'悸悸然(계계연)'으로 표현하였다. K의 음가를 지닌 글자 季(계)를 사용한 것은
'꿍' 또는 '쿵' 계열의 심장소리를 나타내기 위해서이다.

319　15 少陰病, 下利六七日, 欬而嘔渴, 心煩不得眠者, 猪苓湯主之.

소음병, 하리육칠일, 해이구갈, 심번부득면자, 저령탕주지

少陰(소음)이 악화되어 병이 된 증세에서 설사가 날카로운 지 6, 7일이
되고 깊은 기침을 하고 구역질을 하면서 물을 적극적으로 마시려 하고
마음에 짜증이 나며 잠을 얻지 못하는 경우 猪苓湯(저령탕)으로 증상을
다스려야 한다.

【임상적 해설】

움직임이 줄어들고, 사소한 생각에 근심과 염려로 수면에 방해를 받으면서 오

는 병에서(少陰病) 설사가 6, 7일 주기로 지속되며(下利六七日) 기침을 하면서 속이 더부룩하여 소화장애가 있고 갈증도 있으며(欬而嘔渴) 마음에 짜증과 분노를 표출하며 잠을 이루지 못하는 현상이 병의 원인으로 작용하는 환자의 어떤 질환에도(心煩不得眠者) 저령탕으로 치유한다(猪苓湯主之).

【고문자 분석】

欬(해)　기침을 의미하는 이 글자가 발음을 위해 사용한 亥(해)는 고대 어음에서 깊은 목구멍소리를 지니고 있다. 즉 고대음에서는 H의 음가보다는 K의 음가에 가깝다. 기침을 할 때 내는 소리를 나타내기 위해 亥(해)를 음성부호로 채택한 것이다. 기침은 입에서 나오는 상황이므로 입을 크게 벌린 모습인 欠(흠)을 사용했다.

心(심)　고대문자의 글꼴은 심장을 실제 해부하여 만든 단면도 그림이다. 심방과 심실의 모습이 지금의 모습으로 변모했다. 《상한론》에서는 해부학적인 심장을 의미하는 것이라기보다는 가슴 부위를 통합적으로 지칭한다고 보아야 한다.

煩(번)　불 火(화)와 머리 頁(혈)을 통해 화기가 머릿속으로 들어간 듯한 느낌을 표현하고 있다. 한나라 당시 특별히 머리에 열이 나는 두통 상태를 표현하던 글자이다. 후대에 흔히 '마음이 번거롭다'는 뜻으로 쓰이지만 문자 발생의 측면에서 보면 머리에 열이 나는 상황을 통해 '짜증나다' 등의 느낌이 파생하고 있음을 고려해야 한다.

眠(면)　'잠자다'의 뜻을 지닌 이 글자는 《설문해자》에서는 보이지 않지만 후대에 쓰인 《상한론》에 첨가된 것으로 보인다. 눈 目(목)으로 수면을 암시했다. 발음으로 사용된 유사음 民(민)은 잡혀온 포로의 한쪽 눈을 찔러 관리하던 문화적 이미지를 통해 눈이 감기는 모습을 표현한 것이다.

---

320 ¹⁵ 少陰病, 得之二三日, 口燥咽乾者, 急下之, 宜大承氣湯.

소음병, 득지이삼일, 구조인건자, 급하지, 의대승기탕

少陰(소음)이 악화되어 병이 된 증세에서 증세를 얻은 지 2, 3일이 되어 입이 타며 목구멍 부위가 마르는 경우 급히 설사를 하게 해야 하는데 大承氣湯(대승기탕)이 적합하다.

【임상적 해설】

움직임이 줄어들고, 사소한 생각에 근심과 염려로 수면에 방해를 받으면서 오는 병에서(少陰病) 증세를 얻은 지 2, 3일 주기로 지속되며(得之二三日) 입이 바짝 타고 목 안이 마르는 사람은(口燥咽乾者) 이런 현상이 원인으로 작용하는 환자의 어떤 질환에도 급히 설사하게 해야 하는데(急下之) 대승기탕이 적합하다(宜大承氣湯).

【고문자 분석】

燥(조) 불 火(화)와 발음을 위해 새소리 시끄러울 喿(소)를 사용하였다.《설문해자》에서는 이 글자를 '乾(건)'이라고 설명하면서 이를 '사물이 위로 솟구치는 모습'으로 풀고 있다. 때문에 燥(조)를 단순히 '乾燥(건조)하다'의 의미로 풀어서는 안 된다. 燥(조)는 화기로 인해 인체 내면의 기운이 위로 솟구치는 상태와 화기로 인해 인체 내면의 진액이 잦아들어 새들이 시끄럽게 울듯이 느낌이 어수선함을 묘사하는 글자로 풀이해야 한다. 이러한 맥락을 고려하면서 '타들어가다'로 풀어볼 수 있다.

321 [15] **少陰病, 自利清水, 色純靑, 心下必痛, 口乾燥者, 可下之, 宜大承氣湯.**

소음병, 자리청수, 색순청, 심하필통, 구건조자, 가하지, 의대승기탕

◉ 少陰(소음)이 악화되어 병이 된 증세에서 저절로[약을 쓰지 않아도] 깨끗한[소화가 안 된] 물을 날카롭게 [설사하면서] [몸의] 색이 순전하게 푸르며 심장 아래가 반드시 아프다. 입이 마르고 타는 경우 설사를 하게 할 수 있는데 大承氣湯(대승기탕)이 적합하다.

【임상적 해설】

움직임이 줄어들고, 사소한 생각에 근심과 염려로 수면에 방해를 받으면서 오는 병에서(少陰病) 저절로 물이 많은 설사를 하며 색은 순전하게 푸르며(自利清水 色純靑) 가슴 아래가 반드시 아프다(心下必痛). 입이 마르고 건조하며(口乾燥者) 이런 현상이 병의 원인으로 작용하는 환자의 어떤 경우에도 설사하게 할 수 있는데(可下之) 대승기탕이 적합하다(宜大承氣湯).

323 [15] **少陰病, 脈沈者, 急溫之, 宜回逆湯.**

소음병, 맥침자, 급온지, 의회역탕

◉ 少陰(소음)이 악화되어 병이 된 증세에서 혈관을 따라 흐르는 피의 움직임이 가라앉는 경우 급히 그것[피의 흐름]을 따뜻하게 해야 하는데 回逆湯(회역탕)이 적합하다.

【임상적 해설】

움직임이 줄어들고, 사소한 생각에 근심과 염려로 수면에 방해를 받으면서 오는 병에서(少陰病) 움직임이 가라지는 사람(脈沈者) 이런 현상이 병의 원인으로 작용하는 환자의 어떤 질환에도 급히 따뜻하게 해야 하는데(急溫之) 회역탕이

적합하다(宜回逆湯).

부연 설명: 少陰病의 무기력에 의한 우울증에 활용한다.

【임상치험례】
갑상선 기능저하증, 무기력증 (여 35세, 164cm/55kg)
4년 전부터 처음 갑상선 기능 저하증이 발병하여 약물을 복용하던 중, 1년 전 약물을 끊기로 한 이후 몸이 점차 안 좋아져서 내원하였다. 병력 청취를 해보니 2011년도에 미국 유학을 가게 되었는데, 장학생으로 입학하였다. 그러나 그에 맞는 성적이 안 되어서 염려 불안 및 걱정으로 수면에 방해를 받았다. 숙면을 못 취하면서 무기력해지고 피로감이 심해졌다. 이후 계속 악화되었다. 그리고 2년 전 출산 이후에도 수면을 방해받은 이후에 증상이 심해졌다.

변병진단 미국 유학 시절에 장학생에게 맞는 성적이 안 되어서 염려 불안으로 수면에 방해가 받으면 증상이 악화되는 점, 염려 걱정으로 잠을 잘 이루지 못하고 이에 피로가 온 것으로 少陰病으로 변병하였다. 조문 진단은 움직임이 가라앉는 점(脈沈者)을 확인할 수 있었다. 그리하여 323조 回逆湯을 처방하였고, 3개월간 복용 후에 체력이 올라가면서 무기력증이 호전되었다.

---

324 15 **少陰病, 飲食入口則吐, 心中溫溫欲吐, 復不能吐, 始得之, 手足寒, 脈弦遲, 不可下也,** 脈弦遲者, 此胸中實, 當吐之. **若膈上有寒飲, 乾嘔者, 不可吐也, 當溫之, 宜回逆湯.**
소음병, 음식입구칙토, 심중온온욕토, 복불능토, 시득지,

수족한, 맥현지, 불가하야, 맥현지자, 차흉중실, 당토지. 약격상유한음, 건구자, 불가토야, 당온지, 의회역탕

● 少陰(소음)이 악화되어 병이 된 증세에서 먹은 것과 마신 것들이 입으로 들어가면 토하게 된다. 가슴 속이 따뜻하면서 토하려고 하지만 또 토해지지도 않는다. 처음 그것[병세]을 얻을 때 손발이 차가운 기운에 민감해하고 혈관을 따라 흐르는 피의 움직임이 팽팽하면서 묵직하고 느리다면 설사를 하게 하면 안 된다. 이것은 흉부 안이 [나쁜 기운으로] 가득 차 있는 것으로 마땅히 그것[나쁜 기운]을 토해내야 한다. 만약 횡격막 위에 차가운 마신 것[액체]이 있고 마른 구역질을 하면 토하게 하면 안 된다. 마땅히 그것[피의 흐름]을 따뜻하게 해야 하는데 回逆湯(회역탕)이 적합하다.

【임상적 해설】

움직임이 줄어들고, 사소한 생각에 근심과 염려로 수면에 방해를 받으면서 오는 병에서(少陰病) 음식이 입으로 들어가면 냄새에 민감하여 음식물에 대하여 구역감이 오며(飮食入口則吐) 가슴 속이 뜨뜻해지면서 울렁울렁하면 토하려고(心中溫溫欲吐) 하지만 또 토해지지도 않는다(復不能吐). 처음 그런 병세를 얻을 때(始得之) 손발은 차갑고(手足寒) 움직임이 팽팽하게 굳어지며 묵직하고 느린 동작을 하면(脈弦遲) 설사를 시키면 안 된다(不可下也). 만약 횡격막 위에 차가운 물이 존재하면서 (若膈上有寒飮) 속이 비어 있을 때도 더부룩하고 소화장애가 오는 사람은(乾嘔者) 토하게 하면 안 된다(不可吐也). 마땅히 따뜻하게 해야 하는데 이런 현상이 병의 원인으로 작용하는 환자의 어떤 질환에도(當溫之) 회역탕으로 치유한다(宜回逆湯).

부연 설명: 少陰病에서 사소한 생각으로 근심과 걱정으로 먼저 소화장애가 오면서 공황장애, 불면증, 우울증, 또는 불안장애, 무기력증, 수면장애, 신체화장애등 다양한 증상에 활용한다.

【임상치험례】

이명, 어지럼증, 관절통 (여 49세, 167cm/60kg)

이명으로 인해 귀가 먹먹하고 어지럼증 증상까지 있었다. 새벽까지 잠을 안 자고 깨어있고, 늦은 아침까지 자는 생활을 몇 차례 한 이후, 몸에 무리를 느끼면서 증세가 생겼다. 관절통은 2~3년 전부터 손목, 팔꿈치에 통증이 심해졌다. 밤에 스트레스를 받으면서 염려 걱정으로 인해서 잠을 취하지 못하였다. 병력 청취를 해보니, 첫째 아이가 대학을 입학하게 되면서 집에 늦게 들어오고, 전화를 받지 않아 걱정되면서 잠을 이루지 못하고 스트레스를 받았다. 아이가 들어오길 기다리면서 책을 보는데 잠을 잘 시간을 놓치면서 생활 패턴이 깨졌다. 주중에는 직장을 다니라 힘들고, 주말에 쉬려고 하면 남편이 낚시하러 가니 따라다니면서 무리가 왔다. 주말에 낚시를 따라가게 되면서 잠을 자는 패턴이 많이 깨졌다.

변병진단 주중에 자녀의 늦은 귀가와 주말 새벽에 남편의 낚시 동행으로 수면시간이 줄었고, 사소한 생각들로 인해서 숙면에 방해를 받으면서 병이 온 것으로 보아 少陰病으로 진단하였다. 조문진단은, 토할 것 같은 느낌을 받으면서(飮食入口則吐) 가슴이 울렁거리고(心中溫溫欲吐), 손발이 차고(手足寒), 밤에 긴장하여 잠을 편하게 못 자면서, 체력이 떨어지는 점을 보아(脈弦遲) 324조 회역탕을 처방하였고, 6개월 복용 후에 소화기 장애와 이명, 어지럼증이 완전하게 호전되었다. 그 이후에 오랜 지병인 관절통을 치료하기 위해서 부자탕을 3개월간 복용하는 중이다.

【임상치험례】

우울증, 무기력증, 수면장애 (여 21세, 164cm/54kg)

1년 전 연기 전문대학에 입학하였다. 원래 친구를 사귀기 힘들어하는 성격인데, 수시 고사로 먼저 들어온 친구들끼리 친해져 있어서 불안하고 외로움이 많았다. 사촌 언니와 자취를 하게 되었는데, 생활 패턴이 많이 달라 갈등이 많았다. 항상 언니 때문에 편하게 있지 못하고 긴장되어 숙면을 취할 수가 없었다. 처음으로 성인이 되어서 맞이하는 외부 역동의 상황에서 걱정이 많았다. 그리하여 생각이 많아지고 수면에 방해를 받았다. 숙면을 취하지 못하니 무기력하고 졸리고 피로감을 호소하였다.

변병진단 대학 생활을 시작하면서 생소한 친구들과 관계가 어려웠고 또한 함께 자취하게 된 사촌 언니와 갈등들이 많았다. 이런 처음 맞이하는 외부 역동의 상황에 생각이 많아지면서 숙면에 방해를 받아 병이 온 少陰病으로 진단하였다. 조문진단은, 손발이 차고(手足寒) 잠을 잘 때 편안하게 자지 못하고 팽팽하게 긴장되어 자고(脈弦遲), 차가운 음식을 먹지 못하면서(若膈上有寒飮) 소화장애가 오는 점을(乾嘔者) 보아 324조 回逆湯을 처방하였고, 3개월간 복용 후에 호전되었다.

【임상치험례】

공황장애 (여 53세, 155cm/54kg)

이 환자는 공황장애 발생 이전에 어지럼증을 앓고 있어 약 10년가량 치료를 받고 있었다. 가슴이 답답하고 불안하고 손발이 저리는 증상도 있었다. 그러던 중 2년 전 본인이 13년간 간병을 하였던 시어머니가 돌아가시고 그해 몇 개월 뒤 시아버지도 돌아가셨다. 그리고 작년 동생이 뇌출혈로 쓰러지고 지인이 자살하는 등 정신적으로 큰 충격을 받은 상태에서 남편이 2주 동안 출장을 가게 되었다. 당시 수면장애가 있고 난 이후 공황발작이 발생하였다. 가슴이 울렁거리고 체하고 긴장되고 불안함이 자주 엄습을 하였다. 또한 환자 본인은 8년 전 유방암 진단을 받았고 주변에서 잦은 사망으로 인해서 죽음과 건강에 대해서 매우 염려가 많았다. 유년기의 이야기를 청취하였을 때, 아버지의 폭행으로 인해 매우 불안정한 상황에서 자라왔다. 아버지의 자살로 불안정함이 지속되었고 항상 죽음에 대한 두려움과 공포에 시달렸다.

변병진단 여러 가지 역동에 (시부모 별세, 동생 뇌출혈, 지인 자살 등) 의해서 걱정 불안으로 잠을 이루지 못하여 증상이 온 것을 보아 少陰病으로 진단하였다. 조문진단은, 음식을 먹으면 체하고(飮食入口則吐) 가슴이 울렁거리는 느낌이 있고(心中溫溫欲吐) 몸이 굳어져 긴장되어 잠을 이루지 못하고 움직임이 느려지는 (脈弦遲) 점을 확인할 수 있었다. 그리하여 324조 回逆湯을 처방하였고, 6개월간 복용 이후 죽음에 대한 두려움과 공포감이 약화되면서 공황발작 증세가 호전되었다.

【임상치험례】

우울증, 무기력증, 턱 관절통, 이명 (여 23세 162cm/48kg)

2년 전 눈매 교정 성형 수술을 받은 이후, 수술 부작용으로 인해서 뮬러근 신경 증상이 왔다. 이후 이명 및 턱관절 장애가 생겼다. 부작용으로 인해서 근심, 걱정, 불안으로 수면 방해를 받으면서 무기력해졌다. 낮에 활동이 줄고 밤에는 계속해서 근심 걱정에 싸였다. 이후 기립성 저혈압, 자율신경 실조증도 발병하였다. 밤에 숙면을 취하지 못하니, 활동에 지장이 생기고, 계속되는 불안으로 인해 우울증도 발병하여 1년간 정신과 약을 복용하였지만 호전되지 않고 악화되었다.

변병진단 수술 부작용으로 인해서 근심 걱정이 많아져 잠을 이루지 못하여 증상이 온 것을 보아 少陰病으로 진단하였다. 조문진단은, 손발이 차면서 소화장애가 있고(飮食入口則吐) 가슴이 울렁거리는 느낌이 있고(心中溫溫欲吐) 잠을 자지 못하고 항상 긴장되어 있으며 낮에 활동하기 싫어하면서 느려지는(脈弦遲) 점을 확인할 수 있었다. 그리하여 324조 回逆湯을 처방하였고, 6개월간 복용 후에 제반 증상이 호전되었다.

【임상치험례】

특정공포증(죽음), 건강염려증, 불안장애 (남 29세, 174cm/77kg)

2013년도에 미국 여행 중에 호기심으로 친구랑 함께 미국산 담배를 처음 피우게 되었다. 한번 흡입 후 몸이 나른하고 죽을 것 같은 신체적 변화가 나타났다. 그때 내가 죽을지도 모른다는 공포감이 밀려왔다. 그 이후로 죽음에 대한 공포증이 발생했다. 건강에 대하여 항상 불안하여 몸에서 조금만 이상한 현상이 보여도 불안감이 엄습하였다. 그 이후로 근심과 염려가 많아져 생각도 많아지고 밤에 잠도 잘 이루지 못하였다. 불안해하면 가슴이 토할 것처럼 울렁거리고 손발이 싸늘해지고 몸은 굳어지고 점점 무기력해져서 우울감도 몰려오기 시작했다. 이렇게 몸이 굳어지면 죽을 거라는 죽음에 대한 공포감이 몰려왔다. 유년 시절 부모님의 맞벌이로 항상 집에 혼자 지내는 시간이 많았다. 늘 외롭고 불안하고 공포심이 많았다. 회역탕을 복용하고서 소화장애가 사라지고 몸이 굳어지는 현상이 완화되면서 무기력증도 회복되면서 죽음에 대한 공포감이 사라졌다.

변병진단 미국 여행 중에 우연히 피우게 된 담배를 흡입한 이후에 호흡이 가빠지면서 죽을 것 같은 공포감을 느낀 이후에, 자신의 건강에 대하여 내가 죽을 수도 있다는 괜한 근심과 걱정으로 수면에 방해를 받은 점으로 보아 少陰病으로 진단했다. 조문진단은, 미국에서 경험했던 트라우마만 생각하면 무슨 음식을 먹어도 가슴에서 울렁거리고 토할 것처럼 거부감이 발생하는 점(飮食入口則吐, 心中溫溫欲吐), 죽음에 대한 공포감이 몰려오면 손발이 사체처럼 싸늘해지는 점(手足寒), 그 이후로 어떤 행동도 하기가 싫어지고 긴장이 되면서 전신이 굳어지는 느낌으로 죽을 것 같은 공포감이 오는 점(脈弦遲) 등으로 보아 324조 회역탕을 처방하였고, 6개월 복용 후

432

에 공황장애 및 죽음에 대한 공포증이 완전하게 호전되었다. 그 이후에 대학 생활도 아무런 무리 없이 학업에 전념하고 있다는 소식을 전해 들었다.

【고문자 분석】

弦(현) 활 弓(궁)에 실타래 玄(현)을 써서 현악기 연주에 사용하는 활을 의미하고 있다. 여기서 탄력, 잡아당김, 팽팽함 등의 의미가 파생했다.

遲(지) 자소로 쓰인 犀(서)는 코뿔소의 명칭이다. 속성을 나타내기 위해 소 牛(우)를 쓰고 음을 나타내기 위해 유사음 尸(시)를 맨 위에 사용했다. 중간에 있는 필획은 코뿔소의 외뿔과 얼굴 모습의 변형이다. 그 걸음걸이의 특징을 묘사하기 위해 발걸음을 옮기는 모습 辶(착)을 사용했다. 전체적으로 코뿔소의 묵직하고 느린 동작을 의미한다.

辨厥陰病

변궐음병

辨厥陰病

변궐음병

【임상적 해설】

밤에 무언가에 집중하여 몰입하는 행위가 악화되어 병으로 된 증세를 세밀하게 분석하여 분류한다(辨厥陰病).

---

326 15 厥陰之爲病, 消渴. 氣上撞心, 心中疼熱, 飢而不欲食, 食則吐, 吐蚘. 下之, 利不止.

궐음지위병, 소갈. 기상당심, 심중동열, 기이불욕식, 식칙토, 토회. 하지, 리부지

厥陰(궐음: 거꾸로 움직이는 기운이나 호흡으로 인해 만들어진 몸을 차갑게 하는 기운)이 악화되어 병을 만들어 몸의 진액이 잦아들어 물을 적극적으로 마시려 한다. 기운이 위로 솟아 심장과 부딪치면 가슴 안이 은근히 아프고 열이 난다. 배가 고파도 먹고 싶지 않고 먹으면 토한다. 회충을 토한다. 설사를 하게 하면 심하고 그치지 않는다.

【임상적 해설】

밤에 무언가에 몰입하는 행위가 점점 악화되어 병이 된 상태에서(厥陰之爲病) 호흡하는 숨이 답답하며 위로 차오르면 심장을 치듯이 쿵쿵 거리며(氣上撞心) 가슴 부위는 늘 열이 나듯 쓰리고 아프며(心中疼熱) 배가 고파도 음식을 먹지 못하고(飢而不欲食) 음식을 먹으면 바로 위로 올라오고(食則吐) 설사를 한번 하면(下之) 그치지를 않으며 살이 많이 빠진다(利不止). 이런 현상이 병의 원인으로 작용하는 패턴을 진단하여 궐음병으로 분류한다.

【동기 이론과 변병진단】

厥陰病은 자기가 좋아하는 것에 필(feel)이 꽂힌 상황에 혼신의 힘을 다하여 정신적으로 몰입을 하는 것이 질병의 원인이 된다(厥陰病). 정신적인 몰입을 한다는 것은 자신을 완성하려는 욕구 즉, 자신의 잠재성을 극대화하려는 성향을 의미하며, 곧 자아실현 욕구가 강하여 자기 관철과 자기주장이 매우 강하다. 자아실현 욕구가 강하다는 것은 자기애가 강하여 사고 방식 자체가 자기중심적이며 자기 방식으로 관철하려고 한다. 그러나 자기 뜻대로 이루어지지 않으면 가슴이 뛰면서 답답해하거나 질식할 것 같은 신체적 상태가 온다(氣上撞心). 그러면서 가슴은 타들어 가듯이 쓰리고 정신적인 몰입 시에는 음식을 먹지도 않고 음식과 사람에 대한 호불호가 정확하여 맞지 않으면 토하거나 설사를 하는 거부감의 현상이 나타나 체중이 감소하는 현상이 온다(心中疼熱, 飢而不欲食, 食則吐, 下之利不止). 결국 厥陰病의 이런 현상은 자아실현 욕구가 좌절되거나 저지당하여 위협으로 다가올 때 질병이 발생한다.

【환자 체크포인트】

◆ 정신적으로 몰입하였으나 자기 뜻대로 되지 않으면 가슴이 답답하여 질병이 발생했는가?
◆ 자신이 정한 원칙을 철저하게 지키려 하며 자기주장이 뜻대로 되지 않았을

때 질병이 발생했는가?

✦ 정신적 몰입이나 스트레스 시에 음식을 잘 먹지도 못하여 체중이 감소했는가?

【고문자 분석】

氣(기)　한나라 때에는 쌀 米(미)를 자소로 하는 문자 氣(기)가 없었다. 고대의
글꼴은 气(기)였는데,《설문해자》에서는 구름이 흐르는 모습을 그린 상형문이
라고 풀고 있다. 바람 등 눈에 보이지는 않으나 움직이고 있는 기운(에너지)을
묘사한 글자라고 보면 된다. 후대문헌에서는 호흡의 들고 나는 숨을 의미하기
도 하며 몸 전체의 기운을 나타내기도 한다.

撞(당)　《설문해자》등 고대문헌에는 보이지 않는다. 손 扌(수)와 발음을 위해
유사음 童(동)을 사용해 손으로 물건을 둥둥 두드리는 모습을 표현했다. 칼날
辛(신) 아래는 무거울 重(중)의 생략형이다. 童(동)은 죄수 신분의 남자 노예이
기에 문신을 새기는 데 필요한 辛(신)과 무거운 노역을 상징하기 위해 重(중)
을 사용했다. 무겁게 부딪치는 모습을 표현한 것이다.

---

350 ¹⁵ 傷寒, 脈滑而厥者, 裏有熱也, 白虎湯主之.

　　상 한, 맥 활 이 궐 자, 리 유 열 야, 백 호 탕 주 지

● **傷寒(상한)의 증세에서 혈관을 따라 흐르는 피의 움직임이 매끄럽다가
기운이 거꾸로 움직이면 [혈관을 따라 흐르는 피의 움직임] 안에 열이
있는 것이다. 白虎湯(백호탕)으로 증상을 다스려야 한다.**

【임상적 해설】

외부의 환경 중 차가운 기운에 민감하게 반응하게 되는 증세나 외부의 자극
에 민감하게 대응하며 긴장이 되는 상황(외부의 역동)에(傷寒) 자신이 이루고자
하는 일에 집중적으로 몰입을 하게 되면 움직임이 미끄러지듯이 중심축이 무

너져 쓰러지려는 모습이 보이는 것은 (脈滑而厥者) 내면에 열을 받는 상황이다 (裏有熱也). 이런 현상이 병의 원인으로 작용하는 환자의 어떤 질환에도 백호탕으로 치유한다(白虎湯主之).

부연 설명: 厥陰病에서 정신적으로 몰입을 하였지만 자기 뜻대로 되지 않으면 숨이 막히듯이 답답해하고 쓰러질 것 같으면서 분노가 오르는 공황장애, 분노조절장애, 조울증, 조현병 등 강박성 성격장애를 포함하여 전 신경정신과 질환에 다양하게 활용한다.

【임상치험례】

공황장애, 안면홍조, 조울증, 불면증, 분노조절장애 (여 54세, 155cm/65kg)
1년 전부터 보기 흉할 정도로 얼굴에 홍조가 생기고 우울하고 가슴이 답답하고 두근거리는 증상이 발생하였다. 3개월 전부터는 수면을 아예 취하지 못하였다. 그로 인해 불안감이 심해지고, 증상이 더욱 심해졌다. 정신과 양약을 복용하여도 수면을 취하지 못하니 불안감이 극도로 심해져 자살이라는 극한 생각까지 하였다. 병력 청취를 해보니, 친정어머니의 간병을 10년간 하였다. 그러나 성격이 매우 거친 모친의 말투로 많은 상처를 받았다. 모친의 거친 말투가 본인의 성향과 다르고 기준 원칙에 어긋난다고 생각하여 분노가 쌓였다. 남편에 대해서도 분노가 있었다. 남편의 투박한 행동 등이 본인의 기준에 맞지 않는다고 생각하여 분노가 쌓였다. 또한, 친정 부모님을 집에서 모시면서부터, 남편이 부당한 일을 하고도 당당한 태도를 보이고 본인은 눈치가 보여 아무 말도 못 하는 상황이었다. 친정어머니와 남편이 본인의 뜻대로 해결이 되지 않으니 스트레스를 받아 밤에 잠을 자지 못하고 가슴이 두근거린다고 하였다. 상황이 너무 힘들어 친정어머니를 요양원에 보내려고 하였지만, 어머니는 본인을 이해하지 못하고 자신의 힘든 상황만을 이야기하였다. 다시 한번 거칠게 본인을 대하여서 상처를 많이 받았다고 하였다. 이러한 상황을 어떻게든 이겨내 보려고 정신 수양하는 곳을 갔다. 첫날은 잠을 잘 잤다고 하였지만, 앉아서 기도하니 더욱 열이 오르고 팔다리에 힘이 빠지면서 가슴이 심하게 떨렸다고 하였다.

변병진단 친정어머니를 모시면서 거친 말투로 상처받은 것에 대해서 분노를 참으면서 잠을 못 자고, 이런 상황에서 남편에 투박한 행동에 대한 불만을 표출하지 못하고 분노를 참으면서 정신적으로 몰입하면서 병이 온 厥陰病으로 진단하였다. 조문진단은, 친정어머니와 남편에 대한 스트레스가 주어지는 상황(傷寒)에서 오는 불면과 이런 문제에 대해서 몰입하는 상황에서 잠을 못 자서 기진맥진하여 쓰러질 것 같고(脈滑而厥), 분노하면서 열이 올라서 얼굴에 홍조가 생기는 점을(裏有熱) 보아 350조 백호탕을 처방하였고, 6개월 복용 후에 가슴 답답함과 분노가 진정이 되면서 얼굴에 심한 홍조가 점점 약화되어 결국에 호전되었다.

【임상치험례】

어지럼증, 해리성 장애 (여 16세, 162cm/43kg)

3개월 전부터 어지럼증이 심해졌다고 하였다. 그리고 1년 전 겨울 해리 증상이 발병하여 정신과 약물을 복용 중이라고 하였다. 어지럼증이 심하고 이전의 일들이 잘 기억이 나지 않는다고 하였다. 병력 청취 결과 중학교 2학년 때 남자친구를 사귀면서 성적이 많이 하락하였다. 경제학과를 목표로 하고 있었는데, 성적에 대한 목표가 높아서 뜻대로 되지 않음에 많은 스트레스를 받고 있었다. 그리하여 밤에 스트레스에 대한 몰입이 굉장히 강한 상태였다. 이외의 증상으로 열도 오르고 피부병으로 나타난다고 하였고, 식사도 잘 하지 않아 체중이 감소한 상태였다.

변병진단 남자친구로 인해서 공부에 전념하지 못하고 성적이 하락한 것에 정신적 몰입으로 인해서 병이 온 것을 확인할 수 있어 厥陰病으로 진단하였다. 조문진단은 스트레스와 역동이 있었던 상황에서(傷寒) 어지럼증을 느끼는 것(脈滑) 그리고 몰입을 한 점(厥)과 열이 올라 피부병까지 나타난 (裏有熱) 점을 확인할 수 있었다. 그리하여 350조 白虎湯을 처방하고 3개월 복용 후에 피부병과 어지럼증이 호전되었다.

【임상치험례】

불면증 (여 46세, 160cm/54kg)

한 달 전 공휴일에 갑작스럽게 2일간 수면 패턴이 변한 뒤 잠을 못 잤다. 당시 남편이 12시 넘어 까지 TV를 시청하는데 소리가 거슬려서 수면 패턴을 놓쳤다. 그 이후로 수면시간에 대해서 강박증에 시달렸다. 1년 전부터 중학교 3학년 아들이 사춘기라서 갈등이 많아서 스트레스를 받았다. 반항하고, 자신의 말을 듣지 않는 것이 거슬렸다. 아들에게 꾸짖고, 화내는 자신의 모습을 자책하고, 짜증이 났다. 내면의 분노, 짜증이 있고 수면에 대한 강박에 갇혔다. 최근에는 소화가 안 되고 자주 체했다.

변병진단 수면시간에 대한 강박적 사고와 사춘기인 아들과의 갈등으로 인한 문제에 대해서 정신적 몰입으로 인해서 병이 온 것을 보아 厥陰病으로 진단하였다. 조문진단은 남편과의 수면 패턴의 불일치와 사춘기 아들과의 스트레스와 역동이 있었던 상황에서 자주 체하고(傷寒) 불면으로 인해서 피로감을 많이 호소한 점(脈滑) 스트레스 상황에 몰입을 한 점(厥)과 안에서 짜증이 나는 점(裏有熱)을 보아 350조 白虎湯을 처방하였고, 6개월 복용 후에 불면증이 완전하게 호전되었다.

【고문자 분석】

滑(활) 물 水(수)와 뼈 骨(골)을 통해 액체와 매끄러운 표면의 물체가 빚어내
는 매끄러운 촉감을 표현하고 있다. 骨(골)은 발음을 보조하는 역할을 한다.

厥(궐) 이 글자는 한나라 이전부터 '그' '저' 등을 나타내는 지시대명사로 사
용되고 있다.《상한론》해당 구문의 앞뒤를 가늠해 보아도 이 글자의 쓰임새
는 자연스럽지 않다.《설문해자》에는 병 疒(녁) 자소를 지닌 瘚(궐)이 있는데,
쉬선은 이 글자를 逆氣(역기), 즉 '(어떤 상황에 이어서 돌발적으로 다른 상황이 이어져)
거꾸로 움직이는 기운 또는 호흡'으로 풀고 있다.《상한론》에 보이는 厥(궐)은
바로 이 瘚(궐)의 후대 가차자로, 다시 말해 오류인 것으로 추측된다.

裏(리) 옷 衣(의)와 발음을 위한 里(리) 자소로 만들어졌다. '속' '내면' 등을
뜻한다.

---

351 ¹⁵ 手足厥寒, 脈細欲絕者, 當歸回逆湯主之.
　　　수 족 궐 한, 맥 세 욕 절 자, 당 귀 회 역 탕 주 지

◉　　손발에 거꾸로 움직이는 기운이 있어 차갑고 혈관을 따라 흐르는 피의
　　　움직임이 작고 끊어지려고 하는 경우 當歸回逆湯(당귀회역탕)으로 증상
　　　을 다스려야 한다.

【임상적 해설】

손발을 많이 움직이고 집중을 하면 싸늘해지고(手足厥寒), 움직임이 사소한
생각이 많고 생각을 끊고 싶으나 끊을 수가 없는 현상이 병의 원인으로 작용
하는 환자의 어떤 질환에도(脈細欲絕者) 당귀회역탕으로 치유한다(當歸回逆湯
主之).

부연 설명: 厥陰病에서 집착증이 심하여 손발이 차가워지면서 오는 공황장애, 분리 불안장애, 불안장애, 우울증, 수면장애 등 신경 정신뿐만 아니라 레이노 씨병 등 난치성 질환에도 활용한다.

【임상치험례】

우울증, 역류성 식도염, 녹내장(황반변성) (남 55세, 175cm/75kg)

2년 전에 회사에 부사장으로 취임을 했다. 사장이 정치형이라 업무 스타일이 본인과 아주 달랐다. 본인은 원칙을 지키는 편인데 사장은 막무가내형이었다. 못 먹는 술을 억지로 권하고 공금도 유용하여서 마찰이 많았다. 스트레스를 많이 받게 되었다. 공금 유용에 대한 고민으로 잠도 자지 못했다. 너무 고민하게 되어 체중이 15킬로그램 감소하였고 체력이 감퇴되어 추간판탈출증을 앓게 되면서 요추를 수술하였다. 그 이후로 체력이 급격히 감퇴되어 역류성 식도염, 녹내장이 오게 되었다. 결국 버티다 못해 회사를 그만두게 되었다. 사장은 원칙을 지키지 않았는데 승진하여 그룹 사장으로 가게 되었다. 본인은 신체적으로 피폐해져 좌절감과 비탄감에 휩싸였다. 병원에 입원하여 누워있으니 절망감에 휩싸였다. 공금 유용에 대하여 밤마다 걱정할 때도 손발이 싸늘해지고, 공금 유용에 대한 압박감으로 생각이 끊이질 않았다. 현재도 앞으로 녹내장으로 시력을 잃을 수도 있다는 생각에 잠을 이룰 수가 없다. 죽고 싶은 생각만 들고 죽을 것만 같은 우울감에 시달렸다.

변병진단 사장의 공금 유용 등 본인의 원칙에 어긋나는 행위와 그로 인해서 자신의 몸이 피폐해져 건강에 대한 염려로 정신적으로 몰입하다 병이 온 厥陰病으로 진단하였다.

조문진단은, 공금 유용에 대해서 밤마다 걱정하는 것이 끊이질 않고, 척추 추간판탈출증과 녹내장 등 건강에 대하여 염려와 걱정이 끊이질 않고(脈

細欲絶者), 밤에 염려와 걱정으로 무언가를 해야 한다는 생각으로 손발을 사용해서 집중하면 손발이 싸늘해지는 점을 보아(手足厥寒) 351조 當歸回逆湯을 처방하였다. 6개월 복용 후에 가슴 답답함과 불면증이 호전되었고, 자연스레 요통과 녹내장 증세도 정상으로 회복되었다.

【임상치험례】

공황장애, 가슴 두근거림 (여 63세, 150cm/46kg)

터미널 매표소에서 총 책임자로 6년간 근무하였다. 근무할 당시에는 자기만족으로 채워져서 모든 면에 당당하게 생활을 하게 되었다. 그러나 갑자기 소장직을 해임한다는 소식을 접한 이후로 가슴이 두근거리면서 답답해지기 시작했다. 6년간 온갖 정성을 들여서 심혈을 기울였는데 너무나 섭섭하여 도저히 터미널 매표소를 잊을 수가 없었다. 퇴임 후에도 옛날 매표소 소장직에 대한 미련으로 밤마다 생각하게 되었다. 모든 것이 후회되기도 하고 심한 상실감에 도저히 잠을 이룰 수가 없었다. 그 이후로 가슴이 답답하여 죽을 것 같은 공황발작이 발생하였다. 생각하지 않으려고 해도 머릿속에 온통 매표소 일만 떠올랐다. 이제는 점점 심해져 사람이 멍해지면서 모든 것을 하기 싫어하고 사람들도 만나기 싫어하였다. 이제는 우울감, 박탈감, 질투심, 불면증, 망상증 다양한 증상이 보이기 시작했다. 당귀회역탕을 복용하고서 매표소에 대한 집착이 사라지기 시작했다. 가슴이 벌렁거리는 증상, 가슴이 답답하여 죽을 것만 같은 증상이 사라졌다. 집착하는 부분이 사라지니 마음이 훨씬 편해졌다. 이제는 사소한 생각들에 연연하지 마시고 재밌게 인생을 보내라고 권유하였다. 모든 증세가 사라지고 별것 아닌 것에 집착한 자신이 어이없어하면서 자신을 성찰하게 되었다. 한약을 항상 기도하는 마음으로 복용한다고 하면서 한약을 먹으면 마음이 너무나 편해진다며 신기하게 여겼다. 그러면서 이렇게 필자를 만나게 해준 신에게 깊은 감사의 마음을 전하고 싶다고 하였다.

변병진단 모든 열정을 쏟아서 근무한 매표소 소장직에서 해임당하면서 그에 대한 미련과 아쉬움으로 정신적으로 몰입을 하여 병이 온 것으로 厥陰病으로 진단하였다. 조문진단은 밤마다 매표소에 관한 생각이 끊이지 않았고, 소장직을 그만두게 되면 모든 것이 무너진다는 생각이 들고, 앞으로 어떻게 살아야 할지 막막한 생각들이 끊임없이 생각에 꼬리를 무는 점(脈細欲絶者) 평소에도 매표소에서 손을 써서 매표소 일을 할 때부터 손발이 유독 차가운 점(手足厥寒) 등으로 보아 351조 당귀회역탕을 처방하였다. 6개월 복용 후에 매표소에 대한 집착이 사라지고, 가슴이 답답한 공황장애 증상도 소실되고, 지나서 생각하니 왜 내가 매표소 소장직에 연연했는지 바보스럽다고 인식하면서 즐기면서 살아가는 새로운 삶을 시작하게 되었다.

【고문자 분석】

厥(궐) 이 글자는 한나라 이전부터 '그' '저' 등을 나타내는 지시대명사로 사용되고 있다. 《상한론》 해당 구문의 앞뒤를 가늠해 보아도 이 글자의 쓰임새는 자연스럽지 않다. 《설문해자》에는 병 疒(녁) 자소를 지닌 瘚(궐)이 있는데, 쉬선은 이 글자를 逆氣(역기), 즉 '(어떤 상황에 이어서 돌발적으로 다른 상황이 이어져) 거꾸로 움직이는 기운 또는 호흡'으로 풀고 있다. 《상한론》에 보이는 厥(궐)은 바로 이 瘚(궐)의 후대 가차자로, 다시 말해 오류인 것으로 추측된다.

細(세) 실 糸(사)를 통해 세밀함을 암시했다. 오른쪽 자소는 밭 田(전)이 아니라 '심'의 음을 지닌 고대글꼴의 변형이다. 갓난아이 이마 위의 말랑말랑한 숨골을 나타내는 글꼴로 '섬약하다'의 뜻을 지녔기에 음성 자소로 선택되었다. 작고 세밀하거나 섬약함을 의미한다.

絶(절) 기본자소인 실 糸(사)와 오른쪽의 色(색)은 사실 사람이 칼을 들고 실을 끊는 모습의 변형이다. 여기서 '끊다'의 뜻이 만들어졌다. 색깔과는 아무 관련이 없으며 여기《상한론》에서는 연결되던 흐름의 단절을 의미한다.

---

352 ¹⁵ 若其人, 內有久寒者, 宜當歸回逆加吳茱萸生姜湯.
약 기 인 , 내 유 구 한 자 , 의 당 귀 회 역 가 오 수 유 생 강 탕

- 만약 그 [손발에 거꾸로 움직이는 기운이 있어 차갑고 혈관을 따라 흐
르는 피의 움직임이 작고 끊어지려고 하여 當歸回逆湯(당귀회역탕)으로
증상을 다스린] 사람 [몸] 안에 오래된 차가운 기운이 있는 경우 當歸
回逆加吳茱萸生薑湯(당귀회역가오수유생강탕)이 적합하다.

【임상적 해설】

만약 손발을 많이 움직이고 집중을 하면 싸늘해지고, 움직임이 사소한 생각이
많고 생각을 끊고 싶으나 끊을 수가 없는 사람이(手足厥寒 脈細欲絶 若其人) 실내
에 오래 머물러서 추위에 민감해진 것이 병의 원인으로 작용하는 환자의 어
떤 질환에도(內有久寒者) 당귀회역가오수유생강탕이 치유한다(宜當歸回逆加吳茱
萸生姜湯).

【임상치험례】

공황장애, 분노조절장애, 은둔형 외톨이 (남 41세, 175cm/55kg)

2016년 3월 어느 날 새벽 1시, 갑자기 자다가 깨어서 가슴이 답답하여 죽
을 것만 같아서 집 밖으로 나가 무조건 뛰었다. 뛰다가 질식하여 죽을 것
만 같아서 119에 전화를 한 후 응급실에 입원했다. 이후 119구급차에 실
려 가는 것이 무서워서 밤마다 뛰었다. 작가인 이 환자는 약 2년가량을 책
작업을 위해 집에서 칩거하는 중이었다. 글을 쓰면서 삽화를 염두에 두고
진행했는데 출판사가 마음에 들지 않았다. 그래서 본인이 직접 출판사를
차리고 책에 들어갈 그림도 직접 그려야 되겠다고 마음을 먹었다. 출판사
가 자기가 원하는 대로 안 되어서 마음이 답답했다. 그림을 배우러 아트

학원에 다녔다. 학원 여성 부원장이 자기를 친밀하게 대해주어서 호감을 느꼈다. 그런데 나중에 알고 보니 학원 운영상 으레 하는 접근법이었다. 오랫동안 책 작업을 하고 학원 부원장하고도 뜻대로 되지 않아서 밤에 발작적인 증세가 나타났다. 평소에도 사회에 부조리를 보면 못 참는 성격이다. 소위 민원왕이다. 삼성 배터리 안전장치 민원, 교통안전에 대한 민원, 무슨 일이든 조그마한 원칙에서 벗어나면 못 참는 성격의 소유자다. 책 작업을 위해서 매일 문서작성작업을 하고 작업이 마음대로 안 되면 가슴이 답답하고 꼭 죽을 것만 같은 현상들이 자주 왔다. 책 작업을 위하여 손발을 집중적으로 자주 사용하면 손발이 싸늘해지고, 세상의 이치와 원리에 대한 몽상과 상상을 수없이 한다. 약간 궤변처럼 보이지만 빛의 속도에 관한 연구를 책으로 내려고 하고 있다. 주변에서 궤변이라고 상대를 해주지 않아서 근 2년여 동안 사람과 단절하고 집에서 칩거하고 있다.

변병진단 글을 쓰는 과정에서 출판사와 업무상 틀어지고 본인이 원하는 대로 해주지 않아서 답답해하였고, 학원 부원장과의 일도 본인의 마음과 맞지 않게 되는 과정에서 답답함을 느끼며 병이 온 厥陰病으로 진단하였다. 책 작업에 집중하면서 손발이 차가워지고, 본인의 사소한 생각이 많고 생각을 끊을 수가 없고(手足厥寒, 脈細欲絶者) 실내에 오래 머무르고 사람과의 관계를 단절하고 집에만 있으려는 점을 보아(內有久寒者) 352조 當歸回逆加吳茱萸生薑湯을 처방하였고 6개월간 복용 후에 발작적으로 오는 가슴 답답함의 공황장애 증세가 호전되었다.

---

359 [15] **傷寒, 本自寒下, 醫復吐下之, 寒格更逆吐下, 若食入口卽吐, 乾姜黃芩黃連人參湯主之.**

상한, 본자한하, 의복토하지, 한격갱역토하, 약식입구즉토,

446

건강황금황련인삼탕주지

⦿ **傷寒(상한)의 증세에서 본래 스스로 [몸이] 차갑고 설사를 하고 있다. 치료를 통해 다시 토하게 하고 설사하게 하면 외부의 차가운 기운에 민감하게 반응하는 상태가 오면서 돌발적으로 토하고 설사하는 상황이 이어지게 된다. 먹을 것이 입으로 들어갈 때 즉시 토한다면 乾薑黃芩黃連人蔘湯(건강황금황련인삼탕)으로 증세를 다스려야 한다.**

【임상적 해설】

외부의 환경 중 차가운 기운에 민감하게 반응하게 되는 증세나 외부의 자극에 민감하게 대응하며 긴장이 되는 상황(외부의 역동)에(傷寒) 본래 스스로 차가운 기운은 아래로 내려가는데(本自寒下) 치료를 통해 다시 냄새에 민감하게 음식물에 대해 구역질하고 설사하게 되면(醫復吐下之) 외부의 차가운 기운에 막히는 상태가 다시 오면서 돌발적으로 구역질하고 설사하는 상황이 이어지게 된다(寒格更逆吐下). 만약에 음식이 입으로 들어갈 때 즉시 구역질하는 현상이 병의 원인으로 작용하는 환자의 어떤 질환에도(若食入口即吐) 건강황금황련인삼탕으로 치유한다(乾姜黃芩黃連人參主之).

부연 설명: 厥陰病에서 정신적 몰입으로 소화기가 민감하여 구역질과 설사, 역류성 식도염 등 체하는 증세를 동반한 공황장애, 불안장애, 우울증, 신체화장애, 강박성 인격 장애 등에 활용한다.

【임상치험례】

소화장애 (남 46세, 168cm/56kg)

이 환자는 어린 시절부터 음식을 잘 토하고 소화가 잘 안 되었다. 기억으로는 5살 때부터 소화장애가 있었다고 한다. 따라서 평소에 소식하고 있다. 정신적으로 스트레스를 받았을 때, 찬 음식을 먹거나 추운 환경에서 자주 체하였다. 병력 청취 결과 현재는 사업으로 인한 스트레스가 많았고 음식을 잘 먹지 못하는 상태에 대하여 스트레스를 많이 받고 있었다. 또한, 정신적 몰입도가 강하고 신경성 소화 불량이 많았다. 이전보다 잠도 잘 자지 못하고, 중간에 한두 번 깬다.

변병진단 사업을 시작하면서 정신적으로 집중하여 스트레스를 많이 받고 이로 인해 잠을 잘 자지 못하는 점으로 보아 厥陰病으로 진단하였다. 음식을 잘 토하고 자주 체하고 추위에 영향을 많이 받는다는 점(寒格更逆吐下若食入口即吐)을 확인할 수 있었다. 그리하여 359조 乾薑黃芩黃連人蔘湯을 처방하였다. 3개월 복용 후에 증상이 조금씩 호전되었다.

【임상치험례】

역류성 식도염 (남 31세, 170cm/61kg)

3년간 취업 준비를 하면서 정신적으로 스트레스를 많이 받고 매우 몰입하여 준비하였다. 1년 전부터 속 쓰림과 명치 부위가 체한 것처럼 막히는 증상이 발병하였다. 현재 취업 1개월 정도 된 상황에서 직장 내에서 자신의 일을 완벽히 해내야 한다는 부담과 스트레스를 겪고 있는 상태였다. 소화도 잘 안 되고, 취업을 준비하는 상황에서도 공부하느라 잠을 잘 자지 못하였다고 하였다.

변병진단 취업을 준비하기 위해 몰입하여 공부하였고, 그로 인해 밤에 잠을 잘 이루지 못한 점을 보아 厥陰病으로 진단하였다. 조문진단은, 취업준비로 인한 역동을 겪는 이후(傷寒本自寒下) 소화장애를 겪고(寒格更逆吐下) 역류성 식도염(若食入口即吐)을 겪는 점을 확인할 수 있었다. 그리하여 359조 乾薑黃芩黃連人蔘湯을 처방하였고, 3개월 복용 후에 증상이 호전되었다.

逆(역)   고대글꼴에서 屰(역)은 소 牛(우)가 거꾸로 되어 있는 모습이다. 도살
한 소를 거꾸로 하여 제물로 받아들이던 행위에서 '맞아들이다' '받아들이다'
'이어지다'의 의미를 차용하고 있었다. 발걸음을 뜻하는 辵(착)을 두어 동작을
나타냈다. 이 글자는 하나의 동작에 대해 이어지는 즉각적이고 돌발적인 반응
을 의미한다. 여기서 후대의 '순조롭지 않다'의 의미가 파생했다. 《상한론》에
서도 여전히 '맞아들이다' '받아들이다' '이어지다'로 해석해야 하는데 하나의
동작에 대해 이어지는 돌발적인 반응으로서의 의미를 살려야 한다.

辨厥陰病 霍亂

변궐음병 곽란

* **辨厥陰病 霍亂**
  변 궐 음 병 곽 란

【임상적 해설】

밤에 무언가에 집중하여 몰입하는 행위가 악화되어 병이 된 상태에서, 다시 빠르게 혼란스러운 증세. 즉, 눈앞이 재빠르게 움직이는 비문증 증세를 세밀하게 분석하여 분류한다(辨厥陰病 霍亂).

【동기 이론과 변병진단】

辨厥陰病 霍亂은 밤에 호기심, 학습, 탐구의 작업에 집중하여 정신적으로 몰입을 한 것이 질병의 원인이 된다(厥陰病 霍亂). 자신이 좋아하는 것에 필(feel)이 꽂혀 혼신의 힘을 다하여 정신적인 몰입을 하는 상황에서 특히 무언가를 알고 싶고 이해하고 싶은 욕구로 몰입하게 된다. 이러한 욕구로 밤에 강한 몰입으로 인해 신체적으로 눈앞이 어른거리고 어지러움이 심해지는 현상이 온다(霍亂). 결국 厥陰病 霍亂은 자아실현 욕구가 강하여 정신적으로 몰입을 하는 상태에서 기본 인지 욕구가 저지되어 위협으로 다가올 때 질병이 되는 것으로 복합적 욕구 동기 형태이다.

부연 설명: 밤에 정신적인 몰입을 한 이후에 눈앞이 어른거리는 비문증 증상이 발현되는 모든 질환에 활용할 수 있다.

【환자 체크포인트】

◆ 밤에도 학습이나 지식 습득에 몰입하여 몸과 마음의 기능이 저하되어 질병이 발생했는가?

◆ 밤에도 학습이나 지식 습득에 몰입한 후 눈앞이 어른거리거나 어지럼증이 발생했는가?

---

385 15 吐利, 惡寒, 脈微而復利, 利止亡血也. 回逆加人蔘湯主之.
토 리, 오 한, 맥 미 이 복 리, 리지망혈야. 회 역 가 인 삼 탕 주 지

토하며 [설사가] 날카롭고 외부의 차가운 기운에 민감해하며 혈관을 따라 흐르는 피의 움직임이 은근하다가 다시 [설사가] 날카로우면 [설사의] 날카로움이 그치고 나면 피가 없어지게 된다. 回逆加人蔘湯(회역가인삼탕)으로 증세를 다스려야 한다.

【임상적 해설】

냄새에 민감하여 음식물에 대한 거부감으로 구역질과 설사를 하고(吐利), 추위에 민감하고(惡寒) 움직이는 것을 싫어하고 그러는 중 다시 설사하는 현상이 병의 원인으로 작용하는 환자의 어떤 질환에도(脈微而復利) 회역가인삼탕으로 치유한다(回逆加人蔘湯主之).

【임상치험례】

강박성 인격 장애, 접촉성 피부염 (남 26세, 183cm/75kg)
대학생인 이 환자는 스테로이드 복용 후 부작용으로 후유증이 심하다. 음식 냄새에도 민감하고 피부에 접촉하는 물질에는 무조건 알레르기가 일

어난다. 모든 면에서 호불호가 정확하다. 음식에 대해서 좋아하는 것과 싫어하는 것이 명확하게 구분이 되어있다. 살코기, 대창, 곱창은 좋아하나 메운 것, 돼지껍질, 비린내, 지방질은 무조건 거부반응을 한다. 단 것, 설탕, 매운 것, 유제품, 두부가 물렁한 것, 인스턴트, 라면 등은 무조건 알레르기를 유발한다. 그래서 항상 자기에게 맞는 음식과 안 맞는 음식 리스트를 작성해 다니고 집 냉장고에도 붙여놓고 가려서 먹는다. 안 맞는 음식을 먹으면 영락없이 설사에 피부 알레르기가 올라오고 나중에는 뼛속까지 시리고 아파진다. 어릴 때부터 밤마다 자위를 심하게 해서 체력도 고갈되었다. 밤마다 잠은 안 자고 컴퓨터나 책에 몰입하였다. 처음에는 급격히 시력이 떨어지고 눈앞이 어른거리는 물체가 보이기 시작했다. 음식 냄새에 예민해져 조금만 거슬려도 토하고 설사를 하기 시작했다. 그리고서 화장품을 조금만 얼굴에 발라도 알레르기가 나타났다. 특히 눈가에 알레르기 병변이 사라지지 않고 심하게 반복이 되었다. 특히 향수나 액체크림, 피부에 어떤 물질이라도 닿으면 피부에 병변이 심하게 나타났다. 오랜 세월 동안 약 서른 군데 병원에 다녔고 스테로이드 연고 치료 후에는 더욱더 증상이 악화되었다. 피부를 뚫고 안으로 들어가 뼈가 시린 통증까지 생겼다. 그 이후로 차가운 공기, 습한 환경, 조금이라도 거부감 생기는 음식, 그리고 자기 뜻대로 안 되는 상황에 직면하면 반드시 토하고, 설사하고, 피부 알레르기가 오고 뼛속까지 시리면서 통증이 심하게 오는 현상들이 반복되었다. 몇 년 전부터 자포자기 상태로 집안에서 조절하고 있는 상태였다.

변병진단 밤에 컴퓨터와 책에 몰입하였고, 이후 시력이 떨어져 눈앞에 어른거리는 물체가 보이는 厥陰病 霍亂으로 진단하였다. 조문진단은 자기 뜻대로 안 되는 상황에 직면하면 토하고 설사를 하고(吐利), 뼛속까지 시리는 통증이 오고(惡寒), 움직이는 것을 싫어하고 그러면서 또다시 설사하

는 점을 보아(脈微而復利) 385조 回逆加人蔘湯을 처방하였고, 3개월 정도
복용 후에 증상이 점점 호전되어 가는 과정에 본인의 개인적 사정으로 복
약이 중단되었다. 아쉬운 환자였다.

【고문자 분석】

微(미) 발의 움직임을 나타내는 彳(척)과 손의 동작을 뜻하는 攵(복)이 있고
가운데에는 머리를 산발한 노인의 모습이 들어 있다.《설문해자》는 '감추어진
상태로 운행하다'로 풀고 있는데, 문자의 구성을 고려해볼 때 이 글자는 노인
의 느린 몸 상태나 동작 상태를 의미한다. 때문에 단순히 '미약하다' '미미하
다'의 의미가 아니라 어떤 기운이 감추어진 상태에서 느리게 움직이고 있는
상황을 고려해 풀어야 한다. '은근하다'로 풀 수도 있다.

---

386 15 吐利, 霍亂頭痛發熱, 身疼痛, 熱多欲飮水者, 五苓散主之, 寒多不用水者, 理中丸主之.

토리, 곽란두통발열, 신동통, 열다욕음수자, 오령산주지, 한
다불용수자, 리중환주지

● 토하고 [설사가] 날카로우며, 곽란으로 머리가 아프고 온몸이 속으로 아
프고 구체적으로 [여기저기] 아프다. 열이 많고 물을 많이 먹고자 하
는 경우 五苓散(오령산)으로 증상을 다스려야 한다. 차가운 기운에 많이
[민감해하며] 물을 먹지 않는 경우는 理中丸(리중환)으로 증상을 다스
려야 한다.

【임상적 해설】

냄새에 민감하여 음식에 대해 구역질과 설사를 하고(吐利), 머리 부위가 아프
고 열이 나며(頭痛發熱) 온몸이 아프고(身疼痛) 열이 많아서 물을 많이 먹고자
하는 현상이 병의 원인으로 작용하는 환자의 어떤 질환에도(熱多欲飮水者) 오

454

령산으로 치유한다(五苓散主之). 차가운 기운이 많아서 물을 먹지 않는 현상이 병의 원인으로 작용하는 환자의 어떤 질환에도(寒多不用水者) 이중탕이 치유한다(理中丸主之).

【임상치험례】

조울증, 환시, 섬망 (남 31세, 172cm/67kg)

1년 전에 첫 회사에 입사했다. 일이 너무나 재미있게 느껴졌고 성취하고자 하는 의욕이 높아서 업무를 집으로 가져와서 밤새도록 일하는 등 업무에 깊게 몰입하였다. 동시에 최근에는 채식주의에 깊이 빠져들어 채식을 하게 되었다. 1년간 업무에 과도하게 집중하여 밤늦게까지 일을 하고 또한 갑작스럽게 채식에 집착한 뒤로 영양이 부족하여 탈진에 빠지기도 했다. 그런데 그 이후에 갑자기 의욕이 앞서면서 무엇이든 다 할 수 있을 것처럼 흥분하였다. 떠오르는 착상을 주체를 못 하여 주변 지인들에게 전화를 하여서 설명을 하였다. 흥분되고 몰입을 하면 헛것이 보이는 것처럼 환시가 나타났다. 혼자서 중얼거리고 귀신에 들린 것처럼 대화도 하였다. 전혀 잠을 자지 않고 일에만 집중을 하였다. 눈앞이 어른거리며 물체가 보인다고 호소를 하였다. 심하게 착란 현상이 오면 머리가 아프고 얼굴이 상기가 되고 갈증을 심하게 호소하였다. 1년 동안 정신적인 몰입 후에 채식으로 신체적 탈진 상태가 겹치면서 착란 상태가 왔다. 피로열이 오르면서 열이 오르고 갈증은 심하게 나면서 환시, 섬망, 조울증 상태가 되었다.

변병진단 회사에 입사한 후 일에 밤새도록 일과 서류에 몰입하였고, 이후 눈앞이 어른거리는 厥陰病 霍亂으로 진단하였다.

조문진단은, 1년 동안 정신적으로 몰입을 한 이후, 피로열이 오르면서(頭痛發熱) 신체적 탈진 현상이 오고(身疼痛), 갈증은 심하게 나는 것을 보아(熱多欲飮水者) 386조 五苓散을 처방하였다. 6개월 복용 후에 일단 갈증이 없어지고, 조증 현상들이 진정이 되면서, 눈앞에 어른거리는 착란 증상들, 섬망증들이 호전되었다.

---

388 [15] **吐利, 汗出, 發熱, 惡寒, 四肢拘急, 手足厥冷者, 回逆湯主之.**

토리, 한출, 발열, 오한, 사지구급, 수족궐랭자, 회역탕주지

토하고 [설사가] 날카로우며 땀이 나고, [증세가] 열을 나게 하고 차가운 기운에 민감해지고 사지가 묶인 듯하고 옷이 몸에 맞지 않은 듯 다급해한다. 수족은 정상과는 거꾸로 움직이는 기운 때문에 차가운 경우 回逆湯(회역탕)으로 증상을 다스려야 한다.

【임상적 해설】

냄새에 민감하여 음식에 대해 구역질과 설사를 하고(吐利), 땀이 나고(汗出) 열이 나고(發熱) 추위에 민감하고(惡寒) 사지가 묶인 듯 답답해하고(四肢拘急) 손발을 집중해서 움직이면 차가워지는 현상이 병의 원인으로 작용하는 환자의 어떤 질환에도(手足厥冷者) 회역탕으로 치유한다(回逆湯主之).

---

389 [15] **旣吐且利, 小便復利, 而大汗出, 下利淸穀, 內寒外熱, 脈微欲絶者, 回逆湯主之.**

기토차리, 소변복리, 이대한출, 하리청곡, 내한외열, 맥미욕절자, 회역탕주지

토하기도 하고 또 [설사가] 날카롭기도 하다. 소변이 다시 날카롭고 땀이 많이 나고 설사가 날카로운데 소화 안 된 곡물을 말끔하게[조금씩이 아니고] 변으로 본다. 안은 차갑고 밖은 열이 나며 혈관을 따라 흐르는 피의 움직임이 은근하며 곧 끊어질 듯하는 경우 回逆湯(회역탕)으로 증상을 다스려야 한다.

이미 냄새에 민감하여 음식에 대해 구역질과 설사를 하면서(旣吐且利) 소변은 다시 시원하게 나오며(小便復利) 크게 땀이 많이 나고(而大汗出) 소화되지 않은 설사를 하고(下利淸穀) 실내에서는 추위를 타고 바깥에서는 열이 오르고(內寒外熱), 움직이는 것을 싫어하여 인간관계나 사회생활을 단절하려는 현상이 병의 원인으로 작용하는 환자의 어떤 질환에도(脈微欲絶者) 회역탕으로 치유한다(回逆湯主之).

---

390 ¹⁵ **吐已下斷, 汗出而厥, 四肢拘急不解, 脈微欲絶者, 通脈回逆**
加猪膽汁湯主之.

토 이 하 단, 한 출 이 궐, 사 지 구 급 불 해, 맥 미 욕 절 자, 통 맥 회 역
가 저 담 즙 탕 주 지

● 토하는 것이 그치고 설사가 끊어졌지만 땀이 나고 정상과는 거꾸로 움
직이는 기운이 있다. 사지는 묶인 듯하고 옷이 몸에 맞지 않은 듯 다급
하며 점진적으로 해결되지 않는다. 혈관을 따라 흐르는 피의 움직임은
은근하며 끊어질 듯한 경우 通脈回逆加猪膽汁湯(통맥회역가저담즙탕)으로
증상을 다스려야 한다.

【임상적 해설】

냄새에 민감하여 음식에 대해 구역질과 설사를 하는 것이 그쳤지만(吐已下斷) 땀이 나고 거꾸로 움직이는 기운으로 인하여 상기감이 있고(汗出而厥) 사지가 묶인 듯하고 답답해하는 것이 점진적으로 해결되지 않고(四肢拘急不解) 움직이는 것을 싫어하여 인간관계나 사회생활을 단절하려는 현상이 병의 원인으로 작용하는 환자의 어떤 질환에도(脈微欲絶者) 통맥회역가저담즙탕으로 치유한다(通脈回逆加猪膽汁湯主之).

辨陰陽易差後勞復病

변음양역차후
노복병

* 辨陰陽易差後勞復病
변 음 양 역 차 후 노 복 병

【임상적 해설】

낮과 밤이 바뀐 상태서 활동을 하고서(陰陽易) 오랜 시간이 지난 후에(差後) 다시 정상상태로 활동을 하려 함에 피로가 반복적으로 악화되어 병으로 된 증세를(勞復病) 세밀하게 분석하여 분류한다(辨陰陽易差後勞復病).

【동기 이론과 변병진단】

辨陰陽易差後勞復病은 오래전부터 낮과 밤이 바뀐 생활 패턴으로 지내다가 정상 패턴으로 전환 시에 적응하지 못하여 제반 증상이 발현되는 것이 질병의 원인이다. 단순히 낮과 밤이 바뀐 생활을 오래 해서 온 병이 아니다. 반드시 다시 정상적인 생활 패턴으로 돌아오려고 할 때 병이 온 것이다. 낮과 밤이 바뀐 생활은 생체 리듬이 완전히 깨진 상태이다. 이는 몸의 질서가 완전히 뒤바뀐 것이다. 그래서 다른 사람들은 정상적인 생활을 하는 낮에도 잠이 덜 깨어 정신이 몽롱하고 무기력하게 보인다. 그러므로 정상적인 인간관계와 사회생활이 자연스레 힘들게 되어 현실로부터 격리가 되며 자기 방에서 나오지 않는 은둔형 외톨이(히키코모리) 형태가 된다. 결국 辨陰陽易差後勞復病은 낮과 밤이 바뀐 생활 패턴에 따른 것으로 의도되지 않은 즉, 동기화되지 않은 행동으로 생기는 질병이다.

【환자 체크포인트】

♦ 오랫동안 낮과 밤이 바뀐 생활을 한 이후에 피로가 회복되지 않아서 질병이 발생했는가?

♦ 오랫동안 낮과 밤이 바뀐 생활을 한 후 정상적인 생활로 전환하여도 피로하며 무기력한가?

---

393 [15] 大病差後, 勞復者, 枳實梔子湯主之.
대 병 차 후, 노 복 자, 지 실 치 자 탕 주 지

증세가 크게 악화되어 만들었던 큰 병이 차도를 보인 후 힘이 부치는 것이 반복될 경우 枳實梔子湯(지실치자탕)으로 증상을 다스려야 한다.

【임상적 해설】

크게 행위를 해서 온 병이 오래된 이후에 낮과 밤이 바뀐 생활을 오래 하다 정상적인 행위를 할 때(大病差後) 시간이 지나고도 피로가 반복되는 현상이 병의 원인이 되는 환자의 어떤 질환에도(勞復者) 지실치자탕으로 치유한다(枳實梔子湯主之).

부연 설명: 낮과 밤이 바뀐 생활 즉, 시차를 극복하지 못한 경우 등으로 오는 신경정신과질환 환자에게 활용한다.

【임상치험례】

우울증, 공황장애, 두통, 만성피로증후군 (남 47세, 164cm/64kg)
회사원으로 일하고 있는 이 환자는 아침부터 오후 3시 정도까지 피곤하고 졸리고 머리가 멍해 도저히 정신을 차릴 수가 없다. 낮에는 졸리고 오후 4시부터 정신이 들고 머리가 맑아진다. 그러니까 회사 업무나 사회생활 대인관계가 정상적으로 진행이 되지 않았다. 병력 청취를 해보니, 이전에 낮과 밤이 바뀐 생활이 있었다. 처음에 93년에서 94년까지 군 생활에서 야간경계병을 2년간 수행했다. 제대하고 사회초년생 때 1년간 낮과 밤이 바뀐 생활을 지내면서 우울증, 만성피로증후를 앓았다. 그 후에 일본으로 건너가 10년 동안 일본구루회사에서 쇼룸 담당으로 카피라이터로 일을 하게 되었다. 주로 밤에 작업하고 낮에 잠을 자는 생활 패턴을 가지게 되었다. 그러다가 2년 전에 한국지사로 발령받고 쇼룸을 운영하게 되어서 낮에 근무하고 밤에 취침하는 패턴으로 전환하게 되었다. 한국에서 실적 압박과 한국 상황에 적응이 어려웠다. 점점 시간이 지날수록 아침에 근무할 시에 업무능력도 떨어지고 압박감이 몰려와서 가슴이 답답해지고 머리가 깨질 듯이 아파서 도저히 정상적인 사회생활을 할 수가 없었다. 낮과 밤이 바뀐 생활을 오랫동안 지낸 후에 다시금 정상 패턴으로 생활을 하려고 하니 균형이 깨어진 것으로 피로가 몰려왔다. 음양역차후노복병으로 진단하고 지실치자시탕으로 두통은 사라지고 아침에 일어나는 몸의 컨디션이 정상으로 돌아왔다. 오전 내내 머리가 멍하고 피곤한 증세가 사라지면서 공황증세, 우울증까지도 치료가 되었다.

변병진단 군대 생활을 2년간, 일본에서 10년간 카피라이터로 밤에 주로 작업을 하는 낮과 밤이 바뀐 생활을 오랫동안 지낸 후에 다시금 정상 패턴으로 생활을 하려고 하니 균형이 깨어진 것으로 피로가 몰려온 것으로 보아 陰陽易差後勞復病으로 진단하였다. 조문진단은, 낮과 밤이 바뀐 생활을 오래 하다 정상적인 행위를 할 때 시간이 지나고도(大病差後) 피로가 반복되는 현상을 보아(勞復者) 393조 枳實梔子豉湯을 처방하였다. 6개월간 복용 후에 두통은 사라지고 아침에 일어나는 몸의 컨디션이 정상으로 돌아왔다. 오전 내내 머리가 멍하고 피곤한 증세가 사라지면서 양의학에서 진단받은 공황장애, 우울증까지도 호전되었다. 정상인이면서 정신병으로 오인되어 치료받는 환자였다. 정신병에서 원인을 추적하지 않고, 결과만 보고서 체크리스트에만 의존하여 정상인이 정신병으로 치료받는 환자가 부지기수로 많다.

394 [15] **傷寒差以後, 更發熱, 小柴胡湯主之.**
　　[15] **脈浮者, 少以汗解之, 脈沈實者, 少以下解之.**

　　　상 한 차 이 후, 갱 발 열, 소 시 호 탕 주 지

　　　맥 부 자, 소 이 한 해 지, 맥 침 실 자, 소 이 하 해 지

◉　　傷寒(상한)의 증세가 차도를 보인 이후 다시 [증세가] 열을 내게 하면 小柴胡湯(소시호탕)으로 증상을 다스려야 한다. 혈관을 따라 흐르는 피의 움직임이 넘치는 경우 약간의 땀으로 점진적으로 증상을 해결해야 한다. 혈관을 따라 흐르는 피의 움직임이 가라앉고 [몸의 기운이] 가득 찬 경우 [막히거나 터질 수 있어] 조금씩의 설사로 증상을 점진적으로 해결해야 한다.

【임상적 해설】

외부의 환경 중 차가운 기운에 민감하게 반응하게 되는 증세나 외부의 자극에 민감하게 대응하며 긴장이 되는 상황(외부의 역동)이 오래된 이후에(傷寒差以後) 다시금 열이 나는 감기 같은 증세가 나오면(更發熱) 이런 현상이 병의 원인으로 작용하는 환자의 어떤 질환에도 소시호탕으로 치유한다(小柴胡湯主之).

395 [15] **大病差後, 從腰以下有水氣者, 牡蠣澤瀉散主之.**

　　　대 병 차 후, 종 요 이 하 유 수 기 자, 모 려 택 사 산 주 지

⦿ 증세가 크게 악화되어 만들었던 큰 병이 차도를 보인 후에도 허리 이하부터 물 기운이 있는 경우 牡蠣澤瀉散(모려택사산)으로 증상을 다스려야 한다.

【임상적 해설】

크게 행위를 해서 병이 된 이후에 낮과 밤이 바뀐 생활을 오래 하다 정상적인 행위를 할 때(大病差後) 허리 이하부터 물의 기운이 있어서 콧물 재채기 등 비염 증세로 호흡하는 숨이 막히는 현상이 병의 원인으로 작용하는 환자의 어떤 질환에도(從腰以下有水氣者) 모려택사산으로 치유한다(牡蠣澤瀉散主之).

【임상치험례】

생리경행요통, 알레르기성 비염 (여 24세, 169cm/53kg)

디자이너로 일하고 있는 이 환자는 초경 때부터 생리통을 심하게 겪었다. 초경 때는 일반적인 생리통이었다. 그러나 20세 이후 생리통 증상이 배에서 허리, 척추 부위로 옮겨갔다. 생리 전에 전조증상으로 몸살 걸린 듯 으슬으슬하며 허리가 아팠다. 중학교 때부터 고등학교까지는 낮에 자고 밤에 공부하는 패턴의 생활을 했다. 주말에 몰아서 자고 방학 때는 완전히 낮과 밤이 바뀐 생활을 하게 되었다. 대학 시절부터 광고 디자이너 공부를 하면서 정상적인 생활 패턴을 하게 되었다. 그런데 오히려 생리 시에 요통 현상이 더 심해졌다. 오랫동안 앉아서 작업하면 낮에 많이 졸리고 힘들었다. 다리가 퉁퉁 붓고 없던 비염 현상도 생겼다. 생리 시에 배만 아프던 현상이 허리로 옮기면서 아프고 조금만 추워도 다리가 시리고, 다리가 자주 붓고 비염이 새롭게 발생했다.

변병진단 중학생 때부터 고등학교까지는 낮에 자고 밤에 공부하는 생활 패턴을 가지다 대학 시절로 오면서 정상적인 생활 패턴으로 바꾸려고 하였으나 적응하지 못하고 병이 온 陰陽易差後勞復病으로 진단하였다.

조문진단은, 낮과 밤이 바뀐 생활을 오래 하다 정상적인 행위를 할 때 다리가 퉁퉁 붓고 조금만 추워도 다리가 시리고 없던 비염이 생긴 것을 보아(從腰以下有水氣者) 395조 牡蠣澤瀉散을 처방하였고, 3개월간 복용 후에 생리 시 요통과 알레르기 비염이 동시에 호전되었다.

---

396 15 大病差後, 喜唾, 久不了了, 胸上有寒, 當以丸藥溫之. 宜理中丸.

대 병 차 후, 희 타, 구 불 료 료, 흉상유한, 당이환약온지. 의 리 중 환

● **인체 내부가 악화되어 만들었던 큰 병이 차도를 보인 후 침 뱉기를 좋아하며, 오래도록 해결이 되지 않으면** 흉부 위쪽은 차가운 기운에 민감해하는 것이 있으므로 마땅히 환약으로 따뜻하게 해야 한다. 理中丸(리중환)이 적합하다.

【임상적 해설】

크게 행위를 해서 병이 된 이후에 낮과 밤이 바뀐 생활을 오래 하다 정상적인 행위를 할 때(大病差後) 입에 침이 자주 고여 흘러내리고(喜唾) 오랫동안 명료하지 못하여 의식이 불분명한 경우에(久不了了) 이런 현상이 병의 원인으로 작용하는 환자의 어떤 질환에도 이중환으로 치유한다(宜理中丸).

【임상치험례】

만성피로증후군, 설사 (남 29세, 168cm/54kg)

연구원으로 일하고 있는 이 환자는 밤낮이 바뀐 생활 패턴으로 공부를 했다. 학창 시절부터 밤늦게 공부를 하고, 낮에는 늘 피곤하고 졸려 하는 경향을 보였다. 대학까지 금요일에서 토요일까지 12시부터 4시까지 잠을 자고 밤새도록 깨어서 공부하는 습성을 가졌다. 주중에는 잠이 밀려서 주중 내내 피곤하게 보냈다. 졸업 후에 연구원으로 취직하게 되었다. 밤 11시쯤 취침하고 6시에 기상해 출근하여 근무하면 낮에는 피곤해서 견딜 수가 없었다. 피곤해서 연구직을 수행하지 못할 정도로 피로가 몰려오면

머리가 멍해져서 정상적인 생활을 할 수가 없다. 그로부터 유제품만 먹으면 설사를 계속한다.

변병진단 항상 밤낮이 바뀐 사이클로 공부를 하다 연구원으로 취직을 하게 되면서 다시 정상적인 생활 패턴에 적응하지 못하여 병이 온 陰陽易差後勞復病으로 진단하였다.

조문진단은, 낮에 피곤해서 견딜 수가 없고 머리가 멍해져 자고 싶어 하는 것을 보고(喜睡, 久不了了) 396조 理中丸을 처방하였고, 취침 시간을 하루에 조금씩 당기는 티칭을 해주었다. 하루에 10분씩 취침 시간을 당겨서 정상적인 취침 시간을 습성화 시켜가면서 본 방을 약 3개월간 복용한 결과 지독한 피로증이 호전되었다.

---

397 ¹⁵ 傷寒, 解後, 虛羸少氣, 逆欲吐, 竹葉石膏湯主之.

상한, 해후, 허리소기, 역욕토, 죽엽석고탕주지

● **傷寒(상한)의 증세에서 [병세가] 점진적으로 해결된 후 [몸에 있어야 할 기운]이 비어 있음이 [정도를] 넘고 작게 호흡하면서 토하려는 상태로 이어진 경우 竹葉石膏湯(죽엽석고탕)으로 증상을 다스려야 한다.**

【임상적 해설】

외부의 환경 중 차가운 기운에 민감하게 반응하게 되는 증세나 외부의 자극에 민감하게 대응하며 긴장이 되는 상황(외부의 역동)의 상태가(傷寒) 점진적으로 해결된 후에(解後) 있을 것이 없어지면서 허전해하며 파리하게 말라가고 약간의 숨이 막히듯 답답해하며(虛羸少氣) 돌발적으로 먹은 것을 자꾸만 구역질을 하려 하는 현상이 병의 원인으로 작용하는 환자의 어떤 질환에도(逆欲吐) 죽엽석고탕으로 치유한다(竹葉石膏湯主之).

조울증, 분노조절장애, 식욕부진(체중감소) (남, 46세, 170cm/56kg, 학원 강사)

고시 공부를 오랫동안 하였지만 실패하였다. 그래서 대안으로 택한 직업이 학원 강사였다. 약 10년간 강사를 하면서 밤늦게까지 수업을 진행하였다. 학원 수업에 별 흥미를 느끼지 못하였다. 약 12시까지 의무감에 쌓여 억지로 수업을 했다. 집에 오면 본인이 좋아하는 영화나 책을 밤새도록 보게 되고 아침 내내 잠을 자는 패턴이 되었다. 오후 2시쯤 기상해서 점심 겸 저녁을 한 끼 먹고서 다시 학원가는 패턴이었다. 자신이 이루지 못한 회한이 많아서 항상 비관적이고 짜증이 많았다. 처가 식구들과 함께 모이면 으레 삐져서 중간에 돌아오는 생활이 종종 있었다. 뜻대로 자신이 원하는 일을 하지 못해서 그런지 집에서도 부인이나 자녀들에게도 심한 짜증을 부렸다. 집안 분위기가 항상 썰렁하고 냉랭했다. 그래서 학원을 자신의 명의로 독립을 시켜주었다. 학원이라기보다 교습소를 운영했다. 낮부터 시작해서 밤 10시 정도에 마치는 패턴을 하게 되었다. 오히려 낮부터 피곤하고 졸리면서 밥맛이 전혀 없어졌다. 체중이 66킬로에서 56으로 줄었다. 무기력해지고 짜증은 더 많아졌다. 교습하는 학부모랑 싸우기도 해 교습소는 인원이 감소하여 운영이 악화되어 갔다. 자존심 상해 더욱더 우울해지며 비관적으로 변해갔다. 항상 가슴이 답답하다고 호소하면서 밥은 먹지를 못하고 음식에 대한 거부감만 늘어갔다. 체중은 점점 줄어 보기 흉할 정도로 말라갔다. 초진 시에 진단을 마치고 설명을 해주어도 신경질과 짜증을 내면서 진료를 거부해 중단되었다. 그러나 약 7일 후에 재차 내원하여서 원장님의 말씀이 자신을 되돌아보는 시간이 되었다고 하면서 감사하게 받아들였다. 고시에 실패한 자신을 패배자로 여기고 일체 대인관계나 사회생활을 거부하였다. 현실을 받아들이지 못하고 투정만 부리던 자기 모습이 너무 나약했다고 깊이 반성하였다.

변병진단 약 10년간 학원 강사를 하면서 밤늦게 수업을 진행하고, 집에 와서도 잠을 자지 않고 밤새도록 책이나 영화를 본 이후 낮에 자는 패턴으로 생활을 하다가, 독립적으로 교습소를 운영하게 되면서 다시 정상 생활 패턴으로 하다 병이 온 陰陽易差後勞復病으로 진단하였다.

조문진단은, 교습소를 하게 되면서 학부모들과의 갈등으로 인해서 외부의 역동이 있고(傷寒), 항상 가슴이 답답함을 호소하고, 음식에 대한 거부감이 늘어가서 잘 먹지를 못하고(逆欲吐) 체중이 줄면서 말라가면서 호흡하는 숨이 약간 답답해하는 점을 (虛羸少氣) 보고서 397조 竹葉石膏湯을 처방하였다. 본 처방을 복용하고서 조울증도 사라지고 가슴에 답답함도 없어지면서 음식을 조금씩 먹기 시작했다. 약 6개월 후에는 정상 체중인 66킬로를 회복하였다. 무엇보다 현실을 인정하고 다시금 학원 강사로 출근하게 되었다. 마음에 평정을 찾게 되면서 온 집안이 평온하고 따뜻하게 변했다.

【고문자 분석】

羸(리) 없을 亡(망), 입 口(구), 고기 月(육), 양 羊(양), 두 손으로 붙잡을 羋(극)의 자소로 된 복잡한 구조이다. 전체의 뜻은 양을 잡았으나 먹을 고기의 양이 충분하지 않다는 의미이다. 여기서 '약하다' '말랐다'의 뜻이 파생했다.

임상 상한론

상한론의 정신질환 및 난치성질환 적용과 실제

초판 1쇄 발행 | 2020년 1월 10일

지은이   노영범
고석   김경일

펴낸곳   (주)바다출판사
발행인   김인호
주소   서울시 마포구 어울마당로5길 17 5층
전화   322-3885(편집), 322-3575(마케팅)
팩스   322-3858
E-mail   badabooks@daum.net
홈페이지   www.badabooks.co.kr

ISBN   979-11-89932-43-5 93510